北京大学药学教材

药物化学原理

Principle of Medicinal Chemistry

主　编　彭师奇　徐　萍

编者名单（以章节先后为序）

彭师奇　北京大学药学院
叶新山　北京大学药学院
王　超　北京大学药学院
张亮仁　北京大学药学院
赵　明　北京大学药学院
徐　萍　北京大学药学院

北京大学医学出版社

YAO WU HUAXUE YUAN LI

图书在版编目（CIP）数据

药物化学原理/彭师奇、徐萍主编. —北京：北京大学医学出版社，2005.12

ISBN 7-81071-644-1

Ⅰ.药... Ⅱ.彭... Ⅲ.药物化学—高等学校—教材 Ⅳ.R914

中国版本图书馆 CIP 数据核字（2005）第 138060 号

药物化学原理

主　　编：彭师奇　徐　萍

出版发行：北京大学医学出版社（电话：010—82802230）

地　　址：（100083）北京市海淀区学院路 38 号　北京大学医学部院内

网　　址：http：//www.pumpress.com.cn

E-mail：booksale@bjmu.edu.cn

印　　刷：北京瑞达方舟印刷有限公司

经　　销：新华书店

责任编辑：暴海燕　　责任校对：杜悦　　责任印制：郭桂兰

开　　本：787mm×1092mm　1/16　印张：19　字数：482 千字

版　　次：2006 年 3 月第 1 版　2006 年 3 月第 1 次印刷　印数：1—3000 册

书　　号：ISBN 7-81071-644-1/R·644

定　　价：28.80 元

序

保健和医药事业的发展是提高全民健康水平、国家生产力和全球竞争力以及保证社会安定和国家安全的重要组成部分。目前，市场经济、资本全球化和世界性技术与资源的竞争，原料药基地全球大转移造成环境污染的转嫁等等不但对我国制药业影响巨大，而且成为影响可持续性发展的重大问题。加以人口老龄化、东西部差别、城乡差别、农村城市化、城市流动人口增长等等一系列社会问题使药品的开发与使用是否得当又成为关系着进入小康社会的重要问题。SARS的爆发以及目前国际形势还提示我们必须对防范突发性卫生事件作充分准备，提示我们要把药物当作特殊商品和战略物资。如何解决这些问题，把它们变成全国医药事业大发展的机会，关键在于提高从事医药事业人员的教育，提高认识水平，提高专业水平，以提高我国医药的综合国际竞争力。为了这个目的，在培养医药专业人员方面要采取不同层次并行的策略。6年制药学业目的是培养研究开发有国际竞争力药物的人才。因此，要加强基础、加强科研能力的培养、加强思维能力训练、加强服务竞争。为了这个目标，作为一种尝试，北京大学药学院组织编写了这一套6年制药学专业的教材。一方面供学生学习；另一方面也是向医药界征求意见。我想，科学在发展，事业在前进。当前世界上科学热点不断涌现，新药研究技术不停地更新。但是反观近年来新药研究的历史，可见昨日的时尚今日或许已经淡化；明天的新思路正在不被人注意的地方萌芽。虽然我们的这套教材将会不断修订更新，以适应形势的发展，但是加强基本理论、基本知识和基本技能的训练是我们最重要的原理，我们相信受到良好的基础训练的学生能够在新情况下，应付新的挑战。希望肩负我们的未来医药事业的发展责任的医药工作者在我们这里成长。

中国科学院院士　王夔

前　言

在药学教育的课程结构和药学学生的知识结构中，药物化学都占有重要地位。在研究型大学药学教育的课程结构和药学学生的知识结构中，反映创新知识的药物化学都占有重要地位。虽然药物化学的知识创新涉及众多学科、知识、技术以及相对应的层面，但是从药物化学进展的主流看，药物化学的知识创新主要涉及生物学科、医学学科和化学学科的知识和技术。被高等药学院系采用过的中文版药物化学早期教材注重介绍药物合成、药物理化性质和药效知识。因为药物的物理化学性质和药效知识与通常可以见到的药品说明书相当，所以学过化学的学生觉察不到药物化学与化学的差别。被高等药学院系正在采用的中文版药物化学近期教材已不再注重介绍药物合成知识和药物理化性质，药物的结构、作用靶点、作用机理和效应的关系成为知识主体。药物化学教材的变化，反映了高等药学教育对药物化学知识创新主要涉及生物学科和医学学科的知识和技术已有共识。

药物化学学科发展与学科融合广延的关联，使得药物化学与相关学科的界线模糊化。于是，在编写药物化学教材时作者不得不从区分学科融合与学科加和中把握好设计。否则，药物化学教材容易重复其他学科的素材，例如容易重复化学素材或药理学素材。药物化学学科发展与素材积累广延的关联，使得药物化学主干知识与辅助知识的界线模糊化。于是，在编写药物化学教材时作者不得不从区分素材堆积与知识构建中把握好设计。否则，药物化学教材容易成为药学词典或药物手册。药物化学学科发展与基本理论实用化的关联，使得药物化学教学必需知识与研究必需知识的界线模糊化。于是，在编写药物化学教材时作者不得不从区分教材与专著中把握好设计。否则，药物化学教材容易成为专著或综述汇编。考虑到与化学相关的知识结构应当在化学课程中构建、与药理学相关的知识结构应当在药理学课程中构建、普通药学知识结构应当在药剂学课程和药物分析学课程中构建，“药物化学原理”被定位在介绍对药物的发现与发明有重要贡献的基本理论与方法，包含药物化学在相关学科协助下的发展（彭师奇）、药物作用的物理化学原理（叶新山）、先导化合物的发现与优化（彭师奇）、药物作用的受体理论（王超）、计算机辅助药物设计（张亮仁）、手性药物的立体选择性作用（赵明）和药物的组合化学与高通量筛选（徐萍）等七章。“药物化学原理”之所以仅仅局限在这七个方面，完全取决于学制、教学时数以及作者对素材的认识和把握。

与药物化学学科发展相关联的学科融合、素材积累及基本理论实用化不仅在宏观上具有连续性，在微观上也具有连续性。介绍知识的过程时要体现知识发展过程和历史，在介绍知识发展过程和历史时要体现原理、方法和思维，这对于培养学生的创新能力具有重要性。在组合各章素材时，作者都尽量维护了这种认识。虽然“药物化学原理”已经尽量突出基础知识、基础理论和基本观念，但是仍然有50万字的篇幅。为了使学生能够把握重点，各章都给出了摘要。虽然“药物化学原理”在介绍基础知识、基础理论和基本观念时已经尽量照顾了完整性，但是篇幅仍然极其有限。为了使学生能够有阅读空间，各章都给出了一定数量的参考文献。药物的中文名称和药物化学的专门术语不便于查阅国外文献使用，为此“药物化学原理”中的药物名称和专门术语都直接使用英文。为了使学生逐步适应阅读和发表学术论文的要求，“药物化学原理”中的图表都用英文描述。

在制定“药物化学原理”七章的编写计划时，作者们一致规定一定要围绕药物介绍化学，不能围绕化学介绍药物。该规定与上面谈到的区分学科融合与学科加和吻合。大部分章节取材都没有喧宾夺主。根据各章对“药物化学原理”的真实贡献，在给出了大致的篇幅后内容由作者选择。于是，各章作者有独立的文责权。为了避免文风带来的反差，主编对各章的文字进行了力所能及的修改。“药物化学原理”的风格、内容和目标都不同于现有的药物化学教材。我们真诚地希望“药物化学原理”能够为培养创新型药学人才做出贡献。

彭师奇

2005年8月30日

目　　录

第一章　绪　论 …… 1

药物化学在相关学科协助下发展 …… 1

一、分析化学 …… 3

二、生理学 …… 4

三、临床医学 …… 5

四、生物学 …… 6

五、影像医学 …… 7

六、免疫学 …… 7

七、计算机辅助药物设计 …… 8

八、组合化学与高通量筛选 …… 9

九、基因治疗 …… 10

十、再生医学 …… 11

参考文献 …… 12

第二章　药物作用的物理化学原理 …… 14

一、溶解度和分配系数对药效的影响 …… 15

二、电离作用对药效的影响 …… 17

三、表面活性和药物效应 …… 20

四、药物作用的立体化学因素 …… 23

五、化学结构与生物活性 …… 28

参考文献 …… 31

第三章　先导化合物的发现与优化 …… 33

第一节　植物来源的先导结构——从 salicylic acid 到 aspirin …… 33

一、慢性多发性关节炎可导致关节功能丧失 …… 33

二、大鼠关节炎模型 …… 34

三、慢性多发性关节炎的早期病例 …… 34

四、从柳树皮中发现 salicilic acid …… 35

五、从 salicilic acid 发现 aspirin …… 35

六、从抗炎到抗血栓 …… 36

第二节　微生物来源的先导结构——从 doxorubicin 到 4'-modifieddoxorubicin …… 37

一、从 rhodomycin B 到 daunomycin …… 38

二、从 daunomycin 到 daunorubicin …… 41

三、Doxorubicin 与 daunorubicin 的化学关联 …… 42

四、Daunorubicin 化学转变为 doxorubicin …… 43
五、从 doxorubicin 到 4'-修饰的衍生物及类似物 …… 43
第三节　动物来源的先导结构——从 snake venom 到 captopril …… 46
一、确定天然活性先导结构 …… 48
二、随机筛选 …… 50
三、依据受体位点从头进行药物设计 …… 50
四、从丁二酰-L-苯丙氨酸的羟肟酸衍生物到 Captopril …… 53
五、从甲巯烷酰氨基酸类的构效关系到 captopril …… 55
六、Captopril 从动物实验到人体实验 …… 58
第四节　药物代谢产生的先导结构——从 pivaloyloxymethyl 6β-dimethylaminome-thyleneaminopenicillanate 到 pivmecillinam …… 59
一、意外得到的 6β-二甲氨基亚甲氨基青霉烷酸叔丁羰氧甲酯意外地有活性 …… 61
二、6β-脒基青霉烷酸及其衍生物的合成 …… 63
三、从 6β-amidinopenicillanic acid 到 pivmecillinam …… 65
四、6β-脒基青霉烷酸的脒基对活性的影响 …… 70
第五节　随机筛选出的先导结构——从 imidazoline 到 tetrahydropyrimidine …… 71
一、三重感染小鼠模型 …… 72
二、从随机筛选到 2-(2-thiophenemethylthio)imidazolline …… 72
三、从稳定的咪唑啉性到广谱抗蠕虫活性 …… 73
四、从 2-[2-(噻吩-2- 基)乙基]咪唑啉到 Pyrantel …… 74
五、从 Pyrantel 到二氢噻嗪 …… 75
六、从二氢噻嗪到新型 Knoevenagel 缩合 …… 76
七、1-(2-芳基乙烯基) 吡啶翁盐与商业考虑 …… 76
八、从 Pyrantel 到 Oxantel …… 77
九、Hansh 分析与 morantel …… 77
十、安全性和配方对兽用药的影响 …… 80
十一、从兽用到人用 …… 81
第六节　来源于药效团的先导结构——从 7-aminocephalosporanic acid 到 cephclor …… 83
一、从 6-APA 到 7-ACA …… 84
二、从 7-ACA 到第二代半合成头孢菌素 …… 85
三、从 7-ACA 的 C_3 修饰到头孢菌素 …… 87
四、7-ACDA 的 7 位氨基酰化与头孢菌素 …… 94
五、Penicillin 与 cefaclor …… 99
第七节　针对抗药性机制的先导结构——从 R factor 到 amikacin …… 101
一、从 butirosin 到 kanamycin A 的化学修饰 …… 101
二、Amikacin 的合成以及位置异构体 …… 102
三、Amikacin 的抗菌活性 …… 106
四、Amikacin 的类似物以及衍生物 …… 109
第八节　针对口服吸收的先导结构——从 ampicillin 到 pivampicillin …… 113
一、从前药概念到青霉素酯 …… 114

二、从实验室研究到规模化生产 …… 116
三、Pivampicillin 的酶促水解和毒理 …… 118
四、Pivampicillin 的药代动力学 …… 119
五、Pivampicillin 的剂型 …… 119
参考文献 …… 120

第四章 药物作用的受体理论 …… 122

第一节 药物—受体相互作用的基本原理 …… 122
一、受体的由来 …… 122
二、受体的本质 …… 122
三、药物受体相互作用的结构特异性 …… 124
四、激动剂和拮抗剂 …… 124
第二节 药物与受体间的相互作用力 …… 128
一、共价键 …… 129
二、离子键 …… 131
三、离子-偶极和偶极-偶极相互作用 …… 132
四、氢键 …… 133
五、电荷转移复合物 …… 133
六、疏水性相互作用 …… 134
七、范德华引力 …… 135
第三节 受体学说 …… 136
一、占领学说 …… 136
二、亲和力和内在活性学说 …… 137
三、速率学说 …… 137
四、诱导契合学说 …… 138
五、大分子微扰学说 …… 138
六、活化-聚集学说 …… 139
第四节 受体理论在药物化学中的应用 …… 140
一、镇痛药与阿片受体 …… 140
二、H_2受体拮抗剂:西咪替丁 …… 143
三、受体介导的靶向药物研究 …… 148
参考文献 …… 150

第五章 计算机辅助药物设计 …… 152

第一节 基本概念与方法 …… 154
一、分子图形学、计算机硬件与软件 …… 154
二、分子的结构表示方法 …… 156
三、分子的构象 …… 158
四、量子化学计算 …… 159
五、分子力学计算 …… 160

六、分子动力学 …… 162
第二节 构效关系 …… 163
一、药效团与构效关系 …… 163
二、定量构效关系 …… 164
第三节 全新药物设计 …… 170
一、生物大分子的三维结构 …… 170
二、基于受体结构的全新药物设计 …… 172
第四节 虚拟筛选 …… 174
一、数据库筛选 …… 174
二、组合虚拟筛选 …… 177
第五节 计算机辅助药物设计应用实例 …… 179
一、SARS 冠状病毒 3CL 蛋白三维结构的同源模建 …… 179
二、HIV-1 蛋白酶抑制剂的设计 …… 181
三、抗心率失常药物构效关系研究 …… 183
四、Cdk4 抑制剂的设计 …… 186
五、非肽类环孢素结合蛋白配体的设计 …… 187
六、tRNA-鸟嘌呤转糖基酶抑制剂先导结构的虚拟筛选 …… 189
参考文献 …… 191

第六章 手性药物的立体选择性作用 …… 193

第一节 药效的立体选择性 …… 193
一、几何异构药物的药效 …… 194
二、光学异构药物的药效 …… 194
第二节 药物分布的立体选择性 …… 204
一、载体介导的药物对映选择性转运 …… 205
二、药物的对映选择性结合 …… 206
三、载体介导的药物对映选择性吸收 …… 206
四、血浆蛋白结合药物的对映选择性 …… 208
第三节 药物作用的构象选择性 …… 210
一、控制药物分子柔性的技术 …… 210
二、环状 acetylcholine 类似物的活性对构象的依赖性 …… 211
三、Arecoline、isoarecoline 和它们的硫拟似物的活性对构象的依赖性 …… 216
第四节 受体与药物结合的对映异选择性 …… 218
第五节 外消旋药物和对映异构药物的利和弊 …… 222
一、Distomer 激发副作用 …… 223
二、Distomer 对抗 eutomer 的药理作用 …… 223
三、Distomer 的代谢产物有不利的药理作用 …… 224
四、Distomer 的代谢为毒性产物 …… 225
五、外消旋体和 eutomer 有相同的活性和毒性 …… 225
六、外消旋体的活性高于对映异构体对 …… 227

七、Distomer 经酶转化为 eutomer …… 227
八、Distomer 对抗 eutomer 的副作用 …… 227
九、药理学研究全貌比较复杂的场合 …… 228
参考文献 …… 230

第七章　药物的组合化学与高通量筛选 …… 233

一、前　言 …… 233
二、组合化学合成概述 …… 234
三、固相组合化学合成策略 …… 235
四、液相组合化学合成策略 …… 256
五、生物活性物质的高通量筛选 …… 268
参考文献 …… 279

附　录

Subject Index …… 283

第一章　绪　论

药物化学在相关学科协助下发展

摘要　对疾病具有诊断、预防、缓解和治疗作用或可调节机体功能的化合物称为化学药物。用化学方法半合成或全合成获得的化学药物称为合成药物。普通药物化学涵盖化学药物的结构、理化性质、合成、体内代谢、药效的化学机理、结构与效应的关系以及寻找先导结构的途径和方法。所述七个方面的内容涉及了许多相关学科的知识背景。过去的100多年内，药物化学走过了在相关学科协助下逐步成长的道路。本章从学科层面简单回顾了药物化学发展历程，从理解药物化学原理的角度扼要叙述了过去50年内分析化学、生理学、临床医学、生物学、影像医学、免疫学、计算机辅助药物设计、组合化学与高通量筛选、基因治疗及再生医学等相关学科及领域取得的杰出成就。由于任何学科都不可能游离于别的学科之外独立发展，所以了解相关学科及领域的知识对于把握药物化学原理不无益处。

19世纪的前50年，依赖于化学科学与技术从有治疗作用的植物中提取活性成分（例如提取 morphine、cocaine、caffeine、quinine、atropine）供临床应用，这是孕育中的药物化学。

19世纪的后50年，染料化学与合成化学快速发展，使焦化产品、染料中间体乃至副产品开始演变为化学药物。于是，出现了 antipyrine、aspirin 和 phenacetin 等解热镇痛药、苯酚、萨罗和木溜油酚等消毒药、水合氯醛等催眠药，以及亚硝酸酯类等血管扩张药。稍后又提出了化合物的结构与药理作用的关系。这是酝酿中的药物化学。

19世纪末，Ehrlich 提出了化学治疗概念并用砷凡纳明治疗梅毒。这一事件开创了化学药物治疗传染病的新纪元。20世纪初，药物化学依然依靠化学创造成就。这一时期药物化学根据药物的共同生物学效应，寻找药物的共同结构。出现了同系原理、异构原理、同型原理、电子等排原理和拼合原理。引出了一系列有效药物，例如从可卡因发展了普鲁卡因局部麻醉药。此外，在抗组织胺药、抗惊厥药、磺胺药、巴比妥类催眠药和拟交感神经药等类药物中，也可以找到共同的基本结构。这是萌芽中的药物化学。

20世纪的前40年，药物化学开始酝酿新的思维模式。1935年，证实百浪多息对于高毒性的溶血性链球菌及其他致病性细菌有高度疗效。虽然1908年就已经合成了对氨基苯磺酰胺，但对氨基苯磺酰胺只用作偶氮染料的中间体。由于完全依托于化学的药物化学认为百浪多息的抑菌作用主要在于偶氮键的染色作用，因而磺胺未能作为药物走上临床。直到揭示了百浪多息体外无效，体内激活，才确定了对氨基苯磺酰胺的基本结构。从此前药开始在药物设计中发挥作用。

细菌繁殖需要二氢叶酸。细菌合成二氢叶酸时，对氨基苯甲酸是前体。磺胺的结构与对氨基苯甲酸的结构相似。磺胺由于竞争对氨基苯甲酸在细菌中合成二氢叶酸的前体位置而产生抑菌作用的事实，导致创立抗代谢学说。抗代谢学说既阐明了一些药物的作用机制，又为新药研究与开发开辟了新途径，提供了新方法。依赖于抗代谢学说，一些抗肿瘤药、利尿药、抗疟药、长效磺胺和磺胺增效剂得到发展。

20 世纪 50 年代发现 penicillin 是药物发展史上一件划时代的大事。Penicillin 的实用化开创了抗生素治疗新时代。后来接二连三地发现高效新抗生素，使这一时期的治疗难题不断地被解决。这些成就不仅增强了化学治疗的地位，还拓宽了药物化学学科的疆域。

20 世纪 50 年代以后，对机体酶系统的研究加深了对人体生理和病理状态的认识与理解。生理和生化知识开始成为药物化学的重要背景。例如，使用潜效和前药概念降低药物的毒性或提高药物的选择性，成为药物化学中受到广泛重视的知识。

20 世纪 60 年代初，dichloroisoproterenol 作为β-受体阻断剂走上临床，不仅开拓了心血管疾病治疗的新方向，还使β-受体阻断剂的开发获得了格外的成功。期间有 30 多种药物为临床接受。受体理论用于新药研制取得了明显成效。证实受体理论、分离受体和纯化受体提高了新药创制的命中率。例如，证实了脑组织中存在阿片受体后，1975 年便分离到对吗啡受体具有激动作用的内源性脑啡肽和内啡肽。脑啡肽和内啡肽都具有镇痛作用。阿片受体若干亚型的鉴别，构成了新药设计的基础。又例如，由于提出了 H_1 和 H_2 两种不同的受体概念，导致了组织胺 H_2 受体拮抗剂 cimetidine 和 ranitidine 等药物问世。cimetidine 和 ranitidine 对消化性溃疡均有很好的疗效。阐明酶与药物作用的关系，使新药创制与生命过程直接相联系。酶抑制剂成功的例子很多。例如认识了肾素-血管紧张素系统的酶对血压和肾功能控制的作用机理之后，结合血管紧张素转化酶的活性中心和辅助部位设计了一系列抑制剂。血管紧张素转化酶的抑制剂既能阻止血管紧张素Ⅱ的生成，又能抑制缓激肽降解。其中，catopril 和 enalapril 已作为血管紧张素转化酶抑制剂用于临床。这是药物化学发展的重要时期。这一时期，药物化学完成了由单纯化学模式过渡到化学和生物学相结合的模式。在药物化学的发展史上，这是一个重要阶段。这个阶段的到来，标志着药物化学不再是化学的分支。作为一门独特的学科，药物化学在迅速成长。

20 世纪 70 年代药物化学进入了一个全新发展时代。一方面新方法、新试剂和新技术在合成药物化学中应用，使结构复杂天然产物的全合成得以完成、使得有可能在分子水平上研究药物与生物大分子的相互作用、有可能研究酶和受体的结构及性能、有可能研究药物和受体相互作用的空间关系、有可能研究药物在体内的代谢等等。这个时期出现了药学、医学、生物学和化学全面合作。生物学和医学全面介入彻底改变了药物化学的发展模式。另一方面，新药品种和数量大幅度增加，对药物基本结构的认识日趋深化，提出了先导化合物概念，把结构改造提高到了一个新高度。利用物理和数学方法定量描述化合物的结构，使先导化合物的结构改造可以和数值相关联。尤其是计算机参与推动了构效关系研究定量化，并逐步发展成为定量构效关系（QSAR）。与 19 世纪初的药物化学不同，数学和物理学的全面介入使药物化学开始摆脱被动与盲目。这个时期还出现了内源性物质作为药物化学研究主体之一的趋势，药物化学开始了与生命过程逐步相融的发展历程。

1963 年 Nirenberg 等译解了从人到细菌都使用的核苷酸序列代表的遗传密码，理解了核苷酸与蛋白质结构之间的关系。几乎同时，索姆杰的分析技术以及 Adam 的蛋白降解方法的改进使快速、自动测定蛋白质的结构有了可能。也就是在这个时期，多肽合成取得了突破性进展。1963 年，Merrifleld 发明了固相合成法。很快，多肽自动合成仪进入到实验室和制药工业。这些成就使药物化学家用 10 毫克样品，在一天之内就可以测定含 100～200 个氨基酸残基的蛋白质序列。按照测得的结构，不仅可以快速合成期待的生物活性多肽，也可以根据功能蛋白的结构推定基因的核苷酸序列。

继蛋白质之后，核酸研究取得了同样辉煌的成就。1976 年，Gilbert 和 Maxam 建立了 DNA 快速分析法。一年后，核酸自动分析仪便投放市场。使用核酸自动分析仪，一名操作人员一周可以测定含 1000 种核苷酸的 DNA 序列。接着，自动合成 DNA 的基因装配器进入实验室和制药工业。这些成就使药物化学家有能力合成各种基因片段，并利用测定的遗传密码推断功能蛋白的结构。蛋白质和核酸研究中取得的这些成就，终于导致了生物技术的迅速发展。1977～1979 年，Boyer 和 Itakura 等合成了人体生长激素释放抑制因子和胰岛素的基因，并用波格尔等的基因重组技术，把这些基因引到大肠杆菌的细胞中，第一次实现了人类基因在细菌细胞中表达。利用蛋白质和核酸的研究成就，药物化学家可以制造突变的基因、可以制造修饰的蛋白、可以在微生物或动物的细胞中大量表达像胰岛素、白细胞介素、干扰素、人生长激素、肿瘤坏死因子和红细胞生长素一类的多肽药物。

简单列举蛋白质和核酸领域的进展，使药物化学更具活力。虽然目前在药物化学中有各种方法学可供比较合理地进行新药设计、可供比较合理地合成各种结构的药物，但站在药物化学学科高度看，今天的药物化学仍然喜忧参半。药物化学作为一门学科虽然已经成熟，创立了自身的理论体系、方法体系和技术体系，已经创制了近千种药品供临床挑选，但在所有的疾病中，仅有大约 1/3 左右可以得到满意治疗。一些常见而且危险的疾病，例如癌症、病毒感染，以及循环系统疾病仍需做出巨大的努力，将有希望的开端发展成为确实的治愈。

一、分析化学

20 世纪 50 年代涌现了许多新的仪器和设备，这些仪器和设备最终都被用于医学领域。1951 年，医学领域开始运用图像分析显微镜。1952 年，超薄切片和固定法在研究细胞内结构尤其是研究线粒体结构的电子显微镜中日趋成熟。1953 年，正是借助于由费城 Gibbon Jr. 发明的心肺机的帮助，才成功地完成了第一例心脏外科手术。在医学微生物学领域特别有意义的而且最终导致生物技术的发展是细菌菌落自动计数器。1952 年英国的 Martin 发明了气-液分配色谱仪。三年后，这种色谱仪商品化，为化学分析提供了一种有力的新型研究技术。1954 年，德克萨斯仪器公司引入硅电子晶体管。硅电子晶体管是一项包罗万象的技术。从晶体管化的分析仪器到更新的计算机和小型化的半导体也开始大批量生产。20 世纪 50 年代中期，随着微量天平电磁学原理的发展，CT 样机问世。1958 年，羊水诊断技术问世。苏格兰医生 McDonald 将超声波技术率先用于医学诊断和治疗领域。辐射微 pH 电极被丹麦化学家用于血液分析。随着计算机技术的进一步改进，德克萨斯的 Kilby 于 1958 年发明了集成电路。1959 年，聚丙烯酰胺凝胶电泳（PAGE）的关键技术取得了突破，使得对核酸和蛋白质进行生物分析成为可能。

在原子能应用领域的大跨步发展，导致不少国家的政府发展核医学。1951 年，美国 Brookhaven 国家实验室开放了第一家医院以用于核医学研究。7 年后，医学研究中心开始致力于寻找新技术和新仪器。1959 年建成了 Brookhaven 医学研究反应堆，使得用于治疗和研究目的的医用同位素不仅更便宜而且更易得。将同位素用于研究目的最重大的突破之一是 1952 年位于布朗尼克斯的威特伦斯医院的 Sussman 和 Berson 运用放射性免疫测定法（RIA）检测跟踪体内的抗体、激素和其他蛋白质。

20 世纪 60 年代，分析化学家们越来越多地把注意力转向新药物发现和药物相关的分析以及在生理学和基因学领域相关的有意义的基础性生物学问题。随着新技术被广泛用于对原设计好的仪器进行改造，并用于生物医学领域。高效液相色谱仪的实用化，使复杂大分子的分离成为可能，预示了生物技术时代来临。1959 年 Yalow 和 Berson 发明的放射性免疫实验，在 1960 年进一步完善。组织培养也不断发展。更多更好的新药可以进行体外实验。与放射性示踪剂和放射性免疫实验相结合，使生理学在各个领域取得了突破性进展。例如，1964 年 Porter 和 Roch 发现了第一个细胞膜受体。分析化学仪器的发展，例如气相色谱与质谱联用仪的发展，使分子结构分析产生了质的飞跃。实验室自动化，包括初级机器人在实验室应用，开始成为实验室发展的一种标志。

为了使药物设计更加合理化，同时培养并发展以基因组和蛋白质组为基础的应用研究，20 世纪 90 年代开始采用新老技术结合的方法，以便适应制药工业的需求。20 世纪 90 年代，质谱用于生物样品分析进入了复兴时期。质谱技术不断更新，出现了高性能的仪器。例如，傅立叶变换离子回旋加速器共振质谱和多维质谱，可以检测生物大分子。技术改进，例如在峰储存中加入了多种二维技术，达到了以前不可想象的程度。峰储存是指降低进入质谱仪的柱流速，测定那个时刻的峰，差不多同时使样品裂解并分析。这些变化，无疑为研究细胞代谢和基因调控中的复杂大分子提供了工具。不断提高生物信息学研究的复杂性，并将多维运行数据加以分析之后，补充作为新知识的基础。结合高压液相和各种毛细血管电泳技术，质谱已成为在药物化学研究与发展过程中重要的一部分，为确认药物靶点和蛋白质功能提供了一种新的研究手段。

同样，多维核磁技术的发展，特别是那些更有力的研究仪器（例如 500 兆的核磁共振仪）为在水环境中研究蛋白质和多肽的结构打开了一扇大门。水环境更接近蛋白质或多肽的真实的生物环境，利用新的核磁共振技术使我们可以研究蛋白质的柔性（柔性是生物大分子活动程度的量度）和与其他分子相互作用过程的动力学。这些事件，都是蛋白质的生化功能，特别是受体和靶分子（包括蛋白质药物）研究领域的重大进展。

利用这些仪器采集数据，并将数据汇总，通过计算机计算，模拟蛋白质的三维结构，从而可以直接观测到配体与蛋白质活性部位的结合。三维结构提供了生物功能的信息，包括反应的催化作用和与 DNA、RNA 及其他蛋白质的结合情况。在药物设计中，通过研究配体与靶蛋白的结合情况，可以获取有意义的结果，例如获取与细胞生长或细胞死亡相关的信息。利用新技术研究疾病过程中靶蛋白的结构，了解它的活性部位或配体结合位点，通过合理的药物设计寻找引起某种应答的抑制剂或激动剂。结构与生物功能的相关性（即结构与生物活性的关系，或称 SAR）构成了生物信息学革命的基础。20 世纪 90 年代，构效关系构成了蛋白质组和基因组转化为医药产品这一过程的基础。

二、生理学

随着新仪器、放射性同位素和实验技术的飞速发展，不仅推动了生理学的发展，同时也带动了医疗的繁荣。例如，1950 年哈佛大学的 Bloch 运用^{13}C 和^{14}C 示踪跟踪研究了体内胆固醇的状况。同年，比利时的 A. Claude 用电子显微镜研究内质网。在这十年间，人体内的新化合物和新结构不断被识别。1950 年，脑内的 γ-氨基丁酸被识别。不久，意大利生物学家 Levi-Montalcini 阐述了神经生长因子的存在。1955 年在德国 Lynen 分离到了关键酶的辅因子，乙酰辅酶 A。1956 年，首次分离得到人生长因子。同年，波士顿大学的 Boyd 依据血型将人分为 13 种类型。

在生物技术方面也取得了实质性突破，1952 年，费城癌症研究所的 R. Briggs 和 T. King 成功地将一只青蛙卵的细胞核移植到另一只青蛙的体内，无疑，这可称作现代克隆技术的先驱。在生物技术领域最有重大意义的进展莫过于提出基因治疗和特异性靶点的概念。镰状细胞性贫血是由正常血红蛋白和镰状血红蛋白之间的一种氨基酸存在着差异造成的。1956 年证实了 1898 年估计的人类 24 对染色体的数目实际上是 23 对。1959 年，从形状和数量上来检查染色体的异常已成为一项重要的诊断技术。同年，确认了唐氏综合征病人有 47 条染色体而不是 46 条染色体。

作为免疫学快速发展的先驱，1959 年，澳大利亚病毒学家 Burnet 提出了他的关于抗体产生的克隆选择学说。他认为抗体被选择和扩大是源自早已存在的模板而不是源于设计好的模板。

三、临床医学

在 20 世纪 60 年代，肺不再是引起研究和公众兴趣的唯一重要器官。从心脏移植和血压控制疗法到血压控制性药物，出现了针对血流进行的医疗技术。1960 年，自组装的晶体管化的起搏器问世，在整个 20 世纪 60 年代，器官移植随着第一代免疫抑制药物的发展已开展得很普遍。1967 年，DeBakey 实施了冠状动脉旁路手术。同年，临床医师 Barnard 实施了第一例心脏移植手术。1968 年，针对血管治疗和诊断的血管成型术得到发展。

20 世纪 60 年代后期，离心和过滤等方法大大地改善了分离手段，终于可以得到浓缩的血液因子。采用血浆分离置换法从血浆中离心分离得到血红细胞后，又将其余的全部细胞返给供血者，这种技术上的进步允许献血者每周献 2 次血，而不是像以往那样需要隔几个月才能再献血。血浆制品工业的蓬勃发展使这个时期血浆制品的收集、分配和生产过程日益泛滥。因为对肝炎病毒的恐慌，美国废除了所有有关从不同献血者得到的血浆的消费许可。20 世纪 70 年代，因为在供血者当中有大量的营养不良的街头乞丐、药物滥用者、不健康的居民和监狱服刑犯等等，供血者问题进一步引起了重视。

1970 年，威斯康率大学 Temin 和麻省理工学院的 Baltimore 各自独立发现了病毒逆转录酶。发现某些 RNA 病毒（又称逆转录病毒）在各自基因工程的译本上能复制自身的 DNA。这种病毒 DNA 能整合成被感染的宿主细胞，然后转变为癌细胞。在后来的几十年间，逆转录酶变得对病毒学研究至关重要。在 1960 至 1970 的十年间，虽然许多基于动物的癌症病毒的研究成果纷纷涌现，但最终证实这些结果并不适用于人类。寄希望于传统的疫苗技术来治疗这类疾病的努力，也以失败而告终。

其他研究进展也有助于扩展对癌症机理和起因的理解。例如，1978 年敦提大学 Lane 首次发现了癌症抑制基因 P53。1979 年，从恶性癌细胞提取 DNA，转至培养的鼠细胞，使鼠细胞变成了肿瘤细胞。这些成果为肿瘤研究提供了新的工具。20 世纪 70 年代初，虽然采用了许多手段来治疗癌症，但真正有效的治疗手段却为数不多。外科手术只能针对容易定位的明显的肿瘤。其他肿瘤必须采用外科手术与化疗和放疗相结合，或用化疗和放疗完全取代手术。肿瘤学研究与其说是实用的治疗手段，倒不如说是一门艺术。在癌症治疗中由于有太多的限制条件和太多的变量无法把握，所以不可能存在千篇一律的治疗方案或普遍有效的治疗方法。不过，20 世纪 70 年代还是有一些显著成功的例子。圣约翰医院的 Pinkel 医生用化疗与放疗相结合，成功地治疗了急性淋巴细胞白血病。1968 年，异源骨髓移植研究取得的进展，使该疗法成为可能。随着自体同源骨髓移植的进展，用化疗和放疗联合治疗便取得了真正的突破。这种治疗于 1977 年首次用于治疗淋巴瘤患者。自体同源移植操作的主要做法是，取出患者自身的骨髓，低温储藏后用高剂量药物处理或放疗处理。然后把这种处理过的骨髓重新注入到患者的骨髓腔内。因为自体同源骨髓中可能含有污染的肿瘤细胞，所以曾采用各种方法试图去除这些肿瘤细胞或使肿瘤细胞失活。采用过的措施中包括抗体、毒素甚至体外化疗法。弗里德霍金森癌症研究中心的 Thomas 发展了骨髓移植术并因此而荣获 1990 年生理学及医学诺贝尔奖。尽管初期的骨髓移植只是用于治疗白血病，但到 20 世纪末，骨髓移植术结合高剂量化疗方案已成功地治疗了霍奇金病、多发性骨髓瘤、神经母细胞瘤、睾丸癌和乳腺癌等癌症。

1975 年世界卫生组织调查的结果显示，乳腺癌的死亡率并没有下降的趋势。许多乳腺癌患者采用乳房根治切除术并没有取得真正的疗效。主要是因为乳腺癌发现得太晚，而且已发生了大面积转移。面对这种现实，其他可供选择的和辅助性治疗研究变便成为研究热点。1975 年，美国合作研究结果显示，乳腺癌手术治疗之后再结合溶肉瘤素化疗，疗效显著。从而，迅速证明了联合治疗的有效性。1976 年在意大利的米兰开始比较单独手术治疗与手术加化疗的死亡率。用于联合治疗的化疗药物有环磷酰胺、甲氨蝶呤和 5-氟尿嘧啶。结果显示，手术加化疗比单纯手术治疗的疗效明显要好。而且，化疗开始迅速成为乳腺癌治疗的方法之一。

四、生物学

20 世纪 60 年代，组织培养方面取得的进展构成了生物学的最重要突破。即 1965 年，Weiss 和 Green 发明的躯体细胞杂交，使实施人类基因组计划成为可能。通过“分子粘合剂”Sendai 病毒把鼠细胞和人细胞融合在一起，迅速发明了既含有大量鼠染色体，又含有人类染色体的新细胞系。这种新细胞系全部表达单一蛋白。这样，人类的蛋白质便首次与单一人类染色体关联起来。这种关联意味着将有可能勾画出人类基因图。另外，发酵技术的相当重要的发展也构成了生物学的巨大进展。

疾病病因学的突破改变了人类对传染性疾病的理解。1961 年，脊髓灰质炎病毒受体与已分离的已知种群的致病原因相关联。1967 年，确认了白喉毒素的作用机制，提供了第一个用分子定义的细菌蛋白致病因素。

20 世纪 60 年代，结构生物学也空前发展。1960 年，Kendrew 报道了第一个蛋白精管的三维结构的 X-衍射高分辨图谱。影像分析与电视扫描首次结合，增加了运用配体的可能和解释配体影响的可能。1967 年，Perutz 和 Muirhead 构建了第一个蛋白质（氧合血红蛋白）的原子结构高分辨模型，推动了蛋白质结构分析研究。计算机在处理实验过程和实验结果中显示出的能力同时又显示出它的无可替代性。计算机在分子分析方面显示的优势尤其无可争议。

1961 年出现的凝胶电泳对生物技术的发展乃至整个制药工业都产生了重要影响。凝胶电泳技术可以用来分离和纯化高分子量的化合物，特别是分离 DNA。1963 年，第一个胶片剂量测定装置被引入到英国，大大方便了实验室工作。1966 年，磁盘分散标准化实验被用于检测和评价抗体，无疑为制药业开发新药提供了方便。

在 20 世纪 60 年代，尽管许多技术都已提供了许多方便，包括高压液相色谱仪，气质联用仪和自动合成 DNA 和蛋白质仪的实用化，新的知识框架已经形成。到 20 世纪 70 年代和 80 年代，从破译遗传密码到发现限制性内切酶的突破便结出了硕果。

五、影像医学

1970 年 6 月，纽约州立大学 Damadian 发现，用核磁共振仪检查鼠的癌组织时弛豫时间明显延长。虽然正常组织的弛豫时间也明显改变，但远远不如癌组织的弛豫时间变化那么明显。1971 年，Damadian 在“Science”上发表了一篇文章。他在这篇文章中提到的用核磁共振法检查肿瘤成为后来的核磁共振成像的基础。1974 年，Damadian 的核磁共振成像技术获得了专利授权。Damadian 在文章中描述了核磁共振成像在人体的应用。通过三维技术，可以获得有诊断意义的核磁共振信号。1977 年，Damadian 及其合作者在人体核磁共振扫描器上得到了第一张人体核磁共振成像图。1988 年，Damadian 因此成就荣获美国国家技术奖。核磁共振成像术在疾病诊断方面已成为一种高度灵敏和十分有效的手段，构成了磁共振频谱仪的基础。核磁共振频谱仪成为 20 世纪末在生物体内生理学研究的最复杂的工具之一。

1971 年，英国安装了第一代同轴 X 射线体层摄影仪。1972 年，第一代 X 射线电子计算机断层摄影扫描仪由样瑞公司推向市场。同年，线型同步加速器和同位素发生器投入生产。这样，便可以更容易得到可用于医学和基础研究的同位素。1977 年，首次运用了正电子发射体层摄影，得到了脑部成像图。

20 世纪 70 年代，计算机在速度，体积和实用性方面取得了革命性进展。1970 年，美国英特尔公司的 Hoff 发明了第一代微处理器。1975 年，第一代个人电脑牵牛星由美国的艾德罗伯特公司推向市场。在 1975 年，Gates Ⅲ 和 Gardner 创立了微软公司。1976 年，第一代苹果机的原型由 Wozniak 和 Jobs 研制出来，1977 年苹果Ⅱ面世。这些成就标志着人类的计算机由个人爱好转向了公众化。更重要的是，制药行业的科学家运用苹果机提高了他们研究中使用的仪器和研究工作的水平。

1975 年，牛津大学的 Southern 发明了印迹技术，通过电脉分析限制性内切酶切割了 DNA 片段。这项技术是用于 DNA 分析的最有力的技术，并以此为基础，发展了 RNA 印迹法和蛋白质印迹法。

尽管从 1963 年 ISCO 的高压液相色谱系统便已经走向了商业化，但在 20 世纪 70 年代尚未广泛应用。这种商业化主要由于渥特斯公司和瓦里安公司控制。随着生物技术公司和临床实践对新技术，新仪器的需求不断增长，1979 年哈列特-帕卡德公司提供了第一台微处理器控制的高压液相仪。成功运用这项技术，标志着计算机系统已经走向生命科学和已经渗入常规仪器。在这十年间，气相色谱仪和质谱仪已成为生命科学研究的常规仪器之一。费米那公司首次将气相色谱仪和质谱仪成功地联合运用，推出了气质联用谱仪，这些仪器在以后的几十年间对药物化学产生了深远影响。

六、免疫学

20 世纪 80 年代，世界范围内对免疫学研究的强烈兴趣为 20 世纪初出现的疫苗注入了从来没有过的活力。1980 年获生理学和医学诺贝尔奖的三位科学家都是因为在免疫学方面取得了突出成就。哈佛大学的 Benacerraf，杰克逊实验室的 Snell 和巴黎大学的 Dausset 对免疫应答的遗传基础作了深入研究，阐明了对免疫应答负责的无数细胞间的相互作用组织相容性抗原（H-因子或 H-抗原）。

早期对免疫学研究的努力的目的在于理解免疫系统的结构和功能。有些科学家指望借助免疫学来了解疾病。有些疾病，不是由外界传染性物质侵袭引起的，而是由自身免疫系统发生故障引起的。临床医生和科学家期望免疫系统同样能被激起对疾病的防御。

20 世纪 80 年代中期发现，许多疾病包括红斑狼疮和风湿性关节炎都与免疫系统功能障碍相联系。因为这些疾病是由患者自身免疫系统引发的疾病，所以这些疾病被称作“自身免疫性疾病”。青少年发作的糖尿病就是一种自身免疫性疾病。由于自身免疫系统的破坏，胰腺不能正常地产生生成胰岛素的细胞。过敏也是由于免疫系统的过度反应造成的。

1984 年阐明了免疫系统功能中重要的也是令人困惑的问题，发现了免疫系统是如何识别自身和如何识别异体的。阐明了 T 细胞受体的完整结构和遗传，控制着 T 细胞产生免疫功能。T 细胞是整个免疫系统的基石。T 细胞不仅可以识别自身和识别异体，而且可以依据识别的结果决定免疫系统的攻击对象。T 细胞同时也调控产生 B 细胞。B 细胞可以产生抗体。因为发现正是人类免疫缺损性病毒（即引发艾滋病的病毒）破坏了 T 细胞，引起了艾滋病，所以阐明 T 细胞受体的完整结构和遗传是一项重大突破。T 细胞应答在其他自身免疫性疾病和癌症中也有重要意义，例如在有些癌症中 T 细胞不能识别自身细胞。

接下来要解决的问题是阐明人体如何有足够的基因来调控这么多复杂的免疫应答。1987 年，生理学与医学诺贝尔奖第三次授予致力于免疫学研究的科学家。正如 Tonegawa 在 1976 年说的，免疫系统可以产生几乎是无限多个免疫应答，而且每一种应答都和量体裁衣一样与某一特殊的入侵者相对应。Tonegawa 指出，人体并不含有巨大数量的陈列基因来针对每一种可能的致病原，而是人体的有限遗传因素不断进行自身重组。这样，为数不多的遗传信息即能应对许多抗体。

免疫系统正常运行有赖于体内各种细胞之间协调的相互作用。不幸的是，其中许多细胞都是艾滋病毒的靶点。人体有 B 细胞和 T 细胞两大类基本细胞。T 细胞指导 B 细胞产生以单一类型的生物或化学的入侵为靶点的免疫应答。从这个意义出发，T 细胞有时又叫做帮助细胞。还有一类抑制细胞，使免疫应答保持于抑制状态。对于健康人，“帮助”细胞超过“抑制”细胞总量的 1～2 倍。对于免疫受损者，抑制细胞数量明显升高，T 细胞数量大大减少。这种失衡可能导致机体免疫应答的关闭。失衡条件下的机体很容易感染。这样终于准确理解了整个免疫过程的机制。

1983 年以前，当要确定病毒引发的疾病时，首先要进行的诊断实验是检查与该病相关的抗体。最初，因为从数量统计上看，艾滋病毒感染者与肝炎相联系。于是用肝炎和抗体实验来确认肝炎患者，从而来确认艾滋病患者。至 1985 年，设计了专门的诊断方法预测针对低滴度人免疫缺陷病毒本身的抗体。诊断被感染者，同时又保护血源的需要，激励了诊断学的发展。20 世纪 80 年代后期，由于对艾滋病的恐惧，同时也是在这种激励下，无论是免疫学还是病毒学的研究都得到了巨额基金资助。

七、计算机辅助药物设计

20 世纪 80 年代，在寻求新的更好的药物的过程中遗传技术和生物技术走在前沿。其中包括基于仪器的“硬”技术和基于湿化学的“湿”技术的结合。20 世纪 80 年代初期，制药公司希望基因工程和其他分子生物学的发展将最终制得结构复杂的优秀药物能像蛋白质那样准确地在复杂环境下发挥作用。尽管对基因工程越来越感兴趣的药物设计人员期望，通过了解三维结构和蛋白质功能获得可以重复蛋白质的结构和功能的基于蛋白质的药物，但不幸的是药厂的股东和从设计完美的化合物中受益的患者并没有转向这种模式。20 世纪 80 年代末，有一点已很明确，即在分子生物学的发展中必定会增加化学药物衍生的有效性。无论经济作用如何，这些发展并没有使这些复杂的生物衍生药物的生产成为可能。对蛋白质结构的理解，对于细胞受体模型是有益的补充，例如T细胞上的CD_4受体。药物可能与这些受体结合。不过，这些发展并没有产生“神奇的基因药物”。

伴随着对分子生物学和基因工程的兴趣而来的是不断完善药物研究与开发新途径的构想，提高了革新的软技术水平。全面回顾药物化学发展史不难发现，在寻找新的药理活性化合物时大都是依赖于“试试看”的经验方法。通过“随机筛选”或“化学轮盘赌”测定化合物，本身就决定了药物发现方法的随机性和偶然性。分子生物学的出现和基因工程的保障，推动了用药物设计方法学取代了“试试看”的经验方法的进程。药物设计人员开始把人体生理学和疾病起因的知识与药物及它的生理作用的方法的知识相比较，以便把正确的分子概念化。这种更加理性的设计思想传递给在实验室的力求紧密配合的研究人员。基于这种要求，细胞受体的生物学模型和生物活性分子充当了向导的角色。

在以生物学为基础的药物研究中，所谓的硬技术的作用不能被夸大。事实上，重大的药物发现在相当程度上应归功于伴随的其他技术的发展，特别是影像技术和计算机的发展。X-晶体衍射学、电子显微镜扫描、核磁共振和激光以及以磁和光学为基础的影像技术，使得分子内的原子看得见。这种技术的能力非常重要，因为它可以准确地描述分子中原子的三维排布，以诠释分子的化学和生物学性质。

在20世纪80年代，计算机在全新的药物设计领域显示了特别的用途。计算机的潜力使药物设计方法学更加引人注目。随着计算机巨大潜力的不断发展，使得研究人员能借助复杂的数学方法透彻描述理想药物的分子结构。反过来，药物设计人员借助计算机不断强大的成像能力将数字化的蛋白质模型转化为三维影像。用球、棍模型来描述复杂分子的时代已成为历史。80年代，可以用计算机将数学方程式换成成千上万个不同原子组成的实实在在的相互作用的模型。

从20世纪70年代开始，药厂已开始用计算机辅助设计与受体相匹配的药物。制药工业是首先利用计算机潜能设计分子的工业之一。将软件用来模拟药物，在80年代才开始流行。以模糊逻辑和基因为基础的算法也是80年代才开始流行的。以基因为基础的算法研究从70年代开始持续到今天。尽管到90年代初这种算法不再流行，但遗传学算法使得药物设计人员能够通过连续繁衍，最后得到与靶序列最吻合的目标化合物。这种算法也用于预测生理学性质和生物活性，模糊逻辑，即通过定义真假程度，使不精确的概念形式化。这种研究方法用于模拟药理作用、蛋白质结构和受体行之有效。

八、组合化学与高通量筛选

计算机和自动化技术的快速发展，使研究人员终于打破了传统药物设计方法的种种束缚。机器和计算机系统日趋小型化，使得有可能同时进行成千上万样品的筛选和同时进行成千上万化学反应。这些成就，使药理学从以有机合成为基础时的一门沉闷和偶然的学科转变为了以生理学和生物化学为基础的学科，实验室设计和天然产物改造的药物发现都变得更加理性化。尽管缺少与之相匹配的信息，技术手段也依旧带有偶然性或随机性，但随着可供检测的试验样品和反应的绝对数目的增加，无形中增加了随机性本身的有效性。

组合化学家以固定的或标记的化学建筑块为基础，构建化合物库。在合理的知识指导下，根据药物、蛋白质、高聚物，或杀虫剂的有效的官能团进行预测来选择最初的基团。依据对受体模型的计算机模拟和不断扩增的组合化合物库，可以增加选择起始原料的合理性。

从基因序列或蛋白质序列，或从已有药物的结构信息，经计算机运算后进行综合分析可以获取更多有价值的结构。由此看来，对天然药物的研究依然重要，特别是为组合化学寻找新的有价值的新药研究的起点天然药物依然很重要。寻找新药研究的起点就像寻找新药一样有价值。在这种认识的驱动下，从 20 世纪 90 年代开始，国外各大制药公司开始主要以合作的方式，而不是以占有的方式，涉足发展中国家的传统医学。有些公司开始研究热带雨林和海洋性地域的生物多样性。

即使人类基因组犹如“圣杯”给现代医学带来了无限希望，但与已有的来源于自然界的药物仍不容忽视一样，组合化学方法对传统的有机化学和分析化学所能提供的服务提出了新的要求。虽然计算机模型是有益的，但新的湿化学技术仍然要以人类基因组和蛋白质组的新发现为基础进行详细说明。为了适应于微系统和大规模生产的要求，也就是为了适应比烧瓶、试管和烧杯越来越重要的多孔板的要求，新的湿化学技术只得不断地改进。药物毕竟还是化学产品。

由于通过组合化学方法产生了大量有潜力的候选药物，所以面临的一个新问题是，筛选和评价这些由成千上万个候选化合物组成的分子库，已成为整个研究体系的瓶颈。与之相适应的是，为了克服这个瓶颈效应，发明了高通量筛选。高通量筛选为生物检测提供了新的技术和可实现自动化的大量的筛选服务。因为可以对个体细胞、细胞组成、组织、工程受体、蛋白质、核酸序列和免疫学物质进行生物检测，使得高通量筛选得以实现。通过新技术，新的检测形式和评价这些检测的新扩增方式的机会都迅速扩增。

运用各种新的连接分子，通过荧光或磷光直接监测细胞、底物和反应产物，使得研究人员继续地远离生物检测、自动测序和合成实验中的放射性而免遭侵害。荧光技术使研究人员有可能首次检测体内单个分子或分子群的行为。例如构建的各种标准的绿色荧光蛋白质，用于以钙调素为基础的嵌合体可以产生一种以遗传为基础的 Ca^{2+} 荧光指示剂。这种标记物被称为“黄色变色龙”，并被用到小杆线虫的转基因研究中，跟踪生物体内肌肉收缩过程中的代谢。

特别有发展前途的技术是以 DNA 芯片为特征的“轻”技术。该技术借助彩色成像技术可以定量分析和比较基因的表达情况。许多基因在表达水平上存在着差异，特别是癌细胞与正常细胞相比，表达水平明显不同。DNA 芯片技术为发现基因间差异提供了可能。于是，DNA 芯片技术变成为基础研究的工具，成为药物开发中高通量筛选的候选技术。

九、基因治疗

1990 年 9 月，首次用基因治疗法治疗了称为泡沫儿综合征的腺苷脱氨酶缺损症。治疗时往 4 岁患病女孩体内植入了正常基因。尽管这种治疗方法并不是最佳治疗手段，但毕竟通过注射，补充腺苷脱氨酶，可使这名小患者生活得更正常。目前基因治疗的其他尝试也仍停留在希望多于成功的阶段。尽管在某些癌症中，基因治疗确实可使肿瘤有限地受到抑制，而且也确实曾有关于血友病治疗的有希望的报道，但与在实验小鼠身上取得的成功相比，对人体的临床实验令人失望。一位鸟氨酸转氨甲酰酶缺损造成肝损害并已危及生命的患者，于 1999 年在盘西凡尼亚大学自愿接受了腺病毒转基因治疗。这种治疗未能挽救他的生命。患者的死亡使整个基因治疗研究领域震惊，暴露了基因治疗在调控策略和依从性上存在明显的缺陷，无形中也增加了公众对利用基因进行治疗的不信任感。

将基因产物用作药物则是另一种情形。从 20 世纪 80 年代人类重组胰岛素到 90 年代的抗体，人类基因组应用的成功无论是“合理地”使用基因产物还是借助反义技术作为人类基因的抑制剂（1998年，用于治疗细胞巨化病毒，成为首例被批准的反义治疗技术）都反映出大多数制药公司在积极地进行这方面的研究。许多生物技术相关的药物，从促红细胞生长素、肿瘤坏死因子、超氧化物岐化酶、生长激素、生长抑素、干扰素到白介素到人类单克隆抗体在这十年间已陆续进入临床。

20世纪90年代，干细胞治疗研究给人们带来了更大的希望。这种治疗使用人细胞修复和改善先天或后天获得的疾病，包括从帕金森病、糖尿病和外伤性脊髓损伤。1998年胚胎的干细胞可在体内生长，给获得这种宝贵（但有争议的）资源提供了新的机会。

从治疗目的考虑，组织工程前景乐观。从组织、器官到骨替代品的研究，正大踏步前进。为了满足移植的需求，90年代末组织工程以每年15%的速度增长，并导向适宜的人工或动物替代品的研究。软骨修复系统，例如用基因酶组织修复软骨细胞已成为很普遍的技术。病人细胞送到公司之后用Carticel处理、培养、接着重新植入。第二代产品允许在细胞膜上培养自体同源细胞，允许在体外形成组织。

有些公司集中发展正常生物制品，也就是发展有刺激患者组织再生能力的蛋白质，例如生长因子、Epicel。由自体同源体细胞制得的抑制物，同样由基因酶组织修复发展起来，可以为烧伤面积达50%的患者植皮。1998年器官形成被美国食品与药品管理局首次批准上市，可用于人类皮肤移植的Apligraf是由人表皮角化细胞和真皮纤维原细胞制造成的。1999年进行研究的Vitrix软组织是由成纤维细胞和胶原制造的。20世纪90年代末，人工肝脏系统作为暂时性清血器官的研究不断发展。这种人工肝脏系统具有解毒和与各种消化过程相关的功能。许多情况下，经过这种治疗病人自体肝脏经代谢性“休息”后可以恢复正常功能。

类似的细胞和组织的应用同时也带来了伦理学问题，特别是1996年“多利”羊的出现，将伦理学的争议进一步激化。反对的呼声来自对生物技术不加限制发展可能带来的后果产生的恐惧，担心通过这种“复制”可能丧失人性。异种基因移植（用动物器官作为替代品用于人类器官移植）的研究走在了免疫学和基因工程的前面，使动物组织人性化的可能性越来越大（特别是猪的组织器官人性化）。这方面的研究有点像人性化抗体用于实验鼠的研究。

异种基因移植可能会引发一系列的问题，不仅仅是对动物供体可能引发新的疾病存有恐惧心理而引发的公众情绪，而且这种技术在某种程度上可以看成是根本就损害了人类的尊严。此外，还包括了对动物的虐待。动物保护组织一直就强烈地反对把动物用于人类健康目标。

十、再生医学

20世纪初，美国人的平均寿命是47岁，20世纪末，美国人的平均寿命预计已达到76岁。21世纪的生物技术在保护健康和延长寿命方面取得了令人惊讶的成就，为人类带来了希望。与这些技术巨变随之展现在人们面前的是美好的前景。

在19世纪，自然界是绝大多数药物的来源。当魔弹敲开了20世纪大门的时候，有机化学开辟了在实验室制造药物的先河，或者对天然物进行修饰或者从头合成。随着药学世纪向前推进，从人类激素到基因的发现再到基因工程再到现代医学发展的经典之作再塑人体。再塑人体一时间成为医学、组织学、专利知识等领域的热点。人类自身而不是自然界已成为药物发现的令人满怀希望的最初源泉。

人体就像一台织布机，躯干和大脑宛若织布机的经纱和纬纱。随着基因和化学的不断发展，已能对人体这台织布机进行调控，人体变得越来越流畅，更易于设计。根据悲观主义者的观点，生物技术不能滥用来制造“超人类”。药学和健康发展成为当今人类最大的微分器。不是遗传因素，而是经济因素，使得当今最高新最昂贵的技术和知识往往掌握在那些对专利感兴趣的人的手中，而不是掌握在对万应良药感兴趣的人的手中。

与人类变革相伴的是不均衡的发展，这种状况会继续下去。乐天派以为生物技术特别是将转基因植物和转基因动物用于新药和疫苗的生产，以及异种（基因）移植等等，为人类提供了更经济、更普遍的健康保障与疾病治疗手段。同时，与生活方式有关的药物，例如治疗不育症、阳痿和秃发等的药物也在迅速成长为一大新的药物类型。

从阿司匹林到用于阻断乳腺癌患者 Her2 受体过度表达的单克隆抗体 Herceptin、从中草药到转基因植物、从马血清到异种基因移植、从动物胰岛素到重组人生长激素，药物化学可谓沧海桑田。尽管类似革命性的转变来得太快以至我们无法预测以后的编织方式是什么，但人体这台织布机无疑已经走向高技术。今后展现在我们面前的药物化学将是一幅崭新的织锦画。

参考文献

1. Doddareddy MR, Cho YS, Koh HY, Pae AN. CoMFA and CoMSIA 3D QSAR analysis on N1-arylsulfonylindole compounds as 5-HT6 antagonists. Bioorg Med Chem, 2004, 12: 3977-85
2. Sperandio da Silva GM, Sant'Anna CM, Barreiro EJ. A novel 3D-QSAR comparative molecular field analysis (CoMFA) model of imidazole and quinazolinone functionalized p38 MAP kinase inhibitors. Bioorg Med Chem, 2004, 12: 3159-66
3. Doweyko A-M , 3D-QSAR illusions J Comput Aided Mol Des, 2004, 18: 587-96
4. Vinarov DA, Lytle BL, Peterson FC, Tyler EM, Volkman BF, Markley JL . Cell-free protein production and labeling protocol for NMR-based structural proteomics. NatMethods, 2004, 1: 149-53
5. Mahony TJ, McCarthy FM, Gravel JL, Young PL. Construction of a gene inactivation library for Bovine herpesvirus 1 using infectious clone technology. MethodsMol Biol, 2005, 292: 387-400
6. Shanewise J. Cardiac transplantation. Anesthesiol Clin North America, 2004, 22: 753-65
7. Franklin L, Haynie L, Davis J, Tucci M, Benghuzzi H, Russell G, Ragab A. Evaluation of insulin-like growth factor-1 and parathyroid hormone on growth characteristics of MG-63 cells. Biomed Sci Instrum, 2005, 41: 217-22
8. Carrau FM, Medina K, Boido E, Farina L, Gaggero C, Dellacassa E, Versini G, Henschke PA . De novo synthesis of monoterpenes by Saccharomyces cerevisiae wine yeasts. FEMS Microbiol Lett, 2005, 243: 107-15
9. Tytgat GN, Bartelink H, Bernards R, Giaccone G, vanLanschot JJ, Offerhaus GJ, Peters, GJ. Cancer of the esophagus and gastric cardia: recent advances. Dis-Esophagus, 2004, 17: 10-26
10. Vincent F, Gloster TM, Macdonald J, Morland C, Stick RV, Dias FM, Prates JA, Fontes CM, Gilbert HJ, Davies GJ. Common inhibition of both beta-glucosidases and

beta-mannosidases by isofagomine lactam reflects different conformational itineraries for pyranoside hydrolysis. Chembiochem, 2004, 5: 1596-9
11. Chandromohan D, Parikh S, Akhtar N, Delgado PN. Review and update of MRI for clinicians. Mo Med, 2005, 102: 120-3
12. Bowdish DM, Davidson DJ, Lau YE, Lee K, Scott MG, Hancock RE. Impact of LL-37 on anti-infective immunity. J Leukoc Biol, 2005, 77: 451-9
13. O'Rourke M . Renewed interest in routine HIV screening. AIDS Clin Care, 2005, 17: 43-48
14. Maliar T, Jedinak A, Kadrabova J, Sturdik E. Structural aspects of flavonoids as trypsin inhibitors. Eur J Med Chem, 2004, 39: 241-8
15. Kuethe J-T, Wong A, Journet M, Davies IW. A rapid synthesis of 2-aryl-5-substituted-2, 3-dihydrobenzofurans. J Org Chem, 2005, 70: 3727-9
16. Larsson R, Pei Z, Ramstrom O. Catalytic self-screening of cholinesterase substrates from a dynamic combinatorial thioester library. Angew Chem Int Ed Engl, 2004, 43: 3716-8
17. Lee Y, Kang DK, Chang SI, Han MH, Kang IC. High throughput screening of novel peptide inhibitors of an integrin receptor from the hexapeptide library by using a protein microarray chip. J Biomol Screen, 2004, 9: 687-94
18. Goncalves M-A. A concise peer into the background, initial thoughts and practices of human gene therapy. Bioessays, 2005, 27: 506-17
19. Stern DM, Hess DC, Borlongan CV. Healing a broken heart with stem cells. Cell-Transplant. 2004, 13: 725-7
20. Eisenstein M. Stem cell therapy grows on Parkinson's-afflicted monkeys. Lab Anim (NY), 2005, 34: 10-6
21. Kofman AV, Theise ND, Hussain MA. Paradigms of adult stem cell therapy for type 1 diabetes in mice. Eur J Endocrinol, 2004, 150: 415-9
22. Angelopoulou MK, Rinder H, Wang C, Burtness B, Cooper DL, Krause DS. A preclinical xenotransplantation animal model to assess human hematopoietic stem cell engraftment. Transfusion, 2004, 44: 555-66
23. Inoue H, Ohsawa I, Murakami T, Kimura A, Hakamata Y, Sato Y, Kaneko T, Takahashi M, Okada T, Ozawa K, Francis J, Leone P, Kobayashi E . Development of new inbred transgenic strains of rats with LacZ or GFP. Biochem Biophys Res-Commun, 2005, 329: 288-95

（彭师奇）

第二章　药物作用的物理化学原理

摘要　本章讨论物理化学原理在药物分子和药物作用方式上的应用。主要介绍药物的溶解度、离解度、表面活性、化学结构、立体因素等物理化学性质对药物效应的总体影响。通过本章内容的学习，同学们应该对药物的一些物理化学性质对药效的一般性影响及其某些作用规律有所认识，掌握脂水分配系数、离解常数、构效关系、药效团、药效构象等基本概念。了解分子结构的改变对脂水分配系数有着显著的影响，脂水分配系数影响药物的输送特性。了解药物分子的酸碱性对其电离平衡产生影响，从而影响药效。通过了解表面活性的抗菌剂、膜活性的抗真菌剂以及具有离子传导性能的抗生素，理解表面活性与药物效应的关系。了解原子间距离、几何异构、对映异构、构象异构等药物分子的立体化学因素对药物作用的影响。了解药物与靶分子的相互键合作用、药物的功能团、药物的电荷分布情况等对药效的影响。

所有药物进入机体后都要与机体内的生物分子，例如蛋白质、核酸、糖类、脂类或其他小分子相互作用，触发一系列步骤，最终导致宏观的生理学变化，即药物效应。只有首先阐明药物分子和生物大分子之间的相对比较简单的一级相互作用，才能在细胞水平上理解药物活性。与单个细胞相比，器官和整体生物是更为复杂的系统，需要对更多和更复杂的作用参数进行理解。

药物被输送到靶部位并发生作用，取决于药物固有的物理化学性质。同样，与药物相作用的生物大分子的功能也由它们自身的物理化学性质决定。因此，要进行合理药物设计，就必须研究药物分子和它们作用的靶分子的物理和化学性质，并且把这些分子的性质同药物—靶分子间相互作用的生物效应相关联。

根据药物在体内作用方式的不同，可以将药物分为结构非特异性药物和结构特异性药物两大类。结构非特异性药物的活性主要取决于各种理化性质，结构改变时活性往往改变不大。结构特异性药物的靶点是生物大分子（酶、蛋白、核酸等），它们的生物活性除了和理化性质相关外，主要和生物大分子的相互作用和相互匹配有关，化学结构稍加变化就会直接影响活性。结构特异性药物是临床用药的主体，是药物研究的重点。

在相同作用类型的药物中可发现化学结构相同的部分，早期把这部分结构称为药效团。目前，广义的药效团是指药物与靶分子结合时在三维空间上具有相同的疏水性、电性、立体性质和相似构象的残基。例如吗啡是植物来源的镇痛药，有复杂的五环结构。脑啡肽是内源性的镇痛物质，是五肽结构。二者之所以有相同的镇痛活性，是因为它们在三维空间上有相同的疏水部位和立体性质、一些相似基团之间有相近的空间距离、存在相同的与受体靶分子作用的构象。这些因素构成了镇痛药效团。

本章讨论物理化学原理在药物分子和药物作用方式上的应用。由于机体内所有的反应都发生在水相介质中或水相和脂相界面，所以首先考察药物分子在水溶液中的溶解性。

一、溶解度和分配系数对药效的影响

水是生物系统的基本溶剂。药物转运扩散至血液或体液要求一定的水溶性（又称亲水性或疏脂性）、药物转运通过脂质生物膜要求一定的脂溶性（又称亲脂性或疏水性）。以常见的口服给药为例，药物一般先在胃肠的水性介质中溶解，继而在水和脂质两相间进行分配。脂溶性和水溶性的相对大小一般以脂水分配系数表示，$P=C_0/C_w$。脂水分配系数 P 是指药物在非水相（脂质）中的平衡浓度 C_0 和在水相中的平衡浓度 C_w 之比值。

P 值的大小表示药物脂溶性的大小。因数字较大，常用 lg P 表示。脂水分配系数很难在活体中直接测定，通常在体外测定。非水相目前广泛采用正辛醇。正辛醇的性能与生物膜近似、不吸收紫外光、可形成氢键，以及化学性质稳定。水相采用 pH7.4 的磷酸盐缓冲液。

分子结构改变对脂水分配系数有显著影响。分子中引入卤原子脂水分配系数增大 4～20 倍、引入-CH_2-脂水分配系数增大 2～4 倍、引入羟基脂水分配系数下降为 1/5～1/150、引入脂肪氨基脂水分配系数下降为 1/2～1/100、以氧原子代替-CH_2-脂水分配系数下降为 1/5～1/20。在脂肪烃分子中引入所述基团引起 lg P 的递降顺序大致为 C_6H_5＞CH_3＞Cl＞R＞-$COOCH_3$＞-N（CH_3）$_2$＞OCH_3＞$COCH_3$＞NO_2＞OH＞NH_2＞COOH＞$CONH_2$。在芳香烃分子中引入下列所述基团引起 lg P 的递降顺序大致为 C_6H_5＞C_4H_9＞I＞Cl＞Ar＞OCH_3＞NO_2≧COOH＞$COCH_3$＞CHO＞OH＞$NHCOCH_3$＞NH_2＞$CONH_2$＞SO_2NH_2。

作用于中枢神经系统的药物需要通过血脑屏障，要求较大的脂水分配系数。麻醉药和镇静催眠药的活性与 lg P 值有关。例如对氨基苯甲酸酯类化合物的局部麻醉活性就与它们的脂溶性成正比。另一个例子是脂肪醇的抗菌活性与它们的溶解度相关联。如 Fig. 2－1 所示，正丁醇到正辛醇同系物的抗革兰氏阴性细菌（B. typhosus）的活性随着分子量的增加而增加（即图中毒性浓度的对数值降低），甚至水溶性相当不好的正辛醇在饱和点以下的浓度也有活性。图中的饱和线是对角线，纵坐标和横坐标的标度相同。相同的同系物如果被用于测定抗金黄色葡萄球菌（S. aureus）的活性，则活性呈现更高的浓度要求，此时正丁醇和正戊醇具有抑菌活性，而该同系物中的高级成员无抑菌活性，因为它们由于溶解度的限制而达不到必需的浓度，它们的抑菌必须浓度高于饱和浓度，位于饱和线以上。

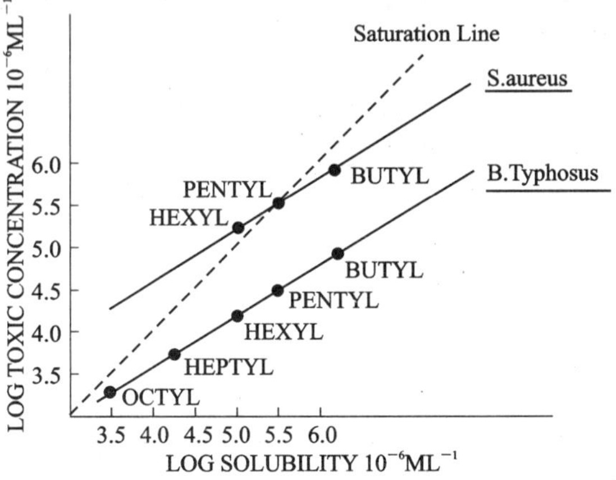

Fig. 2-1　Bactericidal concentration of primary aliphatic alcohols versus their water solubility. Since the two axes have the same scale, the saturation line has a slope of one

脂水分配系数影响药物输送的特性。药物输送的特性反映药物从注射场所或胃肠道如何被转运到作用场所。由于药物通常分布于血液之中，所以它们必须穿越许多细胞才能抵达作用场所。脂水分配系数可以帮助判断一个已知化合物能够抵达什么组织。一方面，水溶性特别大的药物不能够跨越脂质屏障抵达富含脂质的器官，比如脑组织和其他神经组织。另一方面，非常亲脂的化合物也会被体内的脂肪等组织迟滞，不能够快速离开脂肪组织抵达靶部位。当然脂水分配系数只是影响药物输送的几个理化参数中的一个，只是影响药物活性的一个因素。

脂水分配系数和由此衍生的概念对于解释像麻醉药和某些巴比妥类催眠药等非特异的镇静药的作用方式以及作用于细菌细胞膜的结构非特异性消毒剂的活性特别重要。

麻醉作用指的是使身体感觉完全消失的作用。为了解释药物诱导的麻醉作用，Overton 和 Meyer 提出了如下 3 点假说。

1）所有中性脂溶性物质都有抑制神经元的性质；

2）这种抑制神经元活性在富含脂质细胞中最为显著；

3）这种抑制神经元活性随着脂水分配系数的增加而增加，而不管物质的结构是什么。

1954 年，Mullins 对上述假说进行了修改，提出除麻醉药的膜浓度外，其体积（表示为体积分数，即摩尔分数×部分摩尔体积）也很重要。这种说法提示麻醉药使细胞膜膨胀，当达到临界膨胀值（大约原来体积的 0.3%～0.5%）时，就发生麻醉作用。正如在红血细胞上所测量到的那样，此时细胞膜的表面区域也发生百分之几的膨胀。

非特异性药物中最重要的一类是全身麻醉药，全身麻醉药的作用机制还不够肯定。麻醉药是直接作用于蛋白质还是首先作用于膜脂质然后再影响蛋白质还未研究清楚。首先影响膜脂质似乎容易解释。麻醉剂的作用是直接与特殊敏感的蛋白质相结合而抑制其正常的功能，干扰蛋白质的催化或转运功能。全身麻醉药到底是作用于膜上蛋白还是作用于非膜上蛋白尚不肯定。无论如何，脂水分配系数肯定影响全身麻醉药的麻醉作用强度。表 Table 2 - 1 列出了一些全身麻醉药的脂水分配系数值（lg. P）。全身麻醉药的 lg$P$ 在 2 左右活性最强，即全身麻醉药虽然必须是亲脂性强化合物，但亲脂性不宜过大。

Table 2 - 1 The partition coefficients of some general anesthetics

structure	name	lg P
$CH_2=CH_2$	Ethylene	1.13
$CHCl_3$	Chloroform	1.97
▽	Cyclopropane	1.72
$(C_2H_5)_2O$	diethyl ether	0.89
CF_3-CHClBr	Halothane	2.30
$CCl_2=CHCl$	Trichloroethylene	2.29
CH_3O-CF_2CHCl_2	methoxyflurane	2.21
$CF_3—CH_2—O$-$CH=CH_2$	Fluroxene (isoflurane)	1.99 (calculated)
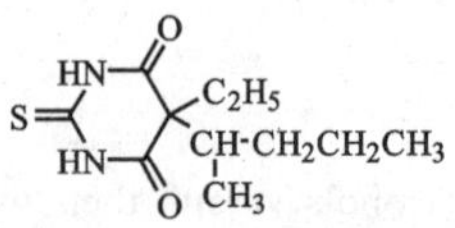	thiopental	2.98

在抗菌活性方面，8-羟基喹啉类化合物抑制金黄色葡萄球菌的作用也和脂水分配系数有关。在喹啉环上引入亲水性杂原子 N，脂水分配系数减小，抑菌作用也减弱。在环上引入烃基，脂水分配系数增大，抑菌作用增强。不过分配系数愈大，抑菌作用并不是愈强。例如4-丙基-8-羟基喹啉的分配系数约为8-羟基喹啉的2倍，抑菌作用强度只有8-羟基喹啉的二分之一。可见，脂水分配系数有一定限度，即化合物需要有一定的水溶解度才能显示最好的效用（见 Table 2-2）。

Table 2－2 Correlation between bactericidal activitities and partition coefficients of 8-quinolinol derivatives

Compound	Partition coefficients (olive oil/water)	Bactericidal dilution
8-quinolinol	67	200000
8-hydroxyl-1，5-pyridopyridine	<0.02	<800
8-hydroxyl-1，6-pyridopyridine	1	<800
8-hydroxyl-1，7-pyridopyridine	0.1	<800
8-hydroxylquinoxaline	8	6400
8-hydroxylquinazoline	5	13000
4-propyl-8-quinolinol	135	100000

二、电离作用对药效的影响

多数药物为弱酸或弱碱，在体液中部分离解，离子型和非离子型（分子型）共存。药物常以分子型通过生物膜，在膜内的水介质中离解成离子型再起作用。因此药物需有适宜的离解度。电离作用太强的离子型化合物之所以不易通过细胞膜，一方面是因为水是极化分子，与离子间产生静电引力进行水合，水合离子体积增大并更易溶于水，难以通过脂质的细胞膜，另一方面是因为细胞膜是由带电荷的大分子层组成（如蛋白质的组成成分氨基酸可离解为羧基负离子或铵基正离子），能排斥或吸附离子阻碍离子运行。

弱酸或弱碱类药物在体液中离解后，离解程度以离解常数 $K\text{a}$ 的负对数 pKa 表征。pKa 由介质的 pH 值和离子与未离解分子的比率决定。酸类，$\text{p}K\text{a}=\text{pH}+\lg[\text{RCOOH}]/[\text{RCOO}^-]$。碱类，$\text{p}K\text{a}=\text{pH}+\lg[\text{RNH}_3^+]/[\text{RNH}_2]$。

弱酸性药物如巴比妥类和水杨酸类，在酸性胃液中几乎不离解，呈分子型，易在胃中吸收。弱碱性药物如奎宁和麻黄碱在胃液中几乎全部成离子型，很难吸收，在 pH 值较高的肠内始被吸收。碱性极弱的咖啡因和茶碱，在酸性介质中离解也很少，在胃内易吸收。完全离子化的季铵盐类和磺酸类，脂溶性差，消化道吸收也差，更不易到达脑部。

磺胺类（sulfonamides）药物的 pKa 与其抑菌作用强度有密切关系。测定了一系列磺胺类药物的 pKa 值和抑菌强度。发现当 pKa 值从 2 上升时，抑菌作用明显上升，达到 pKa 7 以后，如果再继续增加，抗菌作用反而降低，即呈抛物线形状（Fig. 2-2）。抛物线的最高点在 pKa 6～7.4 之间。故认为 pKa 在 6～7.4 左右的磺胺药具有最高活性。亦即在试验的 pH 下，具有 50%离解度的磺胺药的抑菌作用最强。基于这一事实，认为磺胺药是以分子形式透过细胞膜，以阴离子形式在细菌细胞内起抑菌作用。在 50%离解的情况下，既有足够多的分子透过细胞膜，又有足够多的磺胺离子发挥抑菌作用。事实上，许多较好的磺胺药，如磺胺嘧啶（sulfadiazine，SD）、磺胺甲嘧啶（sulfamerazine，SM_1）、磺胺甲噁唑（sulfamethoxazole，SMZ），以及长效磺胺药，如磺胺甲氧嘧啶（sulfamethoxydiazine，SMD）、磺胺莫托辛（sulfa-6-methoxydiazine）（sulfamonomethoxine，SMM）、磺胺甲氧吡嗪（sulfametopyrazine，SMPZ）等的 p*K*a 均在 6～7 之间。磺胺类药物的抑菌作用是离子和未离解分子的总效应。

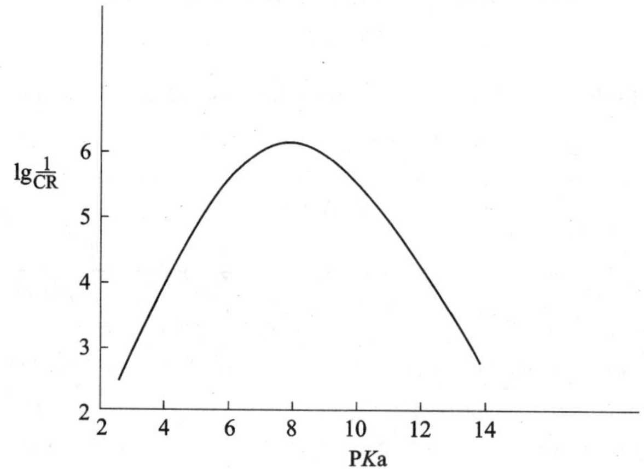

Fig. 2-2　Bactericidal activities of sulfonamides versus their p*K*a（CR refers to minimum molecular concentrations for bactericidal activities；1/CR means effects on bactericidal activities.）

不能离解成阴离子的磺胺药，如磺胺脒（sulfaguanidine，SG）也有抑菌作用。其红外光谱和核磁共振谱表明，该分子倾向于 Fig. 2－3 所述的互变异构体的共振：杂化。

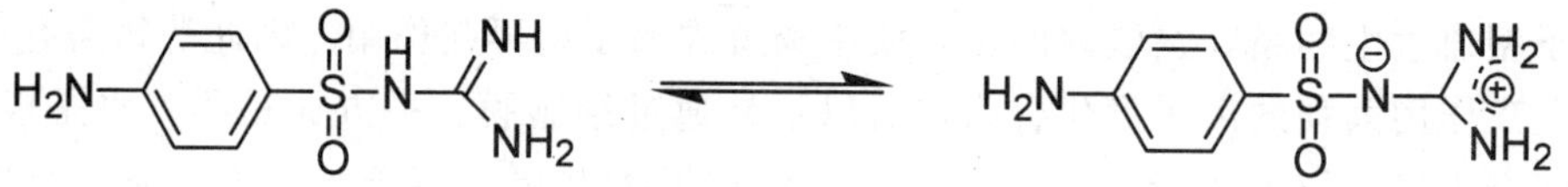

Fig. 2-3.　The structure of sulfaguanidine：equilibrium of the classical structure（left）and its resonance hybrid（right）based on the IR and NMR spectral analyses

在磺酰基上有一极强的负电荷。从分子的几何形状和电性上，都与对氨基苯甲酸（PABA）的负离子相似。磺胺脒或其他 PABA 拮抗物无论离解与否，只要通过共振杂化使磺酰胺上的电子密度增强就会呈现抑菌作用。

1970 年，Yamazaki 等分别考察了 14 个 N^1-杂环取代的磺酰胺类化合物的离解浓度、未离解浓度及总浓度与活性的关系。发现化合物总浓度与活性的关系是一条抛物线。离解浓度和未离解浓度与活性的关系是两条带有相反斜率、彼此交叉的直线。交叉点正是介质的 pH，发挥抑菌作用最适宜的 p*K*a 是 6.61～7.4。证实了磺胺类药物的电离作用在抗菌活性上起重要作用的观点。

需要指出的是，上述磺胺类药物的抑菌活性和 p*K*a 间的函数关系并不意味着不同磺胺药物的分子都有同样的活性。还涉及其他因素，例如不同磺胺药对酶亲和力的差别、药物的溶解度、分配系数、在体内的吸收、分布、代谢、对细胞膜的穿透能力、蛋白结合率、肾内肾小管的再吸收与排泄等。具有相同或相似 p*K*a 的磺胺药物，会有不完全相同的治疗作用。

除磺胺药外，离解度对其他药物的药效也产生影响。巴比妥类药物的5-位被两个烃基取代时显示镇静催眠作用，无取代或单取代时无作用。如 Fig. 2-4 所示，5-位无取代或单取代时有活性氢，能互变异构成稳定的芳环结构，在生理 pH7.4 时，约有 99%以上为离子型，不能通过血脑屏障进入中枢神经系统。5-位双取代后不能转变成芳环结构，减少了一个可离解的酸性羟基，p*K*a 在 7.0～8.5 之间，在生理 pH 下部分离解，如苯巴比妥可有 50%左右以分子型存在，可进入中枢起作用。

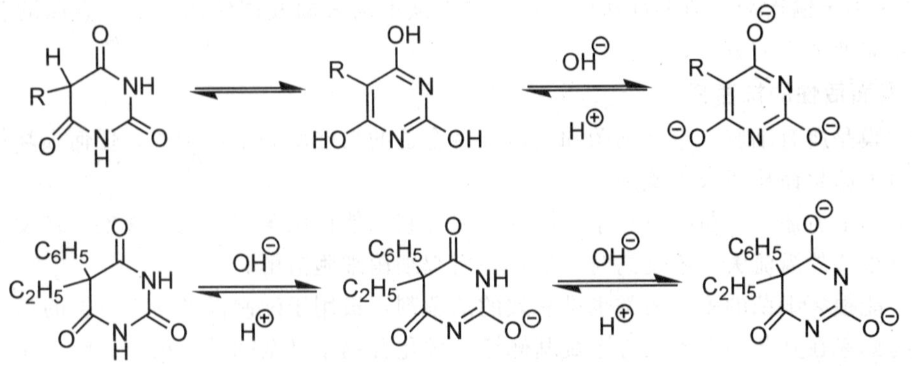

Fig. 2-4 Equilibrium between ionized and neutral molecules of barbital derivatives. 5-Monosubstituted or unsubstituted barbital isomerized to form the stable aromatic ring which mostly existed in the ionized form at pH 7.4. The ionized form was incapable of crossing the blood-brain barrier, thus showing no activity. On the other hand, 5-disubstituted barbital did not undergo aromatization under the same conditions, it existed in quite ratio of neutral molecule which was capable of crossing the blood-brain barrier, displaying the physiological effect

氨基吖啶类化合物抑制化脓性链球菌的活性却与其离解度的增大成正比。这类化合物以离子型在膜外通过抑制细菌的 DNA 和 RNA 多聚酶而起作用。从化学结构分析，氨基的取代位置对吖啶氮原子的碱性有很大的影响，处在 3、6、9-位的氨基可通过共振作用，形成醌胺离子，增加氮原子的碱性。如在 pH7.3 时，3-氨基、9-氨基、3，6-二氨基和 3，9-二氨基吖啶化合物的离解率分别为 73%、99%、99%及 100%，抑菌活性也相应增强。4-氨基吖啶则因与吖啶氮原子形成分子内氢键，碱性减弱，离解率小于 1%，活性显著降低。1-氨基和 2-氨基吖啶也不能对阳离子起稳定作用，离解率为 2%，碱性和活性均低。

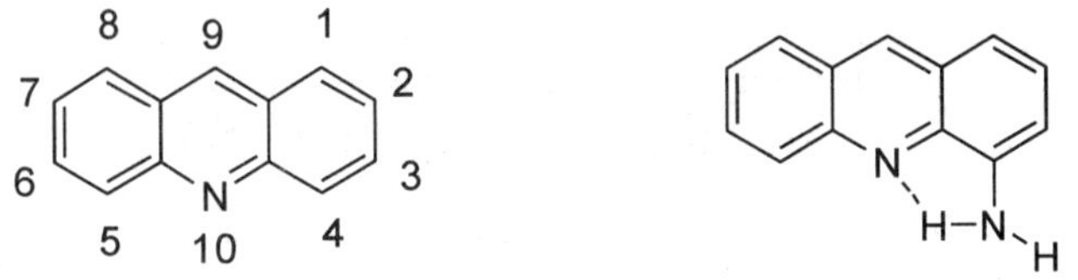

Formula 2-1 Acridine and 4-aminoacridine. Comparing to acridine, 4-aminoacridine has less basicity due to formation of the intramolecular hydrogen bond, it is difficult to dissociate, resulting in significant reduce on bactericidal activities

三、表面活性和药物效应

生物体内的反应均发生在溶液中或固-液相的表面和界面。因为有特别的分子间相互作用力—表面张力在起作用，所以表面能量状态与溶液中的能量状态显著不同。因此，需特别考虑表面反应。在生物体内，多种生物膜构成了最大的表面。溶液中的大分子例如蛋白质分子也占有巨大的表面区域（例如，1毫升人血清中蛋白质分子拥有的表面区域可达100平方米）。许多离子输送剂、消毒剂和抗生素通过干预生物表面发挥作用。生物表面的物理化学性质也是需要考虑的方面之一。

1. 表面活性的抗菌剂

生物膜是所有细胞，包括细菌和真菌维持合适的功能所必不可少的。任何损坏细胞膜的试剂均对细胞生命构成极大威胁。

如第一节所述，脂肪醇具有杀菌活性，因为它们能让细菌的细胞膜受损，致使细菌的细胞质成分很快外溢流失。浓度高时，这些醇引起细菌细胞溶解。

由于能损坏细菌的膜，酚类也是有效的杀菌剂，被用于配制像Lysol一类的消毒剂。酚类化合物如果在其苯环上连上一个烷基侧链，像化合物正己基间苯二酚（n-hexylresorcinol）具有更大的表面活性，其杀菌活性也随之增加。六氯苯（hexachlorophene）和fentichlor的活性也很高，被用于抗菌肥皂。Fentichlor由于口服毒性低，还可以用作抗皮肤感染的内服药。Fentichlor还通过抑制代谢的电子输送链以及氨基酸的吸收而起抑菌作用。

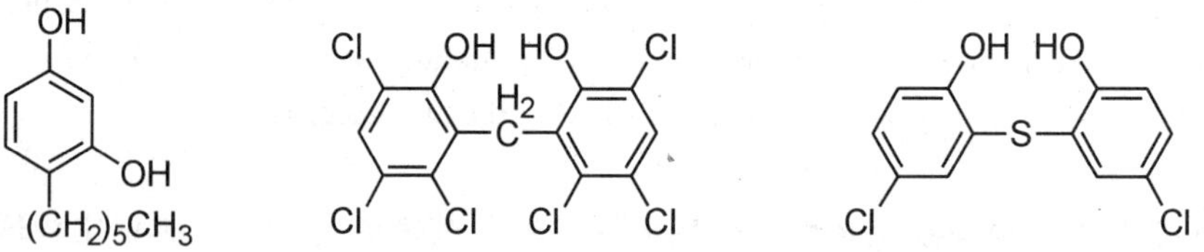

Formula 2-2　n-Hexylresorcinol、hexachlorophene and fentichlor

Chlorhexidine可视为氯苯基双胍衍生物，是非常有效的杀菌剂。Chlorhexidine对哺乳类动物的毒性很低，广泛用作创伤和烧伤的杀菌剂和外科手术的消毒剂。分子中双胍单元的亚氨基由于成盐而被质子化，所以是阳离子型灭菌剂。低浓度（10～100μg/ml）时，引起细菌细胞质快速外溢。浓度低达1μg/ml时，虽然基本看不到细胞质外溢，但因为可抑制介导细菌与膜结合的ATP酶而仍然有活性。

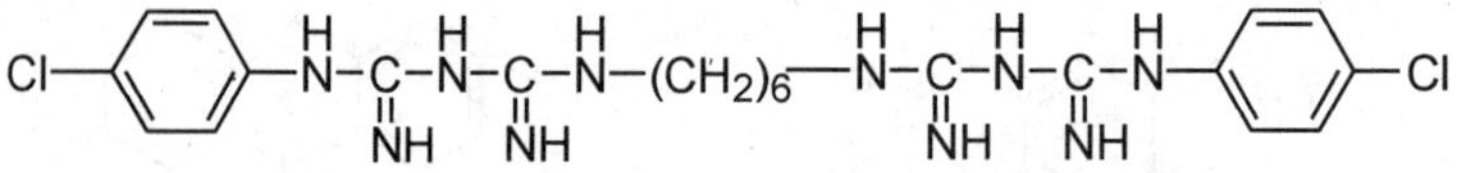

Formula 2-3　The structure of chlorhexidine, a very effective bactericidal agent

2. 膜活性的抗真菌剂

某些链霉菌能产生含众多（3～7个）双键和多个羟基的大环类化合物。具有这样结构的抗生素例如两性霉素B（amphotericin-B）与微生物质膜中的甾醇相互作用。5～10个这样的抗生素分子可以形成一个导电微孔或通道，微生物体内的K^+、糖和蛋白质将通过该微孔或通道外溢流失。微孔的结构如Fig. 2-5所示，其内部排列着抗生素分子的羟基，多烯部分与细胞膜上疏水甾醇组分相作用。较小的大环抗生素可以在细胞的脂蛋白膜内部聚集从而导致整个膜崩裂。由于这些抗生素优先作用于真菌细胞膜上的麦角甾醇，它们对真菌细胞膜有高亲和性，因此可以抑制真菌的生长。哺乳动物细胞膜上主要为胆甾醇，故它们对人和动物细胞的影响较真菌为少。这类多烯抗生素被用于治疗像脚癣、阴道炎等的真菌感染和深部真菌感染。两性霉素 B 的治疗价值超过了它的毒副作用的缺点。

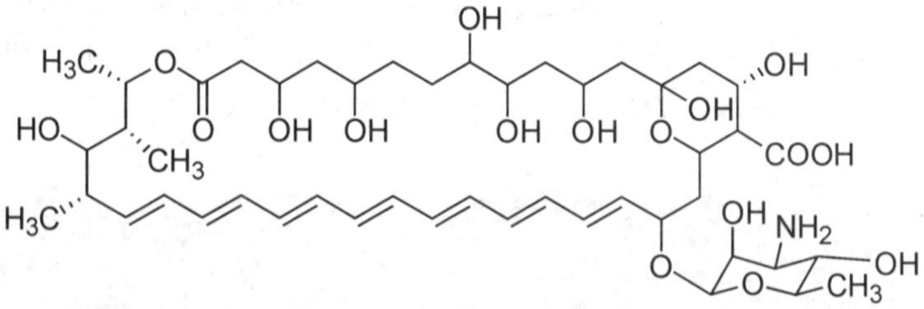

Formula 2-4　Amphotericin B

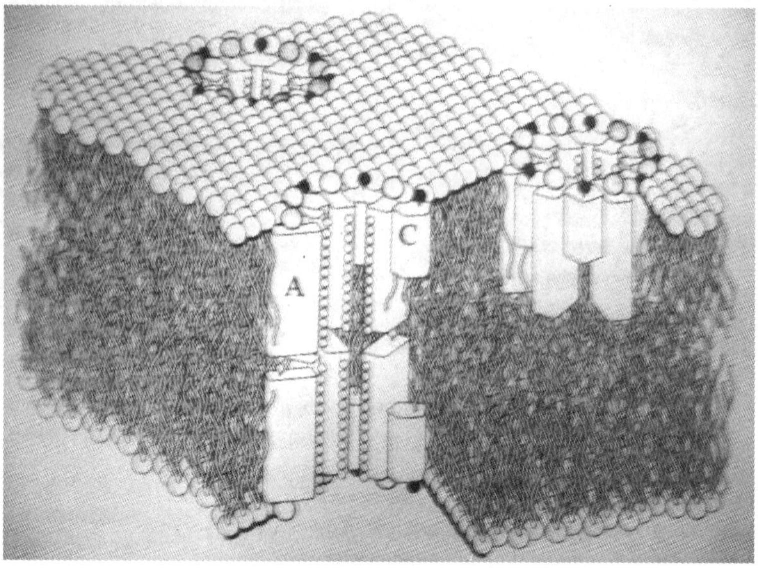

Fig. 2-5　Schematic representation of pores formed by amphotericin B (A) and cholesterol (C) in a lipid bilayer, showing in cross-section the interior of a conducting pore formed from two half pores

3. 具有离子传导性能的抗生素

有些细菌产生一些能嵌入脂膜并促进离子（比如钾离子）输送的化合物，这些化合物被称之为离子通道或离子载体。前面谈到的多烯类抗生素只是简单地通过细胞膜产生外溢作用。

这些离子通道抗生素或者通过离子“笼状”载体发挥作用，或者通过构成通道发挥作用。笼状载体先将离子围起来从膜的一边输送到另一边，然后将离子释放出去。离子通道简单地提供一个极性隧道，使极性离子迁移而跨越脂质膜层。

笼状载体抗生素缬氨霉素（valinomycin）是环肽内酯，由缬氨酸（valine)、乳酸(lactate)、羟基异戊酸（hydroxyisovalerate）缩合重复单元构成，高度极化的羰基上的氧排列在环的内侧，非极性的烷基指向分子的外侧（Fig. 2-6）。极性的内部空腔可以容纳一个非水合的钾离子，它的外面为非极性层所包围形成络合物，该络合物再进行跨膜输送。缬氨霉素对输送钾离子和钠离子的选择性非常高，钾离子对钠离子的比率大约是 $10^4:1$；即使在浓度低到 10^{-9} M 时，缬氨霉素也能增加脂质膜的钾离子的导电性。对钾离子的高选择性是由于钾离子去水合作用相对容易。相对于钠离子，钾离子有较大的直径，因此与水合分子的结合不如钠离子那样紧密；另一方面，水合钠离子与缬氨霉素的内部极性空腔不匹配，而去水合钾离子容易与它结合，结合能为选择性提供了进一步的能量优势。无水和水合钠离子的直径分别是 0.095 和 0.179 纳米，而无水和水合钾离子的直径分别为 0.122 和 0.133 纳米，清楚地表明水合钠离子比无水或水合钾离子的体积都要大。

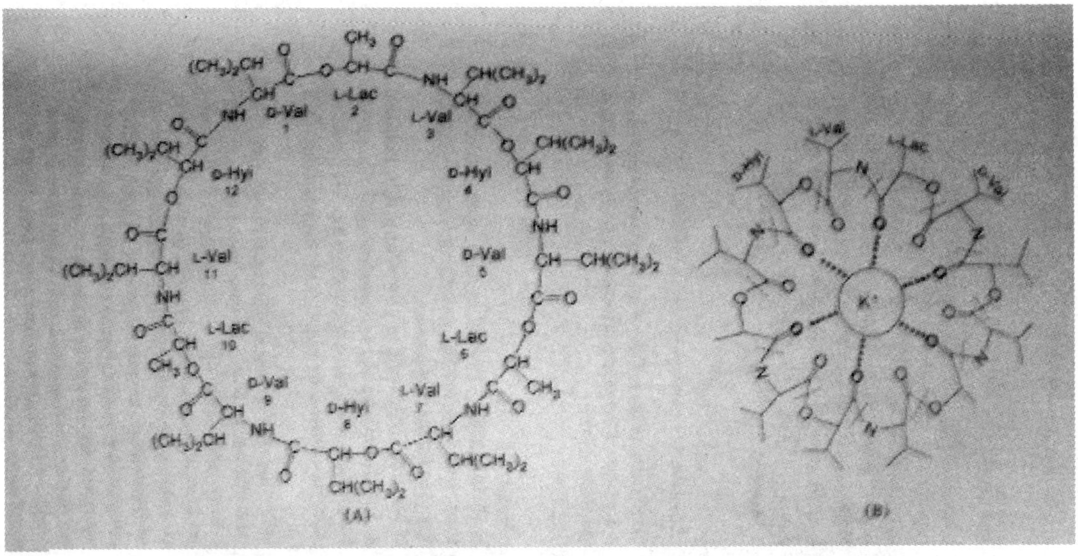

Fig. 2-6　Valinomycin, a K^+-specific ionophore antibiotic. (A) The cyclic peptide structure containing valine (Val), lactate (Lac), and hydroxyisovalerate (Hyi). (B) The schematic of the complex: the polar carbonyls hold the K^+ ion. The nonpolar sidechains are on the outside

许多抗生素与缬氨霉素的作用原理类似，可与金属离子形成夹心式络合物。短杆菌肽 A (gramicidin A)，Val-Gly-Ala-Leu-Ala-Val-Val-Val-Trp-Leu-Trp-Leu-Trp-Leu-Trp-NH-CH_2CH_2OH 是形成通道或微孔的抗生素，由 15 个氨基酸组成 (Fig. 2-7)。尽管它不能同氢离子、碱金属离子和铊离子在溶液中络合，但浓度低到 10^{-10} M 时却能诱导这些离子跨膜输送。有短杆菌肽 A 所引起的通道的形成可以这样来解释：根据 Fig. 2-7 的模型，两分子的短杆菌肽 A 可形成“头对头”的螺旋而横跨细胞膜，构建了一个排列着亲水基团的微孔，从而使离子跨过细胞膜的脂质屏障。这样的微孔内径宽度达 0.6 纳米，甚至可以容纳更大一些的非水合离子。然而离子在微孔内是如何移动的详细机理尚不清楚。

大肠菌素 (colicins) 是由细菌的质粒所编码的抑菌肽，分子量为 7 万 9 千，肽的长度约 20 纳米。它们也能形成跨膜的孔径很大的通道，可允许葡萄糖分子通过。这样一来会严重干扰细菌细胞膜的势能，从而使这类肽分子具有抑菌活性。

离子通道抗生素不能区分微生物细胞膜和哺乳动物细胞膜，没有治疗上的用途。可以作为很好的工具用于研究膜输送现象。

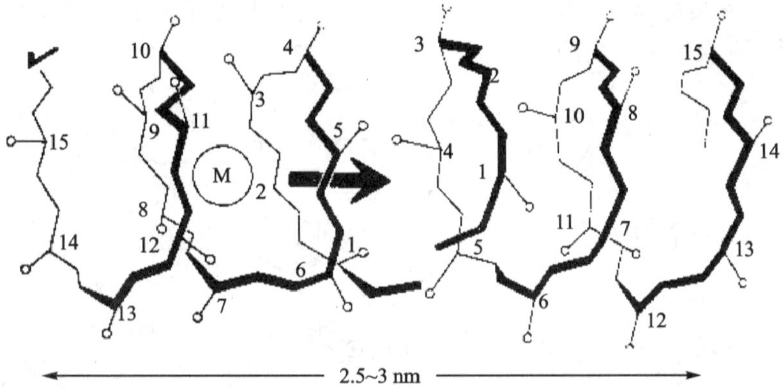

Fig. 2-7 Schematic representation of "head to head" helix of gramicidin A. The side-chains are omitted for clarity. The formed channel allows the transportation of metal ions across lipid membrane

四、药物作用的立体化学因素

生物活性物质对生物大分子的作用部位有专一的亲和力，亲和力来自相互间结构上的互补性。结构特异性药物和受体的相互作用中有两点是重要的，即电性的互补性和立体结构的互补性。两种互补性均要求药物分子中的各基团和原子的空间排列与受体相互适合。一般来说，药物与受体的互补性愈大，特异性愈高、生物活性愈强。立体化学因素是结构特异性药物生物活性的关键因素。生物大分子对药物分子立体选择性识别和在一定情况下受体发生变构，以适合与药物分子结合，往往起主导作用。药物分子的特定原子间距离，手性中心以及取代基空间排列的改变，均能对互补性和药物-受体复合物的形成起重要影响。

1. 原子间距离对药效的影响

受体多为蛋白质的一个部位，蛋白质由氨基酸通过肽键组成，肽键间具有很规则的空间排列：(1) α-螺旋的两个连续的螺圈间的距离为 5.38Å；(2) 当蛋白质的肽链伸展到最长时，相邻两个肽键的距离约为 3.61Å。

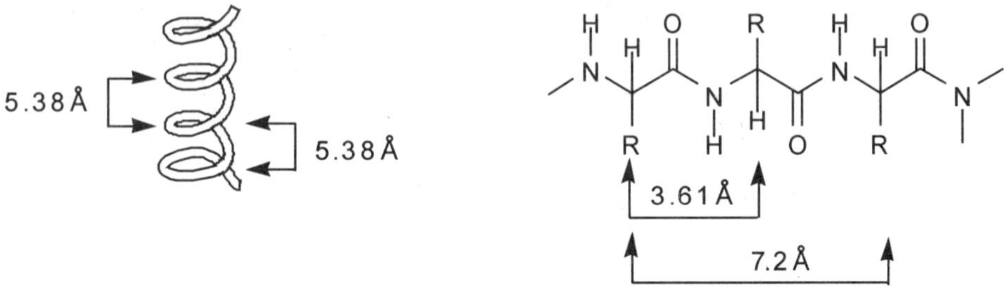

Fig. 2-8 The structures of proteins. The distance between two α-helices is 5.38 angstrom, and the distance between two neighboring peptide bonds is 3.61 angstrom

有些药物的两个特定原子之间的距离恰好与这两个距离相近似，或为其倍数。例如拟胆碱药乙酰胆碱（acetylcholine）、解痉药解痉素（adiphenine）和抗组织胺药苯海拉明（diphenhydramine）等的醚键氧原子和氨基氮原子之间的距离为 5.5Å，接近于 5.38Å。肌肉松弛剂十烃季铵（Decamethonium）的两个氮原子之间的距离为 14.5Å，是 3.61Å 的 4 倍

(Fig. 2-9)。以上各类药物分子中特定的原子间距离，使其电子密度分布可适合于蛋白质部分的受体，形成复合物而产生药效。

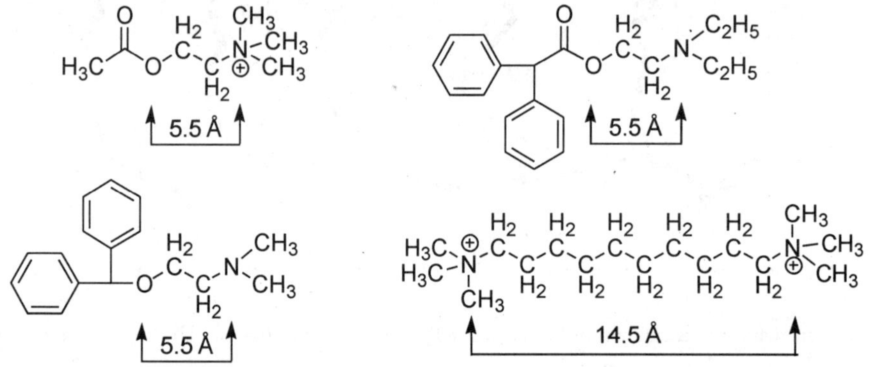

Fig. 2-9 The pharmacological effects were influenced by the distances between two specific atoms. The distances between oxygen and nitrogen atoms in acetylcholine, adiphenine, and diphenhydramine are the same (5.5 angstrom), close to the distance between two α-helices (5.38 angstrom); the distance between two nitrogen atoms in decamethonium is 14.5 angstrom which is 4 times as long as the distance between two peptide bonds (3.61 angstrom)

两个含氧官能团及氧原子间的距离对雌性激素的生理作用也是必需的。甾体母核对雌激素并非必需结构，人工合成的己烯雌酚亦可代用。但是顺式己烯雌酚（*cis*-diethylstilbestrol）的两个氧原子间距离为 7.2Å，虽近似肽键间距离，生理活性却低。反式己烯雌酚（*trans*-diethylstilbestrol）的两个氧原子间距离为 14.5Å，易与雌激素受体（存在于靶器官的一种特异性蛋白质）结合，活性与雌二醇（estradiol）相似。

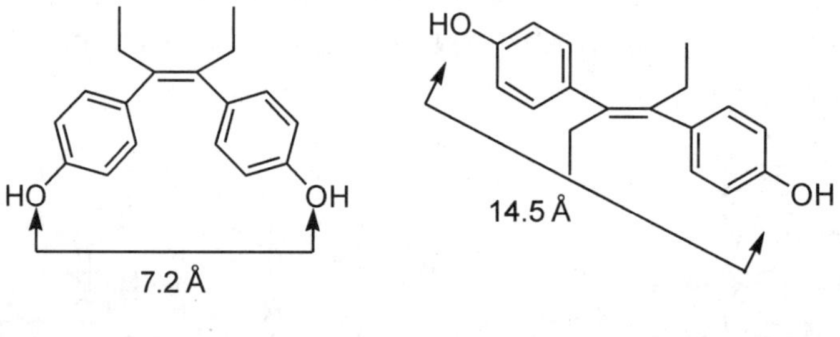

Fig. 2-10 The distance between the two oxygen atoms in *cis*- diethylstilbestrol is 7.2 angstrom, the distance in *trans*- diethylstilbestrol is 14.5 angstrom

2. 立体异构对药效的影响

几何异构　几何异构现象是化合物分子由于双键的刚性或半刚性结构使分子内旋转受阻所致。几何异构体的理化性质不同，各基团之间的距离也不同，因而它们与受体相互作用以及在体内的转运均有差异。如果一个顺式异构体与受体的主体结构相适应，那么反式异构体便不能很好地与受体结合。反之亦然。因此，几何异构体之间的生物活性有所不同。例如精神病治疗药泰尔登（chlorprothixene）的 E-型异构体的作用要比 Z-型异构体强 5～10 倍。

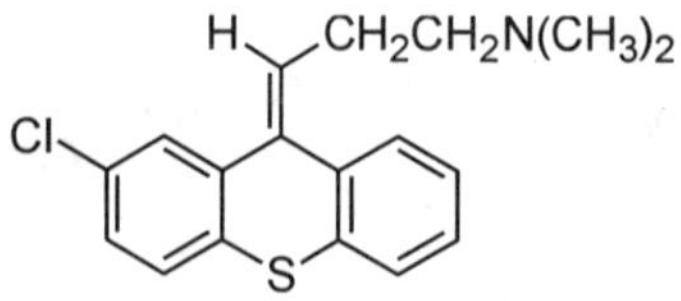

Formula 2-5 (E)-Chlorprothixene

抑制纤维蛋白溶酶原的激活因子氨甲环酸的反式异构体的止血作用比顺式异构体强。反式氨甲环酸的氨基与羧基的距离为 7Å，顺式氨甲环酸的氨基与羧基的距离短。

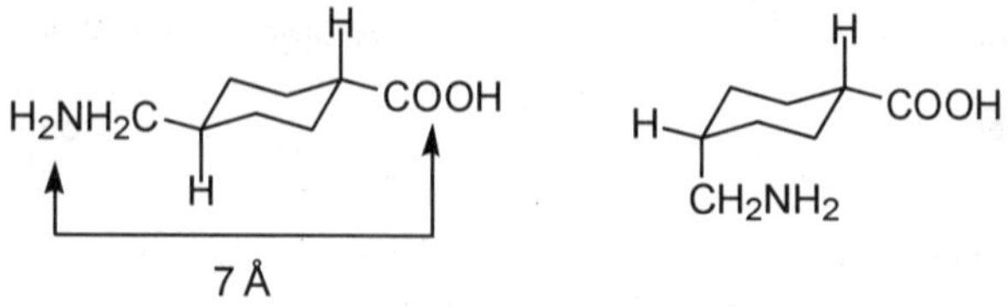

Fig. 2-11 *trans*-4-Aminomethyl-cyclohexane-1-carboxylic acid, in which the distance between amino- and carboxy groups is longer than that in its *cis*-isomer, shows better activity

顺反异构体的理化性质互不相同，吸收、分布、排泄也有不同，这也是药效差异的一个因素。

对映异构　对映异构体除旋光性外，其他物理性质相同。对映异构体生物活性的差别更能反映受体对药物的立体选择性。对映异构体在体内吸收、分布、代谢和排泄也常有明显的差异，有些异构体药理活性有高度的专一性。例如，(＋)-环己烯巴比妥（cyclobarbital）是催眠剂，而（－)-对映体几乎没有催眠作用。四个氯霉素光学异构体中，只有 D-(－)-苏阿糖型的生物活性最高；D-(－)-肾上腺素的血管收缩作用较 L-(＋)-异构体强 12～15 倍。这方面的例子很多。消旋体的生物活性一般为有效旋光异构体的一半。有的异构体代谢产物的毒性差异很大，丙胺卡因（prilocaine）的 R-(－)和 S-(＋)异构体局部麻醉作用相近，但-(－)异构体可代谢为有毒的邻甲苯胺、对位及邻位氨基苯酚，导致高铁血红蛋白血症的发生；而S-(＋)异构体则不代谢为上述有毒物质，故临床上应用 S-(＋)-异构体。以后在其手性碳原子上再引入甲基而合成了夸他卡因（Quatacaine），手性中心消失，其局部麻醉作用强于丙胺卡因而又不产生毒性代谢物。

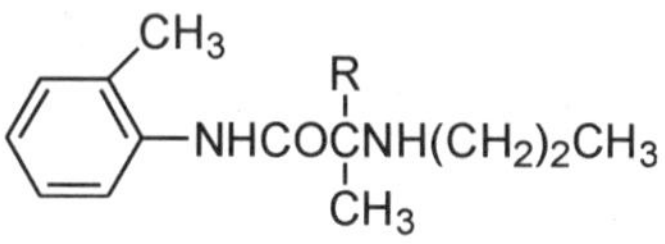

Formula 2-6 R＝H, prilocaine; R＝CH_3, quatacaine

光学异构体的生物活性之所以具有立体特异性，是因为药物与靶分子形成稳定的复合物，有特定的空间要求。一般认为，肾上腺素这一类药物有三个结合位点与受体定向结合，即（1）氨基；（2）苯环及酚羟基；（3）侧链的醇羟基（Fig. 2-12）。D-(－)-肾上腺素旋光异构体能以三个结合位点与受体结合，L-(＋)-肾上腺素的 2-甲胺基乙醇中的羟基不能与受体结合，故前者生理作用强。D-(－)-型在 pH4 以下，易发生瓦尔登转化，生成 L-(＋)-型。故 D-(－)-肾上腺素水溶液应注意控制 pH 值。

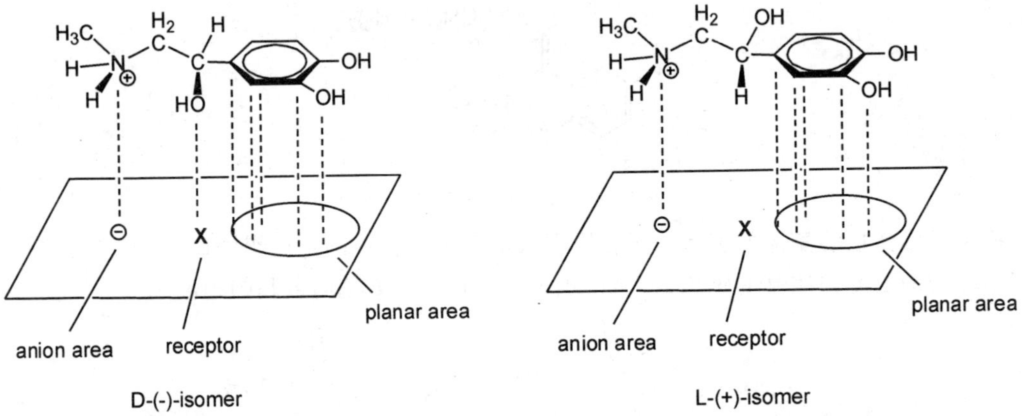

Fig. 2-12 Schematic binding of D-(−)-adrenaline and L-(+)-adrenaline with a receptor. The D-isomer has three binding sites with the receptor, while the L-isomer has only two binding sites with the receptor, so the D-isomer displays stronger activity than the L-isomer

值得注意的是，近年来体内代谢研究发现某些低活性异构体可经酶转化为高活性异构体。例如有些苯丙酸类抗炎药在体外试验时 S-(+)-异构体是前列腺素拮抗剂，R-(−)-异构体的拮抗性极小。临床应用发现 S-(+)-与 R-(−)-异构体却为等效抗炎药。进一步研究证实，对前列腺素体外拮抗极弱的 R-(−)-异构体是在体内经手性转化为 S-(+)-异构体后而增高活性的。

具有两个或两个以上手性碳原子的药物，将有更高的立体选择性。有的旋光异构体还有双重药理作用。例如右丙氧芬（Dextropropoxyphene）的止痛活性是左旋体的 6 倍；而左旋体左丙氧芬（Levopropoxyphene）有强烈的镇咳作用，右旋体则几乎不镇咳。弄清这些性质，对临床用药和药物设计都是十分必要的。

构象异构 分子内各原子和基团的空间排列因单键旋转而发生的动态立体异构现象，称为构象异构。许多药物的生物活性与其分子构象密切相关。药物与受体相互作用时，构象对与受体的互补产生重要的影响。受体的特异性越大，对药物的特异性构象要求越高。能量最低的构象，称优势构象。一般受体和酶的作用部位有高度的立体专一性，受体只能与药物多种构象中的一种结合。只有能为受体识别并与受体结构互补的构象，才产生特定的药理效应。药物分子与受体相互作用时的互补并结合的构象称为药效构象。药效构象不一定是药物的优势构象。不同构象异构体的生物活性也有差异。

构象对药物与受体作用的影响可分为四种。第一种是药物结构类型相同，可作用于相同受体，但由于其构象不同，产生活性的强弱不同。如安那度尔（anadol）作用于吗啡受体，β-安那度尔的苯环与哌啶以竖键相连，α-安那度尔的苯环则与哌啶以横键相连，由于前者的优势构象与吗啡（morphine）的构象相同，其镇痛作用是α-安那度尔的 6 倍。

第二种是一种结构，因具有不同构象，可作用于不同受体，产生不同性质的活性。如组胺，可同时作用于组胺 H_1 和 H_2 受体。经对 H_1 和 H_2 受体拮抗剂的研究发现，组织胺是以反式构象与 H_1 受体作用，而以扭曲式构象与 H_2 受体作用，故产生两种不同的作用。

第三种是只有特异性的优势构象才产生最大活性，如多巴胺，反式构象是优势构象，而和多巴胺受体结合时也恰好是以该构象作用，故药效构象与优势构象为相同构象，而扭曲式构象由于两个药效基团 OH 和 NH_2 间的距离与受体不匹配，故没有活性。

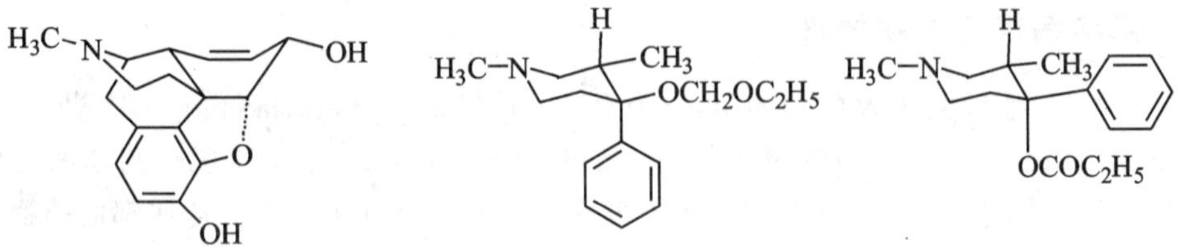

Formula 2-7　The structures of morphine, β-anadol and α-anadol. The conformation of β-anadol is similar to that of morphine, leading to better analgesic effect than α-anadol

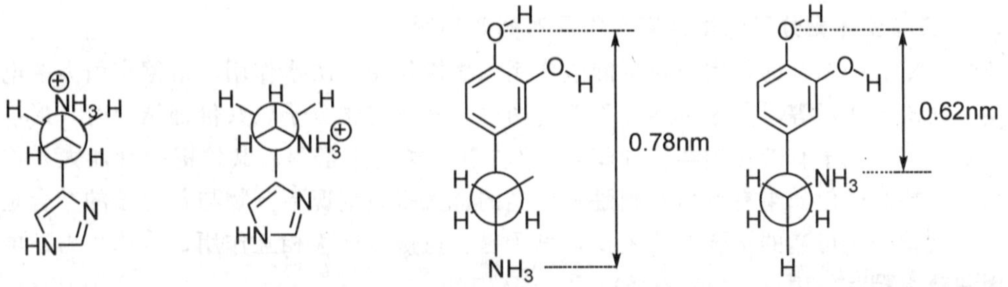

Fig. 2-13　The conformations of histamine and dopamine

第四种是等效构象又称构象的等效性，是指药物没有相同骨架，有相同药效团，有相同药理作用和最广义的相似构象。如全反式维甲酸（Retinoic acid）是人体正常细胞的生长和分化所必需的物质，在临床上用于治疗早幼粒白血病和皮肤病。郭宗儒教授等模拟全反式维甲酸的分子形状、长度和功能基的空间配置，设计合成了取代的芳维甲（Arotinoid）、丁羟胺酸（DHBAA）等化合物，发现化合物具有与维甲酸相同的细胞诱导分化作用。通过构效关系研究和 X-衍射晶体学研究，发现这些化合物有相似的构象（Fig. 2-14）。分子一端是疏水性基团，另一端是极性的羧基，连接二者的共轭链是产生活性的必要药效基团。将分子左端双键相重叠，比较丁羟胺酸（虚线部分）和维甲酸（实线部分）的分子长度、形状以及在空间的走向，可清楚看出，二者具有相似的药效构象，故产生相似的药理作用，这种现象被称为等效构象，等效构象是计算机辅助药物设计的重要基础。

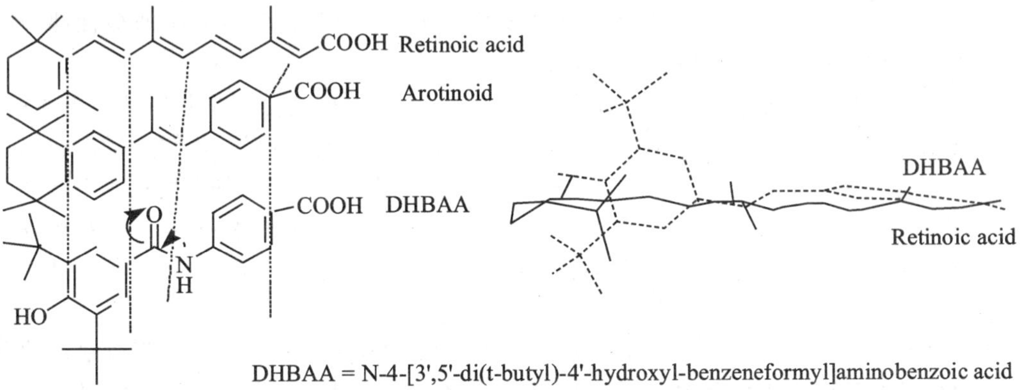

Fig. 2-14　The structures of retinoic acid and its conformational equivalents

五、化学结构与生物活性

药物从给药到产生药效的过程可分为药剂相（Pharmaceutical phase）、药物动力相（Pharmacokinetic phase）和药效相（Pharmacodynamic phase）三个阶段。药物的结构对每一相都产生重要影响。理想的药物应该具有安全性、有效性和可控性。这些都由药物的化学结构决定。

受体学说认为，药物和受体形成复合物才能产生药理作用，结构特异性药物的活性主要与药物和受体的相互作用有关。许多因素都能影响药物与受体间的相互作用，如药物和受体的结合方式、药物各官能团的性质、药物的电荷分布情况以及立体因素等。

1. 药物与受体靶分子的相互键合作用对药效的影响

药物与靶分子结合的作用力包括静电作用、氢键作用、疏水作用、范德华引力、电荷转移作用、共价键作用等，分为可逆和不可逆两种。药物与靶分子以共价键结合时，形成不可逆复合物，这类例子有烷化剂类抗肿瘤药、β-内酰胺类抗生素等。共价键的键能大，往往药物作用强而持久，但如果有毒性，则是不可逆的。大多数情况下药物与靶分子的结合是可逆的。药物与靶分子可逆的键合方式主要是离子键、氢键、偶极相互作用、范德华力、电荷转移作用和疏水相互作用等（Fig. 2-15）。

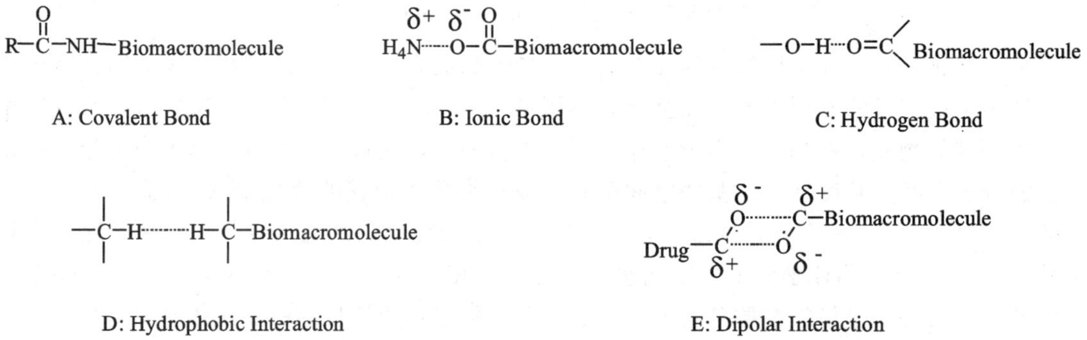

Fig. 2-15　Various bond types of drug-target interactions

药物的疏水相互作用是指药物的非极性部分不溶于水，水分子在药物非极性结构部分的外周进行有秩序的排列。当药物的亲脂部分与生物靶分子的亲脂部分相互接近时，在两个非极性区之间的水分子有序状态的减少而使得体系得到自由能，稳定了两个非极性部分的结合，这种结合称为疏水相互作用或疏水键。

氢键是药物与其靶分子结合时最普遍常见的结合方式。药物分子中具有孤对电子的 O、N、F、S、Cl 等原子与和 C、N、O、F 等共价结合的 H 可形成氢键。氢键的键能较弱，但氢键对于药物的理化性质影响较大。比如药物与水形成氢键时，可增加药物的水溶解度。当药物分子内或分子间形成氢键时，则在水中的溶解度减小，而在非极性溶剂中的溶解度增加。氢键是药物分子和生物大分子靶标之间较为普遍的一种键合方式，对于药物的活性产生重要影响。

电荷转移作用（或称电荷迁移络合物）是电子相对丰富的分子与电子相对缺乏的分子间，通过电荷转移而形成络合物（复合物）。形成络合物的键既不同于离子键，又不同于共价键，键能较低，络合物比较稳定。电荷转移络合物往往可以增加药物的稳定性以及溶解度，并增加药物与生物靶分子的结合。一些含多个杂原子的药物分子的电子云密度分布不均匀，有些原子周围的电子云密度较高，有些较低，所以这些分子既是电子给予体，又是电子接受体，在合适的条件下可通过形成电荷转移络合物而发挥作用。

金属离子络合物是由电荷密度低的金属离子和电荷密度高的配位体组成。一个金属离子可以与两个或两个以上配位体形成螯合物，往往通过离子键、共价键或配位键等形成环状化合物，通常有四、五、六元环，一般五元环以上较稳定。金属螯合物目前在抗肿瘤药物中非常重要，常见的是铂配合物。其作用机理是铂金属配合物进入肿瘤细胞后，生成非常活泼的络合离子，在体内与DNA的两个鸟嘌呤碱基N-7络合成一个闭合的五员螯合环，从而破坏了核苷酸链上的嘌呤基和胞嘧啶之间的氢键，使DNA不能形成正常双螺旋结构，肿瘤细胞DNA复制停止。金属螯合物还可用作金属中毒时的解毒剂，如二巯基丙醇（Dimercaprol）可生成重金属螯合物。

药物与生物大分子靶标往往是以多种键合方式结合的，一般来说作用部位越多，作用力越强，而药物活性也较好。如莨菪碱类药物与M胆碱受体作用时（Fig. 2-16），可有离子键、氢键、偶极相互作用和疏水相互作用等键合方式。

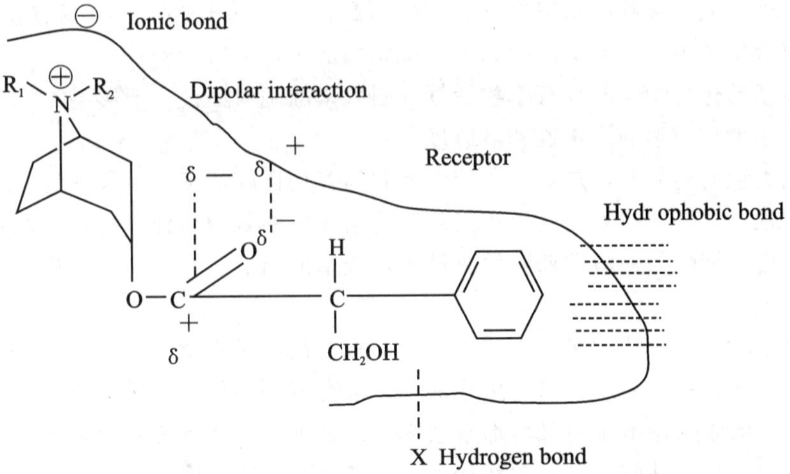

Fig. 2-16　Binding modes of drug-receptor interactions

2. 药物的功能团对药效的影响

尽管药物的药理作用主要依赖于分子整体性。但一些特定基团可使整个分子结构和性质发生变化，从而影响药物与靶分子的结合及药效。这是药物设计要考虑的问题。一般药物分子中常有好几种功能团，每种功能团对药物性质的影响不同。例如诺氟沙星(Norfloxacin)，在它的结构中至少含有6种功能团，各功能团分别有着不同的性质，对活性、毒性、药代动力学等产生不同影响以及综合的影响。

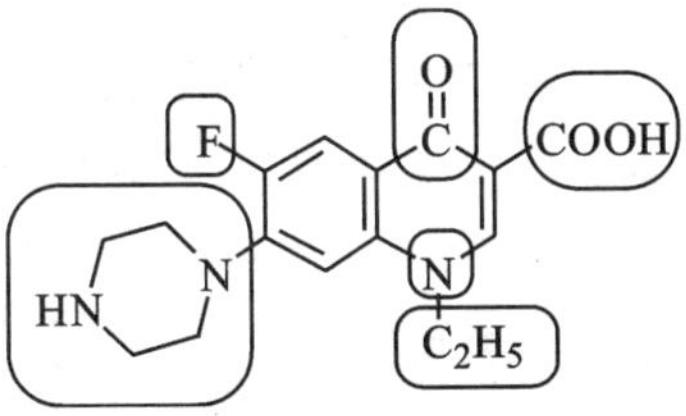

Formula 2-8　Norfloxacin with at least six functional groups having different properties

在药物分子中引入烃基，可以增加药物与靶分子的疏水结合。引入烃基可增加分配系数，增加一个$-CH_2-$可使 $\log P$ 增加 0.5（2～4 倍）。引入烃基还能降低分子的离解度，特别是体积较大的烃基，还可因立体位阻从而增加药物对代谢的稳定性。一般药物的亲脂性越强，代谢速度越慢。在药物设计中，若想增加药物亲脂性，或延长作用时间，引入苯基或烃基是首选的方法，尤其是作用于中枢神经系统的药物。卤素的引入多增大脂溶性。但氟原子有些例外，氟引到芳香族化合物中增大脂溶性、引到脂肪族化合物中降低脂溶性。卤素是强吸电子基，引入卤素，可影响药物的电荷分布，从而增强与药物靶分子的电性结合作用。苯环上引入卤素一般能增加脂溶性，每增加一个卤素原子，脂水分配系数可增加 4～20 倍。如吩噻嗪类药物，2 位没有取代基时，几乎没有抗精神病作用。2 位引入三氟甲基得到氟奋乃静，由于 CF_3的吸电子作用比 Cl 原子强，其安定作用比奋乃静强 4～5 倍。

引入羟基、巯基、磺酸基和羧基可增加水溶性。在脂肪链上有羟基取代，一般会使毒性和活性同时下降。相反，在芳环上有羟基取代时有利于和受体结合，使活性和毒性同时增强。羟基酰化成酯活性降低或消失，一般用来制备前药。巯基形成氢键的能力比羟基低，对增加水溶性帮助不大。巯基的脂溶性比相应的氧醇高，更易于吸收。巯基有较强的亲核性，可与重金属螯合生成不溶性的硫醇盐，如二巯基丙醇可作为解毒药。

仅有磺酸基的化合物一般没有生物活性，引入磺酸基对活性一般影响不大。磺酸基在药物设计中常用于增加药物的亲水性和溶解度。

与磺酸基类似的是羧基，羧基的水溶性及解离度均比磺酸基小，羧基进一步形成盐可增加药物的水溶性。另外一些解离度较小的羧基可与受体的氨基结合，生物活性会提高。羧基成酯的药物其生物活性与羧酸原药有较大区别，酯基的脂溶性增强，容易被吸收和转运，其生物活性也较强。

酰胺键普遍存在于机体的蛋白质和多肽中，故含酰胺的药物能与生物大分子形成氢键，增强与受体的结合作用，显示很好的生物活性。带有氨基的化合物易与受体蛋白质的羧基结合，其氮原子上的未共用电子对又可形成氢键，能表现出多种特有的生物活性。一般伯胺的活性较高毒性也最大，仲胺次之，叔胺最低。季铵类化合物水溶性大，不易通过生物膜和血脑屏障，无中枢作用，口服一般吸收差。

醚类化合物由于分子中氧原子具有一定的亲水性，碳原子具有亲脂性，使化合物易于通过生物膜，有利于药物的转运。

3. 药物的电荷分布对药效的影响

药物的电子云密度分布不均匀。药物的电性性质与生物活性有密切关系。如果电荷密度分布正好和其特定的靶分子受体相适应，那么药物的正、负电荷和生物靶分子的负、正电荷产生静电引力，使药物与受体相互接近，相互作用增加，药物与受体容易形成复合物而增加活性。例如，局部麻醉药普鲁卡因（Procaine）是通过羰基的偶极作用与受体靶分子结合的。在普鲁卡因的结构中，由于对位氨基的取代使得其给电子的特性可以通过共轭效应的传递使羰基的极化度增加，羰基氧原子的负电荷增加，药物与受体靶分子结合较牢，并延长了作用时间。硝基卡因（Nitrocaine）由于硝基的吸电子作用，降低了羰基氧上的电荷密度，使与受体靶分子的结合弱，因而没有麻醉活性。

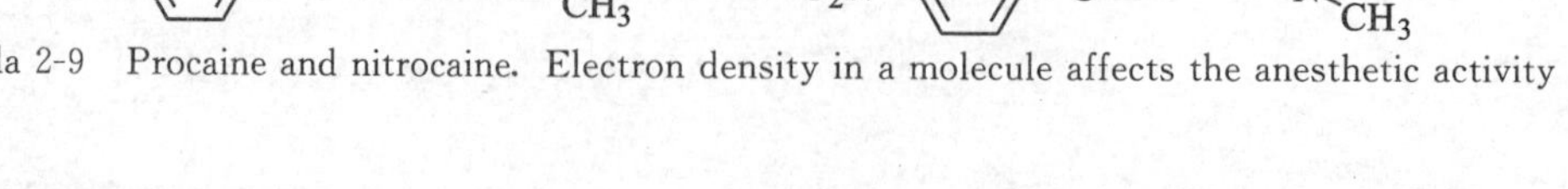

Formula 2-9 Procaine and nitrocaine. Electron density in a molecule affects the anesthetic activity

参考文献

1. Williams DA, Lemke TL, eds. Foye's principles of medicinal chemistry. 5th Ed. , Lippincott Williams & Wilkins, 2002
2. King FD, eds. Medicinal chemistry: principles and practice. The Royal Society of Chemistry, 1994
3. Nogrady T eds. Medicinal chemistry: a biochemical approach. Oxford University Press, 1985
4. Wermuth CG eds. The practice of medicinal chemistry. 2nd Ed. , Academic Press, 2003
5. Patrick GL eds. An introduction to medicinal chemistry. 2nd Ed. , Oxford University Press, 2001
6. Wang B, Siahaan T, Soltero RA, eds. Drug delivery: principles and applications. John Wiley & Sons Inc, 2005
7. 郭宗儒主编. 药物化学总论. 北京：中国医药科技出版社，1994
8. 李正化主编. 药物化学. 第三版. 北京：人民卫生出版社，2000
9. 彭司勋主编. 药物化学. 北京：化学工业出版社，1988
10. 尤启冬主编. 药物化学. 北京：化学工业出版社，2004
11. Zarnora I, Opera T, Graniani G, et al. Surface descriptors for protein-ligand affinity predication. J. Med. Chem, 2003, 46: 25-33
12. Kwon HJ. Chemical genomics-based target identification and validation of antiangiogenic agents. Curr. Med. Chem, 2003, 10: 717-726
13. Lipinski CA, Lombardo F, Dominy BW, et al. Experimental and computational approaches to estimate solubility and permeability in drug discovery and development settings. Adv. Drug Delivery Res, 1997, 23: 3-7
14. Palm K, Luthman K, Ungell AL, et al. Evaluation of dynamic polar molecular surface area as predictor of drug absorption: comparison with other computational and experimental predictors. J Med Chem, 1998, 41: 5382-5392
15. McKay SI, Haptonstall B, Gellman SH. Beyond the hydrophobic effect: attractions involving heteroaromatic rings in aqueous solution. J Am Chem Soc, 2001, 123: 1244-1245
16. Van der Velde DG, Georg GI, Grunewald G, et al. Hydrophobic collapse of Taxol and Taxotere solution conformations in mixtures of water and organic solvent. J Am Chem Soc, 1993, 115: 11650-11651
17. Bajorath J, Krout J, Li Z, et al. Theoretical studies on the dihydrofolate reductase mechanism: electronic polarization of bound substrates. Proc Natl Acad Sci USA, 1991, 88: 6423-6426
18. Hunter CA, Sihgh J, Thorton JM. Pi-pi interactions: the geometry and energetics of phenylalanine-phenylalanine interactions in proteins. J Mol Biol, 1991, 218, 837-846
19. Badger J, Minor I, Kremer MJ, et al. Structural analysis of a series of antiviral agents complexed with human rhinovirus 14. Proc Natl Acad Sci USA, 1988, 85: 3304-3308
20. Rettie AE, Korzekwa KR, Kunze KL, et al. Hydroxylation of warfarin by human cDNA-expressed cytochrome P-450: a role for P-4502C9 in the etiology of (S)-warfarin-

drug interactions. Chem Res Taxicol, 1992, 5: 54-59
21. Imamura M, Shibamura S, Hayakawa J, et al. Inhibition of DNA gyrase by optically active ofloxacin. Antimicrob. Agents and Chemother, 1987, 31: 325-327
22. Singh L, Donald AE, Foster AC, et al. Enantiomers of HA-966 (3-amino-1-hydroxypyrrolid-2-one) exhibit distinct central nervous system effects: (+) HA 966 is a selective glycine/N methyl D aspartate receptor antagonist, but (-) HA 966 is a potent gamma-butyrolactone-like sedative. Proc Natl Acad Sci USA, 1990, 87: 347-351
23. Leeson PD, Carling RW, James K, et al. Role of hydrogen bonding in ligand interaction with the N methyl D aspartate receptor ion channel. J Med Chem, 1990, 33: 296-305
24. Ward JS, Merritt L, Klimkowski VJ, et al. Novel functional M_1 selective muscarinic agonists. 2. Synthesis and SAR of 3-pyrazinyl-1, 2, 5, 6-tetrahydro-1-methylpyridines. Construction of a molecular model for the M_1 pharmacophore. J Med Chem, 1992, 35: 4012-4019
25. Adachi K, Kohara T, Nakao N, et al. Design, synthesis, and structure activity relationships of 2-substituted-2-amino-1, 3-propanediols: Descovery of a novel immunosuppressant, FTY720. Bioorg. Med Chem Lett, 1995, 5, 853-856
26. Kiuchi M, Adachi K, Kohara T, et al. Synthesis and immunosuppressive activity of 2-substituted-2-amino-3-aminopropane 1, 3-diols and 3-aminoethanols. J Med Chem, 2000, 43: 2946-2961
27. Saeed A, McMillin JB, Wolkowiecz PE, et al. 3-Amino-5, 5-dimethylhexanoic acid. Synthesis, resolution, and effects on carnitine acyltransferase. J Med Chem, 1994, 37: 3247-3251
28. Schiller PW, Grazyna WG, Dung NTM, et al. Conformational restriction of the phenylalanine residue in a cyclic opioid peptide analog: effects on receptor selectivity and stereospecificity. J Med Chem, 1991, 34: 3125-3132
29. Kazmierski WM, Tamarmura HI, Hruby VJ, et al. Topographic design of peptide neurotransmitters and hormones on stable backbone templates: relation of conformation and dynamics to bioactivity. J Am Chem Soc, 1991, 113: 2275-2283
30. Mosberg HI, Lomize, AL, Wang C, et al. Development of a model for the δ opioid receptor pharmacophore. I. Conformationally restricted Tyr1 replacements in the cyclic δ receptor selective tetrapeptide Tyr-c [D Cys Phe D Pen] OH (JOM-13). J Med Chem, 1994, 37: 4371-4383
31. Marriot DP, Dougall IG, Meghani P, et al. Lead generation using pharmacophore mapping and three-dimentional database searching: application to muscarinic M3 receptor antagonists. J Med Chem, 1999, 42: 3210-3216

（叶新山）

第三章　先导化合物的发现与优化

摘要　在药物发现与发明中，先导化合物为研究工作选择结构类型和确定治疗目标锁定方向。先导化合物的临床前景往往模棱两可，既可能发展为优秀的临床药物，也可能在药物开发的过程中被淘汰。导致先导化合物在药物开发过程中不可把握性的因素可能包括生物活性的强度、作用特异性的高度、药代动力学性质的优异度和毒副作用的影响度等等。正是在克服先导化合物所述缺点的过程中，获得临床前景明确的药物。不论从什么角度看，先导化合物在药物发现与发明中的重要性都不容置疑。与先导化合物的发现及优化相关的知识成为药物化学的关键知识板块之一。为了反映作为药物化学关键知识板块的先导化合物的发现及优化对药物化学的贡献，本章选择了一些著名的例子，从植物来源的先导结构、微生物来源的先导结构、动物来源的先导结构、药物代谢产生的先导结构、随机筛选出的先导结构、药效团修饰的先导结构、针对抗药性机制的先导结构和针对口服吸收的先导结构等八个方面描述先导化合物的发现与优化蕴藏的发展潜力。

先导化合物（lead compound）是指在药物发现与发明中具有导航性作用的化合物。在药物发现与发明中，先导化合物为研究工作选择结构类型和确定治疗目标锁定方向。先导化合物具有特定的生物活性和特定的化学结构。先导化合物的临床前景往往模棱两可，既可能发展为优秀的临床药物，也可能在药物开发的过程中被淘汰。导致先导化合物在药物开发过程中不可把握性的因素可能包括生物活性的强度、作用特异性的高度、药代动力学性质的优异度和毒副作用的影响度等等。正是在克服先导化合物所述缺点的过程中，获得临床前景明确的药物。不论从什么角度看，先导化合物在药物发现与发明中的重要性都不容置疑。先导化合物在药物发现与发明中的导航性作用使得与先导化合物的发现及优化相关的知识成为药物化学的关键知识板块之一。有许多途径获得先导化合物，有许多方法改造先导化合物。首先应当提到的是从植物中发现先导化合物。

第一节　植物来源的先导结构
——从 salicylic acid 到 aspirin

从植物中发现先导结构不仅是药物化学的永恒的史话，例如从箐蒿中发现箐蒿素、从柠檬中发现维生素 C、从罂粟中发现吗啡、从毛地洋地黄中发现洋地黄毒苷、从甜苜蓿中发现香豆素、从罗芙木中发现利血平，以及从柳树叶中发现水杨酸等等都曾经是从植物中发现先导结构的经典范例，也确实有普遍的现实意义。从紫杉中发现紫杉醇、从银杏中发现银杏苷等等都仍然是从植物中发现先导结构的成功案例。从传统性、代表性、普遍性、现实性和发展性考虑，本节选择从柳树叶中发现水杨酸描述来源于植物的先导结构的发现与优化。

一、慢性多发性关节炎可导致关节功能丧失

无论是从社会学的角度讲还是从医学的角度看，风湿性疾病的影响都应当特别重视。风

湿性疾病是导致人体残疾的主要原因之一。慢性多发性关节炎是多发性关节炎症，病情发展缓慢，持续时间很长。流行病学显示，在 15 周岁以上的人群中，慢性多发性关节炎的发病率大约为 3%。大多数病人在 20 岁到 45 岁之间起病，女性的发病率是男性的发病率的 3 倍。慢性多发性关节炎的首次症候发生在早晨。一些患者的关节变僵硬、一些患者的关节变脆弱或者甚至在移动时就会受损伤，另一些患者的关节可能肿胀 6 个星期或更长时间。首次症候发生之后，无任何不适的时期与伴有疼痛的急性炎症肿大和严重变形的时期交替出现。炎症由关节囊内层慢慢扩散到软骨组织，并破坏软骨组织，导致润滑面消失。通过生成新骨发生骨膜反应，导致僵化和变形。慢性多发性关节炎若得不到及时治疗，关节就会丧失功能。慢性多发性关节炎治疗药物有明显的社会需求。

二、大鼠关节炎模型

许多制药公司都曾经致力于慢性多发性关节炎治疗药物研究与开发，都曾经使用大鼠关节炎模型。往大鼠体内皮下注射弗氏佐剂，可造成大鼠炎症模型。注射的弗氏佐剂是赋型剂和致炎物质的悬浮液。赋型剂是种医用石蜡，致炎物质是经过热处理灭活的结核杆菌。一次造模试验至少需要 6 只大鼠。佐剂注射到大鼠的右后爪，使大鼠的右后爪形成炎症。大约 3 周后，炎症扩散到其他关节。动物试验至关重要。通过动物试验不仅可以加深对疾病的了解，而且可以加深对新药作用的了解。

大鼠体内诱发的这种关节炎的发展与人体的慢性多发性关节炎的发展情况相似。注射佐剂的当天，后右爪就开始出现炎症症状，同时伴有组织肿大并使炎症延伸到其他关节。注射佐剂的第 15 天，软组织就肿得更大。因为软组织肿大迫使处于爪子和趾部的关节分开，同时附近骨中又出现骨髓炎。这时的 X 光片明显显示去钙化。接着左后爪也开始肿大。注射佐剂的第 22 天，X 光片上可以清楚地见到右后爪骨骼已发生变化、骨组织已遭破坏、骨膜已高度发炎、胫骨、脚后跟和跖骨中出现小结节。这时左后爪的肿大更为明显，前爪的关节也开始发炎。注射佐剂的第 43 天，右后爪的所有骨骼都已发炎，再也找不到未发炎的骨骼或关节。左后爪肿胀，两个前爪也明显肿大。注射佐剂的第 92 天，大鼠所有的爪子以及盆骨区的坐骨和脊柱的所有骨骼和关节大都退化变性，去钙化使得某些骨骼变得像纸一样薄。另一些骨骼又被新生组织扩大。骨骼病变加上关节炎的影响，最终使得这些动物致跛。这样一来，人体要花上几年时间才发展成的疾病，在大鼠中只需要 6 个星期。由于关节炎大鼠承受的痛苦与关节炎患者承受的痛苦相似，所以使用制造的大鼠炎症模型可以客观地对新抗炎化合物进行药效试验。为了表述慢性多发性关节炎对人类的危害，下面给几个历史上有名的病例。

三、慢性多发性关节炎的早期病例

大约 2700 年以前，Assyria 的 Asarhaddon 王子（公年前 680～669 年）就抱怨关节炎使他的手臂和腿都瘫痪了，骨头中的发热始终折磨他。Asarhaddon 王子的这些经历因被记载在锲形文字片上而保存了下来，这是有关风湿性疾病的最早的文字记载。1581 年出版的有关风湿性疾病的书是最早的科学文献。在这本 400 多年前出版的有关风湿性疾病的专著中，巴黎医生 Ballonius 描述了他对关节炎所导致的患者痛苦的观察。关节炎患者全身疼痛，以关节炎周围最剧烈。只要稍稍移动都会引起患者手臂、脚，甚至手指的阵阵剧痛。夜间疼痛加剧，患者难以入睡。患者甚至不能挪动身体，必须始终保持某一种体位不变。一旦移动身体，哪怕仅仅是碰一碰，就会疼痛难忍。充血和性情变坏还会使患者产生紧张和阵发性剧痛。奥地利的 Elisabeth 皇后为了缓解身上的慢性多发性关节炎，每周要洗一次热橄榄油浴以及在疼痛的关节上涂抹一种由扁蓄（一种草药）制成的油膏。意大利的民族英雄 Garibaldi 45 岁时也受到关节炎折磨。此后终身缠病，身体虚弱。在 1870 年冬天到 1871 年在法德战争中，为了帮助法国，不得不让人用运蔬菜的车把他推到位于底基昂的战争前线。法国的艺术家 A. Renoir 由于慢性多发性关节炎而致跛。这种炎症性疾病毁坏了他的关节，使他在患病初就不得不拄着拐走路，患病晚期则离不开轮椅。他的关节变得扭曲，手指扭曲得如同鸟的爪子。可哌镇的心脏外科医生 Barnard 也是慢性多发性关节炎患者。1954 年冬天，滑冰之后他患上了慢性多发性关节炎，脚出现疼痛。开始他以为是租的滑冰鞋不合脚造成的。后来的几周内，疼痛不仅没有减轻，并且一个脚趾开始肿大。因为没有时间，他没有看医生。接着，疼痛向脚踝蔓延，并且疼痛不久就扩散到了另一只脚。最后，手也开始疼痛和肿大。按专家的诊断，他也患了慢性多发性关节炎。当时，慢性多发性关节炎还是无法治愈并逐渐使人致跛的疾病。

四、从柳树皮中发现 salicilic acid

有关慢性多发性关节炎的发病机制，有许多理论和建议。最容易被接受的理论认为，慢性多发性关节炎是一种自身免疫性疾病。也就是对抗病原体的人体自身的免疫系统，把由于炎症而产生的免疫体作为外源性的有害的物质看待，并对它们产生了抗体。这种自相残杀，导致关节重复感染，以及组织、软骨和骨骼的变化。据悉，这种大大简化了的超免疫过程的进展虽然经常具有相同的表现，但起因却可能相去甚远。当疾病的原因还不清楚的时候，唯一的办法就是对症治疗。并且当世上有医生时，就一直在进行着这种努力。大约在公元前 440 年 Hippocrates 就用柳树皮泡炙的制剂治疗关节炎。这种粗糙的制剂常常能缓解疾患的炎症症状。许多个世纪之后，才知道柳树皮中含有 glycoside salicin。Glycoside salicin 在一定程度上可以抑制炎症。

意大利的 R. Piria 于 1838 年从柳树皮中提取并分离到一种化合物，该化合物被命名为 salicilic acid，即 o-hydroxybenzoic acid。1838 年首次化学合成了 salicilic acid。1839 年 Merck 制药公司就以每盎司 1.25 个荷兰银币的价格在市场上销售 salicilic acid。1875 年发现 sodium salicilate 具有解热镇痛作用和抗风湿作用，并在临床应用。Salicilic acid 曾被作为一种可以治疗各种各样的风湿性疾病的神奇药物广泛销售和服用。

五、从 salicilic acid 发现 aspirin

临床应用发现 salicilic acid 存在一些先天缺陷，例如剂量太大、味道极差和胃部刺激。德国 Bayer 药厂年轻化学家 Hoffmann 因为父亲总是抱怨 salicilic acid 的这些缺陷而对 salicilic acid 进行了结构改造。1898 年 Hoffmann 从 salicilic acid 的衍生物中发现了具有历史意义的 acetyl-salicilic acid。Acetyl-salicilic acid 于 1899 年上市，用于治疗风湿性疾病，并以 aspirin 的商品名驰名天下。如 Scheme 3-1 所示，在浓硫酸催化下 salicilic acid 经乙酸酐酰化生成 aspirin、过量的乙酸酐可使 aspirin 脱水生成乙酰水杨酸酐、在碱性溶液中 aspirin 的酯键水解生成 salicilic acid 和醋酸。乙酰水杨酸酐是阿司匹林全合成中的副产物，含量一旦达到 0.003%便会引起人体的过敏反应。乙酰水杨酸酐是 aspirin 质控指标之一。Salicilic acid 是 aspirin 的水解产物。Salicilic acid 在空气中氧化变黄、变黑。这些变化直接影响 aspirin

的色泽和外观。Salicilic acid 也是 aspirin 的质控指标之一。Aspirin 是弱酸性药物，在胃及小肠上部易吸收。人体吸收的 aspirin 被红细胞中的酯酶水解为 salicilic acid 和醋酸。Salicilic acid 代谢时，小部分氧化、大部分葡萄糖醛酸化（Scheme 3-2）。

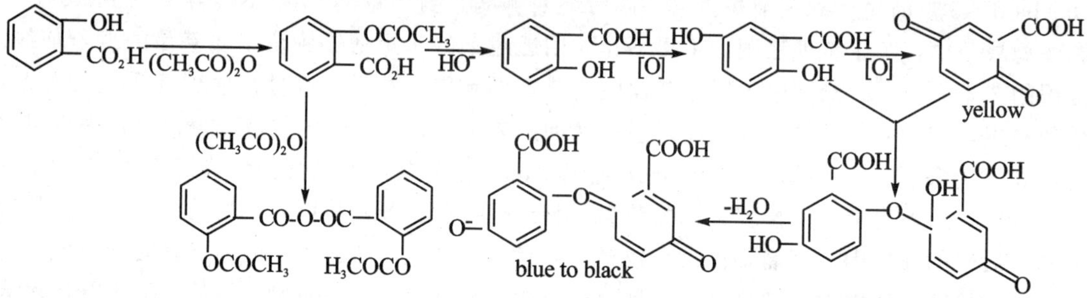

Scheme 3-1 Preparation of aspirin via acetylation of salicylic acid and acetic anhydride. The reaction of excessive acetic anhydride and aspirin provides byproduct acetylsalicylic anhydride. In the presence of alkali aspirin is hydrolyzed giving salicylic acid which was oxydized and resulted in the color changes

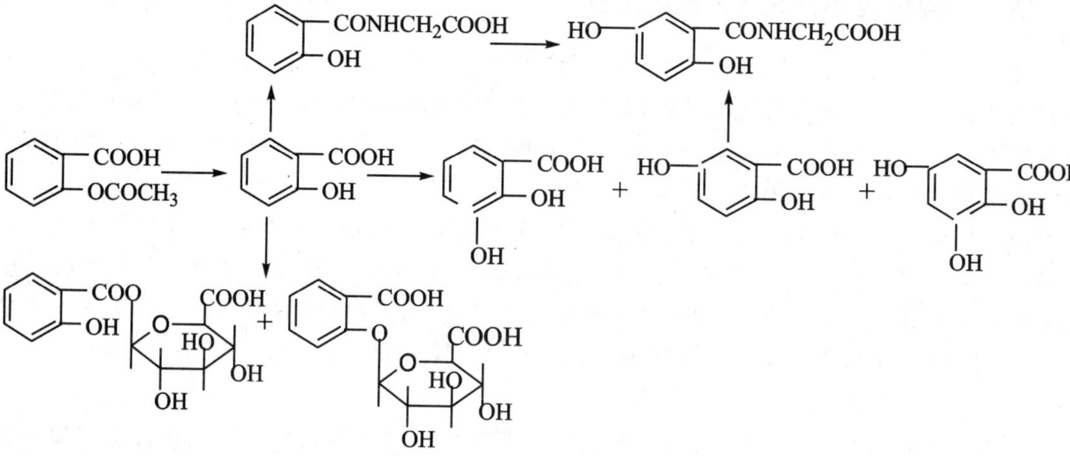

Scheme 3-2 The in vivo metabolism of aspirin is associated with salicylic acid. In vivo aspirin is deacetylation and gives salicylic acid, most of which is glucoronidated at both of hydroxyl and carboxyl groups, some of which is hydroxylation and amidation giving 3-hydroxysalicylic acid, 5-hydroxysalicylic acid, 3,5-dihydroxysalicylic acid, N-salicylglycine and N-(5-hydroxysalicyl)glycine

六、从抗炎到抗血栓

机体受到炎性刺激时释放 arachidonic acid（AA），AA 在 cyclooxygenase（COX）的作用下生成环内过氧化物 PGG_2。在前列腺素过氧化氢酶的作用下，PGG_2 降解为 PGH_2。PGH_2 经不同的酶作用，转变为前列腺素和血栓素（TXA_2）两类产物。如果 PGH_2 经前列腺素内过氧化物异构酶作用，则生成 PGE_2。体内 PGE_2 水平上升时，便出现炎症反应。如果 PGH_2 经血栓素合成酶作用，则转变为 TXA_2 导致血栓形成。这样一来，炎症和抗血栓有共同的上游通路和共同的上游酶（COX）。Aspirin 可以将分子中的乙酰基向 COX 分子中的 Ser 残基的侧链羟基上转移。由于乙酰化的 COX 不再有 COX 的活性，所以既不能促进 AA 向 PGE_2 转化，也不能促进 AA 向 TXA_2 转化。于是 aspirin 既有抗炎作用又有抗血栓作用（Scheme 3-3）。

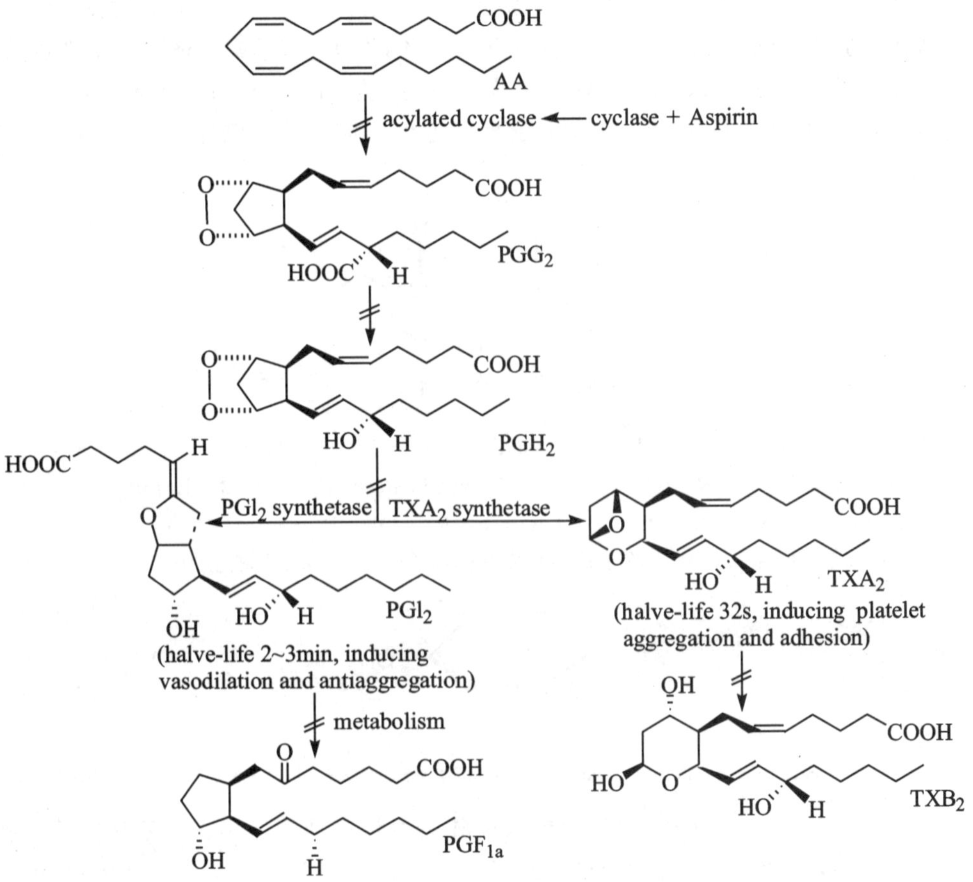

Scheme 3-3 Acetyl group is transferred from aspirin to the cyclase results in acylated cylase which is unable to promote the conversion of AA into PGG_2. As the consequent results thrombosis and inflammation are inhibited

第二节 微生物来源的先导结构
——从 doxorubicin 到 4'-modifieddoxorubicin

众所周知的 anthracycline 家族会有一个成员（doxorubicin）成为治疗人类癌症的重要化疗药物确实是 20 世纪 80 年代前未曾料到的，更别说会由于 anthracycline 走上临床这一事件重新唤起人类对癌症化疗的兴趣，而事实却恰恰是 doxorubicin 事件使癌症治疗中的化疗由辅助手段转变为主要手段。从微生物发现先导结构至今仍然是发现新药的重要途径。回顾 doxorubicin（adriamycin）以及相关化合物的发现过程，对于理解发现先导结构的微生物途径有帮助。

Anthracycline 的中文含义是蒽环，这结构综合了蒽醌发色团以及与四环素结构相似的多环体系的结构特征。具有生物活性的 anthracycline 是红色或者黄色配糖体。从生源的角度看，糖苷配基（即蒽环酮）来自经聚酮中间体得到的乙酸酯产物。不同的反应，比如脱水、脱氧以及羟基化反应可生成不同的四环羟基蒽醌发色团。末端引入丙酸酯，则引入了大多数蒽醌类化合物中都存在的含 2 个碳原子的侧链。糖苷配基的通式可以描述为 Fomula 3-1。经典的糖苷配基有 β-罗多新醌（**3-1**）、ε-罗多新醌（**3-2**）、ε-吡咯霉素（**3-3**）和阿克醌霉素

(**3-4**)。糖的通式可以描述为 Fomula 3-2。最重要的糖类组分 rhodosamine (**3-5**，紫红霉胺) 连接到糖苷配基的 7 位 (和/或 10 位，如在化合物 **3-1** 中)。有些配糖体中也出现过其他糖，例如 2-去氧-L-海藻糖和 rhodinose (**3-6**，香茅醇)。虽然 anthracycline 有抗菌活性 (主要抗格兰氏阳性菌)，但由于在实验动物身上出现了毒性反应，所以临床上未能用于治疗细菌感染。

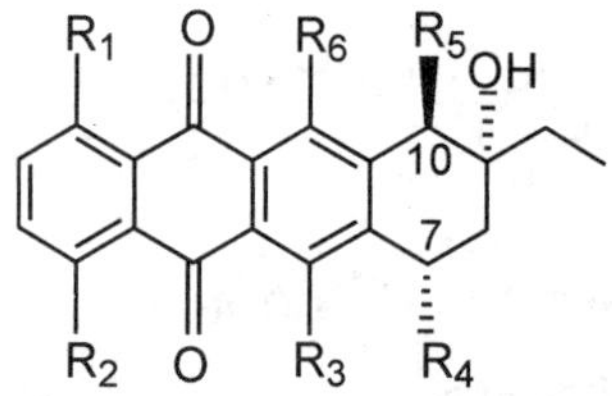

Formula 3-1 Structure of typical aglycones **3-1** to **3-4**, in **3-1** $R_1=H$, $R_2=OH$, $R_3=R_4=R_5=R_6=OH$; in **3-2** $R_1=H$, $R_2=OH$, $R_3=R_4=R_6=OH$, $R_5=CO_2Me$; in **3-3** $R_1=R_2=OH$, $R_3=R_4=OH$, $R_5=CO_2Me$, $R_6=H$; in **3-4** $R_1=H$, $R_2=OH$, $R_3=R_4=OH$, $R_5=R_6=H$. The main carbohydrate component (Formula 3-2) is attached to position 7 and/or 10

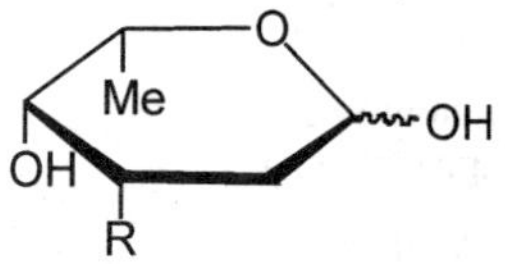

Formula 3-2 Structure of the carbohydrate component **3-5** and **3-6**, in **3-5** $R=NMe_2$; in **3-6** $R=H$

1952 年，发现 actinomycins 对特定植入性肿瘤生长有抑制作用。后来从发酵产物中分离潜在的抗癌药物，于是引起了越来越多的关注。这种关注直接导致了对 mitomycin C 进行临床研究，以及 20 世纪 50 年代末对抗生素类药 distamycin A 的研究。虽然到 1966 年就已发现有 50 多种来源于微生物的化合物有抗肿瘤活性，但是 actinomycin D、mitomycin C 以及后来发现的 chromomycin A 都因为有严重的毒性而未能成为临床用药。

基于链霉菌属的化疗与微生物学研究，从 1954 年就开始了利用微生物合成新化合物。由于对癌症化疗的浓厚兴趣，所以无论是来源于微生物的纯品还是粗品，只要是新化合物就统统检测抗肿瘤活性。

一、从 rhodomycin B 到 daunomycin

1. 依据抗肿瘤活性分离活性成分

1957 年从印度的一种泥土样本中分离到菌株 1683，发现菌株 1683 可以衍生出 Formula 3-3 描述的一百多种化合物。这些化合物对鼠类艾氏肿瘤和肉瘤的抑制作用，吸引了对相应活性原理进行研究的兴趣。通过紫外特征谱及可见光吸收光谱断定，在化合物的结构中存在羟基蒽醌类的红色素结构单元。通过分光镜检测和指示剂行为的帮助，采用逆流分配从色素中提取出一种与 rhodomycin 复合物性质相似的活性物质。后来鉴定出菌株 1683 中的主要活性成分是 rhodomycin B (**3-7**)。Rhodomycin B 对实验型肿瘤增殖具有显著抑制作用。虽然 rhodomycin B 的毒性阻碍了它开发为抗肿瘤药物，但还是看出了 rhodomycin B 的抗肿瘤活性与蒽环结构有关。当然，在当时的情况下从蒽环类抗生素家族中开发出一类有效的抗肿瘤药物的可能性还不是很大。

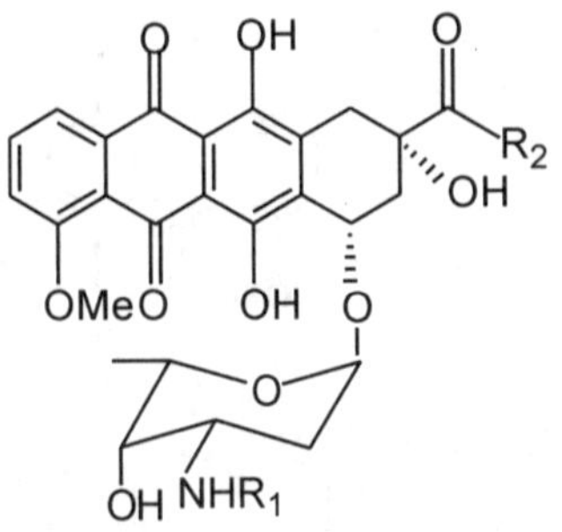

Formula 3-3　The identified main component of active preparations extracted from strain 1683 is rhodomycin B (**3-7**). Acid hydrolysis of daunomycin (**3-8**) affords the aglycone and the aminosugar daunosamine. The combination of analytical measurement, spectroscopy measurement and the formation of naphthacene upon zinc dust distillation results in the establishment of the tetracyclic system and of functionalities of daunomycinone. In **3-7** $R_1 = H$, $R_2 = CH_2OH$; in **3-8** $R_1 = F_3CCO$, $R_2 = H$

1958～1959 年又从微生物的代谢物分离到一批新化合物，它们也显示对艾氏腹水瘤有明显抑制作用。于是，又重新点燃了从蒽环类抗生素家族中开发有效抗肿瘤药物的兴趣。这些化合物是由菌株 1683 的菌丝体以及一种从意大利阿普利亚区（靠近古斯瓦比亚德蒙特城堡的领地）泥土中分离到的新链霉菌属的滤液用溶剂提取得到的。微生物体 S. peucetius 以及主要活性物质 daunomycin 的命名也正是由前罗马人居住的地区名 Peucetii 和 Daunii 确定的。由于提取得到的组分中包含了抗真菌多烯在内的一些生物活性物质，所以或多或少影响了抗肿瘤（细胞毒作用）活性组分的分离和鉴定。尽管如此，在 1962 年 1 月，抗肿瘤组分最终还是在缓冲纤维素中通过色谱的方法提纯并在盐酸中结晶出来。在对实验性肿瘤的抑制作用及延长荷瘤动物存活时间上，结晶性的新抗生素 daunomycin 都明显比已知的抗肿瘤抗生素 mitomycin C 和 actinomycin C 具有优势。

2. 化学与光谱结合确认 daunomycin 的结构

把这些实验结果延伸到其他生物体系中不仅促进了对与经典蒽环类化合物结构不同的 daunomycin 化学结构的认识，也为发展 daunomycin 的药理学研究奠定了基础。1964 年已经确定了 daunomycin（**3-8**）的苷元和糖基的结构。在酸性条件下，daunomycin 水解生成苷元柔红酮（daunomycinone）及氨基糖柔红霉胺（daunosamine）。柔红酮和柔红霉胺这两部分残基都与先前未知的 daunomycin 相对应。在锌粉存在下 daunomycin 蒸馏形成的并四苯结构为确定 daunomycin 的柔红酮四环体系提供了依据。柔红酮可以在多种条件下脱去两个水分子或在氢解条件下脱去 6 位的氧，生成各种衍生物。在生成的其他重要衍生物中还有三甲基乙醚和四乙酯。这些结果为确定 daunomycin 的功能团提供了依据。二去水柔红酮与碱融熔可以生成 salicyilic acid，在氧存在下裂解可以生成 3-甲氧基邻苯二甲酸和 1,2,4-苯三酸。因为柔红酮先被高碘酸盐氧化，后被硼烷还原得到了乙醛结构，所以它的羟基碳上连有一个甲基酮侧链。这些结果与事先预料的柔红酮的结构一致，只是甲氧基到底是连接在 C-1 上还是连接在 C-4 上不能确定。

柔红霉胺的结构与立体化学通过高碘酸盐氧化研究、NMR 测定和构象分析得以确认。尤其是 N-苯甲酰柔红霉胺被高碘酸盐氧化，生成不易挥发的醛。醛在次碘酸盐作用下转变为 N-苯甲酰-L-天门冬氨酸。这些结果构成了确定柔红霉胺结构的证据。

由铬氧化柔红酮得到化合物 **3-9** 后再经芳构化和去甲基化得到化合物 **3-10a** 和 **3-10b** 确

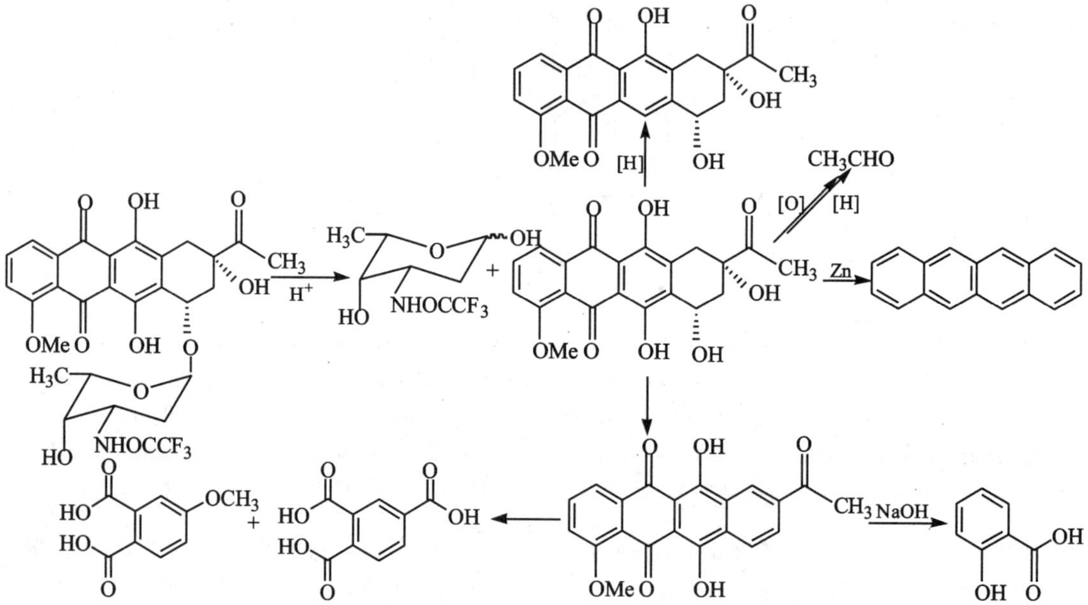

Scheme 3-4　Acid hydrolysis of daunomycin afforded the aglycone daunomycinone and the amino sugar daunosamine. With the distillation upon zinc dust daunomycinone was converted into naphthacene. In a variety of conditions daunomycinone was also converted into a bisanhydro derivative. Upon hydrogenolysis daunomycinone was also converted into a 6-deoxy derivative. The alkaline fusion of bisanhydrodaunomycinone gave salicylic acid. The oxidative fission of bisanhydrodaunomycinone gave 3-methoxyphthalic acid and trimellitic acid

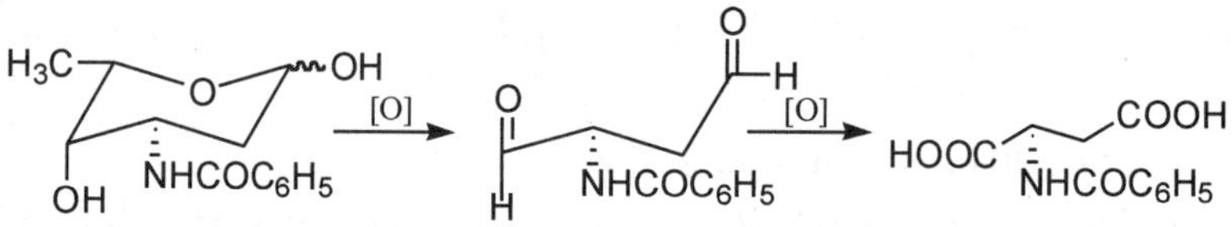

Scheme 3-5　Oxidation of N-benzoyldaunosamine yielded aldehyde which was converted into N-benzoyl-L-Asp

认了甲氧基的位置。**3-10b** 的去甲基化反应是在苯溶液中在氯化铝存在下完成的。通过化合物 **3-10a** 和 **3-10b** 在不同溶剂中的可见光谱及相应的迫位碳酸酯在红外光谱中表现出来的未螯合的苯醌键得以确定它们的羟基化形式。

氢解后产生的 7-去氧柔红酮（7-deoxydaunomycinone）及 daunosamine 决定了糖苷键的连接位点，并由 PMR 测定出了它的 α-构型。通过将柔红酮的三甲基乙醚衍生物转变成化合物 **3-11**，后者再被四醋酸铅氧化成二苯醌，然后在 Lemieux 试剂下裂变成为 S-(－)-甲氧基-琥珀酸（**3-12**）确定了苷元部分的绝对构型。

确定苷元立体化学的重要性超过了确定较为简单的 daunomycin 结构的重要性。其他已知蒽环酮结构的绝对构型可以在 daunomycinone 基础上通过圆二色散性曲线来确认。另外，了解 daunomycin 的绝对构型是后来研究抗生素结构及其受体的先决条件。通过对 daunomycin 的 N-溴乙酰衍生物的 X 射线结构分析得到了 daunomycin 的构象。

比较 daunomycin 和 rhodomycin B 的结构/活性以及含有不同相关色素成分的化合物对荷瘤小鼠存活时间的影响，认识到蒽环上的微小结构改变可能引起生物活性的较大改变。于是，对微生物体 S. peucetius 的代谢进行了深一步研究。

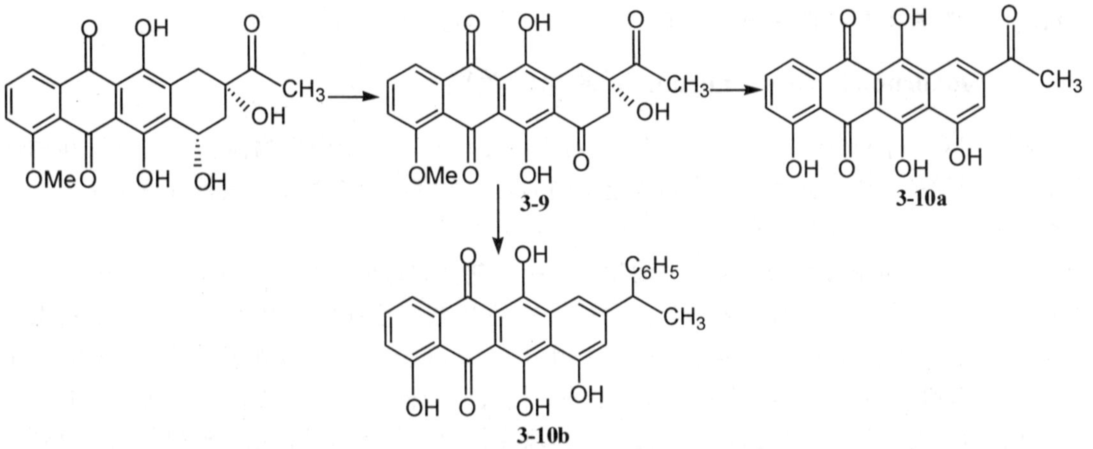

Scheme3-6　To clarify the details of the daunomycin the structural studies are completed. The position of the methoxyl group is determined by aromatization and demethylation of **3-9**, which is obtained by chromic oxidation of daunomycinone to **3-10a** and **3-10b**, the latter is resulted when the demehtylation is carried out with aluminum chloride in benzene. The absolute configuration of the aglycone moiety is established by converting daunomycinone trimethyl ether to **3-11**, followed by oxidation of the latter with lead tetraacetate to a diquinone whose fission with the Lemieux reagent affords **3-12** (Formula 5)

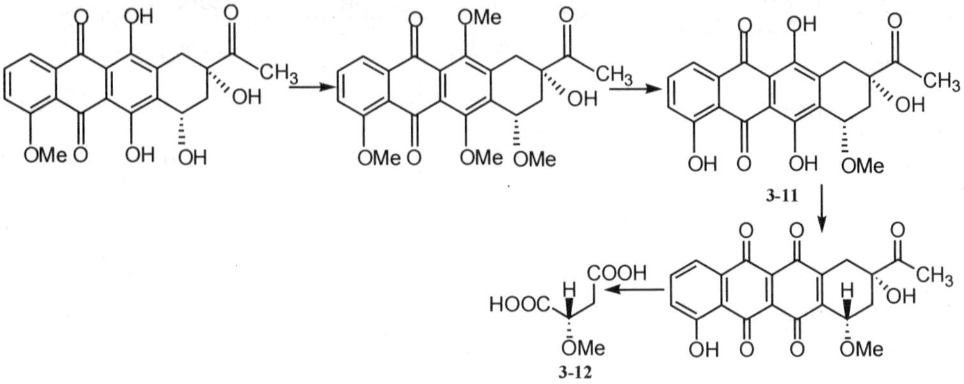

Scheme 3-7　The absolute configuration of the aglycone moiety is established by converting daunomycinone trimethyl ether to **3-11**, followed by oxidation of the latter with lead tetraacetate to a diquinone whose fission with the Lemieux reagent affords S-(-)-methoxysuccinic acid (**3-12**)

二、从 daunomycin 到 daunorubicin

Daunomycin 疗效的第一份临床报告与治疗急性白血病相关。1963 年公开了一项与 daunomycin 极为相近的化合物（13.057RP）专利。还有一家学术刊物发表了一个名为 rubidomycin 的新抗生素。Rubidomycin 被认为对缓解急性淋巴性白血病（完全应答率为 60%）和急性原粒细胞性白血病（完全应答率为 33%～55%）非常有效，特别是在联合用药条件下效果更好。不过，对其他肿瘤的应答率很低。Rubidomycin 和 daunomycin 具有相同的物理化学性质及生物学性质，实际是同一化合物。考虑到 rubidomycin 和 daunomycin 的双重起源，世界卫生组织决定将它的普通名更改为 daunorubicin。虽然从未发表过文章直接说明两种生产菌株的确属于不同种属，但是从报道的 S. peucetius 菌株 F-106 和 S. coeruleorubidus 的比较也可以得出相同结论。S. peucetius 种系的菌株 F-106 本身与原 S. peucetius 隔离群仅色素沉着一项存在差异。两种微生物体在形态学和培养特点两方面也都有明显区别。

三、Doxorubicin 与 daunorubicin 的化学关联

从早期对 S. peucetius 代谢的研究不难看出，在培养的原始微生物体和由其自发和诱导突变产生的新种群中，都存在一系列含量不同的其他蒽环类化合物，包括糖苷或是苷元。在这类蒽环化合物中，比较有意义的是在色谱体系中表现出较大极性的与 daunorubicin 相关的糖苷类化合物的粗制提取物。虽然在动物实验中大剂量的这种粗制提取物比 daunorubicin 本身的效果要好，但是由于每毫升培养液中仅存在约几毫克这样的粗制提取物（含量极微），以及在粗制提取物中还存在第二种化合物 daunorubicinol，那时在常规的色谱系统中 daunorubicinol 的色谱行为与粗制提取物中的活性成分相同，因而很难在纯的状态和充足量下描述治愈情况时该化合物的化学特性。在提取操作中，包括通过碱化步骤把新化合物转化为游离碱从水相转移到溶剂相的提取中，daunorubicinol 不容易转化也给分离新化合物造成了很大麻烦。1967 年终于分离出纯的 doxorubicin（Adriamycin，见 Scheme 3-8 的化合物 **3-13**）。对 doxorubicin 进行酸解，得到 daunosamine 和一个新苷元 adriamycinone。

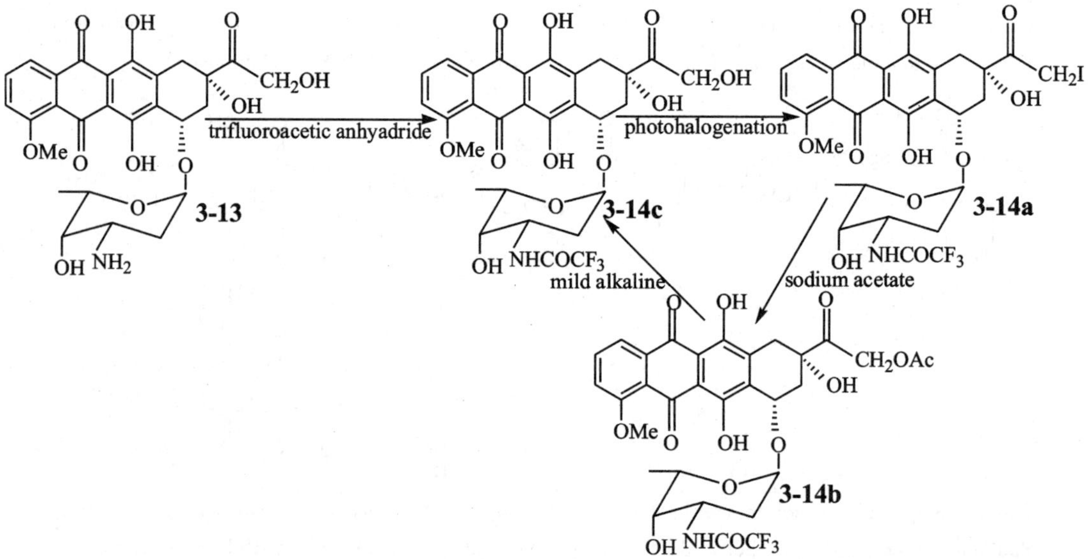

Scheme3-8 Doxorubicine **3-13** is chemically correlated with daunorubicin based on that the photohalogenation of N-trifluoroacetyldaunorubicin gives **3-14a**, which is then converted into **3-14b** with sodium acetate. Treating **3-14b** with mild alkaline gives N-trifluoroacetyldoxorubicin (**3-14c**) which is also obtained from the trifluoracetylation of doxorubicin

依据对应的五-O-乙酰衍生物的 NMR 谱，确定了 adriamycinone 的结构。在 4.66 ppm 和 5.00 ppm (J_{gem}=16.5 Hz) 处有一对来源于 $COCH_2OAc$ 的二重峰，而其他特征峰与已知化合物 daunomycinone 衍生物的峰类似。化学上，doxorubicin 在不少方面与 daunorubicin 关系密切。对 N-trifluoroacetyldaunorubicin 进行光卤化反应得到化合物 **3-14a**，然后与醋酸盐反应 **3-14a** 转变成 **3-14b**。用温和的碱处理 **3-14b** 生成 N-trifluoroacetyldoxorubicin 即 **3-14c**。**3-14c** 也可以通过 doxorubicin 经 N-三氟乙酰化得到。从 **3-14c** 到 doxorubicin 本身的转化，包括先将侧链的醇酮功能团以环原甲酸酯保护起来，再在碱性条件下除去 N-三氟乙酰基并对原甲酸酯进行酸解。

四、Daunorubicin 化学转变为 doxorubicin

在各种实验动物的肿瘤模型上都证明 doxorubicin 既可以明显地抑制鼠类艾氏腹水癌及固体肉瘤 180（S180）增生，也可以明显延长接种植入性淋巴肉瘤实验小鼠的存活时间和抑制大鼠骨髓瘤。Doxorubicin 不仅疗效比 daunorubicin 好，治疗指数也比 daunorubicin 高。从这一点上看，可以认为拥有了一个明显比当时临床上已有的 daunorubicin 更有效、具有更大潜在优越性、更具开发价值的化合物。尽管试验规模的发酵过程生产的 doxorubicin 的质量与纯度都很高，可是要满足早期临床以及哪怕是满足临床的安全性评价的需求也有困难。于是，开始探索蒽环类化合物的化学合成上的关键技术。实验中发现，daunomycinone 的 C-14 可以被定量溴化，得到 14 位-溴代产物。这是亲核取代反应的很好的底物。由此，又发展了一条路线。该路线从比较容易获得的 daunorubicin 开始，经过亲电的溴化反应得到 14-溴代的 daunorubicin，然后在温和碱性条件下用羟基取代 14-溴（Scheme 3-9）。

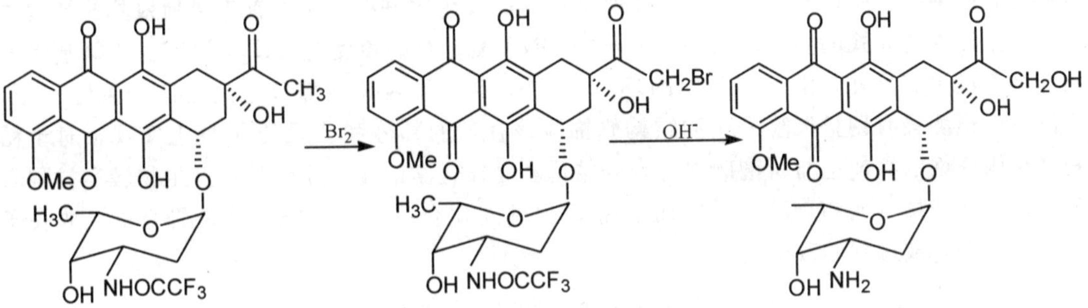

Scheme 3-9　From daunorubicin to doxorubicin

后来的数据进一步证实了 doxorubicin 有显著的抗肿瘤活性。与 daunorubicin 一样，虽然 doxorubicin 对鼠肉瘤病毒（莫洛尼肉瘤病毒）诱导的肿瘤有抑制作用但并不能使它逆转。对实验植入性和自发性鼠乳腺癌的活性提示，doxorubicin 对人类实体肿瘤也可能有潜在的治疗作用。1969 年的一篇临床报告上提到 doxorubicin 是一种广谱抗癌药。当时这篇临床报告立即引起了国际对 doxorubicin 的关注。随后，doxorubicin 的前期临床研究和临床研究在世界范围内很快开展起来。与此同时，doxorubicin 盐酸盐的生产基地也由实验室转移到试验厂。1971 年 9 月 9 日和 10 日，在米兰举行了一场有关 doxorubicin 的国际研讨会。会议的目标是分析和讨论国际各研究组 doxorubicin 的研究结果。与会人员包括了很多知名临床肿瘤学专家。研讨会得出结论是，doxorubicin 是非常有效的抗肿瘤药物。无论单独用药或联合用药，doxorubicin 对急性白血病、恶性淋巴瘤、儿科实体瘤诸如神经母细胞瘤、肾母细胞瘤、Ewing 肉瘤以及其他实体瘤诸如软组织肉瘤、睾丸癌、肺癌、膀胱癌、乳腺癌等都有显著的有效率。后来，doxorubicin 以 Adriamycin 的名称作为临床癌症的治疗药物在各国登记注册。

五、从 doxorubicin 到 4'-修饰的衍生物及类似物

1．Doxorubicin 的毒副作用需要结构改造

在应用研究中，一个产品或一种方法要成为成功的产品或成功的方法，关键在于这种产品或方法是可以展开更深入的研究取得更大进展的起始点。这个看起来简单的前提，并不像所期待的那样会得到广泛认可并被接受。Doxorubicin 有严重但可逆的毒副作用，例如可经

常引起骨髓抑制、口腔炎、恶心、呕吐、脱发、心电图异常等毒副作用。这些毒副作用限制了 doxorubicin 的个体给药量。此外，约有 1%的患者可能因使用 doxorubicin 出现心力衰竭。这种毒副作用虽然不经常发生，但却致命，因而必须将 doxorubicin 的累计给药量控制在 450～550mg/m^{2}的水平。在治疗过程中静脉滴注也有可能造成事故性药液外渗，这种情况下 doxorubicin 可以引起局部溃疡。这同样是严重问题。此外，临床上一些很重要的癌症例如结肠直肠癌、恶性黑色素瘤、肾癌等对 doxorubicin 的治疗也并不产生应答。因此，应尽快研制更新的抗癌药。理想的 doxorubicin 类抗癌药应当口服有效、急性毒性低、副作用小、心脏毒性低、可使用较高剂量以提高抗肿瘤活性、需要时可以延长治疗时间、抗肿瘤谱广、对 doxorubicin 治疗无效或效果差的肿瘤也有很好的抑制作用。

2. Doxorubicin 类似物产生活性的必须结构

草拟出 doxorubicin 类似物的发展方向之后，就必须考虑与 doxorubicin 产生活性的模式有关的构效关系。因为蒽环类化合物主要通过损伤肿瘤细胞 DNA 的结构和功能这一模式来体现抗肿瘤活性，所以只有包含缺电子平面的蒽醌发色团并在 C-7 位置连接糖残基的结构才符合产生活性的模式的要求。从要形成药物-DNA 复合物的角度看，C-3' 位置上的氨基组分同样必不可少。另外，由于苷元中的环 A 有着决定分子内其他部分空间定向的关键作用，所以可以预测最有用且风险最小的结构修饰应该在糖的部分和苷元的环 D 上实现。对于糖残基结构修饰的兴趣也与所谓碳水化合物结构和立体化学的酶反应依从性及生物转运过程有关。由于从菌株突变和/或培养修饰能够推测出的新化合物数量有限，于是研究重点放在了半合成及全合成过程的改进上。

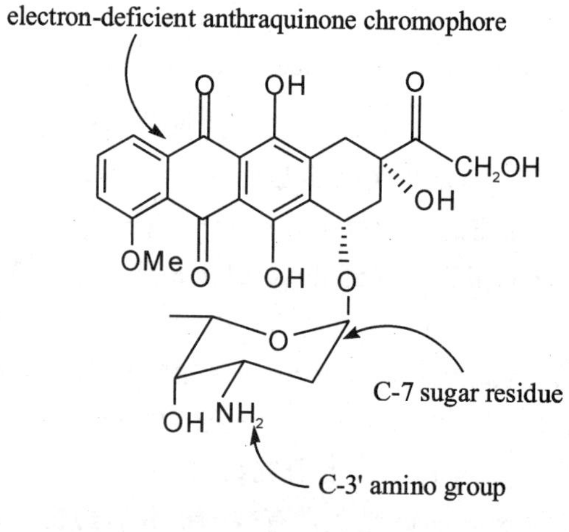

Formula 3-4 The structural requirements for new derivatives of doxorubicin

在拟定的合成方案中，主要有三个必须克服的困难。第一个困难是，化合物 3-氨基-2,3,6-三去氧-L-己糖的产率不高。第二个困难是，有关苷元苷化的参考文献很少，多数都限于合成价值不高的 Koenigs-Knorr 类型缩合。第三个困难是，到 20 世纪 70 年代初尽管蒽环类抗生素问世已经 20 年，但蒽环酮化合物的全合成仍然研究的很少。

Daunosamine 类似物的合成要以 daunosamine 本身或市售的 L-阿拉伯糖和 L-葡萄糖为原料。前者可以合成 acosamine 和 4-去氧 daunosamine 衍生物，以及后来的 4-O-甲基和 4-C-甲基类似物。后者可以合成 L-核糖、L-木糖以及 6'-羟化类似物。对糖苷键的合成进行了仔细研究后，运用了 Koenigs-Knorr 反应、Fischer 方法、酸催化烯糖的糖苷化以及可溶性银盐糖苷化等不同方法。

全合成新的 daunomycinone 衍生物时，使用了取代的四氢萘与苯二甲酸衍生物反应这一经典方法。美国的一些学者也使用这条路线合成过简化的类似物。1971 年发表了全功能化蒽环酮衍生物的第一条合成路线，两年后发表了 daunomycinone 消旋体的全合成。运用改进了的合成路线，合成了苷元中环 D 被不同取代基团取代的各种 daunomycinone 类似物。新的苷元被糖苷化后得到的化合物显示出很强的抗肿瘤活性。

除了以上提到的线路，还有两条被美国国家癌症研究所认可的线路被发现。一条是以生物合成的糖苷为起始原料的 doxorubicin 类似物的合成，另一条是以生物合成的苷元（daunomycinone）为起始原料的 doxorubicin 类似物的合成。实行这些线路的确使 20 世纪 70 年代末 doxorubicin 衍生物和类似物的总数增加到了 200 多个，其中相当数量的化合物显示出成为以后研究深入发展所必需的候选化合物的潜力，而其他许多化合物仍有评价意义。到 1982 年，4'-epideoxydoxorubicin，4'-deoxydoxorubicin 和 4'-demethoxydoxorubicin 三个化合物进入了临床。

4'-Epideoxydoxorubicin 和 4'-deoxydoxorubicin 的合成是通过 daunomycinone 先用相应的氨基糖发生糖基化反应，然后再在 C-14 位功能化完成。这个合成反应后来又被改进。正如 Scheme 3-10 所示，事实上 daunorubicin 可以直接转变成 4'-epideoxydoxorubicin 和 4'-deoxydoxorubicin。

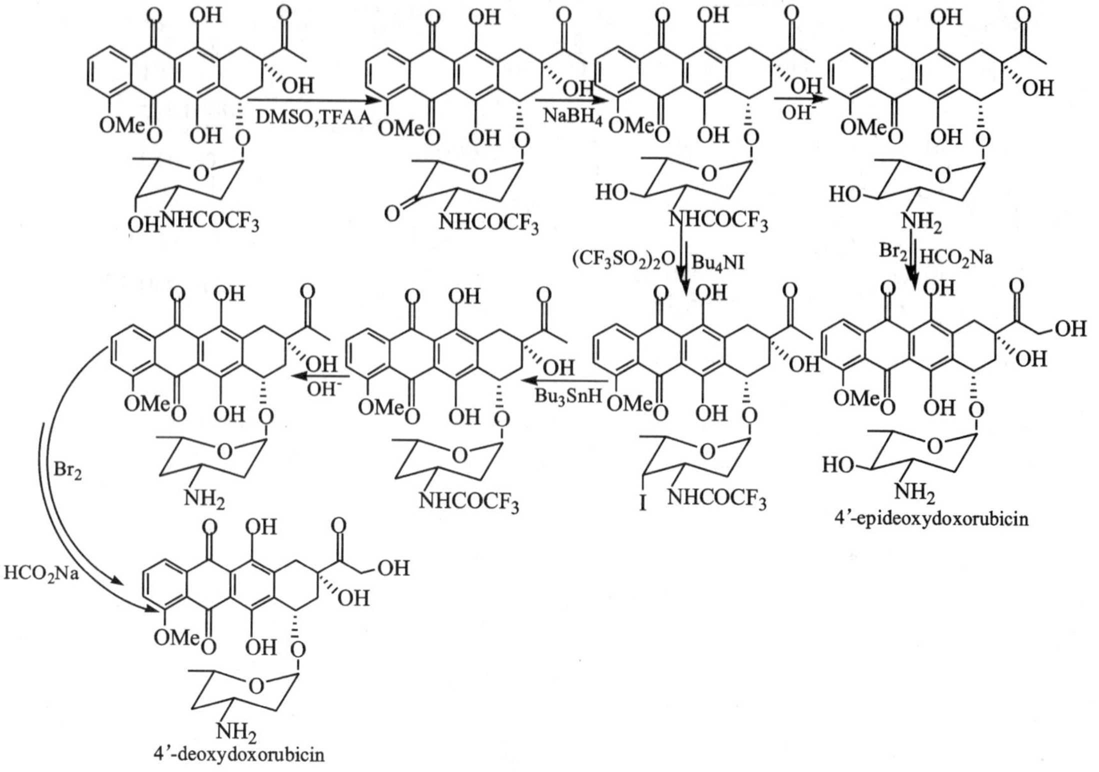

Scheme 3-10 The synthesis of 4'-epideoxydoxorubicin and 4'-deoxydoxorubicin is formerly carried out by glycosylation of daunomycinone with the corresponding aminosugar followed by functionalization at C-14 and then considerably improved. As one can see that from this Scheme daunorubicin may be converted into 4'-epideoxydoxorubicin and 4'-deoxydoxorubicin directly

4'-Epideoxydoxorubicin 和 4'-deoxydoxorubicin 不仅都比母体药物表现出对天然双链DNA有更强的亲和力，而且在植入性鼠类肿瘤体系中具有与母体药物相似的作用。4'-Epidoxorubicin对动物的毒性较小，与 doxorubicin 相比显示出了喜人的治疗指数及在大耐受剂量下较强的疗效。药物分布研究结果表明，这种不同的药理学行为可能是由于 4'-epidoxorubicin 在特定组织中，例如在心脏、肾脏、脾脏中分布较少的缘故。基于来自不同研究组的 265 名患者的临床评估得出的结论是，4'-epidoxorubicin 不仅抗肿瘤谱广，而且副作用比 doxorubicin 还少。

4'-Deoxydoxorubicin 在不同实验模型的耐受剂量下不仅都没有心脏毒性，并且对鼠类植入性肿瘤具有显著的治疗作用，对植入裸鼠（无胸腺小鼠）体内的九种人类直肠结肠癌也有抑制作用。

如 Scheme 3-11 所示，从四氢萘左旋异构体出发经五步反应可以合成 4-demethoxydaunorubicin。同样的线路还可用于合成 4-demethoxydoxorubicin，4-demethoxy-4'-epidoxorubicin，和 4-demethoxy-2，3-dimethoxydoxorubicin 等显示很强抗肿瘤活性的不同类似物。口服 4-demethoxydaunorubicin 可抑制实验性鼠类白血病，与 doxorubicin 相比较在实验体系中的心脏毒性也弱。

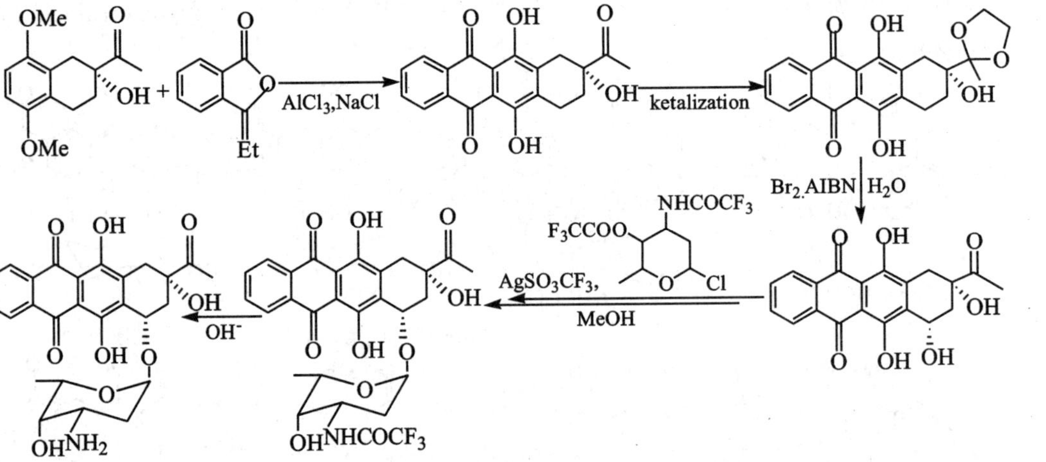

Scheme 3-11 The synthetic route of 4-demethoxydaunorubicin consists of five reaction steaps starting from the levorotatory enantiomer of Wong's tetralin. The same route is also used for the preparation of 4-demethoxy-4'-epidoxorubicin and 4-demethoxy-2，3-dimethoxydoxorubicin

发现抗肿瘤蒽环类化合物是天然产物化学和药物化学对医药领域的一项重大贡献。从阐明 daunorubicin 结构及立体化学的早期研究开始，经过了 doxorubicin 的发现，到类似物的半合成及全合成，历时 20 年之久。当然，对这类有效的抗癌药物蒽环类化合物的研究还远没有结束，仍有许多先导结构有待开发，仍有许多科学问题有待解决。

第三节 动物来源的先导结构
——从 snake venom 到 captopril

1898 年从肾脏中提取高血压素的尝试和 1934 年发展肾性高血压实验模型的努力实际上构成了后来理解肾脏在高血压中的作用的重要基石。在后来的 30 年里两项主要研究工作相互实现了交融，加上 20 世纪 40 年代初为了把肾脏在高血压中的重要作用对体液机制的依赖性建立在坚实的基础之上而展开的一系列工作，使得与肾素-血管紧张素相关的知识变得熟为人知。接着，通过一系列研究，例如通过分离与确认血管紧张素的两种形态，分离血管紧张素转化酶，以及通过合成证实假定的血管紧张素Ⅱ的结构等，确立了 Scheme 3-12 所示的肾素血管紧张素系统中的化学物质之间的关系。虽然当时血管紧张素Ⅱ已经被认为是最强的缩血管物质，但是并不清楚血管紧张素Ⅱ作为临床或实验性肾血管高血压升压介导物的重要性。1960 年至 1961 年的两年间，好几项研究工作确切地证实了血管紧张素与肾上腺分泌的钠潴留激素醛留酮有关，从而确立了肾素-血管紧张素系统可以通过缩血管和钠潴留两种机制使血压升高。

尽管当时已经报道了刚才提到的一系列优秀研究工作，但是对肾素-血管紧张素系统在实验性高血压中和人高血压中的升压作用仍存在疑问。尤其是当血液肾素水平和/或血管紧张素水平仅仅轻微升高或根本不升高时，这种疑问就会更强烈。不过，这些疑问并没有妨碍 Scheme 3-12 所示的关系用于发展先导结构。其中最成功的研究就是应用血管紧张素转化酶直接阻断肾素-血管紧张素系统。与此相关的研究实际上例示了药物发现的 3 条途径。这 3 条途径包括确定天然活性先导结构之后全合成原结构及类似物、随机筛选广泛的化合物以便获得可进一步化学修饰的新的生物活性先导结构，以及依据受体位点的分子模型从头进行药

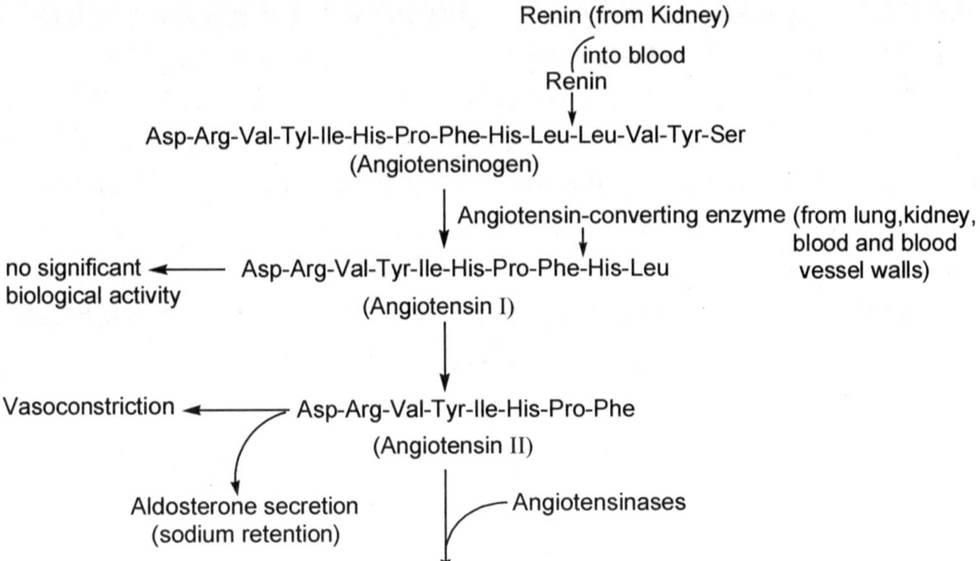

Scheme 3-12 The observation in 1898 on the extraction of a hypertensive principle from the kidney and the development of an experimental model of renal hypertension in 1934 are the most significant milestones in the research trail that lead to an understanding of the role of the kidney in hypertension. During the late 1930 and early 1940 the researches demonstrate the solid foundations and the nature of the humoral mechanism that supports this important role of the kidneys in hypertension, and that is now known as the renine-angiotensine system. The chemical characterization of the final steps of this Scheme is coefirmed by the identification of the two forms of angiotensin, the isolation of the angiotensin-converting enzyme and the synthetic studies that determine the structure proposed for angiotensin II

物设计。虽然这 3 条途径现在都已经成为药物设计中的常规方法而不需要过多的解释，但仔细研究药物作用与病理过程之间的关系及仔细研究相互的生物化学参数以便产生先导结构，在药物设计中一直占有重要地位。

一、确定天然活性先导结构

1968 年开始研究血管紧张素转化酶的性质时，血管紧张素转化酶还是新发现的体现肽酶性质少的酶。不过，当时已经观察到 Bothrops jararaca 蛇毒的粗提物可以抑制血管紧张素Ⅰ转化为血管紧张素Ⅱ。这种观察为启动这项研究提供了原动力。早在 1965 年就已经提出蛇毒的提取物还可以增强缓激肽的生物活性，尤其是增强缓激肽的降血压效应。根据这些知识，于是着手从蛇毒粗提物中分离缓激肽增强肽。由于当时并不十分清楚缓激肽增强作用是抗高血压剂应当有的一种理想的性质，所以从缓激肽的前炎症作用的角度研究工作是从研究 Bothrops jararaca venom 馏分的血管紧张素转化酶抑制活性开始，而没有去研究馏分的缓激肽增强活性。这些研究的一项重要结果是，发现了一种肽有两种活性。除从蛇毒中分离到的血管紧张素转化酶多肽抑制剂外，所有合成的类似物都显示两种活性，也就是说都抑制血管紧张素Ⅰ的收缩应答，增强缓激肽的降血压效应，不影响其他血管平滑肌激动剂（例如血管紧张素Ⅱ和乙酰胆碱）的作用。最后提供的证据表明，血管紧张素Ⅰ和缓激肽都是血管紧张素转化酶的底物，先前指定为激酶Ⅱ的缓激肽-水解酶实际上就是血管紧张素转化酶。Table 3-1 列出了 Glu-Asn-Trp-Pro-His-Pro-Gln-Ile-Pro-Pro（SQ20858），Glu-Asn-Trp-Pro-Arg-Pro-Gln- Ile-Pro-Pro（SQ20861），Glu-Gly-Gly-Trp-Pro-Arg-Pro-Gly-Pro-Glu-Ile-Pro-Pro（SQ20718），Glu-Lys-Trp-Ala-Pro（SQ20457），Glu-Gly-Gly-Leu-Pro-Arg-Pro-Gly-Pro-Glu-Ile-Pro-Pro（BPP_{136}），Glu-Trp-Pro-Arg-Pro-Thr-Pro-Gln-Ile-Pro-Pro（SQ20661），Glu-Trp-Pro-Arg-Pro-Gln-Ile-Pro-Pro（SQ20881），Glu-Ser-Trp-Pro-Gly-Pro-Asn-Ile-Pro-Pro（SQ20718），Glu-Ser-Trp-Pro-Gly-Pro（V-3-B）和 Glu-Glx-Trp-Ala-Trp-Pro-Arg-Pro-Gln-Ile-Pro-Pro（V-1-A）等 10 种多肽的两种活性。从序列上看，这 10 种多肽有明确的相关性。

Table 3-1 Peptides as ACE inhibitors

Peptide[a]	ACE I_{50}^{b}	BKP[c]
SQ20457	0.06（or0.9）	100
SQ20661	5.0	34
SQ20881	0.56（or0.02）	410
SQ20858	5.8（or0.02）	47
SQ20859	34.0（or3.2）	80
SQ20861	2.5	100
SQ20718	14.0（or0.2）	200
V-3-B	>5.0	9
V-1-A		380
BPP_{136}	0.4	90

a) All amino acids are of the L-configuration; b) Micromolar concentration required to inhibit 50% of the activity of ACE; c) Relative specific activity, on a molar basis, for the potency of the action of bradykinin on guinea-pig ileum. The activity of SQ20457 is arbitrarily taken as 100. BPP=bradykinin potentiating peptide

血管紧张素转化酶抑制活性与豚鼠回肠中缓激肽增强活性有很好的相关性，以此为基础确立的构效关系支持这样一种论点，即这些抑制剂对血管紧张素Ⅰ激动活性和对这种平滑肌中存在的缓激肽激动活性的影响来自它们与该组织中存在的转化酶的相互作用。于是，这种离体的平滑肌实验便成为区别特异性血管紧张素转化酶抑制剂和非特异性地拮抗血管紧张素Ⅰ以外的其他激动剂的有用模型。

此后，对 SQ20881 进行了广泛的体内试验。在几种不同动物模型中 SQ20881 都观察到了对外源性血管紧张素Ⅰ诱导的高血压的抑制作用和由缓激肽诱导的降血压的增强作用。因为 SQ20881 是多肽，而多肽往往显示短暂的活性，所以研究中只考虑了非肠道给药之后的作用持续时间。几乎在同一时期又开发了血管紧张素Ⅱ受体拮抗剂，从而为阻断肾素-血管紧张素系统开辟了新的道路。从作用强度和持续时间看，最有效的拮抗剂是 Saralasin 即 1-(N-甲基甘氨酸-5-缬氨酸-8-丙氨酸)-血管紧张素Ⅱ。由于这些血管紧张素Ⅱ拮抗剂的作用时间都比 SQ20881 的作用时间短，而且又显示少量激动活性，所以血管紧张素转化酶抑制剂对于阻断肾素-血管紧张素系统应当是最佳途径，尽管对肾素系统的增强作用也引进了一些不确定性。

对健康志愿者合理地静脉给药证实，SQ20881 对外源性血管紧张素Ⅰ的加压效应的抑制强度和作用时间都确切。首次临床试验也证实了 SQ20881 对血液肾素水平高的患者确实有降压作用。这些结果说明，任何对分离到的对血管紧张素转化酶有抑制作用并特异性拮抗血管紧张素Ⅰ的平滑肌收缩活性的化合物都可以用作抗高血压剂。不过，当时仍然需要解决两个问题。一个问题是，SQ20881 与它的多肽类似物只能胃肠外用药，而治疗慢性高血压要求口服给药。另一个问题是，如果阻断肾素-血管紧张素系统仅仅对降低血浆肾素水平高的病人的血压有效，那么这种治疗途径的应用会很有限，因为血浆肾素水平高的高血压病人只占全体高血压病人的 10%～20%。这正是进一步的研究必须解决的两个问题，当然药物化学要首先面临这两个问题。

解决问题的首选方案被定位于选择最有效的最短的蛇毒组分 SQ20457（一种 5 肽）进行骨架改造，以便增加口服稳定性。选择 SQ20457 作为第二轮先导结构的依据是与 SQ20881 相比 SQ20457 及它的 3-苯丙氨酸类似物对血管紧张素转化酶的抑制作用更强。不过，由于它们是血管紧张素转化酶的底物，而且也可能是胰蛋白酶样内肽酶的底物，所以也显示弱的豚鼠回肠活性。可是，在合成的 SQ20457 的类似物中，可以敏感地被血管紧张素转化酶切断的肽键被醚键或 β-均肽键取代之后并未导致有用的抑制剂（见 Table 3-2）。醚键明显地降低了抑制剂与酶的结合，β-均肽衍生物虽然足够活泼并对血管紧张素转化酶稳定，但在体内的作用时间没有改善。

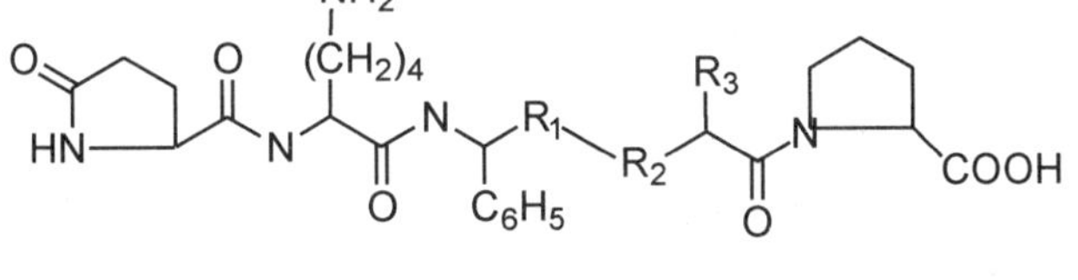

Formula 3-5 Peptidic ACE inhibitors with modified peptide bonds **3-15** to **3-18.** In **3-15** (3-Phe analogue of SQ20457) $R_1=CO$, $R_2=N$, $R_3=CH_3$; in **3-16** $R_1=CH_2$, $R_2=O$, $R_3=H$; in **3-17** $R_1=CH_2$, $R_2=O$, $R_3=CH_3$; in **3-18** $R_1=CH_2$, $R_2=CON$, $R_3=\dot{C}H_3$

Table 3-2 ACE I_{50} of seudopeptide inhibitors of ACE

Compound[a]	Rabbit lung ACE I_{50}^{b}
3-15	0.1
3-16	44.0
3-17	34.0
3-18	0.4

a) All amino acids are of the L-configuration; b) Concentration (μmol/L) required to inhibit 50% of rabbit lung angiotensin-converting enzyme (ACE) activity

二、随机筛选

在 1973 年至 1974 年的两年间，临床研究观察到 SQ20881 对肾素水平正常的高血压病人也有抗高血压作用。这就表明血管紧张素转化酶抑制剂比最初想像的应用范围广泛。这些观察重新激起了使用兔肺血管紧张素转化酶体外检测扩大筛选非肽的化学结构的热情，以便发现口服有效的作用时间长的血管转化酶抑制剂。因为从大约 2000 个化合物中只发现少数几个化合物显示抑制活性，而当用豚鼠回肠检测时它们实际上又没有特异性，它们除抑制血管紧张素Ⅰ的收缩活性外，还抑制缓激肽的活性，而且通常还抑制其他激动剂如乙酰胆碱和血管紧张素Ⅱ的活性，所以结果令人失望。在发现的少数几个显示血管紧张素转化酶抑制活性的化合物中，只有 2,3-喹喔啉-二硫醇在平滑肌测定中显示对血管紧张素转化酶抑制剂的典型选择性。虽然 2,3-喹喔啉-二硫醇的金属螯合能力可以解释它对作为金属蛋白酶的血管紧张素转化酶的抑制剂活性，但是显著的毒性排除了它作为先导结构进一步开发的可能。

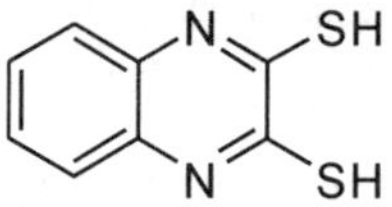

Formula 3-6 2,3-Quinoxalinedithiol showes the typical specificity of an ACE inhibitor in the smooth muscle test. Its metal-chelating ability explains its inhibitory activity on ACE, a metalloprotease

认真检讨为什么随机筛选不能产生任何有意义的先导结构在任何时候都有价值。后来针对活性部位设计血管紧张素转化酶特异性抑制剂的工作表明，为了得到强力抑制剂，应当把足够的注意力放到细化分子结构和功能上。为了获得与血管紧张素转化酶明显的相互作用以及对平滑肌检测的特异性，分子中必须有至少 1 个羧基。而在随机筛选的不同类型化合物中含 1 个羧基的化合物很少出现。此外，后来发现的有效的特异性的抑制剂的羧烷酰基和巯烷酰基这两种主要功能基在随机筛选的不同类型化合物中也极少出现。这样一来，在随机筛选研究中这些类型的代表性样品也就很难筛选到。

三、依据受体位点从头进行药物设计

指向血管紧张素转化酶的活性部位的抑制剂设计是有了苄基丁二酸可作为羧肽酶 A 的双产物类似物抑制剂的认识之后启动的。由于苄基丁二酸把与酶反应的两个产物的作用结合在一个分子中，所以是羧肽酶 A 的强力抑制剂。酶与多肽反应时降解 C-端氨基酸生成两种产物，一种产物为原来肽的 C-端氨基酸，另一种产物是去除 C-端氨基酸后的新片段（见

Scheme 3-13)。多肽与酶的相互作用包括苯丙氨酸的苯环与酶的疏水口袋的疏水相互作用和酶表面 145 位精氨酸残基与苯丙氨酸的羧基间的静电吸引。这两种相互作用都可以由苄基丁二酸完成。因为多肽的氨基酸产物中没有铵基正电荷，而苄基丁二酸中可以出现 CH_2 正电荷，所以由苄基丁二酸产生的与酶表面 145 位精氨酸残基的静电吸引比由苯丙氨酸产生的与酶表面 145 位精氨酸残基的静电吸引还强。在与酶的相互作用中多肽被切去苯丙氨酸，双产物类似物苄基丁二酸不被酶降解。苄基丁二酸参与的这种相互作用在羧肽酶 A 的情形下可能是最强的相互作用，因为除了刚才提到的相互作用外，羧肽酶 A 还为通过电正性的锌离子提供了一个与负电荷性配基的相互作用。

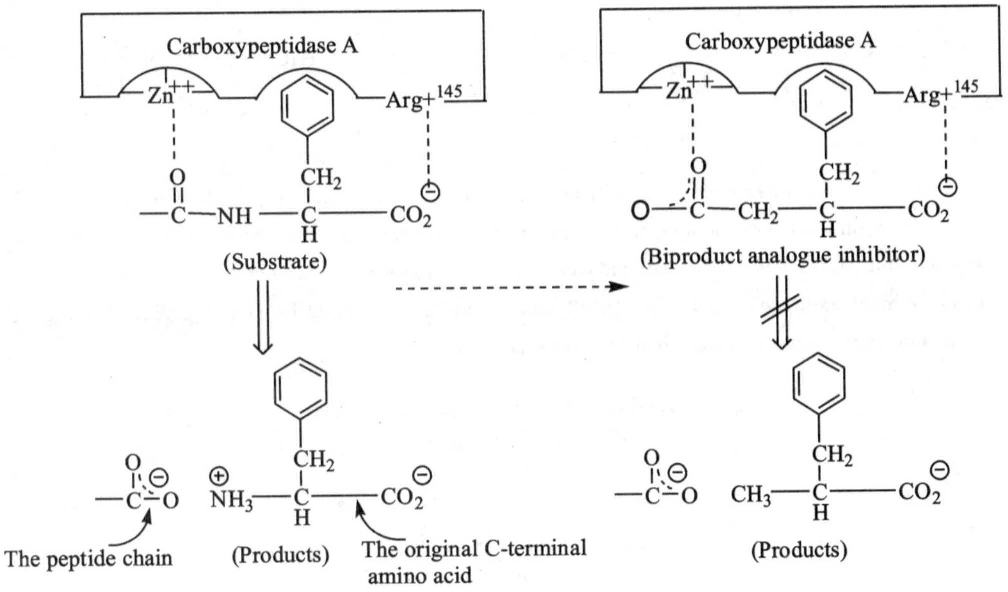

Scheme 3-13 From enzyme interactions to benzylsuccinic acid as potent inhibitor of carboxypeptidase A. Enzyme interactions: the interaction of benzyl ring with the hydrophobic poket of carboxypeptidase A, the electrostatic attraction between carboxyl group of the peptide and arginine residue 145 on carboxypeptidase A surface, the electrostatic attraction between carboxyl group of the peptide and the zinc ion of carboxypeptidase A. All of these interactions are reproduced by benzylsuccinic acid

为了把这些考虑扩展到设计血管紧张素转化酶双产物类似物抑制剂，特别运用了血管紧张素转化酶从肽链的 C 端切断二肽的知识和比较了二肽与羧肽酶 A 的底物结构，认为血管紧张素转化酶中参与切断酰胺键的酶残基与羧基结合位点间的距离必须比羧肽酶 A 中参与结合的酶残基与羧基结合位点间的距离稍长。这样，被考虑的血管紧张素转化酶双产物类似物抑制剂就能够把由血管紧张素转化酶产生的两种产物与它的主要相互作用都包括进来。于是，被考虑的化合物就是丁二酰氨基酸（见 Scheme 3-14）。

用于验证这个假设的第一个化合物就是丁二酰-L-缬氨酸（见 Table 3-3）。后来证明丁二酰-L-缬氨酸是血管紧张素转化酶的弱的特异性抑制剂。也就是说，在平滑肌实验中丁二酰-L-缬氨酸抑制血管紧张素 I 的收缩活性并增强缓激肽的收缩活动而不影响其他激动剂的作用。从随机筛选得到的结果令人失望的角度看，尽管从丁二酰-L-缬氨酸得到的活性不仅有点两可性质，而且在选择合成和测定具有酶抑制活性的化合物结构时强调需要使用酶抑制剂活性位点模型，但是由丁二酰-L-缬氨酸得到的结果仍被看作有意义。

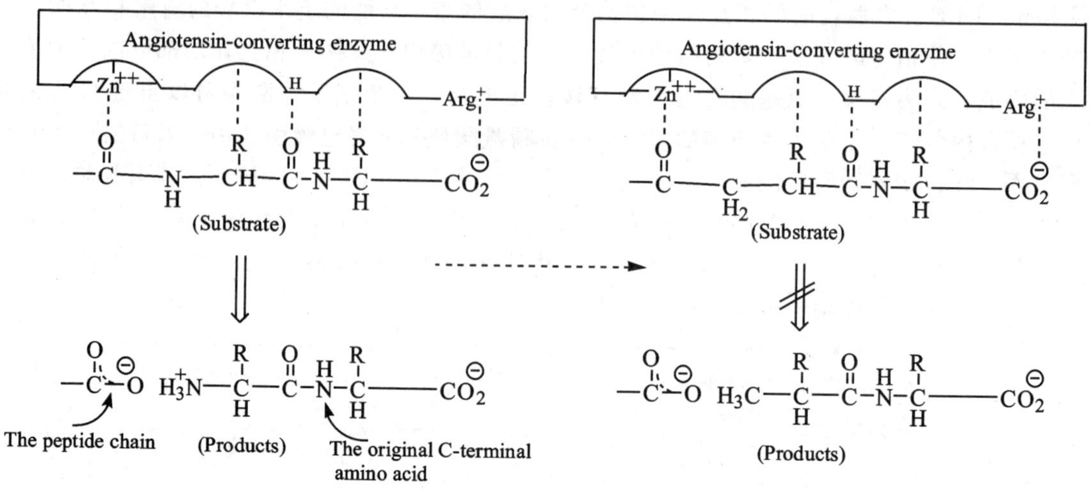

Scheme 3-14 The interactions between benzylsuccinic acid and carboxypeptidase A is extended to the interactions between peptide and angiotensin-converting enzyme. Aceordingly the biproduct analogue inhibitor combins the main enzyme binding interactions of the two products and the enzyme residues involved in cleavage of the scissile amide bond are separated from the carboxyl binding site by a somewhat longer distance than in carboxypeptidase A

Glu-Trp-Pro-Arg-Pro-Gln-Ile-Pro-Pro

Formula 3-7 SQ20881

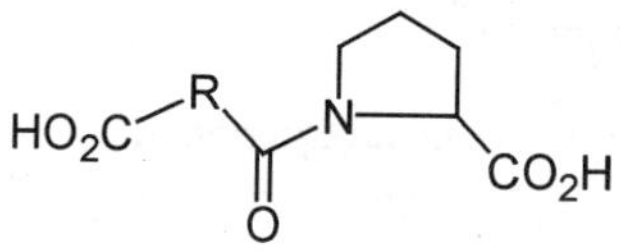

Formula 3-8 Carboxyalkanoyl amino acid inhibitors of ACE **3-19** to **3-24**. In **3-19** R=CH_2CH_2; in **3-20** R=nothing; in **3-21** R=CH_2; in **3-22** R=$CH_2CH_2CH_2$; in **3-23** R=$CH_2CH_2CH_2CH_2$; in **3-24** R=$CH(CH_3)CH_2$

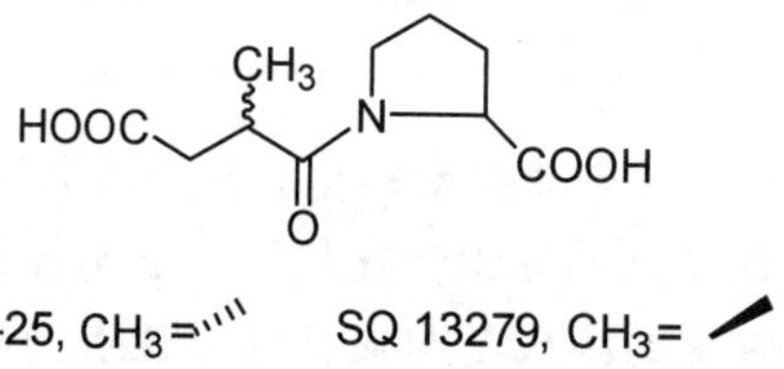

Formula 3-9 Carboxyalkanoyl amino acid inhibitors of ACE, **3-25** & SQ13279

正如上面指出的那样，在双产物抑制途径中双产物抑制剂的大部分结合性相互作用都对应于底物的 C 端二肽。用丁二酰-L-缬氨酸的类似物进行的构效关系研究证实了这种预测，因为仿照最有效的底物的 C-端二肽结构合成的衍生物活性最高。当引入到丁二酰或戊二酰残基上的取代基处于酰胺键的 α 位并使产生的衍生物的立体化学符合 L，L-二肽要求时，抑制活性就增强。这些衍生物中活性最强的 D-2-甲基丁二酰-L-缬氨酸（SQ13297）被选择进行广泛的体内试验。静脉内给予 3～10mg/kgSQ13297 时，血压正常的大鼠由血管紧张素 I 引起的加压作用被抑制。虽然结果不像想像的那样乐观，但是在自发性高血压大鼠中也观察到了类似的抗高血压作用。这些体内试验最鼓舞人的方面是，口服相当高的剂量 SQ13297 也可以抑制血管紧张素Ⅰ的加压作用。

Table 3-3　Carboxyalkanoyl amino acid inhibitors of ACE

Peptide[a]	Rabbit lung ACE I_{50}^{b}	Guinea pig ileum	
		Angiotensin Ⅰ IC_{50}^{c}	Bradykinin AC_{50}^{d}
3-19	330.0	440.00	37.000
3-20	4800.0	7500.00	7500.000
3-21	2600.0	273.00	12.000
3-22	70.0	29.00	4.000
3-23	>4000.0	>400.00	86.000
3-24	610.0	>400.00	57.000
3-25	1480.0	>400.00	65.000
SQ20881	0.9	0.06	0.001
SQ13279	22.0	20.00	0.700

a) All amino acids are of L-configuration; b) Concentration (μmol/L) required to inhibit 50% of rabbit lung ACE activity; c) Concentration (μmol/L) required to inhibit 50% of the contractile effect of angiotensin Ⅰ in excised quinea pig ileum; d) Concentration (umol/L) required augment 50% of the contractile effect of bradykinin in excised guinea pig ileum

四、从丁二酰-L-苯丙氨酸的羟肟酸衍生物到 Captopril

比较了 SQ20881 和 D-2-甲基丁二酰基-L-缬氨酸作为豚鼠回肠和正常血压大鼠中血管紧张素Ⅰ拮抗剂的强度后便清楚地认识到，作为有效的药物 D-2-甲基丁二酰基-L-缬氨酸的固有的活性远远不够。实际上，D-2-甲基丁二酰基-L-缬氨酸固有活性不够高的最大原因在于它与酶之间的相互作用不强。由于从已有的研究看不出对氨基酸部分和羧烷酰基部分修饰可以改善它与酶之间的相互作用，所以注意力集中到优化羧烷酰基中的羧基与活性位点的锌离子间的相互作用上。因为预计氮是比氧优秀的配基，所以不同类型的含氮功能基被作为潜在的一元结合配基研究（见 Table 3-4）。不幸的是这些取代仅导致抑制活性降低。使用仅含氮的二元结合配基也一样仅导致抑制活性降低。之所以出现这种结果，可能是羧基负离子缺乏负电荷。这些功能基不能分散锌离子的电荷，不能成为有效的配基。

设计含氧和氮的双重配基，例如设计 α-氨基羧酸的努力也没有取得更多的成功。后来观察到丁二酰-L-苯丙氨酸的羟肟酸衍生物的活性差不多是丁二酰-L-苯丙氨酸活性的 50 倍，于是研究获得显著进展。在双重配基中有两个氧和一个负电荷可与酶相互作用，其中包括了与酶中的锌离子相互作用这个最重要的相互作用。后来仔细探查了优化这种类型衍生物的活性的要求，发现与含羧酸的类似物不同，D-2-甲基丁二酰基-L-缬氨酸的羟肟酸衍生物的活性比对应的含戊二酰侧链的羟肟酸衍生物的活性更强。羟氨基上的氧被取代比羟氨基上的氮被取代对于抑制剂的活性造成的伤害更大。这些结果与为这类类似物假定的结合类型相符合。模仿底物的羟肟酸衍生物也是噬热菌蛋白酶的强力抑制剂。噬热菌蛋白是含锌的内肽酶。

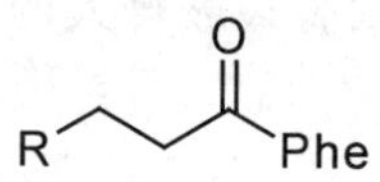

Formula 3-10　Alkanoyl amino acids **3-26** to **3-29**. In **3-26** R=HOOC; in **3-27** R=CH_3CO; in **3-28** R=CH_3CH (S-OH); in **3-29** R=HONCO

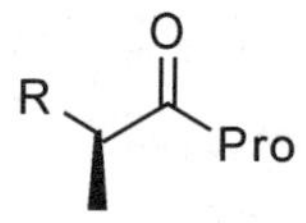

Formula 3-11　Alkanoyl amino acids **3-30**, **3-31** and SQ14225. In **3-30** R=$HONCOCH_2$; in **3-31** R=$HONCOCH_2CH_2$; in SQ14225 R=$SHCH_2$

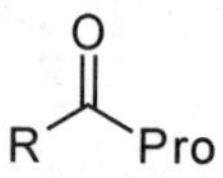

Formula 3-12　Alkanoyl amino acids **3-32** to **3-35** and SQ13863. In **3-32** R=HOOCCH ($S-NH_2$) CH_2; in **3-33** R=$NH_2CH_2CH_2$; in **3-34** R=pyridin-1-yl-$CH_2NHCH_2CH_2$; in **3-35** R=4-SH-pyrimidin-6-yl; in **3-36** R=$SHCH_2CH_2CH_2$; for SQ13863 R=$SHCH_2CH_2$

Table 3-4　Activities of alkanoyl amino acids as inhibitor of ACE

Peptide.[a]	Rabbit lung ACE I_{50}^{b}	Guinea pig ileum	
		Angiotensin Ⅰ IC_{50}^{c}	Bradykinin AC_{50}^{d}
3-26	550	>300	130
3-27	1990	>300	240
3-28	>3000	>300	>300
3-29	58	172	33
3-30	0.6	2	0.9
3-31	7.7	13	6.5
3-32	4100	1300	140
3-33	910	>500	215
3-34	2900	>300	>300
3-35	830	190	47
SQ14225	0.02	0.02	0.002
SQ13863	0.2	0.3	0.02

a) All amino acids are of L-configuration; b) Concentration (μmol/L) required to inhibit 50% of rabbit lung ACE activity; c) Concentration (μmol/L) required to inhibit 50% of the effect of angiotensin Ⅰ in excised guinea pig ileum; d) Concentration (μmol/L) required to inhibit 50% of the contractile effect of bradykinin in excised guinea pig ileum

尽管丁二酰苯丙氨酸的羟肟酸衍生物显示了有前途的活性，但是当时并没有被选择为先导结构。有的研究致力于寻找可以提供与锌产生更有效配位的其他功能基，于是合成了3-甲巯基丙酰基-L-缬氨酸（SQ13863)。SQ13863的活性比丁二酰基-L-缬氨酸高3个数量级。

在 SQ13863 的酰胺键的 α 位引入甲基并使之为 S 构型，并使之与 D-甲基丁二酰衍生物及 L-L-二肽成为异构体，活性可提高 10 倍。随之合成了 S-3-甲巯基-2-甲基丙酰基-L-缬氨酸（SQ14225，Captopril）。Captopril 是指向活性位点的血管紧张素转化酶抑制剂，对酶的抑制作用比 SQ20881 还强，在平滑肌试验中仍然保留了九肽抑制剂的特征和特异性。

五、从甲巯烷酰氨基酸类的构效关系到 captopril

考虑 captopril 与血管紧张素转化酶抑制剂的相互作用之后就可以清楚地认识到，由 captopril 实现的高度结合是数种相互协同作用的共同结果。这些相互协同作用可以人为地剖析为 Formula 3-13。为了确认 Formula 3-13 中各功能基的贡献，合成了 captopril 的类似物。在不影响分子其余部分的前提下，尽可能删去合成的类似物中成问题的每种功能基或残基。这些合成的 captopril 类似物的抑制活性见 Table 3-5，3-6，3-7。从表中的数据立即可以看出，羧基有重要贡献。去除羧基或使羧基的构型转换，血管紧张素转化酶抑制活性降低很多。氨基酸部分对于活性部位相互作用也有重要影响。作为氨基酸部分，缬氨酸和色氨酸尽管从有效地结合上看情况不同，但是却清楚地导致了最好的抑制剂。色氨酸部分可能与活性部位形成很强的疏水相互作用，缬氨酸增强抑制活性似乎主要起因于它的刚性吡咯环。研究酰氨基的结合的贡献显示了一种功能基的修饰可以如何影响分子的其他性质以及可以如何使解释复杂化。例如，SQ13863 中的羰基若用亚甲基取代，得到的化合物 $HSCH_2CH_2CH_2$-Pro 失去活性可能不仅仅是酰胺丧失的结果，也可能是化合物具有正电荷（胺）的结果。为了保持中性，在吡咯环中引入羰基，使胺仍变为酰胺。虽然正电荷消失了，但活性仍然没有保持。不过这种形式的修饰可能引进了一些不利的立体效应和电性效应，或者引进了一些使可比性丧失的效应。为了排除这种可能性，合成了含两个羧基的化合物。由于该化合物的活性与 captopril 一样，所以可以比较有把握地说，消除酰胺羧基是失活的最根本的原因。该结论得到仅保留酮羰基的化合物（即 SQ13863 吡咯环变为环戊烷环）有明显的抑制活性的支持。酮羰基上的氧可能通过氢键结合到酶的氢键给体上。

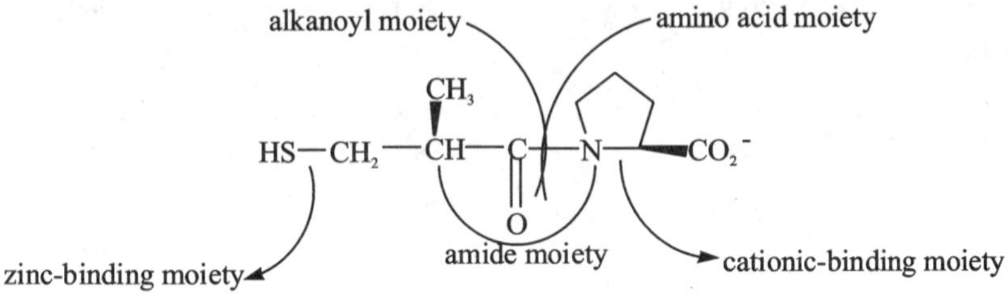

Formula 3-13　Considering the interaction between captopril and the hypothetical active site of ACE it is clear that the high level of binding achieved with it is the concequence of the cooperative effect of multiple interactions that indicated in this Scheme

在烷酰基的修饰中，必须考虑取代基的体积和取代程度两个因素。当三个碳的酰基中的取代基与酰胺基成 β 位时，活性最理想。正如前面提到的，与 L-氨基酸为电子等排体的烷酰基的 S-构型会给出最高程度的结合。同样很明确的是，这样的烷酰基侧链即使具有最适宜的氨基酸（缬氨酸）部分，而没有适宜的锌结合功能基，那么对结合的贡献也极小。

比较 Table 3-7 和 Scheme 3-8 可以看出，captopril 和血管紧张素转化酶的相互作用具有多位点性，并非一种相互作用可以导致充分的抑制作用所必需的所有结合。应当指出，

captopril 不是锌离子螯合剂，因为它只能为酶的活性部位的锌离子贡献一个配基。甲巯基丙酰氨基酸，例如 α-甲巯基丙酰甘氨酸，因为含一个可解离的 NH 键和形成两个稳定的五元环所需的 3 个配基（S，N 和 O)，因而能够形成稳定的螯合物。这些情形在 captopril 中不存在，原因不仅因为它的巯基位于酰胺键的 β 位而且因为酰胺键没有可解离的氢。

$$HSCH_2CH_2COAA$$

Formula 3-14　Mercaptopropanoyl amino acid **3-37** to **3-49.** for **3-37** AA=Trp; for SQ13863 AA=Pro; for **3-38** AA=Δ^2-Pro; for **3-39** AA=Δ^3-dl-Pro; for **3-40** AA=Tca; for **3-41** AA=Arg; for **3-42** AA=Leu; for **3-43** AA=Ala; for **3-44** AA=Leu; for **3-45** AA=Gly; for **3-46** AA=Lys; for **3-47** AA=Asp; for **3-48** AA=β-Ala; for **3-49** AA=D-Pro

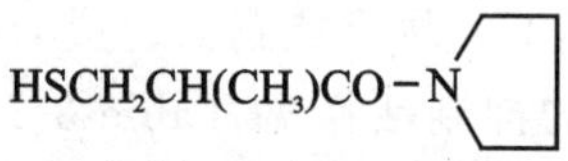

Formula 3-15　**3-50**

Table 3-5　Mercaptopropanoyl amino acid inhibitors of ACE

Peptide[a]	Rabbit lung ACE I_{50}^{b}	Guinea Pig ileum	
		Angiotensin Ⅰ IC_{50}^{c}	Bradykinin AC_{50}^{d}
SQ13863	0.2	0.3	0.02
3-37	0.07	0.5	0.007
3-38	0.6	1.8	0.12
3-39	0.3	0.05	0.2
3-40	0.1	1.1	0.76
3-41	0.65	3.4	0.07
3-42	0.43	2.0	0.2
3-43	0.85	1.3	1.2
3-44	1.6	9.1	0.07
3-45	2.8	27	0.7
3-46	2.4	4.2	1.1
3-47	68	67	19
3-48	490	>500	>500
3-49	1800	>500	210
3-50	250	280	>300

a) All amino acids are of L-configuration, Tca=4-thiazolidine carbonlic acid; b) Concentration (μmol/L) required to inhibit 50% of rabbit lung ACE activity; c) Concentration (μmol/L) required to inhibit 50% of the contractile effect of angiotensin Ⅰ in excised guinea pig ileum; d) Concentration (μmol/L) required to augment 50% of the contractile effect of bradykinin in excised guinea pig ileum

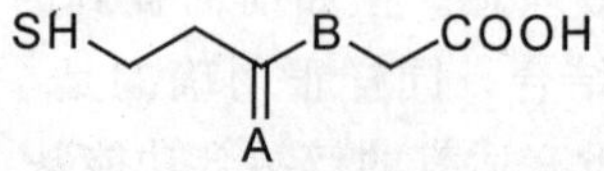

Formula 3-16　Amide bond modification in mercagtoxlkanoyl amino acid. In **3-51** A=O B=N; in **3-52** A=H_2 B=CH_2

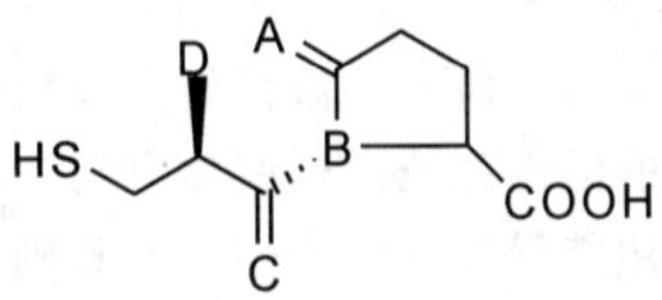

Formula 3-17　Amide bond modification in mercagtoxlkanoyl amino acid. In **3-53** A=O, B=N, C=H_2, D=H; in **3-54** A=O, B=N, C=O, D=CH_3; in **3-55** A=H_2, B=CH, C=O, D=H

Table 3-6　Amide bond modification in mercagtoxlkanoyl amino acid

Peptide[a]	Rabbit lung ACE I_{50}^{b}	Guinea Pig ileum	
		Angiotensin Ⅰ IC_{50}^{c}	Bradykinin AC_{50}^{d}
SQ13863	0.2	0.3	0.02
3-36	238	500	211
3-51	2.7	27	0.7
3-52	1800	540	364
3-53	640	500	100
3-54	0.009	0.011	0.002
3-55	2.4	4.7	0.5

a) All amino acids are of L-configuration; b) Concentration (μmol/L) required to inhibit 50% of rabbit lung ACE activity; c) Concentration (μmol/L) required to inhibit 50% of the contractile effect of angiotensin Ⅰ in excised guinea pig ileum; d) Concentration (μmol/L) required to augment 50% of the contractile effect of bradykinin in excised guinea pig ileum

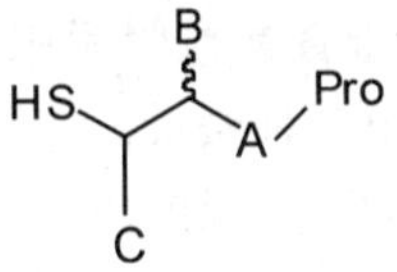

Formula 3-18　Mereaptoalkanoyl amino acids **3-56** to **3-62**. In **3-56** A=CO, B=C=H; in **3-57** A=nothing, B=C=H; in **3-58** A=CH_2CO, B=C=H; in **3-59** A=CO, B=R-CH_3, C=H; in **3-60** A=CO, B=S-CH_3, C=H; in **3-61** A=CO, B=H, C=CH_3; **3-62**=acetylPro

Table 3- 7　Alkanoyl moiety modification mereaptoalkanoyl amino acid inhibitors of ACE

Peptide[a]	Rabbit lung ACE I_{50}^{b}	Guinea Pig ileum	
		Angiotensin Ⅰ IC_{50}^{c}	Bradykinin AC_{50}^{d}
3-56	0.3	0.2	0.02
3-57	1.1	0.2	0.04
3-58	9.7	12	5.0
3-59	0.02	0.02	0.002
3-60	2.4	7.8	14
3-61	1.1	2.3	0.2
3-62	550	—	—

a) All amino acids are of L-configuration; b) Concentration (μmol/L) required to inhibit 50% of rabbit lung ACE activity; c) Concentration (μmol/L) required to inhibit 50% of the contractile effect of angiotensin Ⅰ in excised guinea pig ileum; d) Concentration (μmol/L) required to augment 50% of the contractile effect of bradykinin in excised guinea pig ileum

动力学研究和渗析研究的结果一致表明，captopril 和它的前体 SQ13297 是血管紧张素转化酶的可逆的竞争性抑制剂。动力学研究、渗析研究和构效关系研究都证实，这些抑制剂的结合位点是血管紧张素转化酶的活性部位。这些化合物一直被按特殊肽酶的活性部位要求进行剪裁的事实是预测它们的作用特异性和活性强度的基础。所有提出的预测全部都被验证了，例如 captopril 不是一般肽酶的抑制剂，甚至不是活性部位含锌离子的一般肽酶的抑制剂，例如 captopril 不是羧肽酶 A 和 B 的抑制剂、不是碳酸脱水酶的抑制剂、不是肝脏醇脱氢酶的抑制剂。Captopril 是亮氨酸氨肽酶的中度抑制剂。

六、Captopril 从动物实验到人体实验

在豚鼠回肠血管紧张素转化酶测定中，captopril 显示的强而特异的抑制剂活性说明以 SQ20881 为起点的研究的确导致了体内的有计划的研究并使它成为强的、特异的、口服有效的肾素-血管紧张素系统阻断剂。

使用正常血压的清醒大鼠静脉或口服 0.1～1mg/kg captopril，观察到 captopril 强有力地抑制了血管紧张素 I 的加压作用，证明了预测的正确性。也观察到 captopril 对缓激肽低的降压作用的增强作用。类似的结果先在多种其他动物中观察到、最后在人体中观察到。在那些观察中，口服剂量大约为 0.3mg/kg，抑制作用至少持续了 2 小时。早期药理学研究的重要发现是，captopril 能够降低自发性高血压大鼠的血压。这种慢性高血压明显不属于肾素血管紧张素系统机制。为了在这种模型中获得实质性的血压降低，虽然所需要的口服剂量（30～100mg/kg）比肾性高血压大鼠高，但是日剂量持续 6 个月之后，自发性高血压大鼠的血压可恢复正常。后来的研究表明刚断奶的自发性高血压大鼠服用 captopril 可以预防高血压的发展。为了解释 captopril 对不属于肾素血管紧张素系统机制的动物模型至少对肾素水平正常的动物也有降血压效应，提出了各种假设。一直考虑的可能性是，在慢性阶段由肾素和存在于动脉壁的血管紧张素转化酶局部生成的血管紧张素可能比由肾素和肺血管紧张素转化酶产生的血管紧张素更重要。若情况真的如此，那么循环酶抑制剂将仍然是有效的抗高血压抑制剂，使它们能够到达主动脉壁内血管紧张素产生的位点。

Captopril 也一直用于除高血压外的包括肾素-血管紧张素的病理过程研究。在失血性休克动物模型中，液体替代治疗已经启动之后血管紧张素转化酶抑制剂可增加重要器官的血液灌流，增高动物的存活率。使用血管紧张素转化酶抑制剂 SQ20881 和 captopril 可以治疗心肌衰竭动物，说明心肌衰竭中也涉及肾素-血管紧张素系统。这类血管紧张素转化酶抑制剂增加排钠，降低血浆醛固酮水平，预防形成水肿。

Captopril 的急性毒性和亚急性毒性很低。Captopril 小鼠的静脉给药 ID_{50} 大约是 1000mg/kg，小鼠和大鼠的 LD_{50} 大约是 6000mg/kg。小鼠、大鼠、狗和猴分别口服 2800mg/kg、4000mg/kg、200mg/kg、375mg/kg captopril，未观察到明显的毒性作用。猴连续 3 个月口服 450mg/kg/日，仅仅观察到轻微的毒性作用。

由于 SQ20881 进行的短期临床显示的有前途的结果，前面简要描述的 captopril 的临床药理研究迅速转向高血压病人的大规模治疗。大部分病人即使是对其他抗高血压治疗无效的病人，在服用 captopril 之后也观察到了明显的降血压作用。虽然治疗前血液肾素水平与血压降低的幅度之间并不是总能观察到相关性，但是对于高肾素水平的病人，服用 captopril 之后，血压降低的幅度总是最大。这种正相关性证据还来自使用 captopril 治疗有害的高血压得到的意想不到的疗效。这些观察支持 captopril 的抗高血压作用很大程度上是阻断肾素-

血管紧张素系统的论点。很多采用 captopril 治疗的病人为了使血压恢复正常，需要同时加服利尿剂或摄取低钠饮食。这种现象明显与肾性高血压大鼠得到的结果相符。另一方面，在利尿治疗时加服血管紧张素转化酶抑制剂对于防止服用利尿剂之后出现后发醛固酮过多症和产生低血钾，以及防止降低利尿剂的疗效非常有用。

口服给药之后，captopril 迅速有效地吸收。正常个体口服 100mg captopril，5 天中可从尿中回收 68%。服药初的 24 小时从尿中回收 66%。虽然代谢物中的主成分为未变化的 captopril，但是在血液和尿中二硫桥化合物的量很明显。血液和尿中二硫桥化合物或者是两分子 captopril 本身生成的对称的二硫桥化合物，或者是 captopril 与其他硫醇例如半胱氨酸和谷胱甘肽形成的混合型二硫桥化合物。通过共价二硫桥，captopril 能够与血浆蛋白相互作用及结合。与其他硫醇孵育例如与半胱氨酸、谷胱甘肽及二硫苏糖醇孵育 captopril 与血浆蛋白的结合可以逆转。

Captopril 治疗最普遍的副作用是出现皮疹和味觉变化。许多病例在使用小剂量继续治疗时副作用消失。在中度及适度高血压治疗中 captopril 治疗均可获得疗效好和副作用轻的效果。Captopril 治疗中未观察到疗效快速降低的现象。相反，治疗数周之后降血压效应变得更强，这可能是对醛固酮水平降低的逐渐影响的结果。

Captopril 治疗高血压的广泛临床经验使得与作用机制有关的问题广为关注。治疗前血浆肾素活性与 captopril 抗高血压效应的弱的相关性使得许多研究假设阻断肾素-血管紧张素系统的作用机理。不过，这种相关性的明显不足只是说明对于测定肾素-血管紧张素系统的活化血浆肾素的活性不必说是一项好指标。

通过抑制缓激肽的降解增强激肽系统被假定为 captopril 降血压的另一种机制。不过，既没有观察到循环中激肽系统的明显变化，病人也没有显示缓激肽浓度升高的症状。血管紧张素转化酶抑制剂能够影响肾内激肽系统并由此影响水电平衡的可能性仍有待阐明。Captopril 对水电平衡的最重要的影响似乎是降低醛固酮的水平，这是阻断肾素-血管紧张素系统的合乎逻辑的后果。

肾素-血管紧张素系统牵涉在心衰动物模型病理中的累积的证据鼓励了评价 captopril 的类似临床状态。所有的研究结果都证实，用 captopril 治疗常规洋地黄和利尿药无效的病例有好处。这些观察可以被看作是肾素-血管紧张素系统被包括在充血性心力衰竭中的证据，并表明 captopril 是一种有效的治疗方法。

第四节　药物代谢产生的先导结构
——从 pivaloyloxymethyl 6β-dimethylaminomethyleneaminopenicillanate 到 pivmecillinam

药物的发现或多或少得益于生物学上的意外发现。因生物转化意外发现药物的例子在医药史上可谓比比皆是。例如偶氮染料百浪多息的杀菌作用是来自于百浪多息生物转化后得到的氯苯磺胺。保泰松的抗风湿作用被发现之前一直用作氨基比林的溶剂。降压药甲基多巴最初是作为多巴脱羧酶抑制剂使用。甲基多巴的降压作用正是借助于脑内的多巴脱羧酶转化为甲基多巴胺，再经生物转化成为去甲肾上腺素而产生降压作用。虽然这样的例子很容易列出许多，今后的药物的发现也许还会出现更多这样的例子，但是本节要叙述的例子不是出自生物学上的意外发现，而是出自化学上的意外发现，因而有它的独到之处。与生物学上的意外发现一样，化学上的意外发现也可以导致发现有用的不同寻常的药物。1969 年初，正是在一个不成功的合成路线中出现的化学上意外产生的中间产物为抗生素 pivmecillinam 提供了先导化合物。

Pivmecillinam 的化学名为 6β-(六氢-1H-氮杂䓬-1-基）亚甲氨基青霉烷酸新戊酰氧甲酯，口服给药。Pivmecillinam 进入体内后转化为可吸收的抗生素 mecillinam（Scheme 3-15）。Pivmecillinam 在临床上主要用于治疗革兰阴性细菌引起的尿道感染。虽然 Pivmecillinam 与青霉素和头孢菌素有协同作用，但是与青霉素和头孢菌素相比 pivmecillinam 的抗菌谱和作用模式都很特别。造成 pivmecillinam 的抗菌谱和作用模式都有别于青霉素和头孢菌素的根本原因在于，pivmecillinam 具有不同于 β-内酰胺类抗生素的化学结构。能够产生这种不同于传统的 β-内酰胺结构的 pivmecillinam 结构，其实经历了刻苦的思考过程。

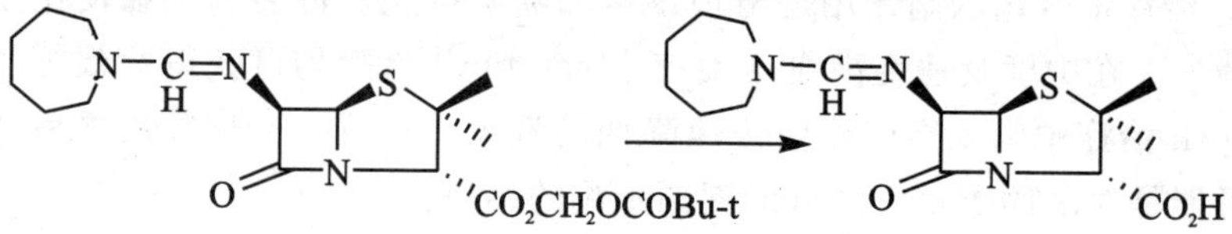

Scheme 3-15 In vivo metabolism of pivmecillinam results in the cleavage of the ester bond and gives mecillinam

1969 年，证实了广泛用于临床的 β-内酰胺类抗生素的化学结构。这就是广为人知的取代酰胺通过 N 原子形成的高活性的 β-内酰胺双环体系。在青霉素中，这一体系由一个 β-内酰胺环和一个四氢噻唑环稠合而成（Formula 3-19）。在头孢菌素中，这一体系由一个 β-内酰胺环和一个双氢三嗪环稠合而成（Formula 3-20）。β-内酰胺类抗生素的必需的氨基取代的基本母核是 6β-氨基青霉烷酸和 7β-氨基头孢烷酸。它们都是很有用途的先导结构。6β-氨基青霉烷酸和 7β-氨基头孢烷酸分别于 1959 年和 1962 年被合成化学家用于合成了一系列 β-内酰胺类抗生素。这种基本的酰胺母核既存在于天然 β-内酰胺类抗生素中，也存在于制药业生产的各种半合成抗生素中。这种基本的酰胺母核在大多数合成的抗生素中都是必需的结构。

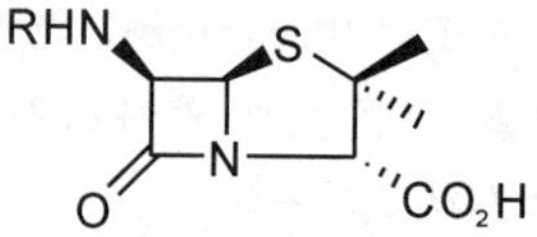

Formula 3-19 Useful β-lactam antibiotics are charecterized chemically as amides substituted at the nitrogen atom by a highly reactive bicyclicβ-lactam ring system. In penicillines **3-63** to **3-69** a β-lactam and a thiazolidine ring are fused to form the penam nucleus. In **3-63**（6β-aminopenicillanic acid）R=H; in **3-64**（penicillin G）R = phenylacetyl; in **3-65**（penicillin V）R = phenyloxylacetyl; in **3-66**（methicillin）R = 2，6-dimethoxybenzoyl; in **3-67**（oxacillin）R = 3-methyl-5-phenylisooxazol-4-formyl; in **3-68**（ampicillin）R=2-aminophenylacetyl; in **3-69**（carbenicillin）R=2-carboxylphenylacetyl

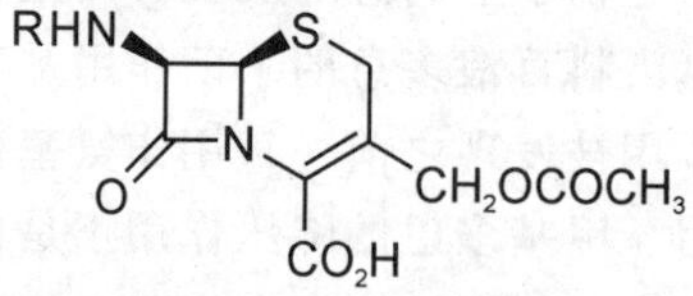

Formula 3-20 In 7β-aminocephalosporanic acids **3-70** and **3-71** a β-lactam and a dihydrothiazine ring are fused to form the penam nucleus. In and **3-70** R=H; in **3-71** R=HOOCCHNH$_2$（CH$_2$)$_3$CO

虽然有机化学家知道，从化学的角度讲可以通过许多途径替换6β-氨基青霉烷酸和7β-氨基头孢烷酸中的氨基，但是所有用其他普通的含N基团代的尝试都不可避免地导致了抗菌活性降低。奇怪的是，几乎所有的氨基替换尝试都实施过，惟独没有尝试用脒结构作为含N基团去替换氨基。也许从事这方面工作的化学家们相信，自然界一定是经过了深思熟虑才设计了β-内酰胺类抗生素的酰胺结构。出于药物化学家的丰富的想像力，他们又在自然界的神话中增加了酰胺侧链作为抗菌必需基团的说法。循着这一思路，的确产生了一系列重大的成果。在青霉素G（**3-64**）的基础上，制药业的科学家们成功地从各个方面修饰了青霉素G的结构。例如修饰得到的penicillinV（**3-65**）克服了青霉素G的不稳定性，methicillin（**3-66**）和isoxalylpenicillin（**3-67**）抑制了细菌产生的内酰胺酶，ampicillin（**3-68**）弥补了上一代青霉素对革兰阴性细菌的不敏感性等等。这些知识构成了普通的药物化学教科书中抗生素章节的基本内容。

在青霉素G的结构修饰中，药物化学家们总是致力于合成新型N取代6β-氨基青霉烷酸的衍生物例如合成6β-脒基青霉烷酸，而6β-脒基青霉烷酸似乎又没有抗菌活性。这种状况理所当然地引起研究人员的兴趣与思索。对β-内酰胺抗生素的兴趣起源于二战时期并持续到后来。直到1967年底才发现氨苄青霉素的酰氧甲酯极易水解。例如发现氨苄青霉素的叔丁羰氧甲酯口服后很快吸收并水解为氨苄青霉素，使血中氨苄青霉素的浓度高于直接给同剂量氨苄青霉素造成的血中氨苄青霉素的浓度。因此，研究人员认为氨苄青霉素的叔丁羰氧甲酯pivampicillin（Scheme 3-16）具有研究价值。

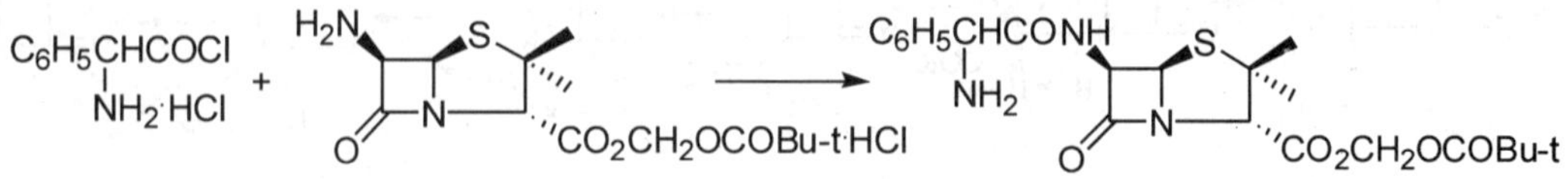

Scheme 3-16 Acylation of pivaloyloxymethyl 6β-aminopenicillanate hydrochloride with 2-aminobenzoyl chloride resulted in pivampicillin. The key intermediate pivaloyloxymethyl 6β-aminopenicillanate hydrochloride offers some adventages for instance, it is easily accessible and relatively cheap, as a free base it is soluble in most organic solvent, its ester group is sufficiently stable to allow further chemical transformations elsewhere in the molecule, the esters resulting from this synthetic Scheme could be tested for antibiotic activity following enzymatic hydrolysis avoiding the chemical removal of the carboxylic acid protective group with the inherent danger of damage to other parts of the molecule, and the formed esters in this synthetic Scheme might be absorbed orally

在pivampicillin的合成中，6β-氨基青霉烷酸叔丁羰氧甲酯盐酸盐是一个关键中间体。与以往的研究规则相对应，化合物的合成问题解决之后，自然会推测6β-氨基青霉烷酸叔丁羰氧甲酯盐酸盐的其他可能应用价值。依据有机化合物的结构、性质和合成方面的一般知识容易看到，6β-氨基青霉烷酸叔丁羰氧甲酯盐酸盐具有价廉易得、游离碱易溶于大多数有机溶剂、酯基有足够的化学稳定性可承受分子的其他部位的结构改造、酯基可以在水解酶的作用下检测抗菌活性，从而避免了用化学方法除去酯基而使分子其他部分受到损伤以及可以口服吸收等优点。

一、意外得到的6β-二甲氨基亚甲氨基青霉烷酸叔丁羰氧甲酯意外地有活性

由于通过传统的思路改造侧链寻找有活性的青霉素的前景日趋暗淡，于是便开始探索新

的结构改造的可能性。例如开始探索用其他杂环来替代青霉素母核中的四氢噻唑环的可能性。在探索青霉素结构改造的新途径时，6β-氨基青霉烷酸酯是通用原料。头孢菌素 C 的合成是 Woodward 一系列合成工作的代表，在诺贝尔领奖演讲时，他选择了头孢菌素 C 的合成作为演讲主题。在头孢菌素 C 的合成中，Woodward 用九步反应制备了一种重要的 Woodward 中间体（Scheme 3-17）。

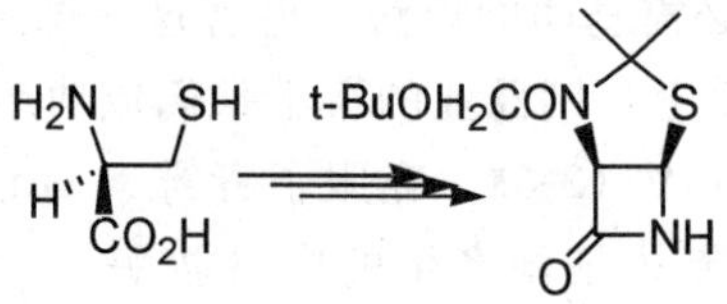

Scheme 3-17　With L-cysteine as the starting material Woodward intermediate was prepared via 9 step reactions

从表面上看，用便宜的 6β-氨基青霉烷酸酯作原料，可以简便地得到与 Woodward 用九步反应制备的中间体类似的中间体。如果这是一条经济上可行的路线，那么便有可能继续用这种中间体来探索合成其他的可作为新的抗生素来评价的 β-内酰胺化合物（Scheme 3-18）。

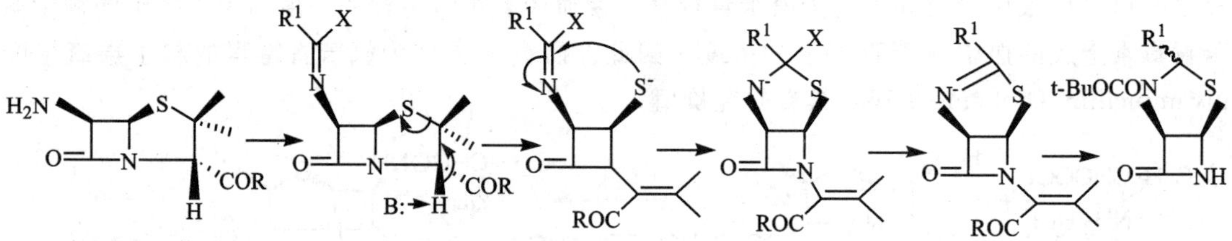

Scheme 3-18　The economical synthetic route proposed for Woodward intermediate with 6β-aminopenicillanic acid ester as the starting material，wherein $R^1=H$，$R=OCH_2OCOBu\text{-}t$，$X=N(CH_3)_2$

Scheme 3-18 代表的经济上可行的路线的第一步反应是，用碱催化四氢噻唑环中的 S 原子和四价 C 原子裂解。这步裂解反应在整条路线中最重要。裂解反应的同时，生成一个新的四氢噻唑环并消除离去基团 HX。第二步反应是将得到的烯氨水解，消除二甲基叔丁羰氧甲酯。第三步反应是用铝-汞齐还原，并保护新得到的四氢噻唑环中的 N 原子，便有可能得到构型适宜的中间目的物。要实施 Scheme 3-18 代表的经济上可行的路线，首先选择了容易得到的 $(CH_3)_2N$ 作为离去基。尽管二甲胺不是一个好的离去基，但是希望碱性的脒基能够催化四氢噻唑环开环、能够催化新环的形成，以及能够促进挥发性二甲胺的离去过程。其次选择了 $R^1=H$ 以增加抗菌活性。

第一步设想被实验证实。盐酸氯代二甲基亚铵的无水氯仿溶液在－30℃搅拌下加入等摩尔 6β-氨基青霉烷酸叔丁羰氧甲酯和两倍量的三已胺后，剧烈反应并放热。反应混合物在 0℃搅拌 1 小时，得到的 6β-二甲氨基亚甲氨基青霉烷酸叔丁羰氧甲酯是很好的结晶。6β-二甲氨基亚甲氨基青霉烷酸叔丁羰氧甲酯的盐酸盐也是很好的结晶（Scheme 3-19）。

第二步设想的所有尝试都被实验否定。Scheme 3-18 代表的经济上可行的路线只能停留在第一步反应。按照惯例，对第一步反应产物 6β-二甲氨基亚甲氨基青霉烷酸叔丁羰氧甲酯做了例行的活性测试。当时，新化合物的体外抗菌活性筛选，都采用标准对照革兰阳性菌株和革兰阴性菌株，用通常的 NIH 肉汤培养基稀释系列进行培养。得到的结果与一组已知的

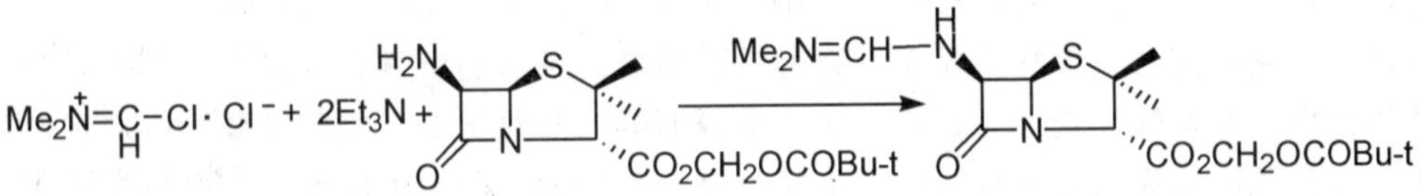

Scheme 3-19 In anhydrous chloroform and at −30℃ the alkylation of pivaloyloxymethyl 6β-aminopenicillanate, chlorodimethylformiminium chloride and triethylamine gives pivaloyloxymethyl 6β-dimethylaminomethylene aminopenicillanate leading to the discovery of pivmecillinam

抗生素如青霉素 G、氨苄青霉素等的活性比较。在活性筛选实验中，6β-二甲氨基亚甲氨基青霉烷酸叔丁羰氧甲酯事先采用 25%小鼠血清在 37℃、pH=7.4 酶解 1 小时，得到相应的水解物 6β-二甲氨基亚氨甲基氨基青霉烷酸。

筛选的结果出人意料。与药物学家们的看法相反甚至与筛选人员的预想也相反，6β-二甲氨基亚甲氨基青霉烷酸叔丁羰氧甲酯能够杀死细菌。尽管 6β-二甲氨基亚甲氨基青霉烷酸叔丁羰氧甲酯对革兰阳性菌株的杀菌效力不强，例如杀金葡菌的效力只有青霉素 G 的 1/135，但是 6β-二甲氨基亚甲氨基青霉烷酸叔丁羰氧甲酯确实有抗菌活性。6β-二甲氨基亚甲氨基青霉烷酸叔丁羰氧甲酯对包括沙门菌、志贺菌、克雷伯菌和变形菌属在内的革兰阴性菌株的杀菌效力达到了氨苄青霉素的 1/1.5～4.5。6β-二甲氨基亚甲氨基青霉烷酸叔丁羰氧甲酯杀大肠杆菌的效力与氨苄青霉素相当。由于 6β-二甲氨基亚甲氨基青霉烷酸叔丁羰氧甲酯对革兰阴性菌株的杀菌效力比对革兰阳性菌株的杀菌效力强，所以已经建立起来的 β-内酰胺抗生素的传统认识的根基便开始动摇。与青霉素 G 相比，尽管 6β-二甲氨基亚甲氨基青霉烷酸叔丁羰氧甲酯的侧链已经过彻底修饰，但它仍然是 β-内酰胺抗生素。

在抗菌活性筛选中，筛选用的 NIH 肉汤是筛选中惯用的培养基。虽然肉汤培养基是当时能买到的含 NaCl 浓度最低的培养基，但 NIH 肉汤培养基中 NaCl 的浓度对于与 mecillinam 有关的化合物的体外活性评价仍然不低。所有与 mecillinam 有关的化合物的体外活性在含高浓度 NaCl 的培养基中都会大大下降。例如在琼脂 NIH 培养基中，NaCl 浓度升高 0.25%，细胞溶素反应中的大肠产气杆菌和沙门菌属 typhimurium 对 mecillinam 的敏感性便降低四倍。由于 pivmecillinam 水解为 mecillinam 才起抗菌作用，所以 pivmecillinam 的真实抗菌作用应当更强。

二、6β-脒基青霉烷酸及其衍生物的合成

虽然有许多途径可以使活化的羧基与氨反应得到酰胺，但只有少数途径可以使活性酰胺与氨反应得到脒。在 6β-脒基青霉烷酸及其衍生物的合成中，由于分子中 β-内酰胺环的不稳定性要求反应不能剧烈以及能够用于产生 N 取代的脒的方法又有限，所以合成难度更大。酰胺可以经不同途经活化，例如酰胺可以转化为亚氨氯化物、亚氨酯、硫代亚氨酯或酰胺缩醛。虽然简单酰胺活化时方法不必严格选择，但是活化复杂的酰胺则需仔细考虑活化产物和最佳反应条件。

亚氨氯化物与 6β-脒基青霉烷酸的反应需在惰性溶剂中、在第三胺存在下进行。如果用纯的亚氨氯化物并且反应条件合适，可以得到满意收率（75%～85%）的 6β-脒基青霉酸的衍生物。虽然亚氨酯和硫代亚氨酯的活性小一些，但它们是亚氨氯化物的很有用的替代物，特别是当亚氨氯化物的制备比较困难时，亚氨酯和硫代亚氨酯很有用。亚氨酯和硫代亚氨酯

分别由酰胺或硫胺烷基化得到，硫代亚氨酯盐通常可以用重结晶的方法纯化。

由相应的亚氨盐与碱性酚盐反应可制得酰胺缩醛。虽然制备酰胺缩醛多了一步反应，但与亚氨氯化物、亚氨酯及硫代亚氨酯相比，酰胺缩醛有两种优点。酰胺缩醛可以通过蒸馏进行纯化，以及酰胺缩醛与胺反应时除了生成脒外，只生成乙醇不生成铵。用酰胺缩醛制备水溶性两性离子 6β-脒基青霉烷酸因为不存在其他盐类以及容易纯化而变得特别有利。

从理论上讲，用 A 和 B 两条路线（Scheme 3-20）都可以合成 6β-脒基青霉烷酸衍生物。活化的第三酰胺或硫胺衍生物与 6β-氨基青霉烷酸衍生物反应，多数情况下都可以得到较高收率和较高纯度的 6β-脒基青霉烷酸衍生物（Route A）。

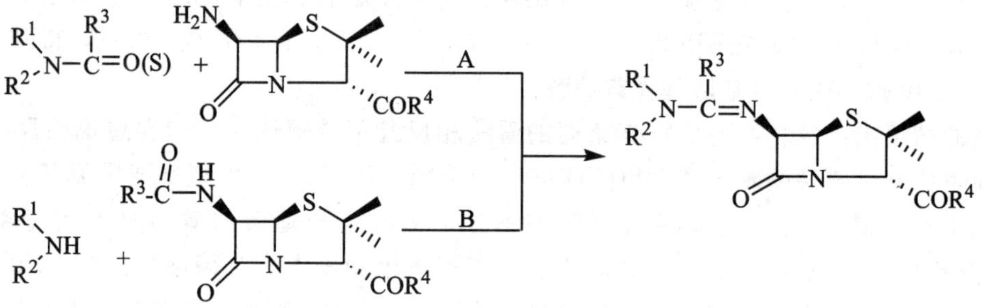

Scheme 3-20　The 6β-amidinopenicillanic acid derivatives can be synthesized by two complementary routes. Most of the compounds could be prepared in satisfactory yield and purity via the reaction of the reactive tertiary amide or thioamide with 6β-amidinopenicillanic acid derivative. Some of the compounds could be prepared via the reaction of amine with activated 6β-amidinopenicillanic acid derivative. Wherein R^1, R^2 = (substituted) alkyl or aryl; R^3 = H, (substituted) alkyl or aryl; COR^4 = carboxylic acid derivative

在路线 B 中，活化的青霉素衍生物与仲胺反应，得到 6β-脒基青霉烷酸衍生物。不同于路线 A，经路线 B 生成的 6β-亚氨甲基氨基青霉烷酸衍生物中含有其他功能基。由于这些功能基不能与路线 A 中的活化试剂共存，所以它们只能通过路线 B 制备。路线 B 以 6N-烷氧亚甲基-6β-氨基青霉烷酸衍生物为原料，特别适合制备一些 6β-亚氨甲基氨基青霉烷酸衍生物。与 α-氨基酸酯相比，设计 6N-烷氧亚甲基-6β-氨基青霉烷酸衍生物的合成路线比较容易。将 6β-氨基青霉烷酸衍生物与氯甲亚氨盐酸盐在醚溶液中搅拌，氯化铵沉淀下来。于是，醚溶液中留下很高产量的 6N-烷氧亚甲基-6β-氨基青霉烷酸衍生物。

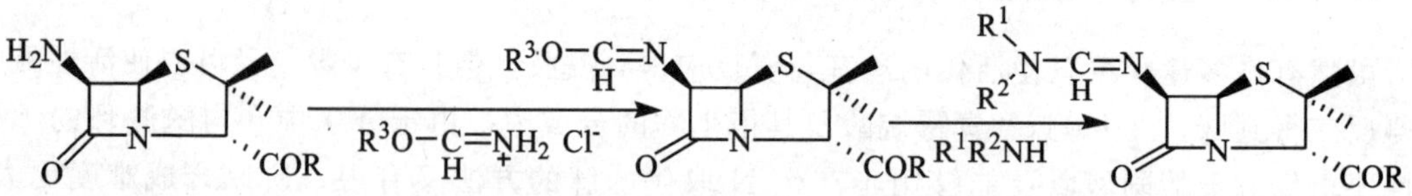

Scheme 3-21　In contrast with route B of Scheme 3-20 which is only elaborated at a later stage of the project for the preparetion of 6β-amidinopenicillanic acid derivatives, the approach of this Scheme starting from 6-N-alkoxymethylene-6β-aminopenicillanic acid derivatives is especially suitable for the preparation of some 6β-formamidinopenicillanic acid derivatives that contain additional functional groups incompatiable with the activating reagents used in method A of Scheme 3-20. Wherein $R^1 = R^2$ = (substituted) alkyl or aryl, COR = carboxylic acid derivative

活化叔酰胺常选用亚氨氯化物作为活化物（Scheme 3-22）。亚氨氯化物的反应活性相当于 HCl。叔酰胺或更活泼的叔硫胺与光气或与草酰氯在无水乙醚中反应，通常生成易吸潮的固体亚氨氯化物沉淀。由于易吸潮，亚氨氯化物不能纯化。由简单酰胺生成的亚氨氯化物的产率和纯度都比较高，不必纯化。由多取代的酰胺或分子中还存在其他功能基的酰胺制备亚氨氯化物，产率和纯度会有很大问题。由复杂酰胺制备亚氨氯化物或由于反应不易进行，或由于亚氨氯化物一经生成便立即转化为其他产物，或由于两种情况共存，通常生成油状的难以纯化的活化产物。

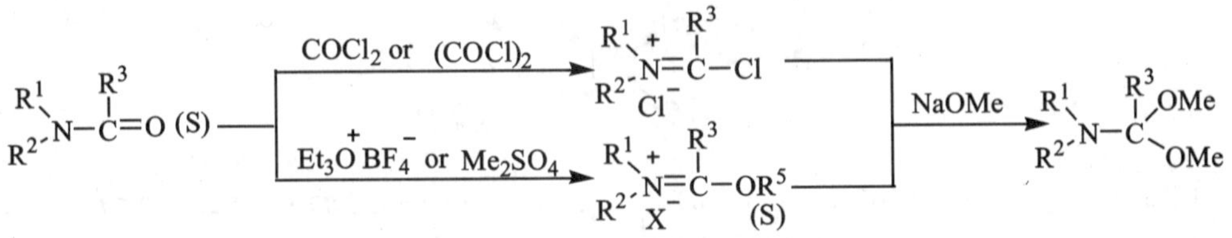

Scheme 3-22　Among the activated derivatives of tertiary amides iminium chlorides are preferable. Iminium chlorides are almost comparable with acid chlorides in reactivity and are generally precipitated as hygroscopic solids when tertiary amides or their more reactive sulfur analogues are treated with reagents like phosgene or oxalyl chloride in anhydrous ether. The less reactive iminium ether and thioiminium ether are useful alternatives to iminium chlorides, especially when the preparation of iminium chlorides is troublesome. The reaction of iminium salts and alkali alkoxides provides the corresponding amide acetals. Wherein R^1, R^2 = (substituted) alkyl or aryl; R^3 = H, (substituted) alkyl or aryl; $R^5 = CH_3$, C_2H_5; X = BR_4, $CH_3SO_4^-$

由于开始时研究目标仅仅是寻找 β-内酰胺类抗生素的 6 位侧链结构与体外抗菌活性的关系、6β-脒基青霉烷酸的合成已经成熟，以及 6β-脒基青霉烷酸新戊酰氧甲酯容易结晶，所以只制备了 6β-脒基青霉烷酸叔丁羰氧甲酯。进行体外抗菌活性实验前，将 6β-脒基青霉烷酸叔丁羰氧甲酯水解为 6β-脒基青霉烷酸。于是体外抗菌活性检测方法涉及了酯水解，给出的结果既可以由于副反应生成酸的还原产物，也可以由于酯水解不完全而受到影响。后来发现，这种影响不可轻视。例如化学合成的 6β-脒基青霉烷酸因为质量好，抗菌活性明显比用相应的酯酶解得到的 6β-脒基青霉烷酸的抗菌活性高。

三、从 6β-amidinopenicillanic acid 到 pivmecillinam

以前药的方式由 6β-脒基青霉烷酸叔丁羰氧甲酯在体内水解为抗生素（6β-脒基青霉烷酸）当然既无法得到进行药物化学研究所需的相应的理化数据，也无法进行定量构效关系分析。因而必须直接对 6β-脒基青霉烷酸本身进行研究。

从构思先导化合物到最终得到有用的抗生素需要经历一个漫长的过程。在这个漫长的历程中，细菌学研究和化学研究之间必须保持紧密而友好的关系，细菌学和化学两方的研究人员彼此必须毫无保留地交换看法，使研究工作不断进展。细菌学和化学两方的研究人员都必须保持清醒而不盲目自信，使细菌学研究和化学研究之间的合作真正成为财富而不成为障碍。合成的 19 个 pivmecillinam 类似物分别属于四种结构类型（Formula 3-21 to Formula 3-23）。

开始，研究由于复杂而遭遇了与困难。从某种意义上说，合成工作遭遇的困难甚至大于半合成青霉素的合成遭遇的困难。在半合成青霉素的未修饰的青霉素残基中，RCO 侧链是

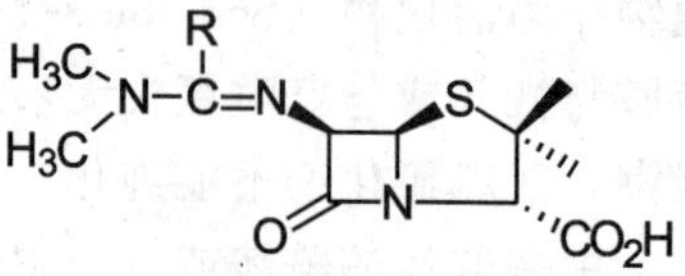

Formula 3-21　Structure of substituted 6β-amidinopenicillanic acids **3-72 to 3-76.** In **3-72** R=N$(CH_3)_2$; in **3-73** R=CH_3; in **3-74** R=n-C_3H_7; in **3-75** R=$C_6H_5CH_2$; in **3-76** R=C_6H_5

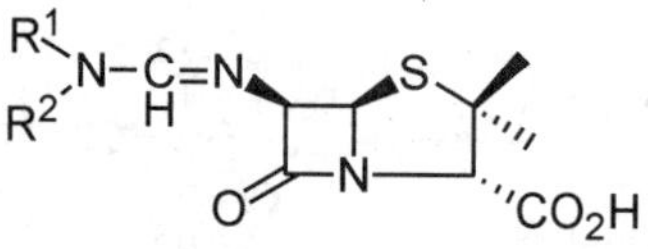

Formula 3-22　Structure of substituted 6β-amidinopenicillanic acids **3-77** to **3-82.** In **3-77** R_1=R_2=CH_3; in **3-78** R_1=CH_3, R_2=$C_6H_5CH_2$; in **3-79** R_1=R_2=n-C_3H_7; in **3-80** R_1=R_2=i-C_3H_7; in **3-81** R_1=R_2=C_2H_5; in **3-82** R_1=R_2=CH_2CHCH_2

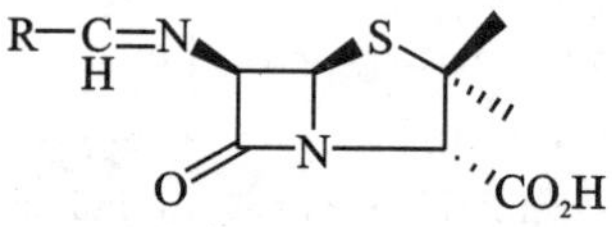

Formula 3-23　Structure of substituted 6β-amidinopenicillanic acids **3-83** to **3-89.** In **3-83** R=morpholino; in **3-84** R = hexahydropydyl; in **3-85** R = pyrrolidinyl; in **3-86** R = 2,6-dimethylhexahydropydyl; in **3-87** R = N-methylphenylamino; in **3-88** R = N-methyl-N-cyclohexyl; in **3-89** R=azacyclohepane-N-yl

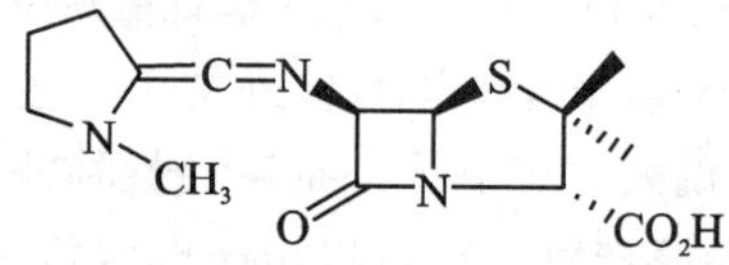

Formula 3-24　Structure of **3-90**

唯一可修饰部位。相反，取代的6β-脒基青霉烷酸理论上存在着三个独立的结构修饰部位。从“先导化合物”的抗菌模式看，适用于penicillins的构效关系不一定适用于6β-脒基青霉烷酸。显然，这是更加深入的问题。可以想像，合成的有活性的脒化合物属于另一个更大的包括N=C-N基的系列化合物的一部分。从化学上看，脒的结构也不同于酰胺。含脒的“先导化合物”的抗菌活性不同于penicillins的抗菌活性的原因也在于脒的结构也不同于酰胺。此外，其他类型含有N=C-N结构单元的6N取代的青霉烷酸，如胍和亚胺酯也许比简单的脒更有探索价值。

因为亚胺酸酯既不稳定，制备也比较困难，所以选择了结构简单性质稳定的胍（化合物**3-72**）和脒（化合物**3-81**）作为合成的目标物。这些胍和脒分别由取代脲和酰胺通过氯甲脒(Scheme 3-23）和氯化亚胺得到。脒只需稍加改造（水解）就可能存在抗菌活性。同时设想，扩大烷基取代基来提高抗菌活性，从而获得更多具有抗菌活性的化合物。在所能想像到的数目巨大的该系列的化合物中，合成的最不稳定的“先导化合物”6β-脒基青霉烷酸（化合物**3-77**）的酯占有独一无二的地位。化合物**3-81**的合成更直接。

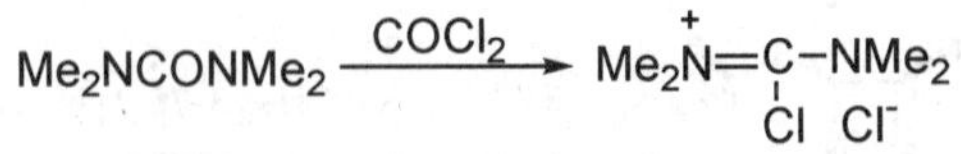

Scheme 3-23 Activation of tetramethylurea

Table 3-8 IC50 (μg/ml) of Substituted β-amidinopenicillanic acids

Antibiotics	*S. aureus*	*E. coli*	S. aureu/*E. coli*
3-72	>100	>100	—
3-73	10	13	0.8
3-74	2.0	>100	<0.02
3-75	0.25	>100	<0.0025
3-76	10	>100	<0.1
3-77	1.6	0.5	3
3-78	1	0.5	2
3-79	7.9	0.16	50
3-80	50	0.2	250
3-81	5.0	0.1	50
3-82	1.6	0.5	3
3-83	0.63	5.0	0.13
3-84	2.0	0.05	40
3-85	2.5	0.2	13
3-86	13	0.08	160
3-87	1.3	10	0.13
3-88	5.0	0.2	25
3-89	6.3	0.016	400
3-90	79	>100	<0.0025
ampicillin	0.025	1.3	0.02

Table 3-8 中所列化合物的顺序号并不反映它们被合成的先后顺序。化合物被合成的先后顺序既取决于各个化合物合成的难度，也取决于从微生物学家那儿得到最新的重要结果的变化度。追溯起来，从先导化合物到发现目的物经历了三个主要阶段（Scheme 3-24）。第一阶段主要研究了甲脒中不同的脂肪族取代基对活性的影响（由化合物 **3-76** 至 **3-81**，**3-83**，**3-84**），其中化合物 **3-76** 是例外。第二阶段除化合物 **3-90** 外，主要研究了三取代脒中，固定 N 上取代基，改变 C 上取代基所得到的一系列化合物（化合物 **3-72** 至 **3-75**，**3-90**）的活性。第三阶段的研究则关注甲脒含有各种杂环时（化合物 **3-82**，**3-85** 至 **3-89**）的活性。

对 Scheme 3-24 中的脒结构系列进行了的两种探索。一种探索是保持化合物 **3-81** 的 N 取代基部分不变，只改变 C 上的取代基；另一种探索是保持 C 上的取代基不变，只改变 N 取代基部分。分别对这类化合物进行活性检测。用最小的烷基、芳烷基和芳基取代化合物 **3-77**，合成了化合物 **3-73**、**3-75** 和 **3-76**（Formula 3-25），了解活性变化情况。尽管最初合成的几个化合物都是苯取代的脒（化合物 **3-78**），这种改造可能反映了药物化学家的保守思维，但确实很难毫无偏见地对某些极重要青霉素分子中存在的苯基视而不见去重新开辟一个新的抗生素领域。化合物 **3-83** 中弱碱性吗啉基的存在显示了碱性对活性的影响。化合物 **3-85** 是化合物 **3-81** 的环状类似物（Formula 3-26），化合物 **3-87** 代表了这一系列中最小的芳香族成员。

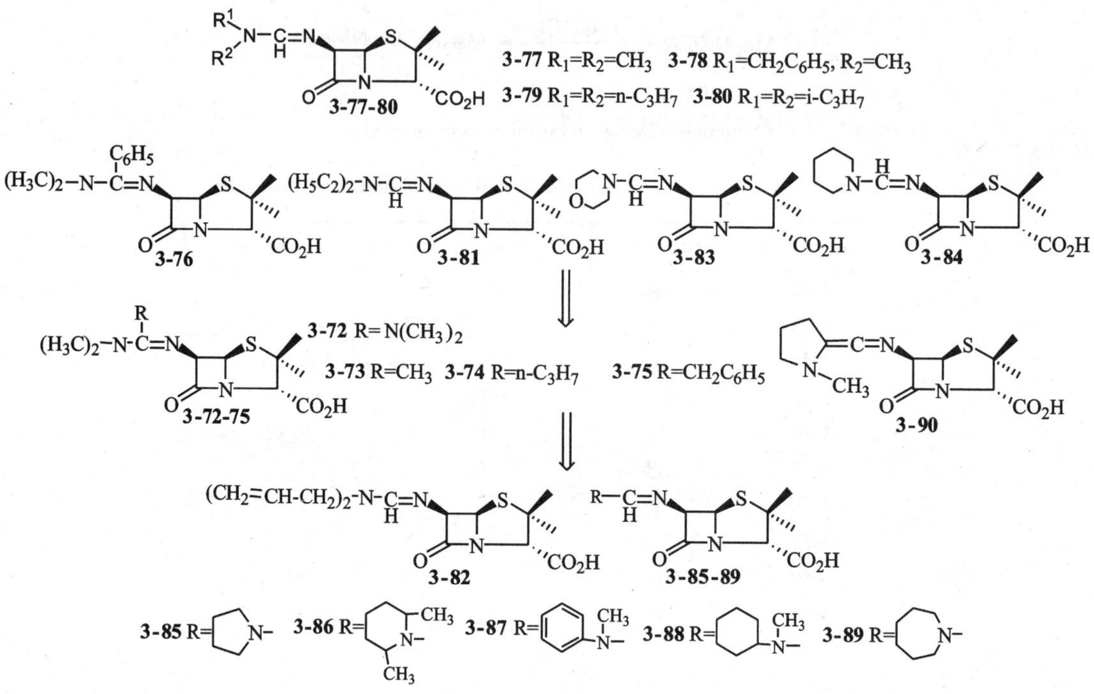

Scheme 3-24　In the development from the lead compound to optimum compound via three almost clear-cut and systematic sections

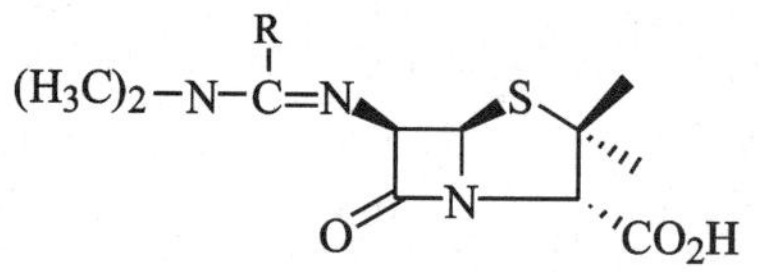

3-77, 73, 75, 76

3-77 R=H ⟹ **3-73** R=CH_3, **3-75** R=$CH_2C_6H_5$, **3-76** R=C_6H_5

Formula 3-25　Replacement of 3-77 by the smallest possible alkyl, arylalkyl and aryl

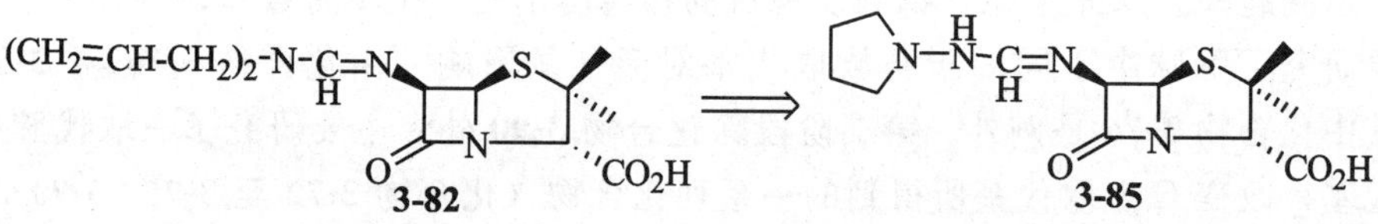

Formula 3-26　**3-85** is a ring-closed analogue of **3-81**

Table 3-8 中总结了合成的化合物体外抗菌活性的结果，用典型的革兰阳性金葡菌和革兰阴性大肠杆菌作为检测菌株。大肠杆菌是最常见的尿道感染菌。合成的化合物的抗菌活性以 IC_{50} 表示，即引起半数检测菌生长抑制的化合物浓度。在表的最后一列，列出了革兰阳性金葡菌和革兰阴性大肠杆菌两种菌的 IC_{50} 的比值，作为衡量革兰阴性菌相对显著性的标准。这在以后的 6β-氨基青霉烷酸的合成工作中将显示重要性。大比值代表抗革兰阴性菌活性相对高。相应地，小比值则代表显著低的抗革兰阴性菌活性。得到的氨苄青霉素的数据列在最后一行作为对照。

化合物 **3-81** 的检测结果令人激动。化合物 **3-81** 的革兰阳性金葡菌和革兰阴性大肠杆菌两种菌的 IC_{50} 的比值达到 50（平均值为 3)。以化合物 **3-81** 作为先导化合物，极大提高了已经上市的抗生素的抗菌效果。化合物 **3-81** 的检测结果几乎与化合物 **3-76** 和 **3-78** 的令人沮丧的数据同时出现。因此也加速了化合物 **3-79** 和 **3-80** 的合成。化合物 **3-79** 和 **3-80** 是由化合物 **3-81** 的乙基分别被丙基和异丙基取代而得（Formula 3-27)。此外，也合成了含正丁基的同系物。化合物 **3-79** 和 **3-80** 的活性检测说明，第一轮对无数可能化合物的筛选必须考虑其他链的取代。后来又合成与化合物 **3-79** 和 **3-80** 活性类似的含丁基的同系物。

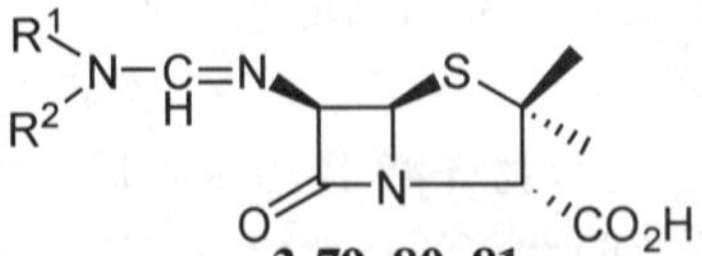

3-79, 80, 81

3-81 $R_1=R_2=C_2H_5$ ⟹ **3-79** $R_1=R_2=n\text{-}C_3H_7$ and **3-80** $R_1=R_2=i\text{-}C_3H_7$

Formula 3-27 Replacement of **3-81** by propyl and isopropyl

化合物 **3-81** 经酶水解，水解产物仔细进行抗菌检测。作为第一个甲脒类化合物的水解产物的非同寻常的抗菌谱，不仅表明这类化合物的作用模式与青霉素不同，而且表明这类化合物有可能增进青霉素产生的抗菌作用。例如体外抗菌实验已经显示，氨苄青霉素与化合物 **3-81** 的酶解产物之间就有协同作用。

由化合物 **3-90** 得到的经验是，引入碱性基团虽然能提高化合物的抗革兰阳性菌活性，但不能提高化合物的抗革兰阴性菌的活性。于是，面临的一个明显的问题是怎样提高碱性基团对抗菌活性的影响。企图用早些时候设计的四氢吡咯化合物 **3-82** 解决这个问题，可是由于当时无制备亚氨氯化物的经验，合成原料时遇到了困难。为了节省时间，便合成了含六元吡啶环的化合物 **3-85**。比较了化合物 **3-79** 和 **3-85** 的抗菌活性后，认为有必要立即研究环状衍生物。在研究环状衍生物同时合成了第一个胍衍生物 **3-72** 和几个取代的脒（化合物 **3-73** 至 **3-75**)。光气是制备亚氨氯化物和氯甲脒最合适的试剂。为了探索避开使用光气，浪费了许多时间。

因为已知相关的取代尿的抗菌活性低，所以检测到化合物 **3-72** 无抗菌活性并不意外。相反，6β-脒基青霉烷酸系列中的化合物 **3-85** 呈现出的两种抗菌活性。6β-脒基青霉烷酸系列的化合物 **3-75** 显示的高的抗革兰阴性菌的活性和低的抗革兰阳性菌的活性鼓舞人心。那时已经开始进一步深入研究 N-C＝N 取代的其他类型的青霉烷酸，例如 amidrazones 和 amidoximes。这两个化合物分别含有 N-C＝N-N 基和 N-C＝N-O 基。由于缺乏合适的合成方法，这两个化合物一直没有得到。后来，有了路线 B（Scheme 3-22)。有第二胺参与以及有合适的肼和羟胺参与，路线 B 得以完成。不过，得到的氨基腙和偕胺肟并无特别的活性。

在早年探索 N 取代基对活性的影响时，在甲脒系列中，化合物 **3-82** 和 **3-87** 的进展一直不利，直到光气用于亚氨氯化物的制备后才完成了它们的合成。遗憾的是，不饱和化合物 **3-82** 以及芳香族化合物 **3-87** 抗革兰阴性菌的活性都比较低。

吡啶衍生物 **3-84** 的实验结果提高了环状化合物的重要性，使得重新对另一个期待已久但尚未合成的吡啶化合物 **3-86** 进行了研究。很快便完成了化合物 **3-86** 的合成和体外抗菌活性检测。结果很清楚地显示，活性的降低与环的缩小有关。于是，设计下一个活性同系化合物便有了清晰的思路。很幸运，原料六亚甲基亚胺可以得到并且比较便宜。于是，立即得到了中间产物甲酰胺衍生物。甲酰胺衍生物转化为亚氨氯化物衍生物后再与 6β-脒基青霉烷酸新戊酰氧甲酯按照通常的途径反应，得到了化合物 **3-89**。

与此同时，化合物 **3-86** 和 **3-88** 被用于评价饱和环对抗菌活性的影响。更具体地说，设计化合物 **3-86** 是打算了解由两个乙基围绕脒基构成一定的空间位阻是否能够提高化合物对 β-内酰胺酶的耐受性。结果非常明显，化合物 **3-86** 不仅能够保护 β-内酰胺环的羰基不受 β-内酰胺酶侵袭，而且提供了用乙基取代来提高化合物 **3-79** 的活性的可能性。可惜，这一思路未得到实验的确证。另一个尝试是，用环己基取代脂肪族开链甲脒衍生物。结果如化合物 **3-88** 所示，未得到任何有益的线索。

化合物 **3-89** 达到设计的期望。化合物 **3-89** 经酶水解后，体外抗大肠杆菌活性比氨苄青霉素高 80 倍。即化合物 **3-89** 抗革兰阴性菌的活性相当于青霉素 G 抗革兰阳性菌金葡菌的活性。除了在后来的几年里希望发现更好的化合物外，化合物 **3-89** 的盐酸盐，又名 FL1039，已经证明是最合适的值得进一步评价的目的物。化合物 **3-89** 的盐酸盐经过漫长的法规审查和市场准许，作为主要用于治疗泌尿道感染的抗生素于 1978 年初以 pivmecillinam 的商品名先在丹麦上市，后来陆续在其他国家上市。

四、6β-脒基青霉烷酸的脒基对活性的影响

从取代 6β-脒基青霉烷酸中寻找目的物的研究得到了关于侧链的很重要的构效关系理论。通过两种结构类型的活性化合物已经明确了两点。已经明确的第一点是，脒基 C 上的取代基为 H 的化合物具有显著的抗革兰阴性菌活性。脒基 N 上的取代基为小烷基或环烷基的化合物已经有相当的活性，如化合物 **3-79**、**3-80**、**3-81** 和 **3-88**。将烷基链环化，得到如化合物 **3-84** 和 **3-89**。成环可以提高化合物的抗革兰阴性菌活性。已经明确的第二点是，当脒基 N 上的取代基为小烷基、脒基 C 上的取代基为苯基时，化合物显示出很强的抗革兰阳性菌活性。在这两个极端之间存在着一系列化合物，如化合物 **3-77**、**3-78** 和 **3-87**，它们的抗革兰阴性菌活性和抗革兰阳性菌的活性以不同的比率由低到高排列。

这样，体外检测结果显示 6β-脒基青霉烷酸具有比青霉素类更宽的抗菌谱。经过数年时间，一些实验室合成并评价了数百个含各种侧链的 β-内酰胺抗生素。关于侧链的变化对活性影响的详细结果已有记录。还有文献报道含有氨烷基取代的环状甲脒显示出抗绿脓杆菌的活性。含有 6 到 7 个碳原子的单环或双环甲脒的青霉烷酸的抗革兰阴性菌活性最强。不论脒基 N 上的取代基如何变化，脒基 C 上的取代基为苄基或苯氧甲基取代的三取代脒青霉烷酸的抗革兰阴性菌活性最强。

脒比酰胺容易水解。由此可以解释三取代 6β-脒基青霉烷酸与 penicillins 之间构效关系的惊人相似性。具有抗革兰阴性菌活性的脒水解为 R^3-penicillins（Formula 3-24），同时释放 R^1 和 R^2 取代的胺。这个水解反应是在 Baltzer 和 Rastrup-Andersen 研究的基础上得出的。

甲脒的水解非常复杂。特别是当 pH ≥ 7 时，甲脒的水解更复杂。幸运的是，pivmecillinam 比它的类似物稳定。例如若将由 pivmecillinam 水解而来的 mecillinam 中的七元环替换为六元环，则得到为高活性的化合物 **3-84**。在 pH ≥ 7.4 和 37℃ 条件下与 mecillinam 比较，**3-84** 的水解速度提高了 3 倍。

从本节介绍的 pivmecillinam 的发展过程可以看到，经验的积累会产生学说。学说的存在产生弊端，有可能阻碍进步。例如，长期以来都认为 β-内酰胺抗生素的结构应该是 6β-酰

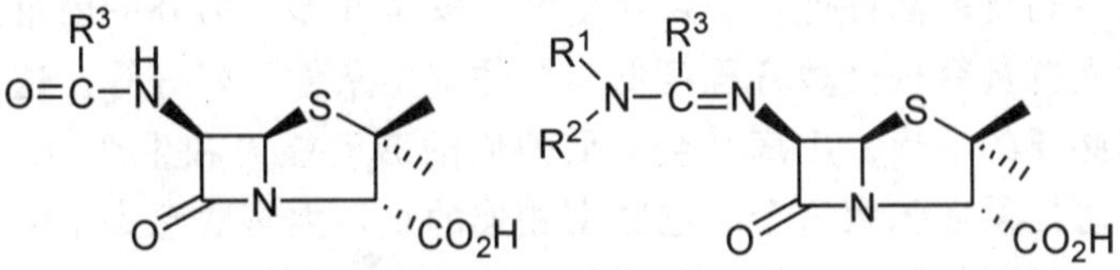

Formula 3-28 The side chain R^3 CO constitutes the only site for structural variation in the penicilins when the unmodified penicillanic acid residue is retained. In contrast the substituted 6β-amidinopenicillanic acids contain three principlal independent variables R^1, R^2, and R^3. Wherein R^1, R^2 = (substituted)alkyl or aryl; R^3 = H, (subsituted)alkyl or aryl

胺基青霉烷酸。后来，高度抗革兰阴性菌活性的 6β-甲脒基青霉烷酸的发现推翻了这种学说。药物化学还可能出现对其他学说的挑战。正是在不断出现的挑战中导致新药的发现。

第五节 随机筛选出的先导结构
——从 imidazoline 到 tetrahydropyrimidine

尽管成千上万的人仍然遭受蠕虫病，病痛的折磨，但是蠕虫病已经不像早期那样严重地威胁人类健康，因而蠕虫病被相对地忽略了。一般说来，由各种寄生虫引起的蠕虫病虽然不像细菌感染引起的疾病那样会危及人们的生命，但是它使人们的健康状况日渐衰弱而造成的影响却很深远。人类的生活质量可以因直接被人体寄生虫感染而下降，例如人体直接被钩虫感染可引起贫血。人类的生活质量也可以因他们家养的动物被人体寄生虫感染而间接地受到影响，例如家畜被人体寄生虫感染而减少肉类供应，以及减少茸毛和皮革这类高价产品的供应。Table 3-9 列出了一些引起人类疾病的主要的寄生虫。尽管感染蛔虫的公共性比疟疾和血吸虫病要低一些，但迄今为止蛔虫（线虫）问题仍然十分严重。

Table 3-9 Major parasitic diseases of humans

Type	Common name	Genus
a	Large roundworms	Ascaris
	Hookworms	Ancylostoma, Necator
	Whipworms	Trichuris
	Whipworms	Filariae
	Pinworms	Enterobius
b	Blood flukes	Schistosoma
	Tapeworms	Taenia, Hymenolepis
c	Malaria	Plasmodium

a=Roundworms (nematodes); b=Flatworms (trematodes, cestodes); c=Protozoan

20 世纪 50 年代中期，蠕虫病的治疗远远落后于细菌感染性疾病的治疗。那时用于治疗钩虫引起的人类疾病的药物是四氯乙烯（已经代替了四氯化碳），杀虫能力比较弱。治疗比较流行的由大蛔虫引起的蛔虫病时使用哌嗪 7 天疗法，有效率大概只有 50%。与现在临应用的药物相比，这些药物的活性低，抗疾病谱窄，安全性差。另外的困难来自风险人群的固有问题，例如风险人群贫穷、受教育程度低、居住卫生条件不好等等。这些人没有能力支付医疗费用，得不到必要的治疗。生病又会降低他们的劳动能力和生产力，于是收入就更低。很明显，这是一个恶性循环。跟这个问题紧密相连的是，大多数感染了蛔虫病的病人同时还受多种寄生虫侵袭。早期使用的抗蠕虫药物的作用谱一般都比较窄，对于一个被多种寄生虫感染的病人来说，使用对一种蠕虫有效的药物意义不大。

在经济比较发达的国家，卫生条件改善以及穿鞋广泛普及大大减轻了蠕虫病作为一种威胁人口增长的疾病的严重程度。在经济比较发达的地区，人们依靠动物提供食品。由于聚集养殖，动物感染蠕虫病便成为肉食产量和其他动物类产品产量下降的主要原因。1961 年，Merck 药厂推出了第一个现代抗蠕虫药物，thiabendazole。从此，证明控制蛔虫感染可以带来巨大的经济利益。例如，一个农场主在兽用药物方面适当投资收到的利润比单纯发展生产收到的利润要大得多。于是，20 世纪 60 年代早期开发新的抗蠕虫药物用于畜类医疗便已成为药厂的市场发展策略。发展的希望就在于，一旦新的、有效的、安全的兽用药物被开发出来，很快就可以跟着开发展人类用药。

一、三重感染小鼠模型

用于研究抗蠕虫药物的动物模型，需要能够尽可能快地在人体或者农畜体内反映出疾病与宿主的关系。早期，有一些动物模型可以反映单个的蠕虫引起的疾病状态。例如，大鼠的 N. muris 蛔虫模型 以及小鼠 H. nana 绦虫模型。可是这种模型不仅检测方法特别烦琐，并且需要大量本来就供应不足的试药。可见，要想使抗蠕虫药物研究有所进展，必须建立更加有效的筛选模型。小鼠线虫模型比大鼠 N. nuris 模型要好，因大鼠 N. nuris 模型需要 10 倍量的药物用于筛选。按照文献的观点，在当时的环境下建立一种宿有线虫 N. dubius 的小鼠模型更现实。N. dubius 寄生在十二指肠，在小肠的最底部，是小鼠胃肠管道中不会被 H. nana影响的区域。结果发现不仅两种感染模型可以在同一只小鼠中并存，而且在小鼠盲肠中还意外地发生了蛲虫 S. obvelata 感染。这样，如果让小鼠在胃肠管道的不同区域分别感染线虫 N. dubius、绦虫 H. nana 和蛲虫 S. obvelata 就可以得到一种三重感染筛选小鼠模型，可以检测一个化合物是否同时对蛔虫、蛲虫和绦虫的感染都有效。

二、从随机筛选到 2-(2-thiophenemethylthio)imidazolline

小鼠三重感染模型建立之后，立即开始了化合物的大规模合成与筛选。与以前经历过的大规模合成与筛选相似，成功的几率非常低。事实上，在合成与筛选的数百个化合物中，只 2-(2-噻吩甲基硫)咪唑啉 [2-(2-thiophenemethylthio)imidazolline] 盐酸盐有显著的活性。2-(2-噻吩甲基硫)咪唑啉盐酸盐是2-氯甲基噻吩和二咪唑硫酮的加合物（Scheme 3-19）。

应当说，能够发现 2-(2-噻吩甲基硫)咪唑啉盐酸盐已经很幸运。因为对于最终要找到治疗疾病的药物来说，筛选模型通常会有很多意外。筛选时不仅会遇到在动物模型上有活性在宿主身上没有活性的假阳性结果，也会遇到在动物模型上没有活性在宿主身上有活性的假阴性结果。正如后面会看到的那样，使用小鼠三重感染模型筛选并没有选出 thiabendazole (Formula 3-29)。Thiabendazole 可以看做是 Merck 制药厂在抗蠕虫药物方面的里程碑式的发现。从 2-(2-thiophenemethylthio)imidazolline 的发现过程不难看到，药物的开发进程受模型限制，不同的疾病模型会导致不同的结果。

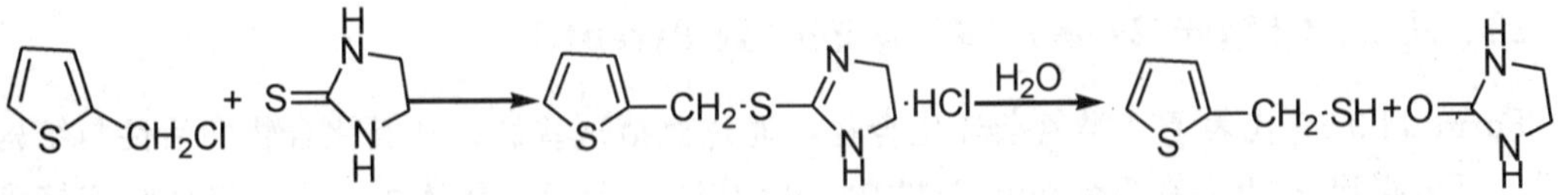

Scheme 3-25 The reaction of 2-chloromethylthiophene and 2-imidazolidinethione provides 2-(2-thiophenemethylthio) imidazolline. 2-(2-thiophenemethylthio) imidazolline showed little activity when administered orally to sheep since it is unstable. In aqueous solution 2-(2-thiophenemethylthio) imidazolline hydrolizes to the inactive 2-thiophenemethanethiol and 2-imidazolidone. This knowledge eventually lead to concepts that made pynantel successful

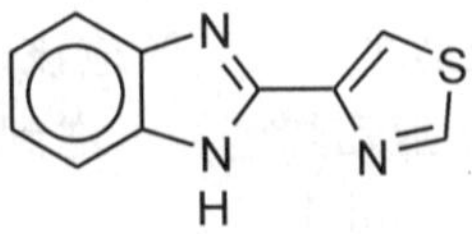

Formula 3-29 Thiabendazole, Merck's landmark discovery in the field of helminthiases

有一段时间，似乎 2-(2-噻吩甲基硫)咪唑啉盐酸盐的治疗作用都可能是假阳性。因为在接下来的检测步骤中，当羊口服给药时，2-(2-噻吩甲基硫)咪唑啉盐酸盐的活性非常低。不过，因为确切地知道 2-(2-噻吩甲基硫)咪唑啉盐酸盐属于异硫脲的季铵盐。异硫脲的季铵盐类化合物在水溶液中不稳定，可分解为噻吩硫和咪唑酮（Scheme 3-25）。2-(2-噻吩甲基硫)咪唑啉盐酸盐在水溶液中的不稳定性，可以解释它为什么在比较大的宿主动物中的活性比较低。这些发现成为最后 pyrantel 开发成功的基本理念。

三、从稳定的咪唑啉性到广谱抗蠕虫活性

正如刚开始提到的，因为 2-(2-噻吩甲基硫)咪唑啉盐酸盐的一个突出问题是在水溶液中不稳定，所以很容易想到是否一个稳定的类似物可以具有较好的抗蠕虫活性。于是，按照 Scheme 3-26 代表的合成路线制备了 2-[2-(噻吩-2-基)乙基]咪唑啉。

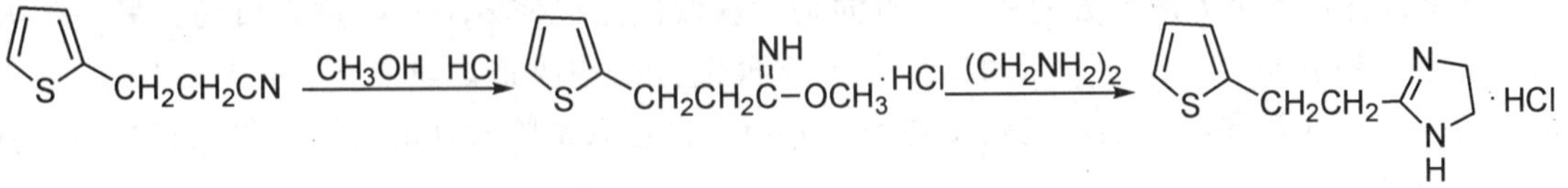

Scheme 3-26 To determine whether a stable imidazoline would possess significant anthelmintic activity 2-[2-(2-thienyl) ethyl]imidazoline was prepared accoding to Pinner synthesis outlined in this Scheme. The bioassays indicated that 2-[2-(2-thienyl) ethyl]imidazoline was not only active against N. dubius in mice but also active against a veriety of roundworm parasites that simultaneously infest sheep

后来发现，2-[2-(噻吩-2-基)乙基]咪唑啉不仅对于感染小鼠的 N. dubius 模型有较好的疗效，对寄生在羊身上的许多种蛔虫也有较好的疗效。这样一来，对先导化合物 2-(2-噻吩甲基硫)咪唑啉盐酸盐的正确分析把研究引上了正确轨道。即稳定的咪唑啉类化合物对大动物将有广谱抗蠕虫活性。不足之处是，2-[2-(噻吩-2-基)乙基]咪唑啉对寄生在羊身上的蛔虫的治疗指数太低。

四、从 2-[2-(噻吩-2-基)乙基]咪唑啉到 Pyrantel

Formula 3-30 代表了一类氮杂环化合物，通过概括这些氮杂环类化合物的活性与结构的关系，可以得出 SAR。在 Formula 3-30 中，Ar 代表一个芳香环体系、X 是将环胺连接到芳香环的连接桥、R 代表烷基或者是苯基取代基。氮杂环既可以是五元环（n=2），也可以是六元环（n=3）。得到的 SAR 结果是，(a) 当 X、R 和 n 都相同的时候，芳香取代基对于活性的递减顺序为噻吩-2-基＞噻吩-3-基＞苯基＞呋喃-2-基；（b）氮杂环为四氢嘧啶体系(n=3)的化合物的活性要大于环胺为咪唑体系（n=2）的化合物的活性；(c) 当 X 和 n 都相同的时候，N 上的取代基 R 为甲基的氮杂环比 R 为氢原子的氮杂环的活性强，R 为其他取代都导致活性降低；(d) 为了有适宜的活性，X 应该是包含两个碳原子的链，活性顺序为反式-1,2-亚乙烯基＞乙烯＞顺式-1,2-亚乙烯基。考虑到所有的这些结构活性关系，Ar、X、R 和 n 组合的最好的化合物当然是 pyrantel。

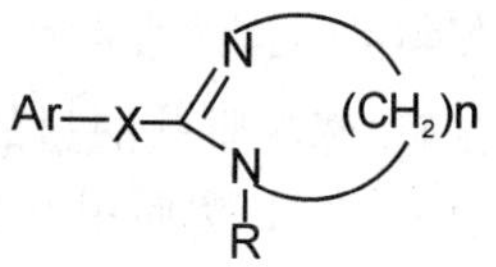

Formula 3-30　The structure of aza-cyclic compounds used for SAR analysis

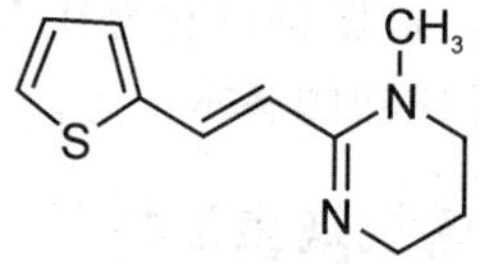

Formula 3-31　The optional combination represented by pyrantel which contains thiophene, tetrahydropyrimidine and trans-vinylene

虽然 pyrantel 的活性并不太强，但是在增长的市场中它有比较强的竞争力。于是，pyrantel 的研究演化为两个方向。一个方向是，获取优先权使 pyrantel 进入市场。另一个方向是，立即将 pyrantel 作为最新的先导化合物再进行结构改造。虽然 Formula 3-31 已经提供了向 pyrantel 发展的基础，但是发展到 pyrantel 也还只是阶段性的结果，仍然有找到更有效的化合物的空间。

对前面提到的 SAR 的立即可以实施的推广和立即可以得到的最重要的认识就是，Formula 3-31 的化合物的活性并不仅仅来自咪唑啉和四氢嘧啶体系。例如 Formula 3-32 的简单非环脒类似物在三重感染实验中的活性也达到了 pyrantel 活性的二分之一。当然，Formula 3-32 的简单非环脒类似物的发展的可能性后来很快就因发现了其他脒类化合物而被冲淡了。

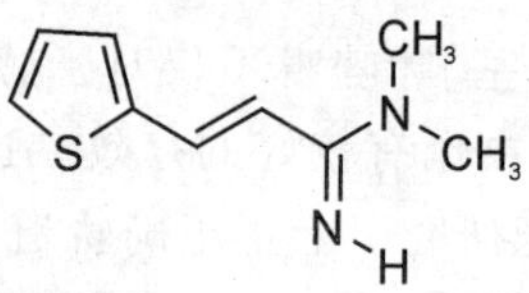

Formula 3-32　The simple noncyclic amidine analogues, which is half as potent as pyrantel itself in the Triple Infection Screen, reflects a recognition that activity does not solely reside in the imidazoline and tetrahydropyrimidine system

五、从 Pyrantel 到二氢噻嗪

后来在考虑类似物时，尽管 Formula 3-33 的 2-[(噻吩-2-基)乙基]噻唑啉的碱性比 pyrantel 的碱性要弱大约 6 个数量级，但仍然猜想它会表现出抗蠕虫活性。

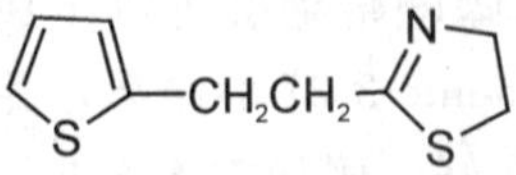

Formula 3-33 When 2-[2-(thien-2-yl)ethyl]thiazoline was used in peanut oil and in 1% aqueous carboxymethylcellulose the different results were given by the biological tests. When 2-[2-(thien-2-yl)-ethyl]thiazoline was administered in peanut oil no any activity was observed and if 1% aqueous carboxymethylcellulose was used as the drug vehicle 2-[2-(thien-2-yl)ethyl] thiazoline was marginally active. The phenomena told us the impotance of drug vehicle. Although thiazoline possessed marginally activity it leaded to see whether the same relationship as that between imidazolines and tetrahydropyrimidines hold for thiazolines and dihydrothiazolines

2-[(噻吩-2-基)乙基]噻唑啉是两个研究组独立制备的。两个研究组的活性检测得出了不同的结果。一个研究组检测出 2-[(噻吩-2-基)乙基]噻唑啉没有活性，另一个研究组检测出 2-[(噻吩-2-基)乙基]噻唑啉有边沿性活性。后来澄清了，两个研究组之所以得出了不同的结果是因为在评价活性时使用了不同的溶剂。一个研究组用花生油做溶剂，另一个研究组用 1%羧甲基纤维素的水溶液做溶剂。两个研究组都用 1%羧甲基纤维素的水溶液做溶剂后，便都检测出 2-[(噻吩-2-基)乙基]噻唑啉有边沿性活性。澄清这一点很重要，否则便会丢失一个重要发展方向。

尽管 2-[(噻吩-2-基)乙基]噻唑啉本身仅有一些边沿性活性，但至少不妨碍考虑噻唑啉环类似物的活性也许会好一些。深入一步说，也许在噻唑啉和二氢噻嗪之间具有像咪唑啉和四氢嘧啶那样的关系。后来证明，事实上噻唑啉和二氢噻嗪之间的关联性比咪唑啉和四氢嘧啶之间的关联性还要高。在二氢噻嗪系列中，制备的第一个成员是 Formula 3-34 的 2-[(噻吩-2-基)乙基]二氢噻嗪。在小鼠实验中 2-[(噻吩-2-基)乙基]二氢噻嗪的活性是 pyrantel 活性的两倍。当然，并不是说二氢噻嗪系列的所有 SAR 关系都能与脒系列的那些 SAR 关系相匹配。依据这里提到的 SAR 进行类推，估计 pyrantel 的更直接的类似物也许活性更高。Formula 3-34 的 pyrantel 的更直接的类似物可以看作是 2-[(噻吩-2-基)乙基]噻二氢噻嗪的乙烯同系物。然而，实验结果却显示它的活性不足 pyrantel 的活性二分之一。二氢噻嗪类化合物在羊体内的活性评价显示，尽管它们有效，但总的来说并没有比 pyrantel 显示更好的活性。看来，二氢噻嗪类化合物仍旧是有待发展的先导化合物。

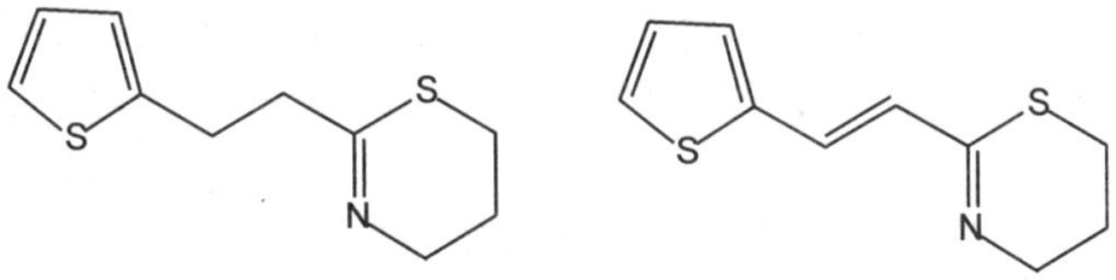

Formula 3-34 In the observation depicted in Formula 3-29 2-[2-(thien-2-yl)ethyl]dihydrothiazine was prepared as the first member of the dihydrothiazine series and it was twice as potent as pyrantel in the host test. Though it was expected that the more direct pyrantel analogue, trans-1-(thien-2-yl)-2-(dihydrothiazin-2-yl)ethylene, would be still more potent the tests showed it to be only half as potent as pyrantel

六、从二氢噻嗪到新型 Knoevenagel 缩合

开发二氢噻嗪类化合物的另一个主要的好处在于，认识了一种新形式的 Knoevenagel 缩合反应。这种新型的 Knoevenagel 缩合反应对于合成四氢嘧啶体系的化合物非常有价值。

1954 年报道，苯甲醛与 2-甲基噻唑啉缩合可以生成 2-苯乙烯噻唑啉（Scheme 3-27）。开发二氢噻嗪类化合物时证实了 Scheme 3-27 的结果，并发现苯甲醛与 2-甲基-1,3(4H)-二氢噻嗪的 Knoevenagel 缩合结果一样好。例如 1,4,5,6-四氢-2-甲基-嘧啶与 2-噻吩甲醛反应得到 Formula 3-35 的反式-1-(噻吩-2-基)-2-(二氢噻嗪-2-基)乙烯。很显然，当四氢嘧啶体系中的那些期望的化合物不能够使用 Pinner 反应进行合成，而选用的替代方法对于一些敏感的化合物来说又不太适合时，这个发现就非常有意义。为了证实这个发现的意义，特别制备了 1,4,5,6-四氢-1,2-二甲基-嘧啶(TDP)。TDP 可以与适当的醛进行反应，容易得到 pyrantel 以及它的类似物。

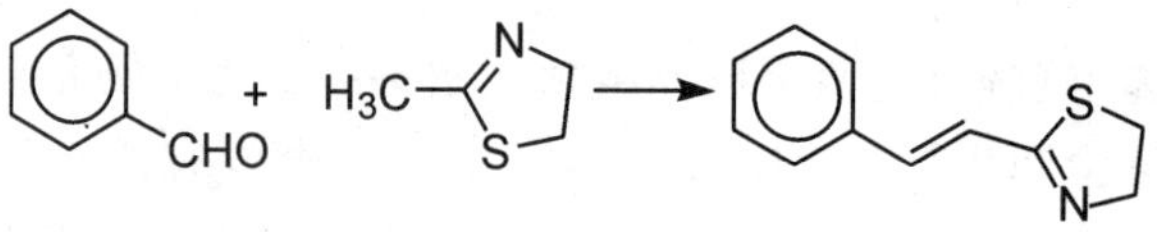

Scheme 3-27　In the presence of piperidine the condensation of benzaldehyde and 2-methylthiazoline provides 2-styrylthiazoline

这个新型的 Knoevenagel 缩合极大地加速了开发步骤，最终导致了在 pyrantel 以及类似物，morantel，oxantel 在生产中发挥重大作用。

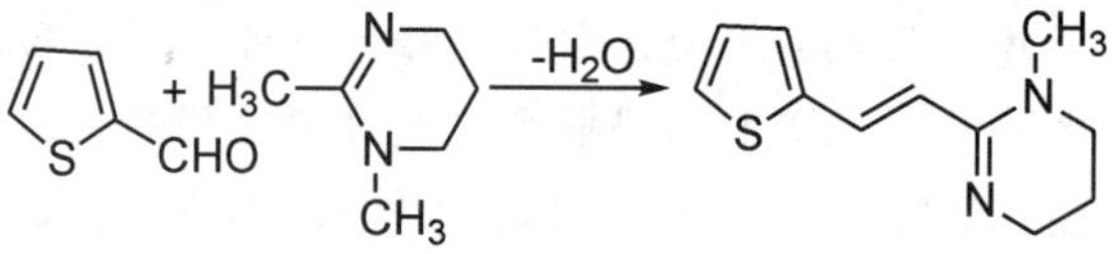

Scheme 3-28　Knoevenagel condensation of 2-thiophenecarboxaldehyde and 1,4,5,6-tetrahydro-1,2-dimethylpyrimidine provides pyrantel

七、1-(2-芳基乙烯基)吡啶翁盐与商业考虑

文献中有一类与 pyrantel 的结构非常相似并相当有趣的化合物，1-(2-芳基乙烯基)吡啶翁盐。虽然文献中描述了一些与 Formula 3-35 的有趣的结构类似的化合物，但是没有人知道该类化合物的抗蠕虫活性。这些化合物的合成方法非常简单。在小鼠三重感染模型中，Formula 3-31 的呋喃乙烯基吡啶翁盐具有与 pyrantel 相等大小的活性，SAR 关系也与四氢嘧啶体系的化合物类似。虽然在羊体内 Formula 3-31 的呋喃乙烯基吡啶翁盐的活性比 pyrantel 低很多，但是它的邻甲苯乙烯基吡啶翁盐的活性与 pyrantel 差不多。由于以牺牲 pyrantel 为代价来换取邻甲苯乙烯基吡啶翁盐的开发没有任何商业好处，所以冻结了 1-(2-芳基乙烯基)吡啶翁盐类化合物的进一步研究。

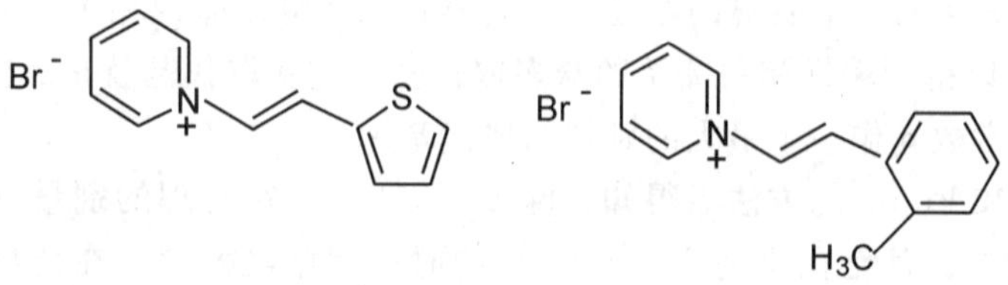

Formula 3-35　1-(2-Arylvinyl)pyridinium salts with anthelmintic activity

八、从 Pyrantel 到 Oxantel

四氢嘧啶类化合物中最后一个出现的化合物是 oxantel。前面，通过 N. dubius 检测已经确定了各化合物的药物活性。虽然蛔虫模型是一个对于动物体和人体的许多线虫都适用的比较好的通用模型，但是完全不适于检测对抗毛首鞭虫的药物的活性。毛首鞭虫比较难治疗。此前，用己基间苯二酚灌肠是用来治疗这类蠕虫病的唯一方法。该方法很少成功。虽然用敌敌畏浸润的树脂小丸治疗动物体的毛首鞭虫病有效，但是用来治疗人类毛首鞭虫病的时候却显示出没有多大效果。由于大量人口正在遭受毛首鞭虫病的折磨，所以非常有必要开发新的治疗毛首鞭虫病的有效的药物。

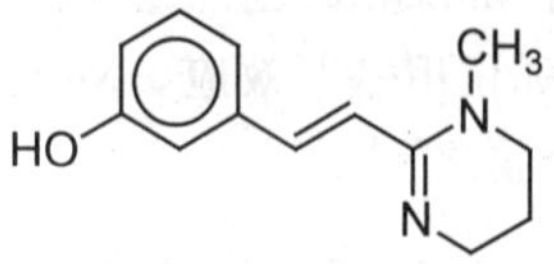

Formula 3-36　Structure of oxantel

在合成不同芳香环取代的 pyrantel 类似物并进行对抗蠕虫病活性研究时，制备了 3-羟基苯乙烯基-1-甲基-1,4,5,6-四氢嘧啶。与其他间位或者对位取代的化合物不同，3-羟基苯乙烯基-1-甲基-1,4,5,6-四氢嘧啶（又称 oxantel）有抗 N. dubius 活性。因为 oxantel 的 ED_{90} 高达 pyrantel ED_{90} 的 10 倍，所以仅从 ED_{90} 值考虑，oxantel 的意义不大。好在寄生虫学家发现 oxantel 与 pyrantel 及 morantel 都不同，在小鼠试验中 oxantel 显示抗绦虫 H. nana 活性。考虑到 oxantel 有可能拓宽四氢嘧啶类化合物的抗蠕虫病谱，便决定在狗身上进行 oxantel 的活性检测。试验了感染不同寄生虫的狗，其中包括绦虫 Taenia pisiformis。试验结果显示，oxental 对于寄生在狗身上的绦虫没有治疗作用，而对于寄生在狗身上的鞭虫有治疗作用。接下来设计了小鼠鞭虫模型。在小鼠鞭虫模型上 oxental 的治疗作用非常明显。虽然后来制备了大量 oxental 类似物，其中也有一些类似物具有较好的杀鞭虫活性，但是没有一种类似物的活性超过 oxental 的活性。尽管 oxental 本身的抗虫谱很窄，但是它使四氢嘧啶家族药物增加了抗鞭虫谱。

九、Hansh 分析与 morantel

1964 年 Hansch 和 Fujita 在 California 的 Pomona 大学发表了第一篇关于定量研究化合物的结构活性关系的论文。从药物化学发展的历史角度看，这种定量研究结构活性关系的模式既显示了创新性，又显示了勇敢性。Hansch 和 Fujita 建立的方法比当时流行的方法推理性更强。使用 Hansch 和 Fujita 的方法考察芳香环上的取代对活性的影响简便易行。操作时只要选择关键的取代基团并且检测活性变化。使用 Hansch 和 Fujita 的方法时只要精心选择好 20 种或者 30 种化合物就可以达到当时流行的方法使用 200 种或者 300 种化合物的效果。

使用 Hansch 分析方法的一个明显的益处是，只要有一个可以体现相关关系的取代基，研究者便能够选择到可以得到较好相关关系的众多取代基。这些取代基就是那些可以在疏水常数 π 和取代基的电性常数 σ 作一个最大的延伸的取代基。

使用 Hansch 和 Fujita 的方法后得知，除 oxantel 外，在合理的剂量下芳香环的邻位取代与抗蠕虫活性相关。甚至在早期研究 QSAR 的时候就已经发现，在药物的抗蠕虫活性和疏水性之间有抛物线关系。起初，这种相关关系比较差，统计学意义也不显著。扩大邻位取代的类似物数量后，相关关系变得非常显著。实验研究中，用了一系列电性参数来提高相关性。通过不同次数的实验，认识到 Hammett σ 常数和基团的耦极矩 μ 在决定化合物的活性方面起着非常重要的作用。虽然这些研究很快就终止了，但是在研究过程中得到了一个非常好的相关关系。这种相关关系表明，不管芳香环是苯环还是噻吩环，只有与疏水性及芳香环的性质之间的抛物线关系才是重要的决定因素。下面的方程概括了分析的结果。

$$\log 1/ED50 = -1.64\pi^2 + 1.93\pi + 0.66\sigma + 0.88$$

$$\text{wherein } n=12、r^2=0.962、s=0.117、P<0.0005$$

Table 3-10 给出了用来得到该方程的数据和预测的活性值。分析显示，在 3 位有一个 π 常数大约为 0.6 的基团（例如一个甲基）的 2-噻吩基的衍生物具有适当的活性。这个化合物就是 morantel。Hansch 分析引出了 morantel 当然是一件不错的事情，但实际上在合成许多类似物的过程中早就已经认可了"邻位甲基"效应。Morantel 最初是在许多其他背景上制备出来用来建立 QSAR 的一系列化合物之一。

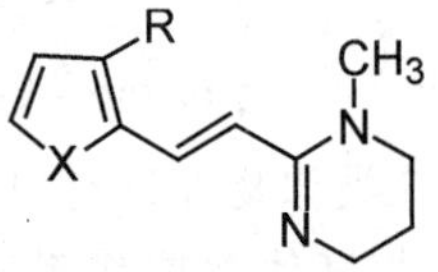

Formula 3-37 Structure of **3-91** to **3-102**. In **3-91** R=Br, X=S; in **3-92** R=CH_3, X=S; in **3-93** R=CH_3, X=CH=CH; in **3-94** R=Cl, X=CH=CH; in **3-95** R=H, X=S; in **3-96** R=C_2H_5, X=S; in **3-97** R=I, X=CH=CH; in **3-98** R=Br, X=CH=CH; in **3-99** R=H, X=CH=CH; in **3-100** R=C_2H_5, X=CH=CH; in **3-101** R=F, X=CH=CH; in **3-102** R=NO_2, X=CH=CH

Table 3-10 Relative potencies of some pyrantel analogues

Compd	π	σ	Log (1/ED_{90})		△
			observed	calculated	
3-91	0.75	1.0	2.16	2.07	0.09
3-92	0.68	1.0	2.08	2.10	−0.02
3-93	0.68	0.0	1.53	1.44	0.09
3-94	0.59	0.0	1.49	1.44	0.05
3-95	0.0	1.0	1.46	1.54	−0.08
3-96	1.22	1.0	1.45	1.45	0.00
3-97	0.92	0.0	1.25	1.26	−0.01
3-98	0.75	0.0	1.24	1.41	−0.17
3-99	0.0	0.0	1.00	0.88	0.12
3-100	1.22	0.0	0.78	0.79	−0.01
3-101	0.01	0.0	0.76	0.90	−0.14
3-102	−0.23	0.0	0.40	0.35	0.05

Hansh 分析对 morantel 的根本价值在于，使用 Hansh 分析尽管不能保证今后不会有其他的活性更高的 morantel 的类似物被发现，但是至少保证了没有错过 morantel。Hansh 分析结果告诉我们，不仅药物活性可以通过药物性质的函数来理解，而且所有合理的具有适宜的活性的化合物都在视野之中。可以说 Hansch 分析是一种非常有价值的判断工具，它告诉我们什么时候考虑什么事情。其次，从 Hansch 分析的角度组织合成程序，允许在制备相当小数量的化合物的情况下得出需要的结论。很清楚，二氢噻嗪系列、1-(2-芳乙烯基)吡啶翁盐系列，以及相关系列中的类似物都具有相同的构效关系。今天，已经没有人怀疑 Hansch 分析作为药物开发方法可以体现的价值了。

当开发出 pyrantel 的时候，也出现了许多其他宽谱的抗蠕虫病药物。其中与 pyrantel 在同一年开发的左旋咪唑为新颖结构。很长一段时间左旋咪唑是主要的非苯并咪唑类抗蠕虫药物中的一个成员。加上许多公司跟随着 Merck 的 thiabendazole 进行了相关的研究，出现了许多苯并咪唑类化合物（Formula 3-39)。

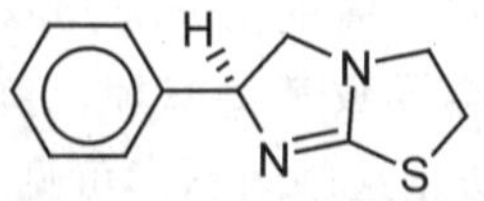

Formula 3-38　While pyrantel was being developed a number of other broad-spectrum anthelmintic agents (see Formula 3-35) such as levamisole appeared on the scene

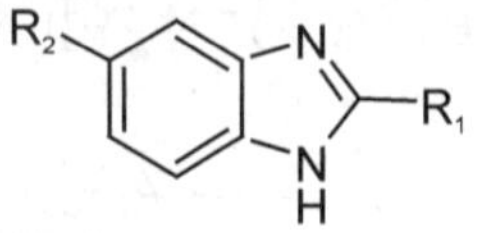

Formula 3-39　Structure of benzimidazole anthelmintic agents **3-103** to **3-112**. for **3-103** R_1 = 4-Thiazolyl, R_2 = H; for **3-104** R_1 = 4-Thiazoly, R_2 = i-C_3H_7OCONH-; for **3-105** R_1 = $NHCO_2CH_3$, R_2 = n-C_4H_9-; for **3-106** R_1 = $NHCO_2CH_3$, R_2 = n-C_3H_7S-; for **3-107** R_1 = $NHCO_2CH_3$, R_2 = n-C_3H_7O-; for **3-108** R_1 = $NHCO_2CH_3$, R_2 = C_6H_5CO-; for **3-109** R_1 = $NHCO_2CH_3$, R_2 = 4-FC_6H_4CO-; for **3-110** R_1 = $NHCO_2CH_3$, R_2 = Cyclo-C_3H_5CO-; for **3-111** R_1 = $NHCO_2CH_3$, R_2 = C_6H_5S (0) -; for **3-112** R_1 = $NHCO_2CH_3$, R_2 = C_6H_5S

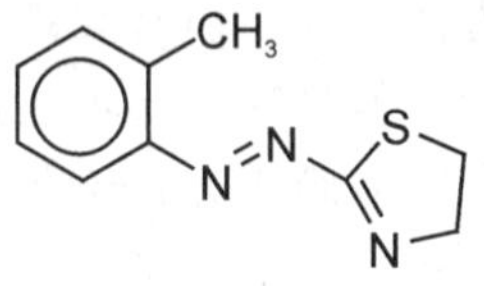

Formula 3-40　2-Arylazothiazolines are active anthelmintic agents for instance 2-(o-tolyazo)thiazoline is effective against a variety of sheep nematodes

与 pyrantel、morantel 和 oxantel 同时在开发的 1-(2-芳乙烯基)嘧啶翁盐类化合物和 1-[2-(2-噻吩基)乙烯基] 嘧啶溴盐类似物。1977 年又报道 2-芳基偶氮-噻唑啉类化合物具有抗蠕虫活性，其中 2-(邻-甲苯基偶氮)噻唑啉(Formula 3-40)对羊体内多种线虫都有效。2-芳基偶氮噻唑啉系列的 SAR 与 pyrantel 系列的 SAR 相似，最有效的 2-(邻-甲苯基偶氮)噻唑啉有较明显的“邻位-甲基”效应。2-芳基偶氮-噻唑啉作为先导结构在某种程度上比噻唑啉-二氢噻唑作为先导结构优越。2-芳基偶氮-噻唑啉中的噻唑啉的活性比噻唑啉-二氢噻唑中的二氢噻唑的活性强，以及 2-芳基偶氮-噻唑啉中的不饱和的连接链(-N＝N-)的活性要比噻唑啉-二氢噻唑中饱和的连接链(-NH-NH-)的活性强。

十、安全性和配方对兽用药的影响

新的有活性的化合物的发现通常是药物开发过程中的重点。在新的有活性的化合物的发现阶段，安全性评价、配方和有效性研究就不很重要。因为安全性评价、配方和有效性研究只是我们熟悉的研发过程中的常规步骤。而对于 pyrantel 以及它的类似物，情况则不是这样。就像现在要讨论的与寄生虫疾病的复杂的性质、与具有不同的经济上的重要性的不同宿主的特殊性质、与 pyrantel 和 morantel 的光不稳定性，以及与它们的可口性有关的问题成为限制 pyrantel 以及它的类似物是否能够药用的关键问题。这时，与配方有关的新技术以及新概念的应用对于 pyrantel 是否能够成功投入生产有决定作用。

用灌药的方式治疗了牧场羊的蠕虫病。治疗时，用灌药枪把计算剂量的含有活性成分的溶液注入羊的喉咙。灌药枪附有可以进入羊喉咙的套管和手控扳机。压动扳机便可以把要灌的药液从储存器里面泵出来，通过套管进入羊的喉咙。开发 pyrantel 的时候都知道，当时市场领先的产品 thiabendazole 不溶于水。灌的 thiabendazole 药液只能是悬浮液。估计当储存器中有一定量 thiabendazole 悬浮时会导致某些麻烦，例如也许会阻塞灌药枪或者至少不得不加入一些必要的昂贵的赋型剂来防止这些问题。可见，如果能够将灌给羊用药的 pyrantel 做成水溶液会比较好。于是，用了各种酸与 pyrantel 成盐。之所以最终选择了酒石酸盐是基于两方面的考虑。一方面 pyrantel 的酒石酸盐可以溶解在冷水中，这样即使气温低时也可以对生病的羊进行户外给药。另一方面，在生产过程中 pyrantel 的酒石酸盐的收率比较可以接受。

Pyrantel 的第二个问题是不稳定。Pyrantel 在光照下直接暴露，在标准提桶中 10%的 pyrantel 酒石酸盐的水溶液很快就失去活性。在光照下，通常有活性的反式异构体转变成为低活性的顺式异构体。这种最容易发生的光学异构化可以在简单的派热克斯玻璃器皿中进行，而不需要特殊的紫外线光源、滤波器或者敏化物。为了改善 pyrantel 的光学稳定性，选择黑色多聚乙烯制成的容器包装 pyrantel 的辅料缸。把包装上面的盖子拿掉，就可以当作灌药枪的储液器使用。许多国家 pyrantel 的酒石酸盐都以 Banminth 的商品名出售，用于治疗绵羊或者山羊的蠕虫病。在有市场上出售的形式是 morantel 的酒石酸盐（商品名 Banminth II）。

对于牛虽然也可以使用灌药的方法治疗，但是要抓住和控制牛这样的大动物确实太难。虽然还可以把药拌在牛的食物里治疗，但是这样又可能造成剂量不准，即某些牛的给药剂量不够，而某些牛的给药剂量过量。若用非肠道方式给药，则 pyrantel 对牛的肠道寄生虫没有活性。所以需要开发其他给药方式。很快又推出了一种控制放牧的牛的蠕虫病的全新方法。该方法通过在整个放牧季节为牛提供寄生虫学安全的牧草来防止牛患寄生虫病。方法的关键在于经济上可行的适用于牛的持续释放的药丸。

包含 morantel 的持续释放药丸的体系是含有 morantel 酒石酸盐的钢质圆桶装置。该钢质圆桶装置提供充分的密度装置来阻止回流病原体进入消化道。钢质圆桶装置的尾部使用多聚乙烯分散盘，这样可以至少持续 60 天向牛的小肠/肠溶液释放有效量 morantel。在每年春天开始放牧的季节，morantel 的持续释放体系通过一种特殊设计的弹丸枪立即给药。Morantel 的潜在的杀线虫幼虫的作用可以阻止那些熬过了一个冬季，在春季早期寄生在腓肠中的线虫在牛体内的繁殖。治疗结果是动物体内那些感染性的蚴水平在整个放牧季节都比较低。在欧洲发生的一系列事件显示，morantel 持续释放给药系统在整个放牧季节都阻止了发生寄生虫疾病。结果是，只要进行方便的治疗，就可以轻松赢得动物的体重迅速增长。

大线虫（A. suum）是猪肠道内的主要寄生虫。猪肠道内大线虫的生长周期比起感染羊的线虫来说要复杂得多。从而，猪肠道内大线虫的治疗必须面对一些特殊问题。猪从食物中可摄入虫卵，蚴在猪的小肠中孵化后并不直接成长为成虫。蚴穿过猪的小肠壁通过肝和肺爬上气管再次被猪吞咽。当蚴第二次到达猪小肠时，已经成长为可区分性别的成虫。由这种可区分性别的成虫造成的问题取决于感染程度，包括猪的肝脏受损、不宜屠宰或可能需要进行修饰。这样会造成很大的经济损失。此外，成虫在肺里迁移会导致"肺炎"（症状是咳嗽）而进一步降低猪的抵抗力，使更容易感染其他疾病。

猪体内的蛔虫病是复杂的疾病。一旦检查出猪的粪便中有虫卵，那么猪就已经被大蛔虫感染。因为这时已经造成了肝的损伤，不可能进行完全让人满意的治疗。当然，能把成虫从猪体内驱出以便减少进一步感染的危险是件好事。要是能够在一开始就阻止猪感染大线虫就更是件好事。于是，考虑在猪身上建立一种预防方法。对预防方法进行的早期试验结果显示，pyrantel 与猪的食物混合可以有效地阻止蛔虫蚴在猪肠道内迁移。后来进行的进一步试验结果显示，morantel 与猪的食物混合的活性是 pyrantel 活性的 4 倍。在预防猪蛔虫病时 pyrantel 是一种优秀的饲料添加剂，既可以作为药物单独使用，也可以与一种有很好的促进生长作用的兽用抗菌药物 carbadox 联合给药。

用 pyrantel 和 morantel 治疗羊、猪、牛体内寄生虫引起的疾病的好处可以通过经济效益来证明，马却不能。目前，虽然世界各国都有成千上万匹马，但是马主要用于体育运动，而不用于经济活动。治疗马的疾病的目标是保持马健康和美丽，只能考虑市场价值。尽管马的潜在治疗数量比那些产肉动物的治疗数量小很多，但体育运动的市场价值使马疾病的治疗仍有很大的动力。

马用的 pyrantel 有两种盐。一种是 pyrantel 的酒石酸盐（Banminth）。使用时将 pyrantel 的酒石酸盐用马的营养谷物稀释，每天在固定的用餐时间喂用，喂用完之后再给马提供余下的食物。这是给马使用抗蠕虫药物的比较方便的方法。另一种是 pyrantel 的双氢萘酸盐（双氢水杨酸盐）。兽医把 pyrantel 的双氢萘酸盐制成悬浮液（Strongid-T），用灌药或者插管的方式给药。由于 pyrantel 的双氢萘酸盐的水溶性比 pyrantel 的酒石酸盐的水溶性要小很多，所以在给药浓度比较大时给 pyrantel 的双氢萘酸盐的悬浮液比较可口。

狗用抗蠕虫药物 pyrantel 的双氢萘酸盐在美国上市场的商品名为 Nemex。许多研究显示，pyrantel 的双氢萘酸盐抗肠道钩虫、Toxocaracanis 、A. caninum，以及 U. stenocephala 的活性并不相等。对于马，pyrantel 的双氢萘酸盐比酒石酸盐要可口，安全性也很高。

到已经讨论过的各种动物为止，因为从经济的必要性考虑都没有必要超剂量给动物用药，所以 pyrantel 的酒石酸盐的 7 倍安全幅度足够防止意外的二倍甚至三倍剂量对动物造成的伤害。不过，由于狗的主人们养狗的经验以及对用药的理解非常有限，所以很有必要告诫他们防止用药过量引起的狗中毒。pyrantel 双氢萘酸盐有足够的安全性机制。尽管 pyrantel 酒石酸盐对小鼠的 LD_{50} 只有 175mg/kg，而 pyrantel 双氢萘酸盐对小鼠的 LD_{50} 超过 5000mg/kg。而从摩尔看，pyrantel 的双氢萘酸盐的活性与 pyrantel 的酒石酸盐的活性相当。

十一、从兽用到人用

Pyrantel 对动物的优秀治疗效果导致试验它对人体的治疗作用。正如 Table 3-9 所示，人体肠道四种主要寄生虫是大蛔虫、钩虫、鞭虫，以及蛲虫。大蛔虫和钩虫寄生在小肠上端，鞭虫和蛲虫寄生在结肠。病人或者被单一寄生虫感染，或者被几种寄生虫组合式感染。

Pyrantel 的双氢萘酸盐由于水溶性较低而不易被人体吸收，所以可以保证在结肠中分布，抗虫的活性谱就可以包括鞭虫和蛲虫。另外，pyrantel 双氢萘酸盐很容易制成一种可口的悬浮液，不仅服用的感觉非常好，安全性也比较高。

在美国市场 pyrantel 双氢萘酸盐的商品名为 Antiminth，说明书上注明了可以治疗蛔虫和蛲虫感染。在其他许多国家市场 pyrantel 双氢萘酸盐的商品名为 Cokmbantrin。居民们都知道 Cokmbantrin 是治疗钩虫病的最优秀的药物。与 pyrantel 双氢萘酸盐竞争的一个强劲对手是 mebendazole。通过各种试验对比了 pyrantel 双氢萘酸盐和 mebendazole 的性能。由于两种药物的药效都非常好，所以说它们的药效相等非常公平。不过，这两种药物有两点不同。首先，mebendazole 可以控制 pyrantel 双氢萘酸盐治疗无实际疗效的鞭虫感染。其次，mebendazole 被证明有胎盘毒性并使小鼠致畸，孕妇禁忌。已经在许多动物身上评价了 pyrantel 对再生产的影响。结果显示，pyrantel 不会使胎儿致畸。由于没有给孕妇用 pyrantel 的足够的经验，所以在治疗孕妇寄生虫感染时，还是要考虑药效/毒性比。

虽然单剂量（100mg/片）mebendazole 对于控制蛲虫感染有效，但是控制（小孩或者成人）其他寄生虫感染就需要 100mg/片/每天两次/连续三天。而单剂量 pyrantel 对于控制蛲虫、蛔虫以及钩虫 Ancylostoma duodenale 感染都有效。若要用 pyrantel 控制其他主要的人类钩虫 Necator americanus 感染，就必须每天给药 1 次，连给药 3 天。这样，pyrantel 的剂量表就比 mebendazole 要简单许多（Table 3-11）。

由于在 pyrantel 的活性谱中没有抗鞭虫作用，所以在某些地区的竞争力不够强。这样一来，oxantel 上市对于四氢嘧啶类抗蠕虫药物的活性谱是一个有益的补充。就像前面提到的那样，虽然 oxantel 的活性谱很窄，但是它专门对鞭虫有效。临床研究显示 oxantel 双氢萘酸盐对于人体的鞭虫疾病治疗非常有效。然而，由于人体同时被多种蠕虫感染的几率比较高，所以 oxantel 双氢萘酸盐并没有作为一种单独的药物上市。取而代之的是，一种由 pyrantel 双氢萘酸盐和 oxantel 双氢萘酸盐构成的复方制剂以 Combantrin compuesto 的商品名上市。像预期的那样，Combantrin compuesto 的疗效良好，与 mebendazole 一样可以控制肠道线虫感染（Table 3-11）。研究显示，这些化合物的疗效没有区别。后来的评价显示，pyrantel 的双氢萘酸盐和 oxantel 的双氢萘酸盐的复方制剂单剂量给药时治疗大的蛔虫和鞭虫感染的效果与每日给两次 100mg mebendazole 连续给药三天的效果一样。

Table 3-11 Efficacy of three human anthelmintic products

	Worms eliminated		
Days given	mebendazole[a]	pyrantel[b]	pyrantel-oxantel
1	pinworm	Pinworm	pinworm
		Large roundoworm	Large roundworm
		Hookworm[d]	hookworm[d]
3	pinworm	Pinworm	pinwom
	Large roundworm	Large roundworm	Large roundworm
	Hookworm[d]	Hookworm[d]	Hookworm[d]
	Hookworm[e]	Hookworm[e]	Hookworm[e]
	whipworm		whipworm

a) One tablet (100mg) morning and evening each day; b) Oral suspension (10mg base/kg) once each day; c) Oral suspension (10mg base/kg each component) once each day; d) Ancylostoma duodenale; e) necator americanus

第六节　来源于药效团的先导结构
——从 7-aminocephalosporanic acid 到 cephclor

以药效团为先导结构，对药效团上的功能基进行化学修饰，一直是新药发现的重要渠道。通过修饰药效团上的功能基发现的新药在临床的药物清单中占有很大的份额。本节以头孢类抗生素的发现为例，阐述药效团功能基的化学修饰对新药发现的贡献。

1979 年 9 月，一种新的口服头孢类抗生素 cefaclor 走上临床，开始用于治疗感染性疾病。Cefaclor 的商品名为 ceclor。Cefaclor 是第 11 种来自头孢菌素的抗生素。注意，在头孢类抗生素中 cefalor 的化学结构很特别。比较 Formula 3-41 给出的 15 种来源于头孢菌素 C 的抗生素的结构，立即就可以发现其中只有 cefalor（**3-125**）的 C_3 位没有碳-碳键。Cefalor 的 C_3 位是给电子能力更强的碳-氯键。后面将会看到，cefalor 的这种结构特征对抗菌活性有重要影响。

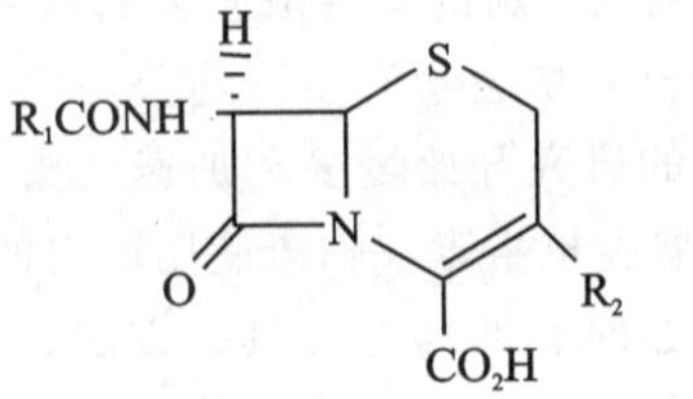

Formula 3-41　The antibiotics derived from cephalosporins C，in cephalothin（**3-113**）R_1 = thiophene-2-ylmethyl，R_2 = $CH_3CO_2CH_2$；in cephaloridine（**3-114**）R_1 = thiophene-2-ylmethyl，R_2 = $C_5H_4N^+CH_2$；in cephapirin（**3-115**）R_1 = pyridyl-4-ylthiomethyl，R_2 = $CH_3CO_2CH_2$；in cefazolin（**3-116**）R_1 = tetrazole-1-ylmethyl，R_2 = 4-aza-5-methylthiazole-2-ylthiomethyl；in cefoxitin（7-methoxy）（**3-117**）R_1 = thiophene-2-ylmethyl，R_2 = CH_2OCONH_2；in cefamandole（**3-118**）R_1 = hydroxylphenylmethyl，R_2 = 1-methyltetrazole-5-ylthiomethyl；in cephaloglycin（**3-119**）R_1 = aminophenylmethyl，R_2 = $CH_3CO_2CH_2$；in cephalexin（**3-120**）R_1 = aminophenylmethyl，R_2 = CH_3；in cephradine（**3-121**）R_1 = amino（1，4-cyclohexadienyl）methyl，R_2 = CH_3；in cefadroxil（**3-122**）R_1 = amino(4-hydroxyphenyl)methyl，R_2 = CH_3；in cefaclor（**3-123**）R_1 = aminophenylmethyl，R_2 = Cl；in cefuroxime（**3-124**）R_1 = furan-2-ylmethoxyiminomethyl，R_2 = CH_2OCONH_2；in ceftezole（**3-125**）R_1 = tetrazole-1-ylmethyl，R_2 = 4-azathiazole-2-ylthiomethyl；in cefotaxime（**3-126**）R_1 = 2-aminothiazole-4-ylmethoxyiminomethyl，R_2 = CH_2OCOCH_3；in cefacetrile（**3-127**）R_1 = cyanomethyl，R_2 = CH_2OCOCH_3；in cefatrizine（**3-128**）R_1 = amino（4-hydroxyphenyl）methyl，R_2 = tetrazole-5-ylthiomethyl

头孢菌素 C 的发现可以追溯到 1945 年。那时，青霉素被奇迹般地发现不久的 1945 年，从萨丁尼亚海岸植物的微生物中分离到一种可以产生抗菌作用的霉菌。接着，这种霉菌被鉴定为头孢类菌株。从这种霉菌的培养肉汤中得到的粗提取物一旦被注入到患感染性疾病患者的体内，便有抗感染作用。1948 年，这种霉菌的培养基被送往牛津大学进行详细研究。从这种霉菌的培养基中除了提取到一种酸性类固醇类化合物头孢菌素 P 外，还发现了一种水溶性抗生素青霉菌素 N（青霉菌素 N 遇酸可以很快分解。在低 pH 值条件下，被酸分解后的溶液中存在残留的抗菌活性）和一种新的具有头孢霉菌属抗菌活性的头孢菌素 C（Formula 3-42）。

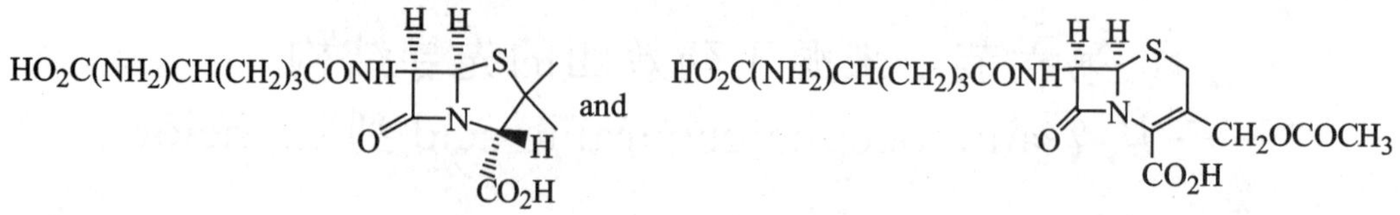

Formula 3-42 The isolation of Cephalosporium culture provided in addition to solvent extractable acidic steroid, cephalosporin P, also a water-soluable antibaotic, penicillin N which was rapidly decomposed by acid. During the isolation it was noticed that residual antibiotic activity remined in the solution based on which a new substance cephalosporin C was eventually isolated

有些方面，头孢菌素C与青霉菌素N比较相似。虽然头孢菌素C本身固有的对于青霉素敏感菌株的抗菌活性只及青霉菌素的1/10，但它有非常好的生物学性质。例如，头孢菌素C的毒性低、对青霉素酶稳定（不会像青霉素那样，会被由格兰阳性菌产生的β-内酰胺酶打开结构中的内酰胺键而破坏），从而抗菌谱更宽。医院里因内酰胺酶相关的葡萄球菌感染的发病率迅速上升，强烈地刺激了新的β-内酰胺类头孢菌素的研究与开发。

1960年，英国国家研究与开发协会给许多制药公司提供了他们在头孢菌素C研究中取得的成果。此后，头孢菌素C的研究开始增多和加速。头孢菌素C研究迅猛发展的原因还在于，早期发现的许多β-内酰胺类抗生素在临床使用取得的巨大的成功。部分地说，头孢菌素C研究增长是许多研究者使当时有的那些工具、方法、操作或全合成能够用于改造头孢菌素分子，从而得到新的模仿母体的化学结构所导致的。除了化学方法，也使用了微生物学、生物化学以及药理学方法。采用这些方法，研究者可以很快地把他们得到的新化合物是否具有临床应用前景告诉那些对头孢菌素C感兴趣的科学家们。虽然头孢菌素C只能说是一种比较理想的抗生素，但是在还没有可能合成最好的抗生素（即对病人没有任何损伤、可以阻止任一种微生物菌株感染的抗生素）时，头孢菌素C至少使人类离新一代的最好的β-内酰胺类抗生素更近了。至于人类到底离合成最好的β-内酰胺类抗生素已经有多近，可能无法说清。

青霉素的许多有用的活性变化都来自青霉素母环（6-APA）与各种酸的酰化反应产物。6-APA的这些酰化反应既可以通过化学方法完成又可以通过加入相应的酸或者酸的衍生物进行微生物发酵来完成。例如在6-APA中先加入苯氧乙酸进行青霉菌发酵，再进行分离，就可以得到青霉素V。又例如，用化学方法对6-APA进行酰化，还可以得到许多新的青霉素类抗生素。用2，6-二甲氧基苯甲酸对6-APA进行酰化，可以得到methicillin。这样一来，得出后面的结论就不言而喻了。即当头孢菌素C的活性太低而不能作为临床使用的抗生素的时候，就可以考虑使用在青霉素研究中使用的类似思路、方法和操作，制备更多更有效的头孢类抗生素。

一、从6-APA到7-ACA

头孢菌素研究的初期，许多科学家认为曾经用于青霉素的结构修饰和结构改造的那些方法，可以直接用于制备头孢菌素类似物。于是，制备像6-APA那样的关键药效团便成为头孢菌素研究的热点。许多研究组致力于用生物学方法在头孢菌素的结构上加上前体，或者致力于寻找一种可以从头孢菌素上降解D-α-氨基己二酸的酰基转移酶。经过了大约20年的努力，结果没有找到这样的生物学方法。估计，头孢菌素侧链上包含的D-α-氨基己二酸的酰胺键不像青霉素侧链的酰胺键那样容易酶解。面对这种状况，关于头孢菌素的功能基的研究开始从生物学方法转移到有机化学方法。有机化学家在研究大量合成头孢菌素 C 的同时，也在头孢菌素 C 结构的主要部位进行了化学修饰。

早期进行的头孢菌素 C 的直接酸裂解研究，已经产生了头孢菌素的母核 7-氨基头孢烷酸（7-ACA）。由于酸裂解反应中伴随有多种副反应，所以 7-ACA 的产率低到不足 1%。与那个时代使用的对含有谷氨酸的多肽的一些选择性裂解方法相似，头孢菌素 C 被硝酸水溶液处理。裂解反应产生了 2 摩尔氮。因为头孢菌素 C 的分子中只含有一个可以重氮化的氨基，所以第二摩尔氮应当来自新生成的胺。也有假说认为，第二摩尔氮来自于 C_7 位的酰胺键断裂时原位产生的 7-ACA。按照这种假说，有机化学家希望找到一种可以分离 C_7 位的酰胺键断裂时原位产生的 7-ACA 的合适试剂。后来确实找到了这种试剂，那就是亚硝酰氯。该发现使得 7-ACA 的产率从低到不足 1% 提高到 40% 至 60% 之间。从而在后来的很多年内，亚硝酰氯裂解法一直是商业制备 7-ACA 的唯一方法。再后来，又发现了头孢菌素 C 更好的裂解方法。那就是先后分别使用五氯化磷/吡啶和乙醇处理头孢菌素 C，从而先把头孢菌素 C 的 C_7 位的酰胺转化为亚胺卤化物，再转化为亚胺醚。接下来水解亚胺醚，就可以得到很高产率的 7-ACA。该发现使得 7-ACA 的产率从 40% 至 60% 之间提高到 80%。Scheme 3-29 给出了三种裂解头孢菌素 C 方法的主要步骤。

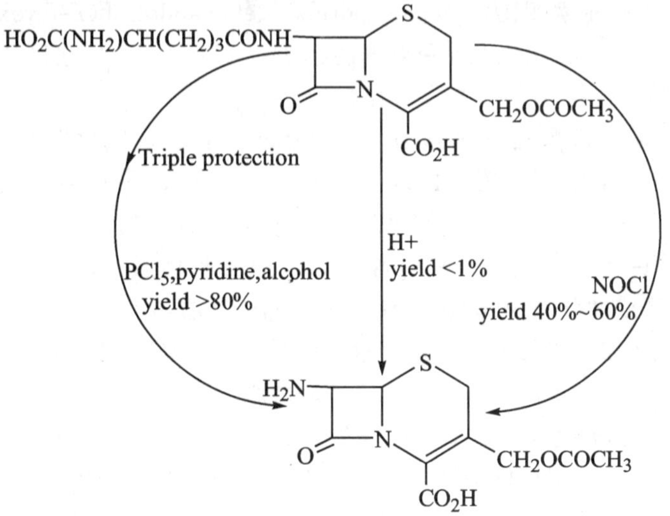

Scheme 3-29 Preparation of 7-ACA from cephalosporin C. 1) Direct acid cleavage of cephalosporin C produced 7-ACA in yields less than 1% because of a multitude of secondary reactions. 2) Nitrosyl chloride cleavage of cephalosporin C produced 7-ACA in yields of 40%～60%. 3) When cephalosporin C was treated with phosphorous peptachloride/pyridine and alcohol successively its C_7 amide was converted into an imino halide firstly and then into an iminoether which was hydrolyzed to 7-ACA in 80% yields

二、从 7-ACA 到第二代半合成头孢菌素

头孢菌素 C 裂解成功后，便可以大量制备 7-ACA。用酸酰化 7-ACA 的 7 位氨基，备了许多半合成头孢菌素。在这些半合成头孢菌素中，cephalothin 被挑选出来做临床试验。cephalothin 的化学名为 7-(噻吩-2-基乙酰氨基)头孢烷酸，商品名为 Keflin，由噻吩-2-基乙

酸酰化 7-ACA 的 7 位氨基制得。cephalothin 达到了早期对头孢菌素 C 进行结构修饰的目的。cephalothin 不被青霉素酶破坏、对酸稳定、与青霉素合用对人体的副作用较小、抗菌谱比青霉素还广。不过，cephalothin 口服不被吸收、肌注会引起疼痛。这些缺点使 cephalothin 只能静脉给药。cephalothin 的不尽人意之处，促进了进一步的研究，以期找到可以更方便给药的头孢类抗生素。

曾经用 D-苯基甘氨酸对 6-APA 进行酰化，制得 ampicillin。ampicillin 对酸稳定。与其他青霉素相比，ampicillin 具有更好的抗格兰阴性菌活性。尽管 ampicillin 的口服活性比不上其他青霉素，但是在 7-ACA 的 7 位氨基的酰化中还是采用了制备 ampicillin 的思路。用 D-苯基甘氨酸酰化 7-ACA 的 7 位氨基，制得了 cephaloglycin。与其他头孢类抗生素相比，虽然 cephaloglycin 抗格兰阳性菌的活性差一些，但是抗格兰氏阴性菌活性比 cephalothin 和 cephaloridin 好很多。cephaloglycin 最大的优越性在于，口服给药有 25%可以被吸收进入血液。这 25%被吸收的剂量足以使血液中 cephaloglycin 的浓度达到治疗水平。

Cephalosporins、cefamandole、cefuroxime 以及 cefoxitin 代表了第二代头孢类抗生素。这些抗生素不仅对那些对头孢菌素敏感的格兰氏阴性菌有抗菌活性，而且对那些来自肠杆菌属、变形菌属和沙雷菌属中对早期上市的头孢菌素耐药的某些菌株也有抗菌活性。Cefoxitin 的 7 位包含一个甲氧基。正是 7 位的甲氧基使得 cefoxitin 对 β-内酰胺酶的降解作用不敏感。与早期上市的头孢类抗生素相比，cephalosporins、cefamandole 和 cefuroxime 不仅抗菌谱较广，并且对 β-内酰胺酶更稳定以及有更好的隐蔽性，可以在不被注意和识别的情况下通过细菌的细胞壁进入细胞内。

另一个非常有趣的现象是，对感染 S. pyogenes 菌的小鼠口服给予 cephaloridine 或 cephalexin，观察到二者的 ED_{50} 值很接近，分别为 1.0 和 1.2 mg/kg×2。Cephaloridine 和 cephalexin 之所以有这么好的疗效，分别是由于 cephaloridine 的最小抑菌浓度很低（MIC 为 0.008μg/ml）以及由于 cephalexin 有非常好的口服吸收性质。这可以从 cephaloridine 和 cephalexin 的血浆峰浓度分别为 0.5μg/ml 和 18.0μg/ml 看出。

7-ACA 的衍生物在体内几乎都发生代谢。在肝脏，7-ACA 的衍生物发生脱乙酰基作用生成脱乙酰基的 cephalosporins（Scheme 3-30）。口服 cephaloglycin 后出现在尿中的唯一代谢产物是脱乙酰基 cephaloglycin。后来制备并得到了脱乙酰基 cephaloglycin 的结晶。脱乙酰基 cephaloglycin 对格兰阳性菌的抗菌活性与母药相当，对格兰氏阴性菌的抗菌活性是母药的 1/4 或者 1/8。这意味着，由于代谢造成了 cephaloglycin 的优秀的体外抗菌活性在体内就不能够被完全应用。还应引起注意的另一个问题是，未被吸收的 cephaloglycin 残留在肠道中，可引起的胃肠道紊乱症的几率也比较高。

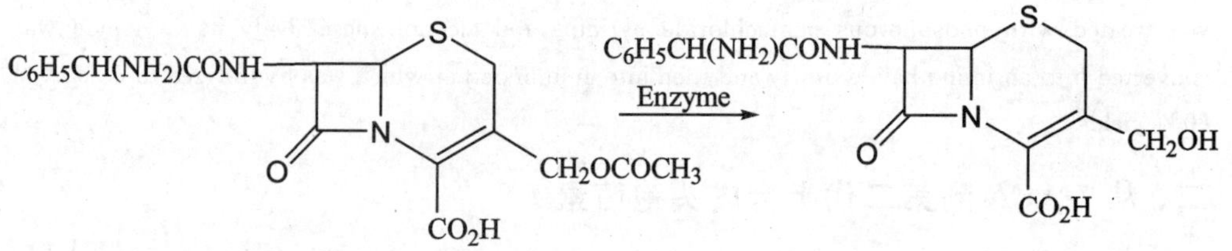

Scheme 3-30 In vivo the derivatives of 7-ACA metabolize via a common way with which they are deacetylated in the liver producing deacetylcephalosporins

Table 3-12 对比了相当数量的在不同的 β-内酰胺母核上取代的常见的头孢类抗生素。头孢菌素对可以产生青霉素酶的病原体葡萄球菌的抗菌活性比青霉素强 50 倍。头孢菌素对克雷白肺炎菌 k. pneumoniae 的抗菌活性也很有意义。因为克雷白肺炎菌产生的一种青霉素酶使得它对许多青霉素类抗生素都具有耐药性。通过 **3-130** 与 **3-131** 及 **a** 与 **e** 的结构的对比可以看到头孢菌素的通性。在 Table 3-12 中，结构 **3-134** 和 **3-135** 代表一些侧链，它们可以使相应的青霉素 **3-134e** 和 **3-119e** 具有抗青霉素酶的性质。当把这些功能团连接到 7-ACA 上，得到的 **3-118a** 和 **3-135a** 只有中等抗菌活性。其实，这时应当可以预见到后面的结论。那就是，对一种 β-内酰胺类抗生素的母核合适的功能基对另一种 β-内酰胺类抗生素的母核未必合适。

Cephalexin 的中等水平的抗菌活性，激励了进一步研究非 D-苯基甘氨酸侧链的新的口服头孢菌素类抗生素。结果，没有发现其他的 7-位侧链可以有效地增强头孢菌素类抗生素的口服活性。在努力克服 cephaloglycin 容易代谢失活的过程中，将 7-ACA 中的乙酰氧基侧链用各种不同的杂环硫醇代替，得到的母核用 D-苯基甘氨酸或者其他羟基衍生物酰化。用这种方法得到的某些头孢菌素类抗生素有很好的活性。Cefatriazine 被用于临床。口服 cefatriazine 有大约 50%被吸收并显示活性。根据过去 cepahloglycin 的研究经验，cefatriazine 口服吸收不完全可能给肠道带来副作用。Table 3-12 给出了一些可口服的头孢菌素类化合物的 MIC 和 ED_{50}。

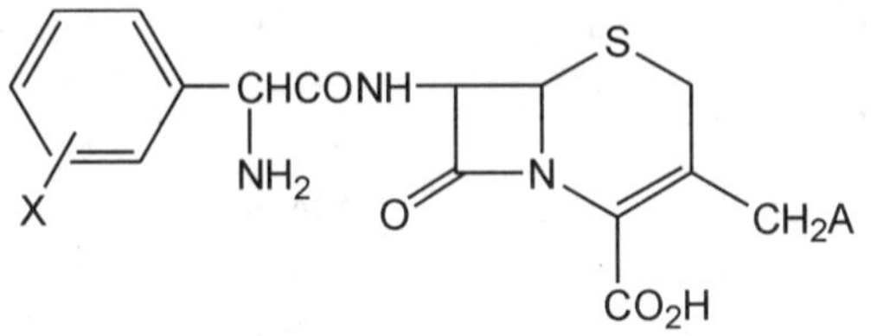

Formula 3-43 Structure for some cephalosporins **3-139** to **3-154**, in **3-139** X=H, A=H; in **3-140** X=p-OH, A=H; **3-141** X=m-OH, A=H; **3-142** X=o-OH, A=H; **3-143** X=H, A=OAc; in **3-144** X=p-OH, A=OAc; in **3-145** X=m-OH, A=OAc; in **3-146** (dl) X=o-OH, A=OAc; in **3-147** X=H, A=1, 2, 3-triazole-5-thio-5-yl; in **3-128** (cefatriazine) X=p-OH, A=1, 2, 3-triazole-5-thio-5-yl; in **3-148** X=m-OH, A=1, 2, 3-triazole-5-thio-5-yl; in **3-149** X=H, A=1-methyl-5-thiotetraazole-5-yl; in **3-150** X=p-OH, A=1-methyl-5-thiotetraazole-5-yl; in **3-151** X=m-OH, A=1-methyl-5-thiotetraazole-5-yl; in **3-152** X=H, A=4-aza-5-methyl-2-thiothizole-2-yl; in **3-153** X=p-OH, A=4-aza-5-methyl-2-thiothizole-2-yl; in **3-154** X=m-OH, A=4-aza-5-methyl-2-thiothizole-2-yl

三、从 7-ACA 的 C_3 修饰到头孢菌素

7-ACA 的 C_3 修饰是构筑头孢菌素家族的重要渠道。Formula 3-44 给出了 7-ACA 的 C_3 修饰与 7 位变化的组合。Table 3-12 给出了这种组合导致的头孢菌素的抗菌活性。

头孢菌素 C 与吡啶在水中反应，可以使 C_3 上的乙酰氧甲叉基被吡啶翁部分取代。得到的新的头孢类化合物（Table 3-13 中的 **3-129c**，**3-130c** 和 **3-131c**）不仅仍然具有抗菌活性，而且对于对青霉素抗药的葡萄球菌等格兰阳性菌具有特殊作用。Cephalothin 与吡啶在水中反应，得到 cephaloridine（Table 3-13 中的 **3-114**）。与 cephalothin 相比，cephaloridine 有更好的药用性质，可以肌注给药。

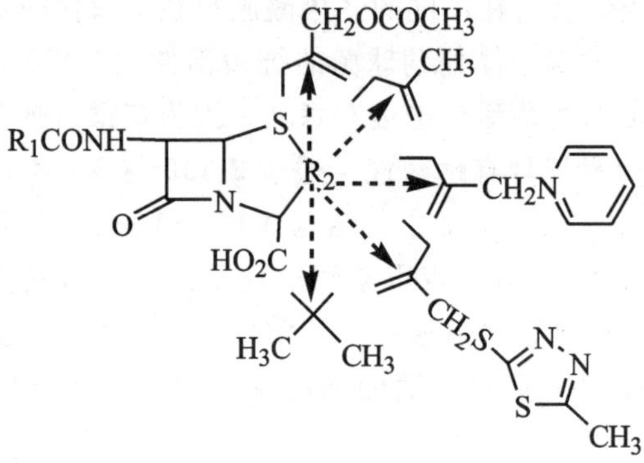

Formula 3-44 Cephalosporins with different rings, in **3-129** R_1 = thiophene-2-ylmethyl; in **3-130** $R_1 = C_6H_5CH_2$; in **3-131** $R_1 = C_6H_5OCH_2$; in **3-132** $R_1 = C_6H_5CH(NH_2)$; in **3-133** $R_1 = C_6H_5CH(COOH)$; in **3-134** R_1 = 2, 6-dimethoxyphenyl; in **3-135** R_1 = 3-phenylisoxazole-5-ylmethyl; in **3-136** $R_1 = NCCH_2$; in **3-137** R_1 = pyridyl-4-ylthiomethyl; in **3-138** R_1 = pentazolemethyl

Table 3-12 MIC and ED_{50} values for some cephalosporin oral candidates

Bacteria	A	B	C	D	E
3-139	3.1	6.3	6.3	13	20
3-140	3.1	13	25	25	25
3-141	6.3	6.3	13	13	
3-142	25	200	100	>200	
3-143	6.3	1.6	3.1	3.1	18
3-144	6.3	13	6.3	6.3	18
3-145	3.1	3.1	1.6	3.1	
3-146	13	100	100	200	
3-147	1.6	3.1	1.6	3.1	4
3-128	1.6	1.6	1.6	1.6	0.5
3-148	3.1	1.6	1.6	1.6	
3-149	1.6	1.6	0.8	1.6	10
3-150	3.1	1.6	1.6	3.1	1.4
3-151	3.1	1.6	1.6	3.1	
3-152	3.1	6.3	3.1	6.3	11
3-153	3.1	6.3	6.3	25	2.3
3-154	3.1	6.3	3.1	13	

A=S. aureus (penicillin-resistant strain); B=E. coli; C=K. pneumoniae; D=E. aerogenes; E=Mouse ED_{50} (oral), vs. E. coli

Table 3-13 Activity of some β-lactam bacteria

Bacteria	S. Aureus*	E. Coli	K. Pneumoniae
3-129a	0.4	6.4	0.8
3-129b	2.0	50.0	16.0
3-114	0.8	3.3	3.3
3-129e	20.0	44.0	110.0
3-130a	0.7	27.0	1.0
3-130b	5.0	50.0	27.0
3-130c	1.2	9.0	7.0
3-130e	150.0	52.0	110.0
3-131a	0.2	140.0	6.2
3-131b	2.8	50.0	50.0
3-131c	0.2	38.0	14.0
3-131e	140.0	200.0	150.0
3-132a	2.0	3.5	1.0
3-132b	3.8	9.7	6.6
3-132c	170.0	6.3	110.0
3-133a	9.3	88.0	28.0
3-133e	14.0	8.8	200.0
3-134a	20.0	200.0	52.0
3-134e	8.7	200.0	110.0
3-135a	4.9	110.0	3.9
3-135e	0.5	180.0	29.0
3-136a	0.8	12.0	1.0
3-137a	0.5	17.0	3.1
3-116	0.5	1.0	1.0

* penicillin-resistant strain

用烷基取代的硫杂重氮硫醇以及四唑硫醇一类的杂环硫醇代替头孢菌素 C_3 位的乙酰氧基，可以得到 Formula 3-44 中抗菌活性更强的 d 类头孢菌素。在这些新的 3-杂环硫代甲基头孢菌素中，cefazolin（Table 3-13 中的 **3-116**）最早上市。Cefazolin 肠道外给药比 cefalothin 更有效。

β-内酰胺类抗生素可作为转肽酶的酰化剂，通常状态下，转肽酶可以使 d-丙氨酰-d-丙氨酸的肽键发生断裂，形成细菌的细胞壁。转肽酶被酰化之后，断裂 d-丙氨酰-d-丙氨酸的肽键的能力丧失，细菌不能形成细胞壁。于是，抗生素对转肽酶的酰化能力越强，抗菌活性就越高。青霉素类 β-内酰胺抗生素的这种酰化能力归功于它的 4，5-双环体系的化学键。具体地说，这种酰化能力受双键的电性以及乙酰氧基的“离去能力”影响。

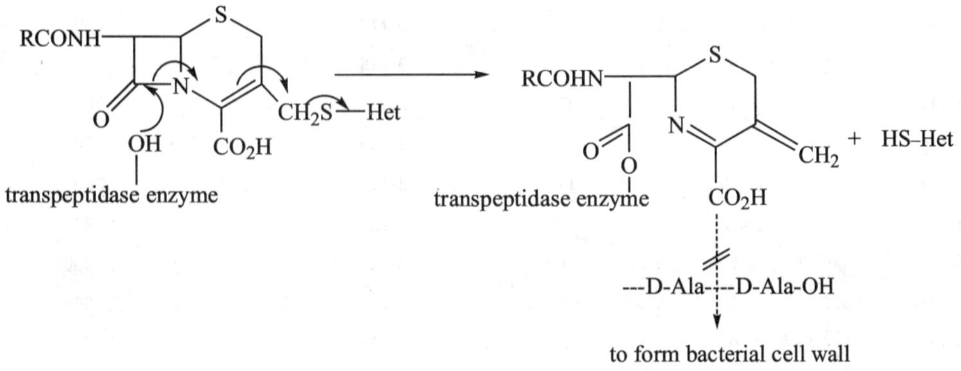

Scheme 3-31　Normally the transpeptidase enzyme cleaves a d-analyl-d-ananine peptide bond to form the bacterial cell wall. Here it is demonstrated that β-lactam antibiotics act as acylating agents on the transpeptidase enzyme and deactivate the transpeptidase enzyme

3-杂环硫代甲基头孢菌素的抗菌活性提高因而被认为是由于硫代杂环比乙酰氧基更强的“离去能力”。Table 3-14 中给出了它们的抗菌活性。看来，当 1-甲基四唑硫醇基引入到头孢菌素母核的 3 位甲叉基的位置时（得到 cefamandole，**3-118**），抗菌活性大大增强。硫醇的酸性非常强。根据对相当数量的硫醇的研究，认为硫醚具有最好的离去性质。

Cephalexin 进入临床不久，研究工作的重心便转移到了它的合成方法。由于 7-ACA 的氢解需要大量钯做催化剂，所以青霉素磺酸酯的扩环反应的产率仍旧不高。在研究 cephalexin 的各种合成反应时发现，C_3 位的亚甲基含硫的头孢菌素（Scheme **3-32**）可以在室温条件下在水-乙醇溶液中用 Raney Nickel 氢解。Raney Nickel 氢解 C_3 位的亚甲基含硫的头孢菌素生成 3-环外亚甲基头孢菌素和 3-甲基头孢菌酸的混合物。为了制备 3-环外亚甲基头孢菌素的母核，7-乙酰氨基-3-甲基头孢菌素的侧链或者进行硅烷化，然后用 PCl_5/吡啶裂解去除硅烷基；或者用混合酸酐进行保护，然后再行裂解。该反应的产率很好。作为一种选择，或者黄酸盐用 Raney Nickel 还原为两性离子性产物，再调节等电点，从水溶液中直接得到结体。3-环外亚甲基头孢菌素用吡啶处理可以异构化为 3-甲基头孢菌烷酸。

一个由碳酸氢钠缓冲溶液、汞池为负极、铂片为正极、正负极用垂熔玻璃隔开的系统可专门用来电解 7-ACA。室温 15V 电压持续 34 小时电解 7-ACA，用头孢菌素紫外发色团在 258nm 处紫外吸收消失与否来监测电解的终点，电解产物为 7-氨基-3-甲基烯头孢-4-羧酸，产收率为 64%。用 D-苯基甘氨酰氯的盐酸盐酰化 7-氨基-3-甲基烯头孢-4-羧酸，酰化产物然后用三甲基氯硅烷和过量的吡啶处理，可以得到 cephalexin。尽管所述的电解方法没有商业化，但是毕竟建立了一条制备 cephalexin 的方便路线。通过 7 位酰化并与 Δ^2-cephem 来源的已知结构的头孢菌素比较，证明了 7-氨基-3-甲基烯头孢-4-羧酸 C_4 位的立体化学与青霉素相同，4 位羧基都是 α 构型。

Table 3-14 Gradient plate assay of MIC (μg/ml)

Antibiotic	a	b	c	d
3-113	0.5	17.6	15.8	0.9
3-114	2.0	5.0	5.3	5.8
3-115	0.7	18.2	11.3	0.8
3-116	0.9	2.1	1.2	1.0
3-117	2.0	8.0	8.0	4.0
3-118	0.8	0.6	0.9	0.6
3-119	3.4	3.9	2.3	0.9
3-120	9.6	13.4	15.6	7.6
3-121	8.2	20.4	15.4	11.7
3-122	5.5	13.5	14.7	16
3-123	2.9	0.7	0.8	0.6
3-124	0.7	3.5	8.0	<0.1
3-125	0.6	3.0	3.0	1.0
3-126	2.0	0.06	0.3	<0.1
3-127	3.1	7.6	7.7	7.3
3-128e	3.0	2.0	3.0	1.0

a=S. aureus[a]; b=Shigella Sp.; c=E. coli;
d=K. pneumoniae

Table 3-15 Gradient plate assay of MIC (μg/ml)

Antibiotic	e	f	g	h
3-113	4.0	13.6	200	200
3-114	4.2	5.5	200	124
3-115	1.0	0.8	200	200
3-116	0.9	0.8	200	200
3-117	6.0	5.0	200	6.0
3-118	0.5	0.7	200	10.7
3-119	0.8	0.8	200	44.5
3-120	7.0	6.8	200	126
3-121	11.6	10.6	200	122
3-122	16	8.0	>200	120
3-123	0.6	0.5	>200	21.5
3-124	6.8	5.0	>200	>200
3-125	1.0	0.7	>200	180
3-126	0.1	0.07	20.0	1.0
3-127	7.0	5.6	200	110
3-128e	2.0	0.6	200	35

e=Enterob. aerogenes; f=Sal Heidelberg;
g=Ps. aeruginosa; h=Ser. Marcescens

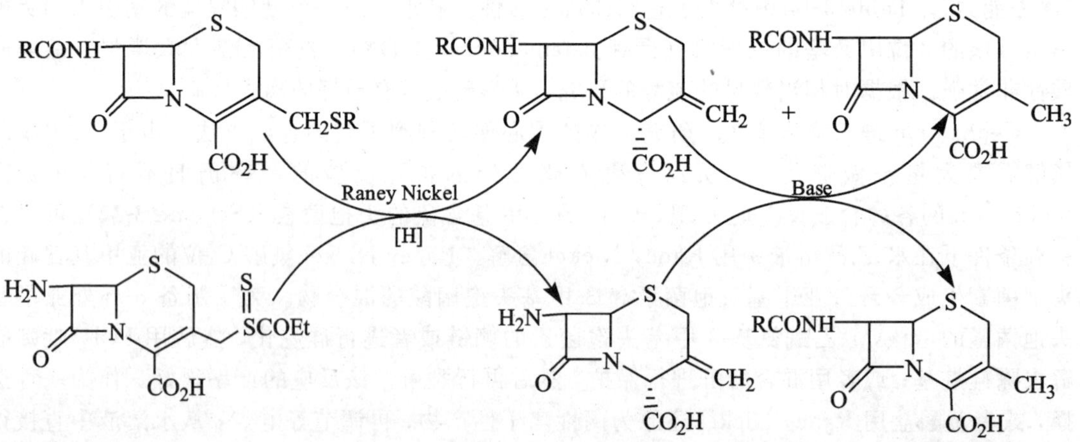

Scheme 3-32 At room temperature in aqueous ethanol solutions using Raney nickel cephalosporins containing sulfur at the C_3 methylene is hydrogenolized giving a mixture of 3-exomethylenecephalosporrin C and 3-methylcephalosporrin C. Alternately the Raney neckel reduction of the xanthate provides 7-amino-3-methylenecepham-4-carboxylic acid in 64% yield, which is converted into cephalexin after the acylation with D-phenylglycyl chloride hydrochloride and subsequent treatment with trimethylsilyl chloride and excess pyridine

虽然3-环外亚甲基头孢菌素本身没有任何抗菌活性，但它是通用母核。一旦在这个母核上直接引入电负性取代基就很有潜力进一步制备新的头孢类抗生素。早期3-环外亚甲基头孢的研究起始于发现去乙酰氧基头孢菌素，进一步探索它们的结构导致了发现3-chloro-3-cephem以及3-methoxy-3-cephem。它们都有显著抗菌活性。

根据β-内酰胺类抗生素的抗菌活性与β-内酰胺酰胺键的反应活性直接相关联的事实，认为在C_3位引入吸电子的杂原子可提高β-内酰胺的亲电性，从而改变它的抗菌活性。按照这种认识，特别合成了C_3位带有一个卤素原子的头孢菌素（Scheme 3-33）。该合成的关键步骤是在低温下对3-头孢菌素进行臭氧解反应。在所述条件下7-氨基-3-亚甲基-cephem对硝基苄酯很容易发生臭氧解，以很好的纯度和产率得到3-羟基-3-头孢烷酸的酯。3-亚甲基头孢烷酸的臭氧解的产物很大程度上以烯醇形式存在。在268nm处可以看到3-头孢烷酸的典型的吸收峰、在红外光谱中1640^{-1}处有强烈的结合氢原子的羰基的吸收带、C_4位的烯丙基的质子在^1H NMR谱中给出了3-酮的结构、在5.6ppm处（66%的DMF/水）有一个烯醇的羟基的四重峰。3-羟基-3-头孢烷酸酯脱除酯基之后紧跟着发生C_4位的脱羧反应，表明3-烯醇形式包含一些3-酮性质。因为只有羰基酸才会这样容易脱羧。此外，臭氧解反应产物与甲氧基胺的盐酸盐和吡啶反应，可以得到顺式和反式肟。

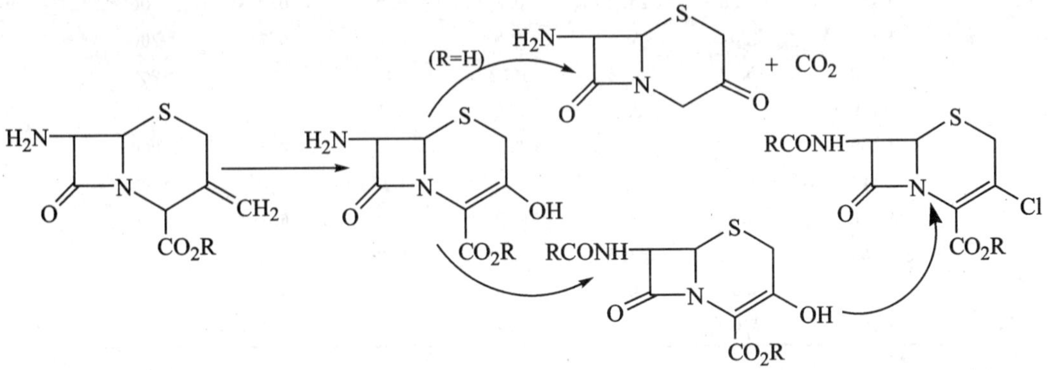

Scheme 3-33　The ozonolysis of 7-amino-3-methylenecepham p-nitrobenzyl ester gives 7-amino-3-hydroxycepham p-nitrobenzyl ester in good purity and high yield. 7-amino-3-hydroxy- cepham p-nitrobenzyl ester exists largely in its enol form since the typical UV absorption (268 nm) of 3-cephem chromaphore, the strong IR band (1640^{-1}) of hydrogen-bonded ester carbonyl, the absence of an allylic proton at C_4 and existence of an enolic OH in the NMR, and the ready-decarboxylation of the C_4 carboxyl group upon removal of the ester protection are observed

3-羟基头孢菌素的酰基和烷基取代很容易得到各种各样7-取代的3-羟基头孢烷酸的酯（Formula 3-45和Formula 3-46）。一旦发生去酯化反应，那么跟着就会发生脱羧反应使得酰基立即被去掉，得到没有活性的3-酮-4,4-二氢衍生物。用重氮甲烷将3-羟基头孢进行甲基化可以得到相应的3-甲氧基头孢菌素。Table 3-15列出了几个典型的3-甲氧基头孢菌素类抗生素（**3-161**至**3-163**）的抗菌活性。与高活性的3-氯代头孢菌素形成对比，3-甲氧基头孢菌素的抗菌活性与3-甲基头孢菌素的抗菌活性差不多。尽管化合物**3-163**的抗菌活性比cephalexin的抗菌活性要好一些，但是，化合物**3-163**、cefaclor及cephalexin的口服抗菌活性比较相似。

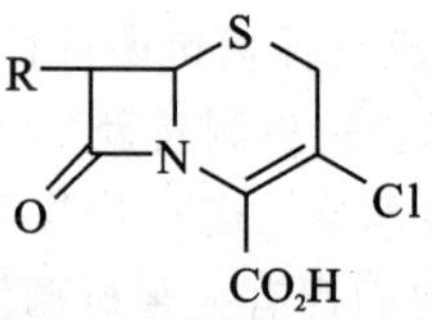

Formula 3-45 Structure for some cephalosporins **3-156** to **3-160**, in **3-156** R = thiophene-2-yl-acetylamino; in **3-157** R = $C_6H_5CH(OH)CONH$; in **3-158** R = cyanoacetylamino; in **3-159** R = 2-aminomethylphenyl-acetylamino; in **3-160** (cefaclor) R = $C_6H_5CH(NH_2)CONH$

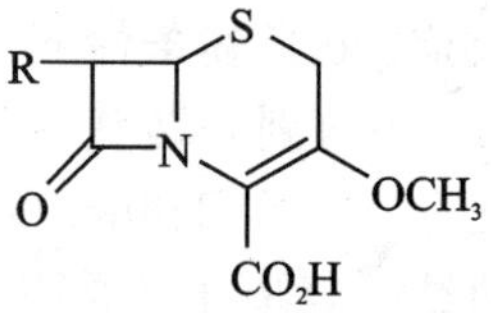

Formula 3-46 Structure for some cephalosporins **3-161** to **3-163**, in **3-161** R = thiophene-2-yl-acetylamino; in **3-162** R = $C_6H_5CH(OH)CONH$; in **3-163** (cefroxadine) R = $C_6H_5CH(NH_2)CONH$

Table 3-16 Activity of 3-position direct-substituted ccephem derivatives

Bacteria	A	B	C	D	E	F
3-156	17.5b	21.2	0.8	0.9	0.9	>200
3-157	4.0	6.3	1.0	0.7	0.7	>200
3-158	19.5	24.5	16.2	20	16.3	>200
3-159	2.6	2.7	2.6	3.1	2.6	>200
3-160	0.7	0.8	0.6	0.6	0.5	>200
3-113	9.7	12.0	1.0	1.0	1.0	>200
3-120	15.0	13.5	6.9	5.2	6.3	>200
3-161	48.8	57.5	11.2	9.9	9.8	
3-162	8.0	8.6	4.5	4.3	4.8	
3-163	4.0	3.8	5.7	3.7	3.0	

A=Shigella sp. (N9); B=E. coli (N10); C=K. peeumoniae (X26); D=E. aerogenes (X68); E=Sal. Heidelberg (X514); F=Ps. Aeruginosa (X528); d MIC (μg/ml) by gradient palte assay

Table 3-17 Activity of 3-position direct-substituted ccephem derivatives

Bacteria	G	H	I	J	K	M
3-156	>200	11.4	16.0	>20	0.5	<0.12
3-157	>160	5.8	8.0	>20	0.4	<0.1
3-158	132	2.2	2.3	>200	0.8	0.2
3-159	130	1.9	1.6	>200	0.7	<0.05
3-160	21.5	3.0	5.0	>20	0.6	0.5
3-113	>200	0.5	0.6	>20	<0.1	<0.1
3-120	>200	6.2	7.3	>20	10.0	0.5
3-161	>200	>20	>20		4.0	0.8
3-162	164	18.4	>20		9.4	0.6
3-163	124	10.0	12.4		3.4	0.5

G=Ser. Marcescens (X99); H=Staph. (V41, penicillin-resistant strain); I=Staph. (V32, penicillin-resistant strain); J=Staph. (X400, methicillin-resistant strain); K=Staph. (V84, penicillin-resistant strain); M=Staph. (X1.1 non-β-lactamase-producing strain); d MIC (μg/ml) by gradient palte assay

后来还制备了各种各样3-烷基取代的头孢菌素。烷基取代的结果表明，取代基（乙基、丁基、苄基）体积越大，3-烷基取代的头孢菌素抗格兰阳性菌的活性越高抗格兰阴性菌的活性越低。

3-羟基头孢菌素与对-甲基苯磺酰氯反应，生成3-对甲基苯磺酸酯基头孢菌素。3-对甲基苯磺酸酯基头孢菌素接着可以被转变为一定数量的3-硫醚基头孢菌素。3-硫醚基头孢菌素的抗菌活性与前面描述的3-甲氧基头孢菌素的抗菌活性类似。含硫头孢菌素的稳定性次于含氧头孢菌素的稳定性。还制备了几个3-N-酰基头孢菌素，并检测了它们的抗菌活性。就像3-羟基头孢烷酸酯那样，3-氨基头孢烷酸酯在失酯基时也发生脱羧。3-位硝基头孢菌素的抗菌活性比前面提到的其他系列头孢菌素的抗菌活性要低。

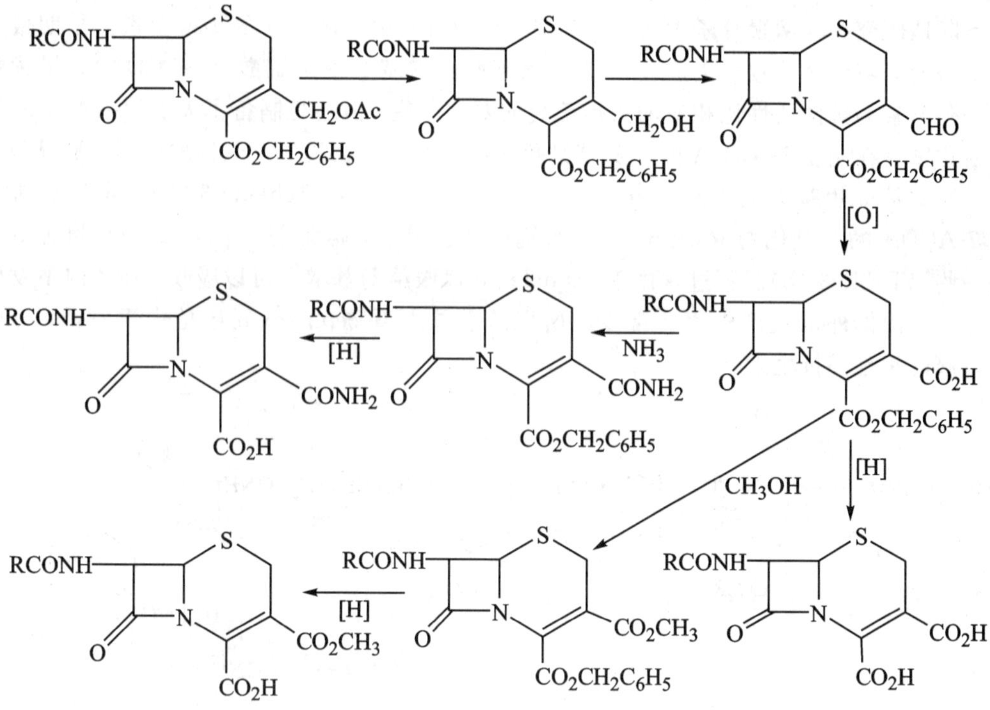

Scheme 3-34　The oxidation of 3-hydroxycephalosporins gives 3-aldehydecephalosporins. The subsequent oxidation of 3-aldehydecephalosporins gives 3-carboxylcephalosporins, of which the esterification and the amidation give the corresponding ester and amide

用7-ACA制备的3-醛基头孢菌素可氧化为对应的酸，酯化为对应的酯，氨解为对应的酰胺（Scheme 3-34）。酰胺可以重排成为异腈酸盐，然后转变成为3-氮取代的头孢菌素（Scheme 3-35）。在这个系列的头孢菌素中，3-甲基醚头孢菌素的抗格兰阴性菌的活性与7-ACA相当，抗葡萄球菌活性却比7-ACA弱很多。这个系列的其他头孢菌素的抗菌活性都比3-甲基醚头孢菌素的抗菌活性弱。

3-位取代的头孢菌素可以还原，例如，3-氯头孢菌素用锌和酸处理，可以得到3-去氯头孢菌素。尽管这些头孢菌素的抗菌活性与3-氯头孢菌素的抗菌活性相当，但是它们在水溶液中极不稳定。

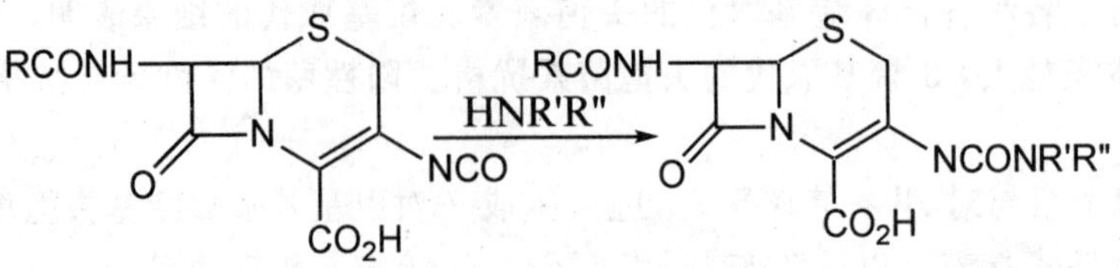

Scheme 3-35　After the rearrangement of 3-amidocephalosporins the corresponding 3-isocyano-cephalosporins is obtained. The amidation of 3- isocyanocephalosporins provides 3-formamidocephalosporins

四、7-ACDA 的 7 位氨基酰化与头孢菌素

不断地研究头孢菌素分子中的乙酰氧基，导致开发去乙酰氧基的头孢菌素。早期报道的乙酰氧基的氢解作用导致了生成 3-甲基-7-氨基脱乙酰基头孢菌烷酸（7-ACDA）。尽管脱乙酰基头孢菌素的抗菌活性比相应的头孢菌烷酸要弱一些，但还是制备了大量的 7-ACDA 的 7-氨基酰化物。在制备 7-ACDA 的 7-氨基酰化物时，用 D-α-氨基苯乙酸作酰化剂，制得 D-α-氨基苯乙酰氨基-3-甲基头孢菌素 cephalexin，商品名为 keflex（Scheme 3-36）。虽然在所有发现的 7-ACDA 的 7-酰化物中 cephalexin 的抗菌活性最强，但是与 cephaloglycin 相比活性还是差一些（Table 3-18）。不过，由于 cephalexin 口服给药基本上可以吸收，在体内不发生代谢以原型排出体外以及副作用非常少，所以从总体上看 cephalexin 还是优于 cephaloglycin 的可口服的头孢类抗生素。

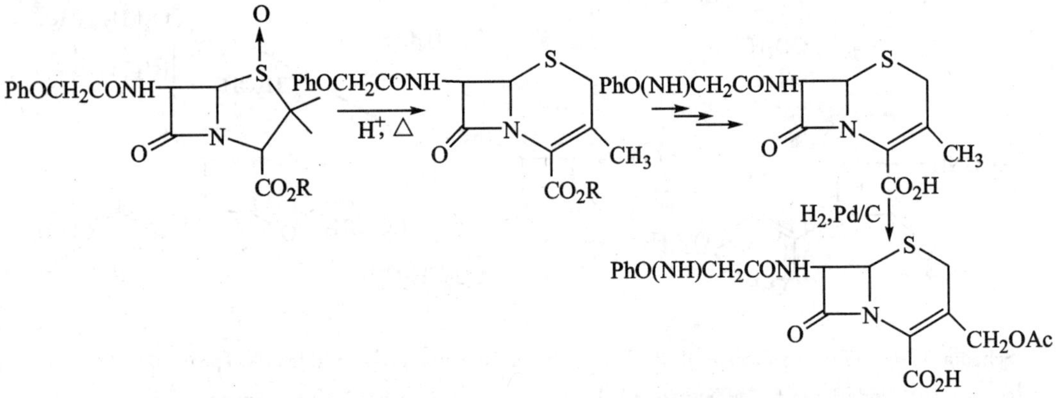

Scheme 3-36　Preparation of cephalexin via expansion ring of penicillin

Table 3-18　Measurement of oral activity of cepahlosporins against sereptococcus pyogenes

Antibiotics[1]	ED_{50}^{2}	MIC[3]	Peak serum conc. [3]
cephalothin	26	0.1	0.1
cephaloridine	1.0	0.008	0.5
cephaloglycin	3.9	0.2	5.8
cephalexin	1.2	0.5	18.0

1) antibiotics were administered orally to mice at 1 and 5 hours post-infection;

2) mg/kg * 2; 3) μg/ml

当 7-ACDA 的化学还原还鲜为人知的时候，有的实验室就已经发现了青霉素的新的化学反应并提出了化学模型。该模型假定，青霉素和头孢菌素之间有着深刻的联系，在发酵过程中青霉素可生物转化为头孢菌素。有的实验室深入研究了酸催化下青霉素硫氧化物的 Pummerer 样反应。就像 Scheme 3-37 显示的那样，当青霉素的硫醚在乙酸酐中加热时，得到乙酰基青霉素和 3-乙酰氧基头孢菌素。用碱处理 3-乙酰氧基头孢菌素，消除乙酸，得到 cephalosporin。Scheme 3-37 显示的第二条途经是，在二甲苯中青霉素的硫醚与对甲苯磺酸共热，可以直接得到 cephalosporin。在这些反应中，次磺酸是共同的中间体。许多年后制备分离到次磺酸中间体的结晶。后来证明青霉素 N 可以被头孢霉属的真菌转化为脱掉乙酰氧基的头孢菌素 C。早期，制备这些 3-甲基头孢菌素的收率只有 10%～20%。在对 cephalexin 的相关生物学的兴趣推动下，研究了一系列条件和试剂下的反应使 3-甲基头孢菌素的收率可达到理论量。现在，cephalexin 是用天然存在的青霉素制备的。

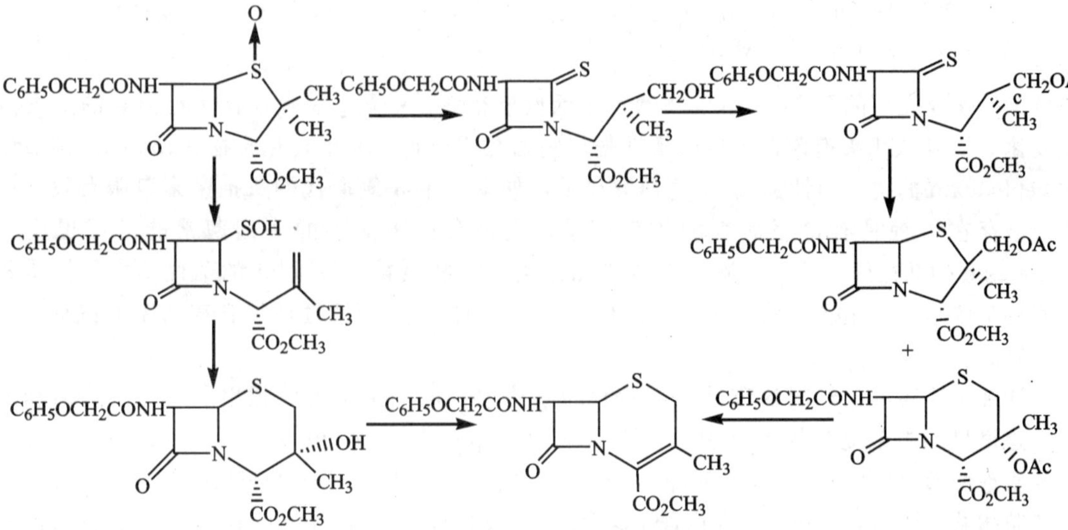

Scheme 3-37　The penicillin sulfoxide ester is heated in acetic anhydride the acetylpenicillin and 3-acetyloxy cephalosporin are obtained. Treating 3-acetyloxycephalosporin with base cephalexin is formed. Cephalexin is also formed when penicillin sulfoxide ester is heated in xylene with p-toluene sulfonic acid

在实验室里，可以以比较合理的收率制得 3-羟基-7-氨基头孢烷-4-羧酸酯。这样一来，就可以为在 3 位引入其他取代基以便揭示 3 位取代基与抗菌活性的关系研究供样。3-羟基-7-氨基头孢烷-4-羧酸酯的 7-氨基酰基化反应在溶液中就可以很好地进行。例如将酰氯与无水溶剂的溶液逐滴加入到含有亚硫酸氢钠，水/四氢呋喃溶液和 3-羟基-7-氨基头孢烷-4-羧酸酯的混合物中，可以以较好的产率得到 7-酰氨基-3-羟基头孢烷-4-羧酸酯。通过 Vilsmeier 反应，这些酯可以转变成为对应的 3-氯衍生物。例如在 DMF 中将 7-酰氨基-3-羟基头孢烷-4-羧酸酯与过量的 PCl_3、新蒸的 $SOCl_2$ 或者 $COCl_2$ 室温反应 4 小时，可以得到中等收率的 7-酰氨基-3-氯头孢烷-4-羧酸酯。

利用这一系列化学转变，制备并检测了各种含 3-氯功能基的头孢菌素。Table 3-18 给出了各种 3-氯头孢菌素的活性。由于没有苯基甘氨酰侧链，这些头孢菌素的体外抗菌活性不如相应的 7-ACA 衍生物的体外抗菌活性好（例如在 Table 3-16 中，化合物 **28** 的体外抗菌活性不如 cephalothin 的体外抗菌活性好）。特别是这些头孢菌素对于产生青霉素酶的葡萄球菌

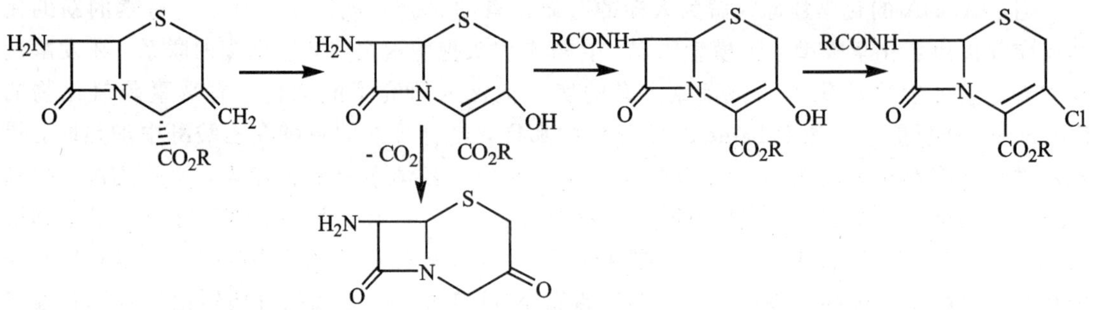

Scheme 3-38 The ozonolysis of 7-amino-3-methylene-3-cephem ester gives 7-amino-3-hydroxy-3-cephem ester in good purity and high yield. Upon removal of the ester protection of C_4 carboxyl group 7-amino-3-hydroxy-3-cephem ester undergoes decarboxylation. After acylation and treatment with excess PCl_3 the formed 7-acylamino-3-hydroxy-3-cephem ester is converted into 7-acylamino-3-chloro-3-cephem p-nitrobenzyl ester

的抗菌活性比相应的7-ACA衍生物的抗菌活性弱很多。一般，3-氯取代头孢菌素的抗菌活性要比3-甲基取代头孢菌素的抗菌活性强（例如在Table 3-16中，化合物**3-156**的抗菌活性比cephalexin的抗菌活性强）。这些研究显示，如果一个3-氯取代的头孢菌素口服有效，那么应该存在一种具有口服活性的头孢菌素。这种有口服活性的头孢菌素的活性也应比cephalexin的活性好。这个猜测后来被研究证实。定量地看，cefaclor的药代动力学性质和代谢稳定性与cephalexin相差无几。正是cefaclor的良好抗菌活性使得它在临床上占有特殊的位置。

详细讨论各种已经制备和进行了检测的3-位取代的头孢菌素，超出了本节的能力和范围。这里只能简单提一提曾经引起特殊重视的nitrocefin（Formula 3-47）。Nitrocefin从3-醛基头孢菌素（Scheme 3-35）制得。Nitrocefin可用于5检测β-内酰胺酶的存在。因为与β-内酰胺酶共存时nitrocefin的β-内酰胺环就会很快开环并发生由黄色到红色的显著颜色变化，所以nitrocefin在微生物学研究中非常有用。

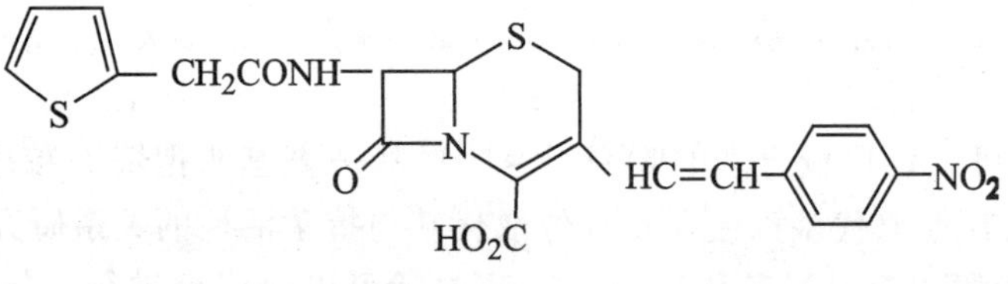

Formula 3-47 Nitrocefin

3-氯头孢菌烷酸cefaclor的7-苯基甘氨酰胺衍生物对一系列致病菌的抗菌活性列入Table 3-19。Table 3-18反映了cefaclor和cephalexin的活性差异。非常有趣的是cefaclor对引起流行性感冒的嗜血杆菌有很好的抗菌活性。H. 流行性感冒细菌能引起低龄儿童和老年人严重感染。H. 流行性感冒细菌菌属中的许多菌株都含有青霉素酶使得它们对于早期用于治疗H. 流行性感冒的青霉素产生耐药性。不过，H. 流行性感冒细菌菌属中无论是对青霉素耐药还是对青霉素敏感的菌株对cefaclor都敏感。

Table 3-19　MIC (μg/ml) of cefaclor and cephalexin (in vitro)

Bacteria	cefaclor	cephalexin
a	0.25	0.5
b	2.0	4.0
c	64.0	>128.0
d[1]	0.5	1.0
e[2]	2.0	2.0
f	4.0	16.0
g	1.0	4.0
h	<0.5	4.0
i	1.0	8.0
j	<0.5	2.0
k	2.0	4.0

1) Benzylpeinicillin-susceptible; 2) penicillianase-producing; a=Streptococcus pyogenes; b=Streptococcus pneumoniae; c=Streptococcus sp. group D; d=Staphylococcus aureus; e=Staphylococcus aureus; f=Haemophilus influenzae; g=Escerichia coli; h=Klebsiella pneumoniae; i=Proteus mirabilis; j=Salmonella typhosa; k=Shigella flexneri

在 cefaclor 的临床研究中，对 cefaclor 和 cephalexin 进行了多方面的对比。尽管在不同个体的临床研究中 cefaclor 100%抑制所有菌株的最小抑菌浓度并不恒定，但是 cefaclor 经过二倍或者三倍量稀释以后活性更加好这一点是一致的。Table 3-20 中列出了对比性研究结果。该结果清楚地显示了 cefaclor 对许多临床分离的对头孢菌素敏感的格兰阴性菌有非常好的抗菌活性。这样一来，在生物学上 cefaclor 对 E. coli，K. pneumoniae 和 P. mirabilis 属菌株等 70 种菌株都显示了非常明显的优越性。

Table 3-20　MIC (μg/ml) of cefaclor，cephalexin and cepharidine against 131 strains of gram-positive and gram-negative organisms (in vitro)

Bacteria	number of strains	cefaclor	cephalexin	cepharidine
a	25	2.17	1.74	1.52
b	20	0.11	0.35	0.19
c	16	0.24	0.87	0.52
d	25	1.94	2.87	10.8
e	21	2.59	16.5	9.43
f	24	4.0	16.0	21.4

a=Staphylococcus aureus; b=Streptococcus pyogenes; c=Streptococcus pneumoniae; d=Escerichia coli; e=Klebsiella pneumoniae; f=Proteus mirabilis

还研究过 cefaclor 对不同的 β-内酰胺酶水解的敏感性。与其他的口服有效的头孢菌素相比，cefaclor 对于这些酶不仅没有显现出特殊的稳定性，甚至表现出了更快的水解速率。好在 cefaclor 的这种更快的水解速率并没有对它的最小抑菌浓度产生负面影响。Cefaclor 对肠杆菌属也有相似的结果。在肠杆菌属的研究中使用了其他头孢菌素，例如使用了 cefamandole 和 cefoxitin。到底为什么 cefaclor 对 β-内酰胺酶水解更敏感而又不影响最小抑菌浓度？这种的异常现象的原因还不清楚。很可能 β-内酰胺类抗生素的杀菌速率或者抗菌活性还取决于青霉素键合蛋白质的性质。

Cefaclor 治疗小鼠感染有优越的疗效。Table 3-21 给出了具体数据。对 cefaclor 和 cephaloglycin 具有相同最小抑菌浓度的细菌感染小鼠口服 cefaclor，结果表明 cefaclor 的 ED_{50} 比 cephaloglycin 的 ED_{50} 低。

Table 3-21 Oral MIC and ED50 of oral ly active cephalosporins in mouse infections

Antibaotics	S. Pyogenes		S. pneumoniae		E. coli	
	MIC	ED_{50}[a]	MIC	ED_{50}	MIC	ED_{50}
cefaclor	0.25	0.74	2.0	17.6	1.0	5.5
3-120	0.5	2.3	4.0	74	8.0	12.6
3-119	0.25	3.6	1.0	34.0	1.0	38.0

a) median effective dose (mg/kg/dose given 1and 5 hours after bacterial challenge)

Table 3-22 和 Table 3-23 给出了 cefaclor、cephalexin 以及 ampicillin 对各种细菌感染的小鼠的疗效。在口服 cefaclor 和皮下给予 cefaclor 两种给药途经下，未见药代动力学行为有明显区别。可见，对于肾功能正常的病人 cefaclor 和 cephalexin 的药代动力学性质相似。

Table3-22 Efficacy of orally cefaclor and cephalexin in protection of mice from experimental bacterial infections

Bacteria	cefaclor		cephalexin	
	ED_{50}[1]	MIC[2]	ED_{50}	MIC
a	1.3	0.25	3.3	0.5
b	2.0	0.25	22.4	1.0
c	1.7	0.25	16.5	1.0
d	3.9	0.25	24.1	0.5
e	5.3	2.0	71	0.5
F[3]	0.08	1.0	0.34	1.0
G[4]	15.3	2.0	7.5	2.0
h	4.5	1.0	46	8.0
i	4.5	0.5	11	2.0
j	5.5	1.0	12.6	8.0

1) median effective dose，mg/kg * 2；2) μg/ml；3) penicillin G-susceptible strain；4) penicillin G-susceptible strain；a＝S. pyogenes C203；b＝S. pneumoniae BI-343；c＝S. pneumoniae BI-492；d＝S. pneumoniae ATCC 6301；e＝S. pneumoniae Park 1；f＝S. aureus 3055 (PS)；g＝S. aureus 3074 (PR)；h＝P. mirabilis PR6；i＝S. typhi SA12；j＝E. coli EC14

Table 3-23 Efficacy of orally cefaclor and ampicillin in protection of mice from experimental bacterial infections

Bacteria	cefaclor		ampicillin	
	ED_{50}[1]	MIC[2]	ED_{50}	MIC
a	2.2	2.0	1.3	0.5
b	8.1	4.0	242	64
c	30.2	4.0	333	64

1) median effective dose，mg/kg×2；2) μg/ml. a＝H. influenzae C. L. (-)；b＝H. influenzae R259 (＋)；c＝H. influenzae 46 (＋)

五、Penicillin 与 cefaclor

由于早期的生物学评价显示 cefaclor 有不少优秀的性质，所以在临床上会有很好的应用。最初用于进行研究的 cefaclor 就像前面提到的那样，是由 7-ACA 的衍生物通过化学或者电化学方法将乙酰氧基转变成 3-环外亚甲基来制备的。通过这种非常麻烦的方法，制备了数千克 cefaclor。制备第一个 1 千克 cefaclor 时，用了大约 50 千克 7-ACA。对 cefaclor 进行完整的生物学评价之初，不必考虑按经济实用的要求以可以接受的代价生产 cefaclor。在对 cefaclor 的可能的合成方法进行了长期的思考之后，认为沿用 cephalexin 的合成方法最有可能成功。Cephalexin 的合成是从青霉素开始的。原则地讲，通过臭氧解反应和氯化反应可以实现由青霉素向 3-外亚甲基头孢菌素的重排。Scheme 3-39 提出了制备 cefaclor 的一种思路。

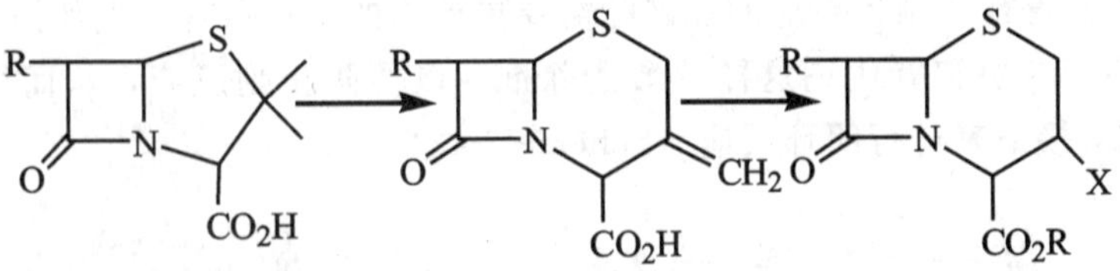

Scheme 3-39　In principle the rearrangement of penicillin may give 3-exomethylenecephem. On ozonolysis and chlorination 3-exomethylenecephem can be converted into cefaclor

早期报道的青霉素重排生成的 3-环外亚甲基头孢菌素产物非常少，产率不到 1%。虽然有的实验室进行了大量研究，希望能够提高 3-环外亚甲基头孢菌素的产率，但是可以接下来进行闭环的次磺酸中间体的产率从来都只有 15%～20%。后来使用光化学的方法进行次磺酸中间体的闭环反应，产率较高。于是开始寻找另一种闭环方式并提出了 Scheme 3-40 描述的一种新的有用的闭环模式。

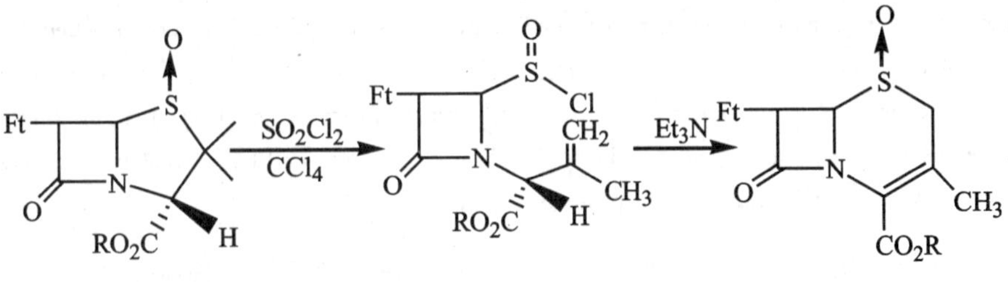

Scheme 3-40　The treatment of esters of phthalimido penicillin sulfoxide with sulfuryl chloride provides the relatively stable sulfinyl chloride. Treating sulfinyl chloride with organic base the ring is closed and the deacetoxycephem sulfoxide is obtained. Wherein Ft=phthalimido

用磺酰氯处理邻苯二甲酰亚胺青霉素亚砜的酯，可以得到相对稳定的亚磺酰氯。根据有机化学的基础知识，亚磺酰氯中间体可以以很好的收率闭环得到去乙酰氧基头孢亚砜。推测，由于亚磺酰基与双键处在闭环的必要位置，所以在酸催化的闭环条件下可以得到 3-外亚甲基头孢菌素。正如 Scheme 3-41 指出的，用 Lewis 酸催化闭环得到了两种产物。虽然这两种产物中亚砜的立体化学不同，但都是 3-环外亚甲基头孢菌素。

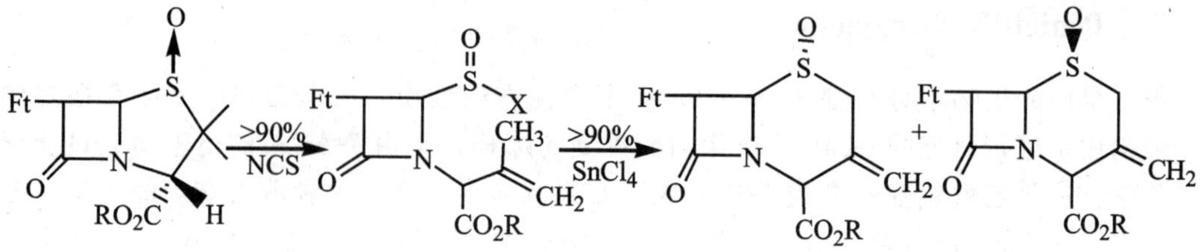

Scheme 3-41 Based on the knowledge that the sulfinyl group and the double bond are in the position necessary for the ring closure of Scheme 3-34, and under acid-catalyzed conditions 3-exomethylene product may be obtained Lewis acid is used as the catalyst for the ring closure of slufinyl chlorides and 3-exomethylenecepham are obtained. Both of the products are diastereoisomers. Wherein Ft=phthalimido; R=CH_3, p-NB; X=Cl

以天然存在的青霉胺制备对应的亚砜酯需要更严格的反应条件。例如需要在甲苯中回流的高温以及像环氧丙烷和氧化钙这样的酸清除剂，以便防止副反应，从而得到理想收率的3-外亚甲基亚砜，接下来进行闭环反应（Scheme 3-42）。

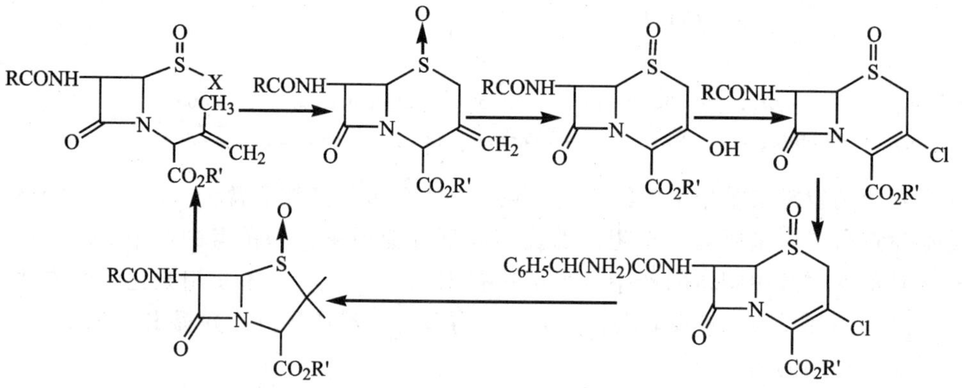

Scheme 3-42 Using naturally occurring penicillin amides as the sulfoxide esters in Scheme 3-35 to prepare cefaclor more rigorous conditions and acid scavenger such as propylene oxide or calcium oxide for the prevention of side reactions are required to promote the ring closure. In the ring closure steap the used Lewis acid are $TiCl_4$, $AlCl_3$, $ZnCl_2$, ZnBr, $SbCl_5$, HgCl, $FeCl_3$, $ZrCl_4$, $SnCl_4$, etc. Wherein R'=various acid protective groups

扩环反应的产物可以进行臭氧解、还原、氯化，在一个使用各种卤化磷的一锅煮反应中使胺裂解、分离3-氯头孢核酯的盐酸盐、接下来用适当衍生的苯基甘氨酸进行酰化、脱保护基和重结晶就可以得到cefaclor，各步反应的产率都不低。3-亚甲基亚砜除了被成功地用于cefaclor的生产过程之外，还可用于经济地制备其他3-取代头孢类抗生素。

对cefaclor进行了详尽的临床试验。总体上，cefaclor达到了动物实验预期的结果，几乎不显示副作用。按大约3000名患者计算，各种副作用的总和仅有3.9%。不足2%的病人在试验过程中被迫停药。无论在体外还是在临床感染中cefaclor对链球菌属的脓性菌pyogenes、葡萄球菌、S.肺炎球菌、大肠埃希氏杆菌、奇异变形菌、克雷白菌属，以及嗜血菌引起的流行性感冒通常都有抗菌活性。与可以口服的其他β-内酰胺类抗生素一样，绿脓假单胞菌、不动杆菌属S.直枝干草菌（D族）、肠杆菌属吲哚阳性的变形菌属，以及沙雷菌属等都对cefaclor耐药。

第七节　针对抗药性机制的先导结构
——从 R factor 到 amikacin

Kanamycin 从 1957 年被发现到 1958 年进入临床，很快就成为一种非常有价值的化学治疗试剂，用于治疗抗青霉素的葡萄球菌感染、抗链霉素的肺结核菌感染以及严重的格兰阴性菌感染。Kanamycin 的抗菌谱比较窄。事实上它不仅对假单胞菌没有活性，而且临床上分离出来的那些对氨基配糖类抗生素有抗药性的病菌对 kanamycin 也有抗药性。相比之下，1963 年发现的另一种重要的氨基糖苷类抗生素 gentamicin C 可以对抗包括假单胞菌在内的很多种微生物。不幸的是随着临床上越来越广泛使用，抗 gentamicin 的菌株出现的几率也越来越大。

1965 年发现了 R 因子介导的氨基配糖类抗生素的抗药机制。1967 年阐述了微生物抗 kanamycin 的生物学基础。在 kanamycin 发现 10 年之后，抗药机制得到证明并且进一步发展。后来已经确切证明了微生物抗药的主要机理是通过 N-乙酰化或者 O-磷酸化和 O-腺苷化而使抗生素失活。这些发现为氨基糖苷类抗生素的研究开辟了一条新途径。因为知道了微生物抗药机理，就有可能合成对抗这些微生物的有效衍生物。例如可以致力于研究氨基糖苷类抗生素的特殊结构的衍生物。

氨基糖苷类抗生素结构修饰的一个重要方向是，切除对失活酶敏感的官能团。已经证明了 3'-位的羟基是磷酸化酶的攻击靶点。这样，便合成了 3' 脱氧的 kanamycin A 和 3',4'-双脱氧 kanamycin B (dibekacin)。实验证明，它们对于抗 kanamycin 的大肠埃希杆菌和假单胞菌类有活性。

氨基糖苷类抗生素结构修饰的另一个重要方向是，设法阻止失活酶连接到氨基糖苷类抗生素的活性部位。以这种认识为基础合成了半合成 kanamycin 的衍生物 amikacin。导致合成 amikacin 的一系列事件的发展过程都起因于发现 butirosin（丁酰苷菌毒）。

一、从 butirosin 到 kanamycin A 的化学修饰

在筛选新抗生素时发现，从台湾收集到的土样中分离出的菌株可以产生一种氨基糖苷类抗生素复合物。当时称这种氨基糖苷类抗生素复合物为 Bu-1709。Bu-1709 的结构当中包括一个 2-脱氧链霉胺残基。这是报道的由 order eubacteriales 生物合成的第一个氨基糖苷。当时，各种氨基糖苷类化合物大都是由 order actinomycetales 产生，例如由 reptomyces 或者 micromonospora 产生。更重要的是，这种新抗生素的抗菌谱有意义以及它可以抑制使 neomycin 和 kanamycin 发生磷酸化的某些菌株。研究 Bu-1709 的结构揭示了二甲苯酰新霉胺或者核糖基新霉胺以及一种不常见的氨基酸，L(-)-γ-氨基-α-羟基丁酸（L-AHBA）两个主要结构单元。后来从 bacillul circulans 的发酵肉汤当中分离出了同样的抗生素复合物，命名为 butirosin A 和 B（最初称作 ambutyrosin A 和 B）。如 Formula 3-48 所示，butirosin B 与由 streptomyces 产生的抗生素 ribostamycin 的结构有很近的相关关系，唯一的区别就在于在 butirosin B 的 C-1 的氨基上连有 L-AHBA。对比 butirosin B 与 ribostamycin 的抗菌谱（Table 3-24）提示，选择性酰化氨基糖苷类抗生素的某个特定氨基有可能保护抗生素不被酶作用失活。

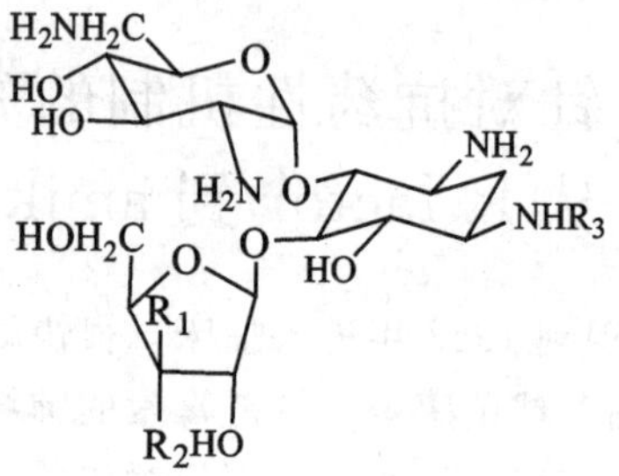

Formula 3-48 The structure of butirosins and ribostamycin, in butirosin A $R_1=R_2=OH$, $R_3=COCH(OH)CH_2CH_2NH_2$; in butirosin B $R_1=H$, $R_2=OH$, $R_3=COCH(OH)CH_2CH_2NH_2$; in ribostamycin $R_1=R_3=H$, $R_2=OH$

Table 3-24 Antibacterial spectra of butirosin and ribostamycin

Bacteria	MIC (μg/ml)	
	butirosin	ribostamycin
Staphylococcus aureus Smith	0.8	1.6
Escherichia coli Juhl	0.8	1.6
Escherichia coli K12	0.4	0.8
Escherichia coli ML-1630*	6.3	100
Escherichia coli JR35/C600*	1.6	>100
Pseudomonas aeruginosa D15	6.3	>100
Pseudomonas aeruginosa H9	>100	>100

* Producing neomycin-kanamycin phosphoirylating enzymes

按照这种抗酶活性结构要求的假设，开始了对氨基糖苷类抗生素特别是对 kanamycin A 的化学修饰。尽管在 ribostamycin（一个包含有 5，6-双取代-2-脱氧链霉胺结构的氨基糖苷类抗生素）的 C-1 位进行酰化的时，活性可以发生明显的改善，但对 kanamycin（一个包含有 4，6 双取代-2-脱氧链霉胺结构的抗生素）仍旧需要确定到底酰化哪一个氨基最合适。当时要解决这个问题是一个挑战，因为此前还没有尝试过对氨基糖苷类抗生素的某个特定氨基选择性酰化。解决这个问题之后便产生了一系列氨基糖苷类衍生物，其中 amikacin (Formula 3-49) 由于优良的活性、有意义的抗菌谱以及低毒性而被推选出来。

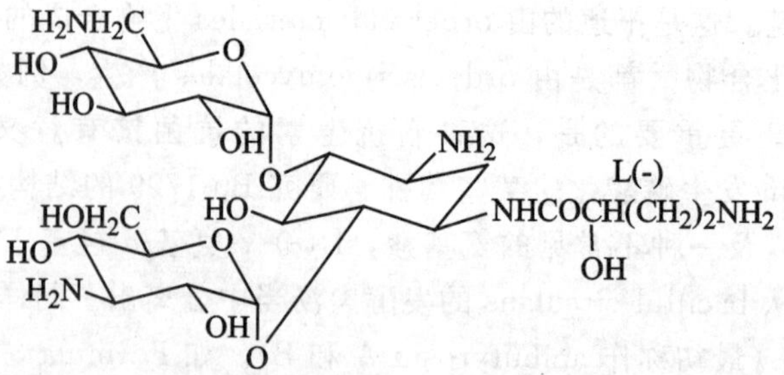

Formula 3-49 Amikacin

二、Amikacin 的合成以及位置异构体

Kanamycin 有四个可酰化的氨基（Formula 3-50)，其中 2 个氨基在 2-脱氧链霉胺 (DOS) 部分，1 个氨基在 6-氨基-6-脱氧-D-葡萄糖（6-AG）部分，另 1 个氨基在 3-氨基-6-

脱氧-D-葡萄糖（3-AG）部分。这四个氨基所处的化学环境不同，对酰化试剂的反应活性也不同。在6-AG部分的6'-氨基连在一个亚甲基碳上，反应活性最高，其余三个氨基都是连接在次甲基碳上，反应活性相当。这样，要进行选择性酰化就必须特别控制反应条件。为了达到选择性酰化的目的，首先使用了L-AHBA的N-羟基琥珀酰亚胺酯作为酰化剂。将L-AHBA的γ-氨基先用苄氧羰基（CBz）保护，然后与N-羟基琥珀酰亚胺（HOSu）和二环己基碳二亚胺（DCC）反应，制备N-CBz保护的L-AHBA琥珀酰亚胺活化酯（N-CBz-AHB-Osu）。

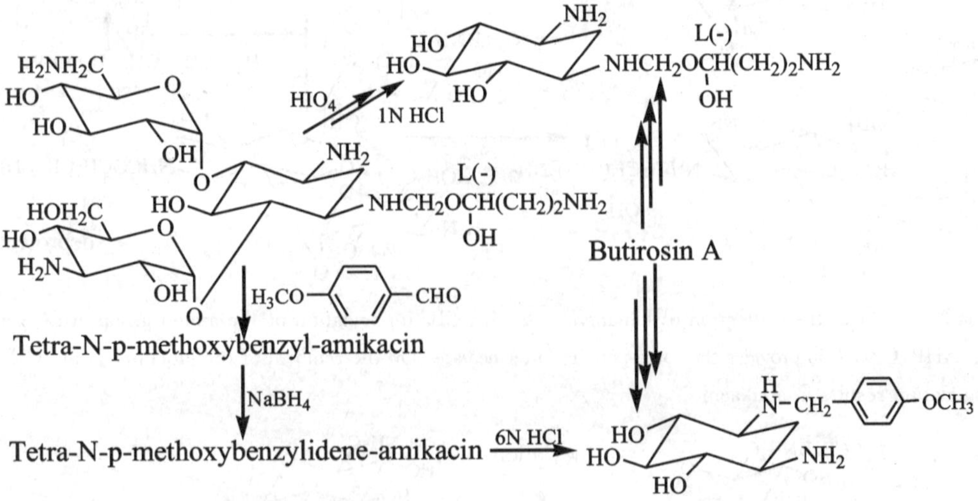

Formula 3-50 Kanamycin has 4 acylable amino groups, 2 in the 2-deoxystreptamine part and 1 each in the 6-amino-6-deoxy-D-glucose and 3-amino-3-deoxy-D-glucose moieties. These 4 acylable amino groups are not totally equivalent in their steric environment and hence their reactivity to acylating agent. The 6'-amino group of 6-AG moiety, located on a methylene carbon, is the most reactive amino group. The remaining 3 amino groups are each attached to a methane carbon and hence has a similar level of reactivity. In this case the specific and well-controlled reaction conditions are necessary for selective acylation

Scheme3-37 和 Scheme 3-38 分别给出了选择性地将 L-AHBA 引入到 kanamycin A 中以形成 amikacin 以及它的位置异构体的合成路线。为了方便，这里把 Kanamycin A 的四个氨基按照对酰化试剂的假定活性顺序分别叫做 N^1，N^2，N^3，N^4。Kanamycin A 与等摩尔数 N-CBz-AHB-Osu 反应，可以酰化最活泼的氨基，然后通过氢解脱除氨基上的保护基，得到主要的产品 N^1-AHB 酰化的 kanamycin A（记为 BB-K6）。与 kanamycin 相比，N^1-AHB 酰化的 kanamycin A 的抗菌活性非常弱。然而，薄层层析显示反应混合物中还有一个含量比较低的具有活性的成分。可能是除了 N^1 酰化之外，另一个活性第二强的氨基也部分被酰化。要选择性酰化活性第二强的氨基 N^2，必须先保护最活泼的氨基 N^1。Kanamycin 的 N^1 氨基可以用等摩尔 N-（苄氧羰基氧）琥珀酰亚胺（CBz-Osu）进行保护。然后将得到的 N^1-CBz 保护的 kanamycin 与等摩尔 N-CBz-AHB-Osu 反应。接下来的氢解反应除去两个保护基团，用层析法进行提纯，便得到 N^2 - AHB 酰化的 kanamycin A（记为 BB-K8）后来命名为 amikacin (Scheme 3-43)。

Kanamycin A 与 2 mol CBz-Osu 反应，得到 BB-K 29 的中间体，在这个中间体中 kanamycin A 的第一活性氨基和第二活性氨基被 CBz 保护。N^1，N^{2-} 双 CBz 保护的 kanamycin A 先与 N-CBz-AHB-Osu 反应，然后氢解脱除保护基，得到了 N^3-AHB 酰化的 kanamycin A，记为 BB-K29。类似地，可以从 N^1，N^2，N^{3-} 三 CBz 保护的 kanamycin A 得到 N^4-AHB 酰化的 kanamycin A，BB-K11 (Scheme 3-44)。

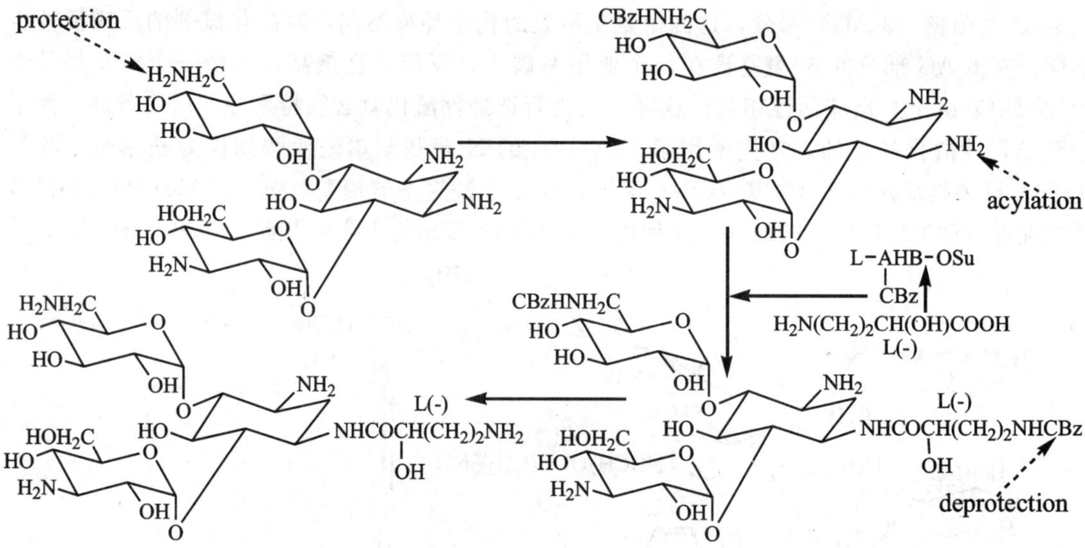

Scheme 3-43 After the protection of kanamycin A with CBz its acylation of the amino group in DOS moiety with L-AHB(CBz)-Osu provides the corresponding intermediate. On the removal of the blocking group (CBz) by hydrogenation results in amikacin

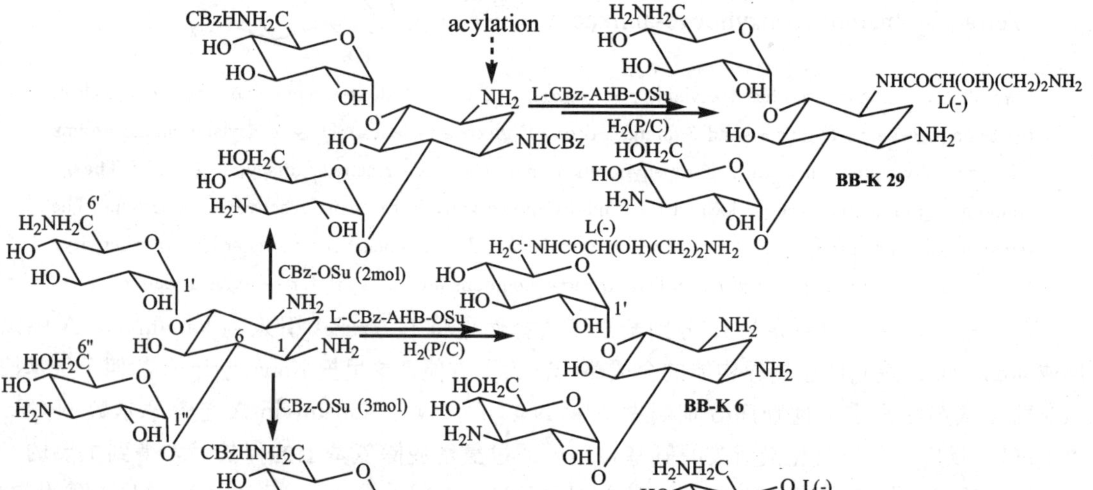

Scheme 3-44 The selective introduction of L-AHBA to kanamycin results in BB-K6, BB-K11 and BB-K29. The acylation of kanamycin and L-CBz-AHB-Osu takes place selectively at 6'-amino group, the most reactive one, to forme BB-K 6. The reaction of kanamycin and 3 mol of CBz-Osu introduces CBz to 6'-amino group of 6-AG moiety, 1-amino group and 3-amino group of DOS moiety. The acylation of the CBz protected intermediate and L-CBz-AHB-Osu takes place at 3"-amino group of 3-AD moiety to form BB-K 11. The reaction of kanamycin and 2 mol of CBz-Osu introduces CBz to 1-amino group of DOS moiety and 6'-amino group of 6-AG moiety. The acylation of the CBz protected intermediate and L-CBz-AHB-Osu takes place at 3-amino group of DOS moiety to form BB-K 29

Amikacin 与 L-AHBA 发生酰化反应的部位由 Scheme 3-45 给出的方法确定。Amikacin 进行过氧化反应之后用温和的酸水解，得到 L-AHBA-酰化的 2-脱氧链霉胺。用相同的处理方法可以由 butirosin 得到经过同样变化的产物。产物用薄层层析以及旋光色散（ORD）鉴定。或者，amikacin 与对-甲氧基笨甲醛生成的希夫碱先用 $NaBH_4$ 还原，然后水解得到 3-N-甲氧苄基-2-脱氧链霉胺，产物用旋光色散和园二色散（CD）鉴定。发现这种方法得到的产物与用 butirosin A 得到的产物相同。在旋光色散谱中 3-N-取代的脱氧链霉胺衍生物给出了一个 double-cotton 效应，280nm 和 223nm 处有两个峰，在园二色性散谱中 273nm 和 223nm 处有两个正的峰。这样，amikacin 的结构就可以明确地定为 1-N-[L(-)-γ-氨基-α-羟基丁酰基]kanamycin A。相应地，2-脱氧链霉胺部分的 C-1 位的氨基被证明是第二个活泼的氨基，即 kanamycin A 中的 N^2。

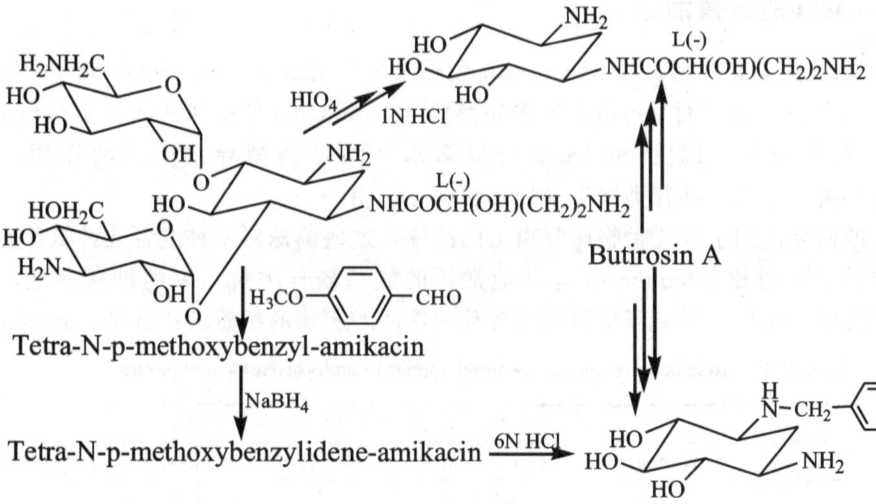

Scheme 3-45 Determining the acylation site with L-AHBA in the amikacin molecule. After periodate oxidation with HIO_4 and hydrlysis with HCl (1 mol/l) amikacin is converted into L-AHBA-acylated DOS. The similar treatment of butirosin A affords the degradation product which gives the same R_f and ORD values as that of L-AHBA-acylated DOS. When the Schiff's base resulted from the reaction of amikacin and p-methoxybenzaldehyde is subsquently reduced with $NaBH_4$ and hydrolyzed with HCl (6 mol/l) the 3-N-substituted DOS is obtained, which is identical with the corresponding product obtained from butirosin A. Thus the structure of amikacin is estaiblished to be 1-N-[L-(-)-gama-amino-alpha-hydroxybutyryl]kanamycin A

可以简要地用下面的文字描述如何确定 amikacin 三个异构体的酰化位置。N^3 位酰化的异构体 BB-K 29 用对-甲氧基苯甲醛进行还原性 N-烷基化，然后用 amikacin 中类似的方法水解。得到的产物用旋光色散和圆二色散鉴定为 1- N-对-甲氧苄基-2-脱氧链霉胺。1- N-对-甲氧苄基-2-脱氧链霉胺是用同样的方法从 amikacin 得到的产物的对映异构体。这样，BB-K29 就是 3-N-AHB 酰化的 kanamycin A。N^1 位酰化的异构体 BB-K6 用 Van Slyke 方法测定产物对茚三酮不显色。该产物在 4N HCl 中水解仅仅得到 6-氨基-6-脱氧-D-葡萄糖，既不生成 3-氨基-6-脱氧-D-葡萄糖也不生成 2-脱氧链霉胺。这样，BB-K6 就是 6'-N-AHB 酰化的 kanamycin A。N^4 位酰化的异构体 BB-K11 用类似于测定 BB-K6 的方法确定为-氨基 3-脱氧-D-葡萄糖中的 C-3" 氨基被酰化。从 BB-K11 的脱氨基产品的水解产物当中分离并检测到 3-脱氧-D-葡萄糖，没有检测到 6-氨基-6-脱氧-D-葡萄糖和 2-脱氧链霉胺。这样在 Scheme 3-44 中显示的结构被指定为 amikacin 的三种异构体，BB-K6、BB-K11 和 BB-K29。Table 3-25 给出了 amkacin 以及它的位置异构体的物理化学性质。

Table 3-25 Physicochemical properties of amikacin and its position isomers

Compound	Site of acylation	Mp (℃, dec)	$[\alpha]_D(H_2O)$	TLC (Rf) *
Amikacin	C-1	203-204	+99°	0.17
BB-K6	C-6'	184-187	+109°	0.29
BB-K11	C-3''	202	+92°	0.15
BB-K29	C-3	181-183	+83.5°	0.24

* silica gel plate, $CHCl/CH_3OH/NH_4OH$ (28%)/H_2O (1 : 4 : 2; 1)

三、Amikacin 的抗菌活性

Amikacin 的抗菌谱非常宽。对 kanamycin 敏感及耐药的菌株包括 pseudomonas 属的细菌都对 amikacin 敏感。对于对 kanamycin 的敏感菌株，amikacin 的抗菌活性与 kanamycin 的抗菌活性相同或者更高。因为 amikacin 可以高水平地抵制酶导致的失活作用，所以 amikacin 对各种类型抗氨基糖苷类抗生素的细菌都有作用。

一项广泛的研究使用了 319 种临床分离出的菌株，这些菌株对一种或者几种氨基配糖类抗生素具有抗药性，对比了 amikacin 与其他常用的氨基糖苷类抗生素的抑菌活性，结果列在 Table 3-26 中。使用琼脂稀释法得到的各种菌株的对药物的敏感的比例是，amikacin 为

Table 3-26 Resistance of various bacterial species to aminoglycoside amtibiotics

Bacteria	Resistance to (%)			
	Kanamycin	Gentamicin	Tobramycin	Amikacin
a	97.1	44.1	44.1	8.8
b	100	46.7	33.3	10
c	94.9	82.1	53.8	0
d	100	0	50	0
e	75.9	93.1	82.8	13.8
f	100	100	0	0
g	54.3	74.3	62.9	0
h	92.1	65.8	78.9	5.3
i	100	42.9	14.3	0
j	100	98.5	56.9	32.3
k	100	100	100	100
m	100	100	100	33.3
n	100	100	100	100
o	40	80	80	40
p	100	50	50	50
q	100	0	0	0
r	100	0	33.3	0
Total	90%	72.7%	58.6%	16.3%

a=E. coli, b=E. species, c=K. peeumoniae, d=P. mirabilis, e=P. rettgeri, f=P. vulgaris, g=P. stuartii, h=S. marcescens, i=S. species, j=P. aeruginosa, k=P. maltophilia, m=P. species, n=Alcaligenes species, o=A. species, p=F. species, q=S. aureus, r=S. epidermidis

83.7%，tobramycin 为 41.4%，gentamicin C 为 27.3%，kanamycin A 为 10.0%。Amikacin 抗菌谱的扩展，使得它可以抑制各种对 gentamicin 和 tobramycin 抗药的菌株。相关工作已经有许多临床观察。已经证明，细菌产生抗药性在很大程度上是由于细菌体内存在为氨基糖苷修饰酶编码的质粒。确认了许多种不同的氨基糖苷修饰酶，其中至少 12 种可以使 kanamycin 失活（Formula 3-51），6 种可以使得 gentamicin C_1 失活（Formula 3-52）。已经发现 amikacin 的抗菌活性可以受 AAC(6')-IV 和 ANT(4') 两种酶影响。然而，正如 Formula 3-50 所示，可以使 kanamycin，tobramycin 和 gentamicin 失活的 12 种氨基糖苷修饰酶不能使 amikacin 失活。这说明 kanamycin 的 C-1 位 L-AHBA-酰化可以对这 12 种氨基糖苷修饰酶的活性产生抑制作用。

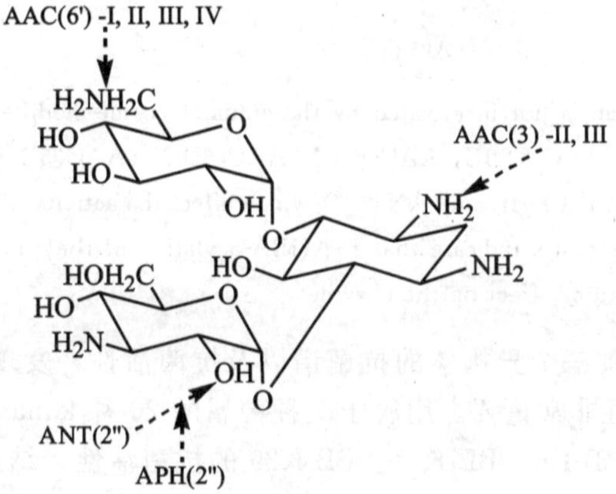

Formula 3-51 The presence of plasmids that code for aminoglycoside-modified enzymes results in the resistance to aminoglycoside antibiotics. The aminoglycoside-modified enzymes, ANT(2"), APH(2"), AAC(3)-II, AAC(3)-III, AAC(6')-I, AAC(6')-II, AAC(6')-III, AAC(6')-IV, APH(3')-I, APH(3')-II, APH(3')-III, and ANT(4') are identified and known to be capable of inactivating kanamycin A

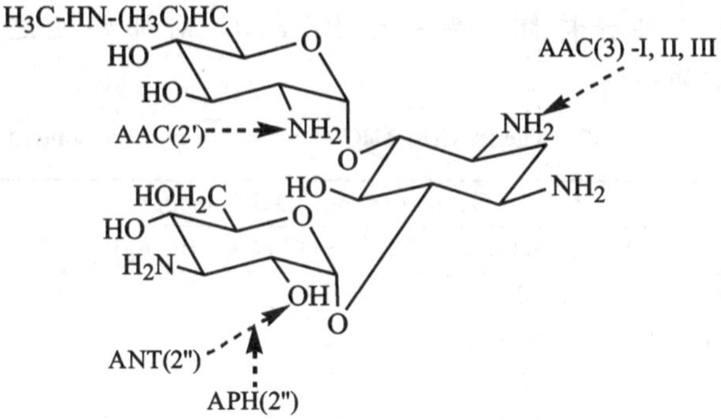

Formula 3-52 The presence of plasmids that code for aminoglycoside-modified enzymes results in the resistance to aminoglycoside antibiotics. The aminoglycoside-modified enzymes, ANT(2"), APH(2"), AAC(3)-I, AAC(3)-II, AAC(3)-III, AAC(2') are identified and known to be capable of inactivating gentamicin C

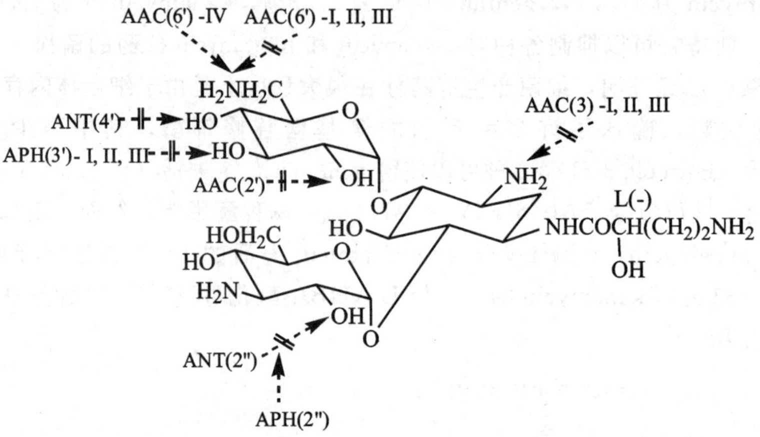

Formula 3-53 Amikacin is not inactivated by the aminoglycoside-modified enzymes, ANT(2"), APH(2"), AAC(3)-II, AAC(3)-III, AAC(6')-I, AAC(6')-II, AAC(6')-III, AAC(6')-IV, APH(3')-I, APH(3')-II, APH(3')-III, and ANT(4') which affect tha activity of kanamycin, tobramycin and/or gentamicin. The ruslts indicate that L-AHBA-acylation at the amino group of amikacin is responsible to the inhibitory effect on the enzymes

对比 amikacin 与它的三个异构体的抗菌谱以及抗菌活性，发现 kanamycin 分子中发生酰化部位对于生物学活性非常重要。用属于 7 种菌属的 20 种 kanamycin 敏感的细菌测定了 amikacin 和它的异构体 BB-K6、BB-K11、BB-K29 的抗菌活性，结果在 Table 3-27 中给出。Table 3-28 中给出了每种化合物对于 kanamycin A 的相对活性。对于 kanamycin 敏感的菌株，amikacin 的活性比 kanamycin 要大，平均起来，是 kanamycin 活性的 170%，而其他三个位置异构体的活性只是 kanamycin 的 1%～3%。Table 3-26 中给出了 17 种细菌抗氨基糖苷类化合物的生物体。根据氨基糖苷修饰酶的类型，这些生物体分为 6 种。Amikacin 对于产生 APH(3') 或者 ANT(2') 的细菌的抗药生物体活性非常好。其他一些产生 ANT(4') 或者 AAC(6') 的菌株也对 amikacin 非常敏感。当考虑到它们本身固有的一点点活性的时候，amikacin 的其他三种异构体，特别是 BB-K29，对那些使之失活的酶的作用比 kanamycin 还是要相对强一点。

Table 3-27 The in vitro MIC of amikacin and its isomers

Bacteria	Geometric mean MIC (mcg/ml)				
	Kana- mycin	Ami-Kaci (1-N)	BB-K-6 (6'-N)	BB-K-11 (3''-N)	BB-K-2 (3-N)
a	2.07	1.03	174	66	50
b	2.48	1.57	159	79	79
c	1.10	0.55	71	35	35
d	2.21	1.57	142	71	50
e	4.43	3.13	401	100	100
f	0.93	0.78	84	35	42
g	0.78	0.28	50	25	25
total	1.68	1.00	128	54	50

a=E. coli, b=K. pneumoniae, c=P. mirabilis, d=S. species, e=E. aureu, f=S. aureus, g=B. species

Table 3-28　The in vitro relative activity of amikacin and its isomers

Bacteria	Relative activity (kanamycin=100)				
	Kanamycin	Amikacin	BB-K-6 (6'-N)	BB-K-1 (3''-N)	BB-K-2 (3-N)
a	100	200	1	3	4
b	100	160	2	3	3
c	100	200	2	3	3
d	100	140	2	3	4
e	100	140	1	4	4
f	100	120	1	3	2
g	100	280	2	3	3
total	100	170	11	3	3

a=E. coli, b=K. pneumoniae, c=P. mirabilis, d=S. species, E=E. aureus, f=S. aureus, g=B. species

四、Amikacin 的类似物以及衍生物

看到 kanamycin 的 C-1 位被 L-AHBA 酰化之后抗酶解效果显著，于是用同样的方法发展了许多包含有 DOS 的氨基糖苷类抗生素。例如 kanamycin A、ribostamycin、kanamycin B、dibekacin、lividomycin A、gentamicin C_1、tobramycin、gentamicin C_{1a}、gentamicin C_2、neomycin B、beomycin C、paromomycin、lividomycin B、sagamycin、sisomicin、verdamicin 以及 gentamicin B 等氨基糖苷类抗生素的 C-1 位被都 L-AHBA 酰化。与它们的母体不同，这些 C-1 位被 L-AHBA 酰化的氨基糖苷类抗生素衍生物对那些普通氨基糖苷类药物耐药的微生物都有效。gentamicin B 的化学名是 1-N-(S)-3-氨基-2-羟基丙酰基-gentamicin B，因为它的抗菌谱比其他化合物好以及毒性比较低，所以比较有意义。在 kanamycin A 的 C-1 位用 DL-AHBA 或者 D(+)-AHBA 进行酰化，得到 amikacin 的构型异构体。不仅 amikacin 构型异构体的制备方法与 amikacin 的制备方法非常相似，而且这些构型异构体的抗菌活性也与 amikacin 的抗菌活性非常相似。然而，DL 异构体（BB-K19）本身的活性大概约是 amikacin 活性的一半，D 异构体（BB-K31）的活性是 amikacin 活性的四分之一。

使用与 amikacin 合成的类似方法合成了一系列 amikacin 的类似物。Amikacin 的侧链修饰主要包括 α-羟基修饰、γ-氨基修饰以及加长烷基链。一些代表性的类似物的结构和活性都在 Table 3-27 和 Table 3-28 中给出。α-羟基的任何修饰例如将它消除（得到 BB-K9）、将它用氨基取代（得到 BB-K13）或者将它转移到 β 位（得到 BB-K14），都使得活性降低为 amikacin 的 5%。去除它的最后的那个碱性基团（得到 BB-K20）几乎导致活性完全丧失。仍旧保留有 α-羟基和最后的氨基的衍生物就会保留有一定比例 amikacin 活性。比 amikacin 多一个或者少一个碳原子的同系物（BB-K23 和 BB-K101）的活性都比 amikacin 要差。与类似物比较，amikacin 的活性最好。

对于氨基糖苷类抗生素结构修饰的进一步研究延伸到了 C-1 位的氨基的 N-烷基化，合成了 1-N-ethylsisomicin 和 netilmicin。Netilmicin 不仅对于抗 sisomicin 的细菌有比较高的活性，而且在动物模型中它的毒性有降低的空间。为了研究 kanamycin 的 N-烷基化对抗菌活性的影响，用乙硼烷将 amikacin 还原，制备出了 1-N-[(S)-4-氨基-2-羟基丁基]kanamycin A。该化合物叫 butikacin，抗菌谱与 amikacin 相似、耳蜗毒性相对低。

自从用化学法合成了 amikacin 以来，已经发展了许多化学方法使得 amikacin 的生产非常容易。下面给出了制备光学活性的侧链酸 L-AHBA 的主要技术以及在 amikacin 合成过程中选择性酰化技术。

使用 butirosin（Bu-1709）的侧链酸最终制备了 amikacin 样品。Butirosin 的侧链酸是由 Bu-1790 在温和的碱性条件下水解得到的。很快，开发一种新的更经济的技术以便大量合成 L-AHBA 成为必要。早在 1910 年就报道过 DL-AHBA 的合成。1910 年的合成路线是以 γ-邻苯二甲酰亚胺基丁酸为原料，通过 α-溴化、α-羟基化和水解得到 DL-AHBA（Scheme3-46 的路线 A）。改善了 α-羟基化作用之后（Scheme 3-46 的路线 B），DL-AHBA 的总收率达到了 55%。以 2-羟基丁内酯为原料，通过 l-amphetamine 拆分（Scheme 3-46 的路线 C），制得了光学纯的 D(+)-AHBA。在发现 amikacin 时，还没有能合成出 L(-)-AHBA。

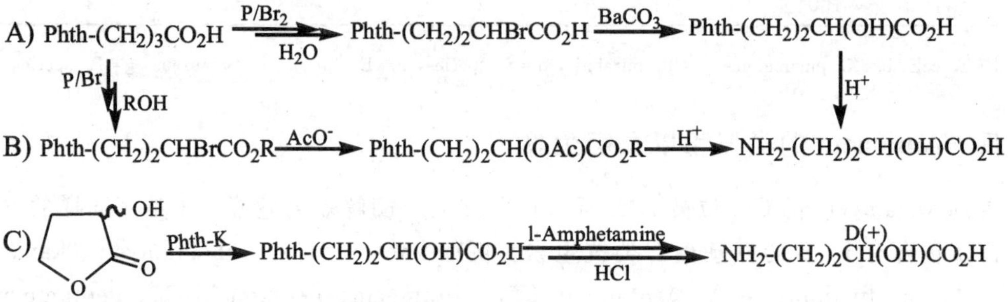

Scheme 3-46　In 1910 DL-AHBH was first obtained by use of γ-phthalimidobutyric acid as the starting material followed by α-bromination, α-hydroxylation and hydrolysis (route A). After the improvement of the α-hydroxylation DL-AHBH was obtained with an overall yield of 55% (route B). With 2-hydroxybutyrolactone as the starting material and the recemic Phth-$(CH_2)_2CH(OH)$-COOH was resoluted by l-amphetamine the D(+)-AHBH was obtained. Wherein Phth=phthalimide

Scheme3-41 综合了开发 L-AHBA 的简要过程。首次合成 L-AHBA 的原料是从比较经济的 γ-丁内酯制备 2-羟基丁内酯（route B）。后来按 Scheme3-40 的路线 C 合成了外消旋 α-羟基-γ-邻苯二甲酰亚胺基丁酸（DL-Phth-AHBA）。使用脱氢枞胺（DAA）可以将外消旋 α-羟基-γ-邻苯二甲酰亚胺基丁酸分为非对映异构体。由 γ-丁内酯通过路线 B 制备 L-AHBA 的总收率是 22%。研究 DL-AHBA 的微生物学拆分时检测了一定数量的微生物体在不消耗 L-AHBA 的情况下代谢 D-AHBA 的能力。适合该研究目的的微生物是一种代号为 No. C286-B3 的菌株。曾经从日本的 Hachijo-jima 岛上收集的土壤样品中分离过 No. C286-B3 菌株，并且确定它是 acetobacter 属。该菌株（代号为 ATCC 21780）是在一个成分明确的只含有 DL-AHBA 作为唯一的碳原子来源的培养基当中孵化培养的菌株。DL-AHBA 与 No. C286-B3 菌株 28℃孵化三天，大部分 D-AHBA 被消耗，可以分离到 L-AHBA，按重量算的收率是 40.7%，按理论计算的收率是 81.4%（route C）。

因为拆分实在太麻烦，所以通过 DL-AHBA 制备 L-AHBA 的方法不适合进行大规模生产。于是开始寻找立体特异的合成路线。正如 Scheme 3-47 的路线 D 所示，通过 Schmidt 反应可以将谷氨酸转化为 L-α,γ-二氨基丁酸。只要取代 L-α,γ-二氨基丁酸的 α-氨基就可以在保持 α-碳构型不变的情况下得到 L-AHBA（总收率为 32%）。尽管路线 D 比其他路线都经济有效，但是 Schmidt 反应用到的危险试剂（叠氮酸）不适合大规模工业生产。于是，又发展了新路线（路线 E）。将 L-谷氨酸用亚硝酸去氨基化，可以得到 L-γ-羰基-γ-丁内酯，伴随

着 α-碳的构型完全保持。然后在室温条件下用高浓度的氨水将内酯氨解，得到 L-α-羟基谷氨酸-γ-酰胺。成功使用 Hoffmann 重排可以将 γ-酰胺转化为胺，得到 L-AHBA（总收率为 40%）。路线 E 提供的制备 L-AHBA 的比较实用的方法可以应用于大规模工业生产。

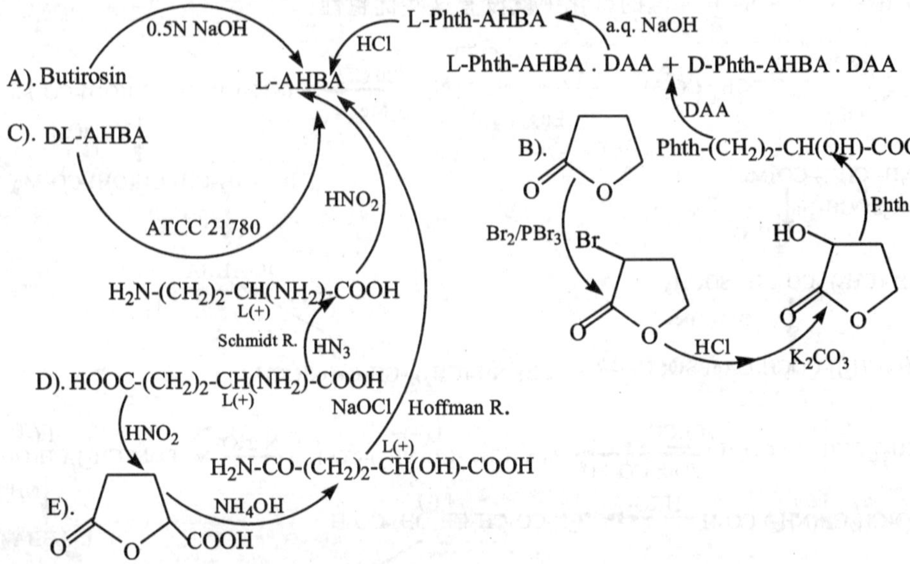

Scheme 3-47　In the first synthesis of L-AHBA the commercially available γ-butyrolactone was used as the starting mterial to obtaine 2-hydroxybutyrolactone. Based on the method of route C in Scheme 3-46 2-hydroxybutyrolactone was converted into the racemic α-hydroxy-γ-phthalimidobuttyric acid which was readily separated into the corresponding diastereomers with the use of dehydroabietylamine (DAA). The overall yield of route B was 22%. Route C demonstrated the microbiological resolution of DL-AHBA. From a number of microorganisms studied ATCC21780 was able to metabolize D-AHBA without consuming L-AHBA. The incubation provided L-AHBA in 40.7% yield by weight or 81.4% theoretically. In route D via Schmidt reaction commercially available L(+)-glutamic acid was converted into L-α,γ-diaminobutyric acid, after the displacement of the α-amino group of L-α,γ-diaminobutyric acid L-AHBA was obtained in 32% overall yield. According to route E in the presence of nitrous acid the deamination of L(+)-glutamic acid provided L-γ-carboxyl-γ-butyrolactone with full retention of configuration. In concentrated ammonia the ammonolysis of L-γ-carboxyl-γ-butyrolactone afforded L-α-glutamic acid γ-amide. After Hoffmann rearrangement the γ-amide group of L-α-glutamic acid γ-amide was converted into amine giving L-AHBA

Scheme 3-48 综合了另外两种合成 DL-AHBA 的方法和另外两种合成 L-AHBA 的方法。硝酸酯与丙烯酸甲酯的 1，3-双偶极加成反应之后进行催化氢化（route A），或者通过 β-酮亚砜与醋酸酐进行的 Pummerer 反应（route B），可以得到 DL-AHBA。Route C 是对 Scheme 3-41 中路线 D 的修正。其中，二氨基丁酸的 γ-氨基用苯二（甲）酰亚氨基保护。在 route D 中使用 L-天冬氨酸为原料。将 L-天冬氨酸的 α-氨基进行取代，酰化，接下来进行催化氢化可以得到 L-AHBA，收率为 30%。

N-羟基琥珀酰亚胺（HOsu）活泼酯可以成功地应用于 amikacin 合成中 C-6’ 位的选择性保护（使用一个 CBz）或者 C-1 位的选择性酰化（使用 L-AHBA）。在 amikacin 的合成（保护和酰化两个步骤）中，N-羟基-5-降冰片烯-2，3-二羧酰亚胺（ONB）活泼酯比 HOsu

活泼酯更有效。用 CBz-ONB 试剂进行 6'-N 的保护（产率为 56%）明显地优于用 CBz-Osu 试剂进行 6'-N 的保护（产率为 45%）。这是因为 CBz-ONB 的体积比较大，加大了位于甲烯基碳上的 6'-氨基与其他位于次甲基碳上的氨基的立体环境的区别。与 HOsu 活泼酯相比，ONB 活泼酯在接下来的 1-N 位的酰化中就没有这些优越性。

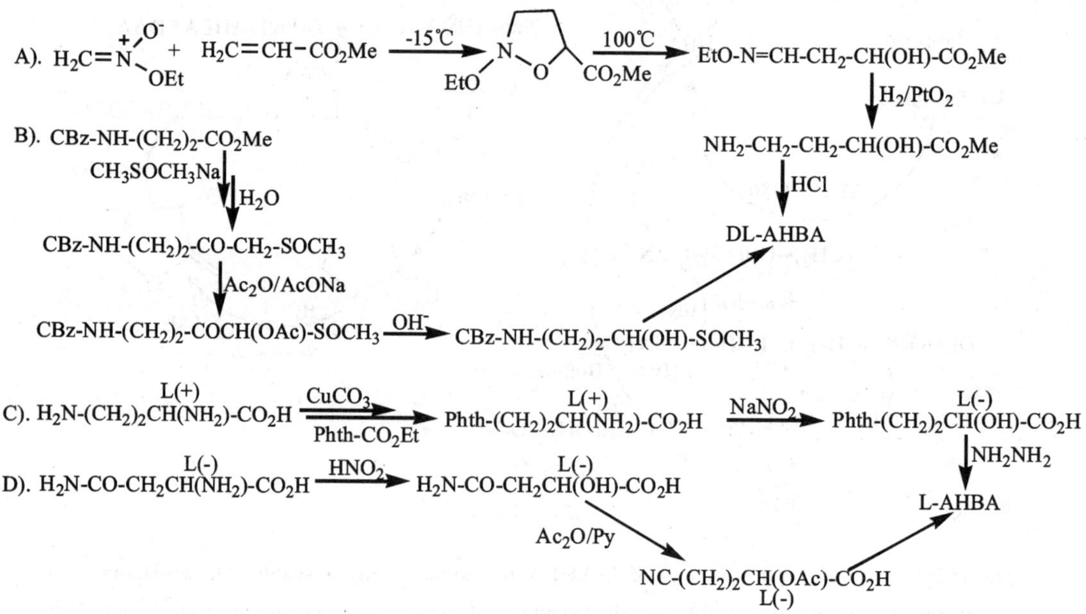

Scheme 3-48 In route A the 1,3-dipolar addition of nitronic ester with methyl acrylate and the subsequent catalytic hydrogenation provided DL-AHBA. Route B demonstrated the formation of DL-AHBA via Pummerer reaction of β-ketosulfoxide and acetic anhydrade. The modification of route D in Scheme 3-47 was illustrated by route C, in which the γ-amino group of diaminobutyric acid was protected by phthalimido group. In route D L-asparagine was used as the starting material and after the displacement of its alpha-amino group with hydroxyl group, acetylation of the hydroxyl group with acetic anhydrade, and reduction of cyano under catalytic hydrogrnation conditions L-AHBA was obtained in 30% overall yield

使用 CBz 与对-羟基安息香酸的活泼酯可以改进 6'-N 的保护步骤。CBz 与对-羟基安息香酸的活泼酯比 CBz-ONB 的选择性更高，6'-N-CBz-kanamycin 的收率可以达到 70.5%（使用 CBz-ONB 的收率为 52.5%）。CBz 与对-羟基安息香酸的活泼酯的另一个优点是水溶性比较好，从而使得苄氧羰基化可以在水性溶剂中进行。

尝试着通过在 6'-N-CBz-kanamycin 的 C-1，C-3，C-3" 位置首先形成 Schiff 碱来提高在 1-N-位酰化过程的选择性。结果不仅提高了 amikacin 的产率，同时还减少了副产物 BB-K11，BB-K29 以及二酰化衍生物的生成。

由于脱除上述合成路线当中的 CBz 基团需要进行催化氢解，所以引入了一种光敏的邻-硝基苄氧羰基（NBoc）保护基来保护氨基。6'-N-NBoc 保护的 kanamycin A 从 kanamycin A 与 NBoc-Osu 或者 NBoc-ONB 活泼酯制备，用 γ-NBoc 保护的 L-AHBA 活泼酯进行酰化。C-6' 和 ω-氨基上的保护基最后使用高压汞灯照射进行脱除，amikacin 的最好产率可以达到 29%。

6',3"-二-N-三氟乙酰基 kanamycin A 是 amikacin 合成中一种有用的前体。每一个-N-都甲酰化的 kanamycin A 的 1-N-甲酰基可以在温和的碱性条件下水解而被脱除，得到 3,6’,3”-三-N 甲酰基 kanamycin A。将 3,6’,3”-三-N 甲酰基 kanamycin A 用 N-Phth-L-AHB-Osu 进行酰化，可以以较好的收率得到 amikacin（1-N-酰化步骤的收率是 66%）。

还有一种合成 amikacin 的奇特方法，包括将 kanamycin A 在乙腈中与六甲基双硅氮烷一块回流，得到多聚三甲基硅烷化衍生物。该多聚三甲基硅烷化衍生物在丙酮中可以溶解，在氮气存在的条件下使用 10mol 当量的水进行处理，得到部分三甲基硅烷化的 kanamycin。该产物再用 N-CBz-AHB-Osu 进行酰化可以以 50%的收率得到 amikacin。该方法非常值得注意的一个优点是避免了生成 3”-N-酰化的异构体 BB-K11。在 amikacin 合成的其他路线当中，需要很多额外的步骤来分离 BB-K11。

氨基糖苷类抗生素中某些成对的氨基和羟基可以与许多诸如 Cu^{2+}，Ni^{2+}，Co^{2+} 一类的二价阳离子形成络合物。正如 Formula 3-51 中给出的那样，kanamycin A 与 Ni^{2+} 形成络合物时，Ni^{2+} 与 1-氨基/2”-羟基和 3”-氨基/4”-羟基对发生了螯合。该络合物的苄氧羰基化以比较高的产率生成了 3,6’-二-N-CBz-kanamycin。3,6’-二-N-CBz-kanamycin 在 amikacin 的合成中非常有用。将 C-3” 和 C-4 邻近的氨基和羟基用 Cu^{2+} 螯合而进行暂时保护，可用于制备 6’-N-CBz-kanamycin A 的过程。一种类似的方法是将 kanamycin A 用 $Zn(OAc)_2$ 进行螯合，然后用 CBz-Osu 进行处理，得到 3,6’-二-N-CBz-kanamycin A。接下来用三氟乙酸乙酯进行 3”-氨基的位置特异性的保护，得到 3,6’-二-N-CBz-3”-三氟乙酰-kanamycin A。3,6’-二-N-CBz-3”-三氟乙酰-kanamycin A 是 amikacin 合成中的一个关键性中间体。

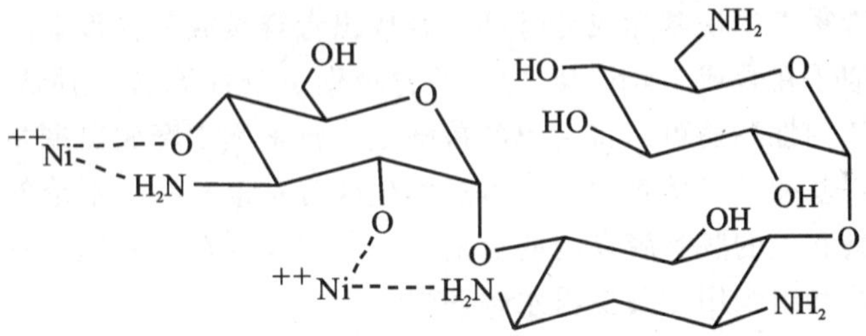

Formula 3-54　The complex formed by kanamycin A and Ni^{2+} which chelated with 1-amino/2’-hydroxy and 3”-amino/4”-hydroxy pairs

第八节　针对口服吸收的先导结构
——从 ampicillin 到 pivampicillin

青霉素和头孢菌素在临床应用中碰到的一个显著的问题是，它们不能从消化道很好地吸收。青霉素类抗生素例如 benzylpenicilin、methicillin、carbenicillin 以及头孢菌素类抗生素例如 cephalothin 和 cephazolin 等，口服吸收太差，只能注射给药。其他抗生素例如对酸稳定的青霉素类抗生素，phenoxymethylpenicillin 和 ampicillin，虽然有一定程度的口服吸收度，但是因个体差异吸收很不完全。口服相同剂量的抗生素之后，血药浓度一般都低于肠道外给予抗生素之后的血药浓度。发明能够口服给药的青霉素类抗生素和头孢菌素类抗生素是药物化学曾经面临过的挑战之一。为了解决青霉素类抗生素和头孢菌素类抗生素的口服给药问题引入了前药概念，即合成一些青霉素类抗生素和头孢菌素类抗生素的衍生物。这些衍生物比它们的盐类更稳定、更易吸收，吸收后转变为相应的青霉素和头孢菌素。发现 pivampicillin 就是这一努力的结果。

20 世纪 70 年代，认识到当时销量名列第一的优秀抗生素 ampicillin 的唯一不足就是口服吸收不完全。于是便开始寻找提高 ampicillin 口服吸收度的方法。在尝试过的方法中，合成新型青霉素酯作为前药的事件在把这种尝试变为现实的过程中起了特别的推动作用。最有参考意义的是酰氧烷基酯（acyloxyalkyl esters），结构见 Formula 3-55。酰氧烷基酯可以看作是醛的水化物偕二醇的混合酯，该偕二醇的一个羟基被青霉素酯化，另一个羟基被一个简单羧酸酯化。

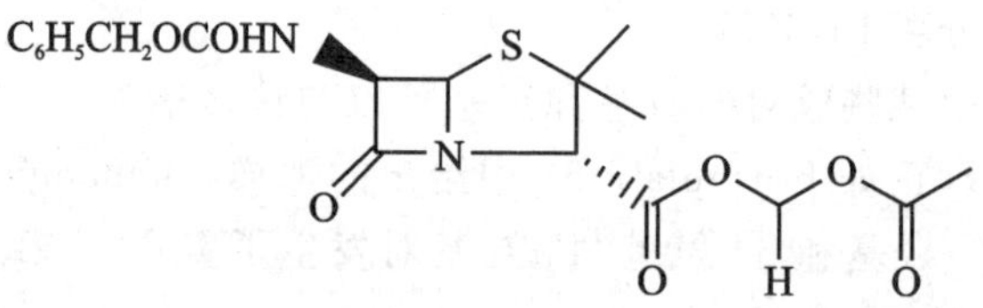

Formula 3-55 Acyloxyalkyl esters of penicillin may be considered as a mixed ester of gem-diols (aldehyde hydrade), in which one of the hydroxyl group is esterified by penicillin and another hydroxyl group is esterified by acetic acid

一、从前药概念到青霉素酯

一般情况下，青霉素酯没有抗菌活性。尽管小鼠和大鼠体内的酯酶可以水解青霉素的甲酯和其他简单的苄青霉素的烷基酯或芳基酯，释放出青霉素或苄青霉素，但人类和高级动物体内缺乏这种酶。似乎在合成 Formula 3-52 的青霉素酯后面隐含一种认识，即广泛存在于在哺乳动物中的非特异性酯酶可以将简单的羧酸从青霉素酯中释放出来并生成不稳定的羟烷基酯。不稳定的羟烷基酯再经历自发的水解过程生成青霉素和醛。不论怎样的代谢系统，青霉素酯都需在包括狗和人的肠黏膜在内的血清和组织匀浆存在下才能水解，这一过程进行得很慢，比用大鼠血清和组织用作酶源再水解还慢。

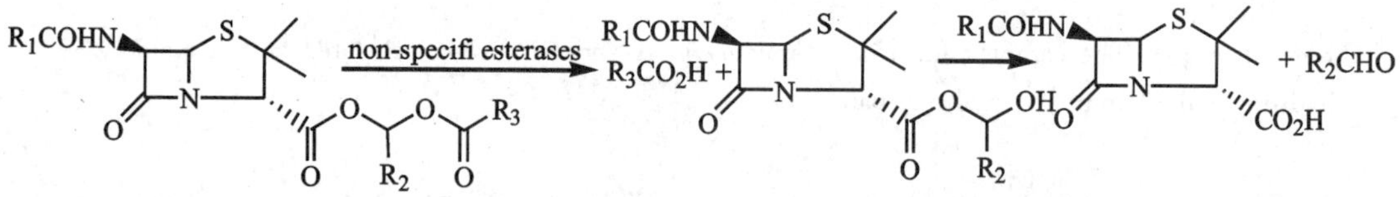

Scheme 3-49 In the presence of nonspecific esterases penicillin was released from its acyloxyalkyl esters. wherein $R_1 = C_6H_5CH_2$; $R_2 = H$; $R_3 = CH_3$

在曾合成过的一系列青霉素类酰氧烷基酯中，有苄青霉素、苯氧甲青霉素和甲氧青霉素类酯。这些酯不仅都不溶于水，而且除苄青霉素的丙酮氧甲基酯外其余皆不吸收。将苄青霉素的乙酰氧甲酯给狗和人口服后，血中的苄青霉素浓度虽然低，但保留时间长。当时没有合成氨苄青霉素和其他氨基青霉素的酯。其实，应当意识到氨苄青霉素和其他氨基青霉素的酰氧烷基酯的吸收度可能与苄青霉素、苯氧甲青霉素和甲氧青霉素类酯不同。因为侧链氨基可能与酸成盐而使酯在酸性水溶液中溶解。在生理 pH 环境下，氨苄青霉素和其他氨基青霉素的酰氧烷基酯在通过生物膜时可能还具有一定的水溶性。

如果 Scheme 3-49 中青霉素酯的 R_2 不是 H，混合酯的两个非对映异构体就增加了一个手性中心，这会给分离和纯化带来了困难。为了避免这个问题，注意力集中在甲醛水合物的混合酯上。于是，制备的第一个酯是 Scheme 3-50 中的叔丁羰氧甲酯。合成步骤包括 D-α-叠氮苄青霉素与氯甲烷已酸盐反应，生成相应的丙酮烷叠氮甲酯。丙酮烷叠氮甲酯通过催化氢化在乙酸乙酯溶液中转化为相应的氨苄青霉素叔丁羰氧甲酯。氨基酯一经形成立刻提取到水相，水相以 HCl 维持 pH3.0，使游离氨基一经形成就转化成盐酸盐，以避免游离氨基 β-内酰胺酯的聚合作用。

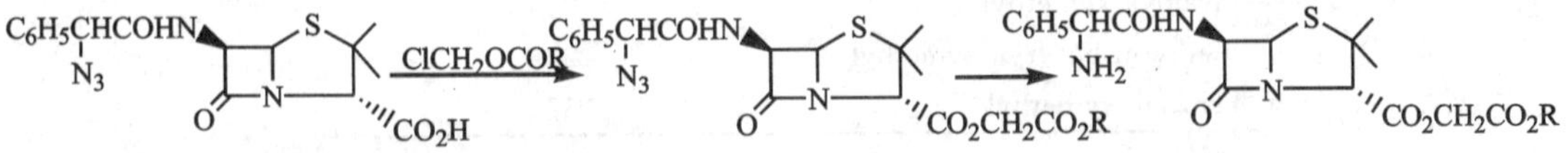

Scheme 3-50 The raction of the potassium salt of D-alpha-azidobenzylpenicillin and chloromethyl acetate provides the acetoxymethyl eater of D-alpha-azidobenzylpenicillin. Under the catalytic hydrogrnation the acetoxymethyl eater of D-alpha-azidobenzylpenicillin is converted into the corresponding ampicillin methyl ester or tert-butyl ester (pivampicillin)

合成路线建立起来之后，研究了氨苄青霉素叔丁羰氧甲酯的酶解。将含有 10μg/ml 氨苄青霉素叔丁羰氧甲酯的溶液 37℃与全血、血清、组织匀浆在 pH 7.4 孵育。经适当时间孵育后，用乙酸乙酯提取，用琼脂杯法（agar-cup-plate）测定水相中氨苄青霉素的含量。通过提取，未水解的氨苄青霉素乙酰氧甲酯进入乙酸乙酯相，水解生成的氨苄青霉素进入水相，可用微生物学的方法检测出来。使用这种技术，可以认定在人血清、狗血清以及其他各种组织匀浆和肠黏膜内酶的存在下氨苄青霉素叔丁羰氧甲酯水解释放的氨苄青霉素的量。按照这种设计，给大鼠和狗分别口服及肠道外给与相同剂量氨苄青霉素叔丁羰氧甲酯，并分别测定血清氨苄青霉素水平。结果，两种给药途径的血清氨苄青霉素水平显著不同。狗给与相同剂量的氨苄青霉素和氨苄青霉素叔丁羰氧甲酯，体内的血清浓度也相差很大。给与氨苄青霉素叔丁羰氧甲酯血清浓度的峰值是给与氨苄青霉素血清浓度的峰值三倍。氨苄青霉素叔丁羰氧甲酯的血清药浓度一时间曲线下面积也是氨苄青霉素的血清药浓度一时间曲线下面积的二倍多。药一时曲线是生物利用度的有效衡量标准。氨苄青霉素叔丁羰氧甲酯的大鼠实验也得到了类似的结果。制备氨苄青霉素衍生物及其实验结果使前药的概念有了很好的依据。将氨苄青霉素制成酰氧烷基衍生物后吸收度大为提高，血药浓度比原药高很多。

在后来进行的交叉毒性实验中，给一组健康志愿者服用氨苄青霉素叔丁羰氧甲酯的盐酸盐和氨苄青霉素原药。服用氨苄青霉素叔丁羰氧甲酯盐酸盐的健康志愿者血清浓度和药时曲线面积均高于服用氨苄青霉素原药的健康志愿者血清浓度和药时曲线面积。这表明氨苄青霉素叔丁羰氧甲酯盐酸盐的吸收比氨苄青霉素的吸收好。氨苄青霉素叔丁羰氧甲酯盐酸盐给药后尿中氨苄青霉素浓度达到 56%，而氨苄青霉素给药后尿中氨苄青霉素浓度仅为 29%。该结果同样意味着氨苄青霉素叔丁羰氧甲酯盐酸盐的吸收好。在该结果的鼓舞下开始用简单的酰基替换乙酰基，合成一系列氨苄青霉素酯的类似物。

在各种血清和组织匀浆存在下，用上述方法研究了这些酯的酶促水解。结果显示，水解速率随着酰氧基结构的变化而变化。例如位阻大的氨苄青霉素叔丁羰氧叔丁酯（pivampicillin）水解速率比氨苄青霉素叔丁羰氧甲酯水解速率小（Table 3-29）。可见，水解速度慢的酯吸收度有可能大。如果氨苄青霉素酯在血液中保持一段时间不水解，在器官中的分布可能比氨苄青霉素更好。因为它的酯水分配系数完全不同于氨苄青霉素。

Table 3-29 Hydrolysis of acyloxymethyl esters of ampicillin[a]

Ester	% Hydrolyzed after 30 min[b]
acetoxymethyl	89
propionyloxymethyl	80
n-butyryloxymethyl	85
isobutyryloxymethyl	89
pivaloyloxymethyl	22
α-ethyl-n-butyryloxymethyl	23
benzoyloxymethyl	67

a) at pH 7.4, 37℃, in 10% human serum, the starting concentration of the ester was 1/35mmol～10μg/ml of free ampicillin; b) The figures do not indicated the exact degree of hydrolysis since under the applied conditions ampicillin and its eaters undergo also transformations (probably polymerization) resulting in a loss of antibacterial activity

依据这一发现，于是继续研究氨苄青霉素叔丁羰氧叔丁酯。后来氨苄青霉素叔丁羰氧叔丁酯称为 pivampicillin。深入研究氨苄青霉素叔丁羰氧叔丁酯的另一个实际原因是，只有氨苄青霉素叔丁羰氧叔丁酯盐酸盐可以得到很好的结晶，其他酯则很难结晶。曾一度以为 pivampicillin 不仅能够长时间在器官中存留，而且有不同的分布。后来发现，这个假设并不正确。接下来的观察显示，pivampicillin 在通过肠道时就已经水解。因为从给药动物的肝门抽取的血液中未检测到 pivampicillin。由于 pivampicillin 不仅口服吸收度与氨苄青霉素的叔丁羰氧甲酯一样好，而且还有以上提到的氨苄青霉素的叔丁羰氧甲酯不具备优点，所以 pivampicillin 便推上了临床。

二、从实验室研究到规模化生产

把 pivampicillin 推上临床面临的第一个问题便是要设计一条既适于大规模生产，又不侵犯当时的专利的 pivampicillin 的合成路线。当初用于药理学和毒理学研究的 pivampicillin 是通过 Scheme 3-51 的路线合成的。虽然这条路线用于在实验室研究结果很好，但不适用大规模生产。不仅化合物中的叠氮基有爆炸的危险，而且，在 1967 年 D-α-叠氮苄青霉素受专利保护。另一条可能的路线也包括在 Scheme 3-51 之中。

6-氨基青霉烷酸先转化为叔丁羰氧甲基酯，再引入 D-α-苯基甘氨酰侧链。6-氨基青霉烷酸叔丁羰氧甲基酯既可以用 D-α-苯基甘氨酰氯直接酰化得到 pivampicillin，也可以通过 D-α-苯基甘氨酸的混合酸酐制备氨基丁烯酸乙酯中间体，再经酸催化除去保护基得到氨苄青霉素叔丁羰氧叔丁酯。在三乙胺的存在下，6-氨基青霉烷酸与叔丁甲酸氯甲氧基酯反应可以顺利地生成 6-氨基青霉烷酸叔丁酯。虽然从技术的角度看这条路线不错，但是在商业运作中却存在障碍。因为 6-氨基青霉烷酸受专利保护，作为潜在的原料费用太高。于是，需要建立一种不用 6-氨基青霉烷酸作原料合成 6-氨基青霉烷酸叔丁酯的方法。就在那时，去除苄青霉素和苯氧甲青霉素侧链的化学方法作为一项应用专利被公布于众。这个方法中的原理同样适用于对 7-氨基头孢烷酸的修饰。7-氨基头孢烷酸的修饰方法是早几年前建立的（Scheme 3-52）。

在有机碱如吡啶或奎宁的存在下苄青霉烷酸的硅酯与 PCl_5 在氯仿或二氯甲烷溶液中反应生成 6-氯代烯胺青霉烷酸硅酯。6-氯代烯胺青霉烷酸硅酯继续与合适的醇反应生成 6-烷氧代烯胺青霉烷酸，硅酯保护基也同时被除去。6-烷氧代烯胺青霉烷酸在酸性条件下发生水解反应或溶剂解反应生成 6-氨基青霉烷酸。由苄青霉素开始，三步反应的总收率为 85%～90%。

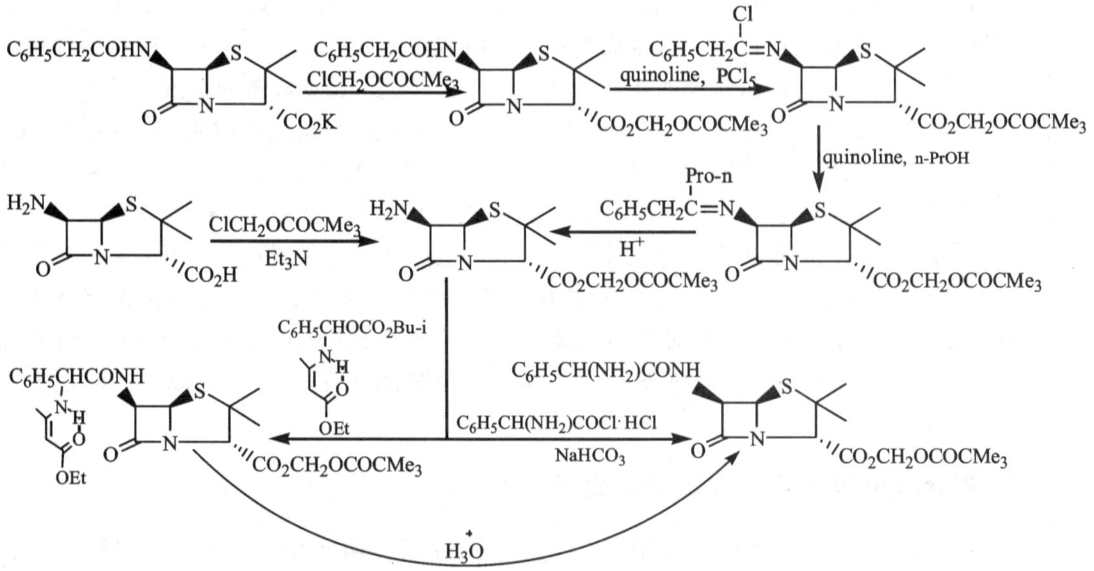

Scheme 3-51 The reaction of 6-aminopenicillanic acid and chloromethyl pivalate gives 6-aminopenicillanic acid pivaloyloxymethyl ester smoothly. After acylation with D-alpha-phenylglycyl chloride 6-aminopenicillanic acid pivaloyloxymethyl is converted into ampicillin. In the presence of mixed anhydrade of Dane-derivative of D-alpha-phenylglycine 6-aminopenicillanic acid pivaloyloxymethyl ester is acylated to amino-butenic acid substituted benzylpenicillanic acid pivaloyloxymethyl ester. With acid as catalyst the amino-butenic acid substituted benzylpenicillanic acid pivaloyloxymethyl ester is converted into ampicillin. Based on the patent application depicted in Scheme 3-52 at first the reaction of potassium salt of benzylpenicillin and chloromethyl pivalate in acetone is carried out and 6-aminopenicillanic acid pivaloyloxymethyl ester is obtained as a nice and stable crystallines in almost quantitative yield. In the presence of quinoline and PCl_5 6-aminopenicillanic acid pivaloyloxymethyl ester is converted into its iminochloride derivative which is treated with n-propyl alcohol to give the corresponding iminoether derivative. Under acid condition the formed iminoether derivative is subsequently hydrolyzed to afford 6-aminopenicillanic acid pivaloyloxymethyl ester

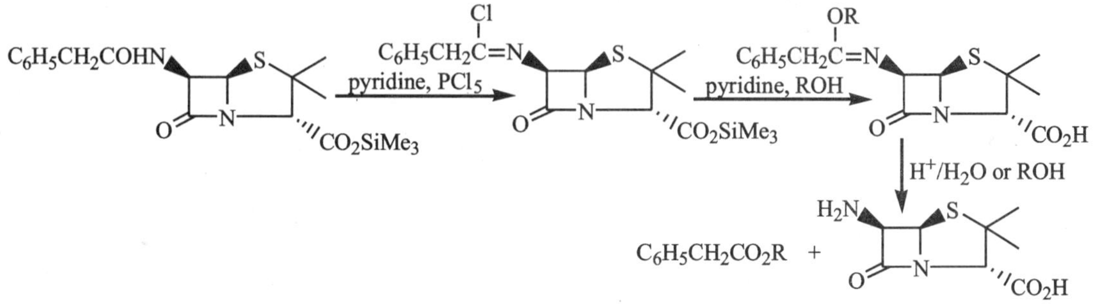

Scheme 3-52 In the presence of an organic base such as pyridine or quinoline and PCl_5 the silyl ester of benzylpenicillin is converted into its iminochloride derivative which is treated with a suitable alcohol to give the corresponding iminoether and remove the protecting silyl ester group simultaneously. Under acid condition the formed iminoether derivative of benzylpenicillanic acid is subsequently hydrolyzed to afford 6-aminopenicillanic acid in 85%～90% overall yield

Scheme 3-52 的方法立即被尝试用于 6-氨基青霉烷酸叔丁酯的合成。苄青霉素钾盐与叔丁甲酸氯甲氧基酯反应也可以顺利地生成苄青霉烷酸叔丁酯，收率达 100%，产物为漂亮的稳定晶体。除去苄青霉烷酸叔丁酯的侧链难度相当大，经过了长期艰苦的探索。后来发现在奎宁的存在下苄青霉烷酸叔丁酯与 PCl_5 反应可以顺利地生成 6-氯代烯胺青霉烷酸叔丁酯。在奎宁的存在下 6-氯代烯胺青霉烷酸叔丁酯与正丙醇反应可以顺利地生成 6-正丙氧代烯胺青霉烷酸叔丁酯。6-正丙氧代烯胺青霉烷酸叔丁酯在酸性水溶液中水解，也很顺利地生成 6-氨基青霉烷酸叔丁酯。由于产物的理化性质的影响，虽然分离有些困难，但可以克服。最后以 90%的收率得到 6-氨基青霉烷酸叔丁酯的盐酸盐。将苄青霉烷酸叔丁酯转化为相应的 6-APA 酯激发了人们对青霉素化学的兴趣，最终导致发现 amidinopenicillanic acids。由 6-氨基青霉烷酸叔丁酯到 pivampicillin 最好用 D-α-苯基甘氨酰氯进行酰化，pivampicillin 的产率可达 85%～90%。

三、Pivampicillin 的酶促水解和毒理

在全血、血清和各种组织匀浆中 pivampicillin 可以经酶水解，释放出氨苄青霉素。Table 3-30 显示，在人全血中 pivampicillin 的半衰期是 5 分钟。体内实验同样显示出 pivampicillin 的快速水解。分析 pivampicillin 的吸收度时，曾假设所有被吸收的 pivampicillin 都以氨苄青霉素的形式存在于器官中。为了证明这个假设，设计了测定血液中 pivampicillin 和氨苄青霉素的方法。测定血药浓度的实验显示，在给予 pivampicillin 15 分钟后，pivampicillin 99%以上已水解为氨苄青霉素。而检测门静脉血药浓度的实验显示，只有痕量未水解的 pivampicillin 存在。由此可以得出结论，pivampicillin 到达消化道时已经被水解。

Table 3-30 Enzymatic hydrolysis of pivampicillin*

media	half-life (min)$^{\times}$
NS	103
mouse serum, 1%	<1
rat serum, 1%	<1
dog serum, 5%	50
dog serum, 10%	23
human serum, 10%	50
homogenate of dog gastric mucosa, 10%	10
homogenate of dog intestinal mucosa, 10%	5
homogenate of dog live, 10%	<5
homogenate of human gastric mucosa, 10%	5
homogenate of human duodenal mucosa, 10%	5
human whole blood	5
dog whole blood	3～4

* The experiments were carried uot at pH 7.4 & 37℃, the stating concentration of pivampicillin hydrochloride was 14.3μg/ml

Pivampicillin 的毒理学研究包括急性毒性实验和生殖毒性研究。急性毒性实验用了在大鼠和狗身两种动物，时间为 3 个月，剂量高达 630mg/(kg·d)。没有发现动物异常。生殖毒性研究也显示安全。

四、Pivampicillin 的药代动力学

虽然要阐述在健康志愿者和患者身上进行的为数众多的实验并将他们服用 pivampicillin 和氨苄青霉素以及其他相关的药物如阿莫西林后的药代动力学性质进行比较超出了本节的范围，但有足够的证据证明这些研究得出的一致结论是，pivampicillin 比 ampicillin 吸收更好、更有效、更安全。在对一群健康志愿者进行的交叉实验中，测定了口服氨苄青霉素和相同量的 pivampicillin 后氨苄青霉素的平均血清浓度。得到的结果显示，pivampicillin 的生物利用度远远好于氨苄青霉素的生物利用。Pivampicillin 的 AUC 是氨苄青霉素 AUC 的 2.37 倍，尿中浓度升高了 2.05 倍。口服 pivampicillin 后 AUC 和尿药浓度升高值与肠道外给相当量的氨苄青霉素相似。可见，pivampicillin 吸收完全。

五、Pivampicillin 的剂型

在临床研究中，pivampicillin 盐酸盐被做成胶囊。第一年上市的剂型也是 pivampicillin 盐酸盐胶囊。Pivampicillin 盐酸盐溶于水、不稳定、水溶液味道不佳。这些因素使它不能制成小儿混悬液。开初，曾试着制成微溶性盐如双羟萘酸盐和甲苯磺酸盐来解决味道问题。可是，这些盐吸收都不完全。于是，不得不开始另一个探索。即成功地得到 pivampicillin 的游离碱（脂溶性，结晶态）后，再找混悬液的制备办法。与盐酸盐相比，pivampicillin 的游离碱不溶于水，与助溶剂混合后可以制成水混悬液，口味可以接受，达到应用的目的。用这种混悬液进行的实验表明，pivampicillin 的游离碱的吸收度与盐酸盐一样好，即使对胃酸缺少的患者也同样好。

Pivampicillin 盐酸盐应用不久，就发现有些病人给药后有肠道副反应，如恶心、胃灼热、呕吐等。尽管这些反应比较轻微，但毕竟令人担忧。于是又开始寻找克服的方法。还是 pivampicillin 的游离碱解决了问题。推测 pivampicillin 盐酸盐的这些副反应是局部刺激反应。当以 pivampicillin 盐酸盐胶囊的形式给药时，胶囊在胃肠道释药，小部分胃黏膜暴露于匹氨西林盐酸盐的浓溶液中。有了 pivampicillin 的游离碱，就可以制成片剂，使之在较大的胃肠道黏膜面上释药。一些实验显示，pivampicillin 游离碱片比它的盐酸盐胶囊的人体耐受性更好。于是，以片剂代替了胶囊。

以 pivampicillin 为代表，成功运用前药理论提高了氨苄青霉素的口服吸收度。后来，很快又出现另两个相似的氨苄青霉素酯乙氧羰氧乙基酯（巴氨西林）和 2-苯并[c]呋喃酮基酯（酞氨西林）。两个抗生素的酯部分都有一个手性轴，存在非对映异构体，上市的药物则为两个非对映异构体的混合物。运用同样的原理，有可能使其他含有氨基侧链的 β-内酰胺抗生素提高口服吸收度，如头孢来星和美西林两者的口服吸收度较差，而相应的叔丁酯却有很好的吸收度。不含氨基侧链的 β-内酰胺类的吸收度也可以通过转化成相应的叔丁酯来提高吸收，如 β-内酰胺酶抑制剂 penicillanic acid sulfone 的口服吸收不好，而叔丁酯的吸收却很好。

参考文献

1. Fujiwara K, Takatsu H, Tsukamoto K. Immunocytochemistry for drugs containing an aliphatic primary amino group in the molecule, anticancer antibiotic daunomycin as a model. J Histochem Cytochem, 2005, 53: 467-74
2. Clavio M, Pierri I, Venturino C, Garrone A, Canepa L, Miglino M, Varaldo R, Ballerini F, Michelis GL, Balocco M, Abdall N, Gatto S, Gobbi M. Role of liposomal daunorubicin, fludarabine and cytarabine (FLAD) in the salvage therapy of adult acute lymphoblastic leukemia. Leuk Lymphoma, 2004, 45: 2527-30
3. Hasan S, Dinh K, Lombardo F, Kark J. Doxorubicin cardiotoxicity in African Americans. J Natl Med Assoc, 2004, 96: 196-9
4. Chacon MR. Reply to "Early subcutaneous wash out in acute extravasations", by R. Giunta (Ann Oncol 2004; 15: 1146), and to the reply by D. Schrijvers (Ann Oncol 2004; 15: 1147). Ann Oncol, 2005, 16: 170-76
5. Vermeirssen V, Van Camp J, Verstraete W. Bioavailability of angiotensin I converting enzyme inhibitory peptides. Br J Nutr. 2004, 92: 357-66
6. Rosen AB, Karter AJ, Liu JY, Selby JV, Schneider EC. Use of angiotensin-converting enzyme inhibitors and angiotensin receptor blockers in high risk clinical and ethnic groups with diabetes. J Gen Intern Med, 2004, 19: 669-75
7. Carmona Calero EM, Perez Gonzalez H, Martinez Pena Y Valenzuela Ⅰ, Gonzalez-Marrero Ⅰ, Perez Garcia CG, Marrero Gordillo N, Ormazabal Ramos C, Castaneyra-Perdomo A, Ferres Torres R. Effect of the arterial hypertension and captopril treatment on the angiotensin Ⅱ content in the subfornical organ. A study in SHR rats. Histol-Histopathol. 2005, 20: 135-8
8. Jones PH, Christodoulos K, Dobbs N, Thavasu P, Balkwill F, Blann AD, Caine GJ, Kumar S, Kakkar AJ, Gompertz N, Talbot DC, Ganesan TS, Harris AL. Combination antiangiogenesis therapy with marimastat, captopril and fragmin in patients with advanced cancer. Br J Cancer, 2004, 91: 30-6
9. VanDyck M, Proesmans W. Renoprotection by ACE inhibitors after severe hemolytic uremic syndrome. Pediatr Nephrol, 2004, 19: 688-90
10. Cholewa BC, Meister CJ, Mattson DL. Importance of the renin-angiotensin system in the regulation of arterial blood pressure in conscious mice and rats. Acta Physiol Scand, 2005, 183: 309-20
11. Palavecino E. Community-acquired methicillin-resistant Staphylococcus aureus infections. Clin-Lab Med, 2004, 24: 403-18
12. Chanteux H, VanBambeke F, Mingeot Leclercq MP, Tulkens PM. Accumulation and oriented transport of ampicillin in Caco-2 cells from its pivaloyloxymethylester prodrug, pivampicillin. Antimicrob Agents Chemother, 2005, 49: 1279-88
13. Okulewicz A, Lonc E, Borgsteede FH. Ascarid nematodes in domestic and wild terrestrial mammals. Pol J Vet Sci, 2002, 5: 277-81

14. Slocombe JO. A modified critical test for the efficacy of pyrantel pamoate for Anoplocephala perfoliata in equids. Can J Vet Res, 2004, 68: 112-7
15. Martin RJ, Clark CL, Trailovic SM, Robertson AP. Oxantel is an N-type (methyridine and nicotine) agonist not an L type (levamisole and pyrantel) agonist: classification of cholinergic anthelmintics in Ascaris. Int J Parasitol, 2004, 34: 1083-90
16. Albonico M, Bickle Q, Haji HJ, Ramsan M, Khatib KJ, Montresor A, Savioli L, Taylor M. Evaluation of the efficacy of pyrantel oxantel for the treatment of soil-transmitted nematode infections. Trans R Soc Trop Med Hyg, 2002, 96: 685-90
17. Neu HC. Cefamandole, a cephalosporin antibiotic with an unusually wide spectrum of activity. Antimicrob Agents Chemother, 1974, 6: 177-82
18. Berkhout J, Visser LG, van den Broek PJ, van de Klundert JA, Mattie H. Clinical pharmacokinetics of cefamandole and ceftazidime administered by continuous intravenous infusion. Antimicrob Agents Chemother, 2003, 47: 1862-6
19. Nakano V, Padilla G, do Valle Marques M, Avila Campos MJ. Plasmid related beta-lactamase production in Bacteroides fragilis strains. Res Microbiol, 2004, 155: 843-6
20. Esposito S, Marchisio P, Bosis S, Droghetti R, Mattina R, Principi N . Comparative efficacy and safety of 5-day cefaclor and 10-day amoxycillin treatment of group A streptococcal pharyngitis in children. Int J Antimicrob Agents. 2002, 20: 28-33
21. Heifetz CL, Chodubski JA, Pearson IA, Silverman CA, Fisher MW. Butirosin compared with gentamicin in vitro and in vivo. Antimicrob Agents Chemother. 1974, 6: 124-35
22. Yukita T, Nishida H, Eguchi T, Kakinuma K. Biosynthesis of (2R) -4-amino-2-hydroxybutyric acid, unique and biologically significant substituent in butirosins. J-Antibiot (Tokyo). 2003, 56: 497-500
23. Shore K, Morris A. Amikacin as a replacement aminoglycoside for netilmicin for coagulase-negative staphylococcal sepsis in neonates. N Z Med J, 2002, 115, U216
24. Roholt K, Nielsen B, Kristensen E. Clinical pharmacology of pivampicillin. Antimicrob Agents Chemother, 1974, 6: 563-71
25. Verbist L. Triple crossover study on absorption and excretion of ampicillin, pivampicillin, and amoxycillin. Antimicrob Agents Chemother, 1974, 6: 588-93
26. He X, Sugawara M, Kobayashi M, Takekuma Y, Miyazaki K. An in vitro system for prediction of oral absorption of relatively water-soluble drugs and ester prodrugs. Int J Pharm, 2003, 263: 35-44
27. Chanteux H, VanBambeke F, MingeotLeclercq MP, Tulkens PM. Accumulation and oriented transport of ampicillin in Caco-2 cells from its pivaloyloxymethylester prodrug, pivampicillin. Antimicrob Agents Chemother, 2005, 49: 1279-88

(彭师奇)

第四章　药物作用的受体理论

摘要　药物作用的受体理论在药物化学的学习与药物化学的研究中占有十分重要的地位。即使是在具体的药物化学研究工作中，药物与受体的相互作用的特征及相关理论都直接或间接地发挥着指导性的关键作用。正是由于受体理论的确立与不断完善，从而为现代药物化学的发展奠定了坚实的基础。本章共分四节，系统的介绍了药物—受体相互作用的基本原理、药物与受体间的相互作用力、受体学说以及受体理论在药物化学中的应用所涉及的主要内容。对于所论述的问题，尽量给出简单、易懂的实例，力求用实例来加深同学们对一些关键问题的理解。希望同学们通过本章内容的学习，能够对药物作用的受体理论有一个较全面的理解，从而更加全面的掌握药物化学的相关知识内容。

第一节　药物-受体相互作用的基本原理

一、受体的由来

受体概念的起源可追溯到一百多年前。1878 年，英国生理学家 J. N. Langely 在研究阿托品（Atropine）和毛果芸香碱（Pilocarpine）的拮抗作用时，首次提出机体内存在某种接受物质的概念。1905 年又在研究箭毒和烟碱对横纹肌松弛和收缩的拮抗作用时，提出两者竞争同一接受物质的设想。

1907 年，著名的化学治疗学和免疫化学家 P. Ehrlich 从化学治疗剂的研究中提出了受体概念。他从人体抗原-抗体反应的特异性和专一性中得到启发，并用以解释化疗药物的特异性和选择性：化疗药物分子具有一定的立体结构如一把钥匙，病原体及宿主细胞具有不同立体结构的“侧链”像不同的锁一样，只有当两者立体结构互补，方能结合而产生效应。提出了化学治疗“锁与钥”的概念，将存在于生物细胞并能治疗专一性结合的结构称为受体(Receptor)。

1937 年 Clark 总结了大量实验结果，提出了药物与受体作用的“占领学说”，并以化学平衡理论为指导，建立了占领学说的数学模型及药物作用的量效关系。

由于同位素标记的特异性配基示踪技术的日趋成熟，到了 20 世纪 70 年代乙酰胆碱受体、吗啡受体、胰岛素受体、肾上腺素能受体等，相继被分离和纯化。至此，人们对受体的认识由当初的假设和推断变为了一个真实存在的客观物质。

近年来，由于分子生物学的飞速发展，可以利用一些现代科学手段对许多重要的药物受体的结构及它们与配基之间的相互作用有了更清楚的认识。一些受体甚至可以利用生物技术对其进行人工表达。这样一些研究进展，极大地推动了药物化学研究的进步与发展。

二、受体的本质

受体是内源性的各种激素、神经递质及生长因子等化学物质与细胞上的识别部位结合的位点。在药物化学里是指那些能与药物分子形成药物-受体复合物并产生生物效应的生物体内所特有的生物大分子。广义地说，受体的概念包括如激素和神经递质的受体、酶、其他蛋白质和核酸等生物靶分子或靶点。绝大部分受体为具有四级结构的蛋白质，部分为糖蛋白或脂蛋白。已发现的受体多数具有不同的亚型。如，肾上腺能受体可分为α及β亚型。而α亚型再可分为α_1和α_2次亚型。吗啡受体则可分为μ、δ、κ等亚型。受体亚型是指寡聚体或多聚体蛋白含有几个或多个彼此相同或不同的亚基，这些亚基的不同排列组合构成了不同的亚型。受体亚基是受体组分中最小的单元，具有受体的识别部位。不同受体亚型常介导不同的生理效应。

受体作为生物细胞的一种组分，当配基（药物、激素、神经递质、毒素、抗原等）与这一组分相互作用时，便引起一系列生化、生理或药理变化。或者说，只有与生理和生化反应相关的结合部位蛋白才可称之为受体。一般认为，受体应具有可识别部位与特异性配基作多点结合。在研究受体的过程中，通常由于被分离纯化后的受体除了保留与专一配体结合的能力外，其他生理、生化和药理功能全部丧失，因而仅根据体外受体-配基结合实验来判断受体往往不够，必须将这种测定结果与同一组织的生化、生理行为或药理反应联系起来，才能做出正确的判断。作为鉴定受体的标准其还应该具备以下特性：

（1）饱和性　生物对细胞外信号的反应是可以饱和的。说明每一细胞或一定量组织内受体数目有限。该特性可用放射性配基饱和实验加以证明。当某一配基的浓度达到某一水平时，最高结合值达到衡定，表明该受体的结合已被饱和。

（2）适度的亲和力　受体对它的配基的亲和力，或配基占据受体的浓度范围，应该相近于体内配基的生理浓度，通常在10^{-9} mol 左右。受体-配基复合物的形成是由受体的数量和亲和力的大小两个因素来决定的，通常生物效应与受体-配基复合物的数目相关。增加受体数量和增大药物与受体的亲和力均可增大生物效应。

（3）配基专一性　受体与配基的结合应具有结构专一性和立体专一性，这种选择性使某一靶受体只与特定的配基作用。作用于某一受体的同类型激动剂或拮抗剂对受体的竞争能力与它们的生物学效应相平行。激动剂激发生物效应的强度，应该反映在激动剂对受体结合部位竞争的强度上，两者应该大体相当。专一拮抗剂应该能阻断其他配基的结合。特异性配基与受体结合的本质则在于其两者的结构上具有严格互补性。不同构型和构象的光学异构体与受体的空间立体相适应性不一致，在亲和力和生物活性上就会有差别。如，对作用于阿片受体的镇痛药而言，光学活性异构体的亲和力要大于其非光学活性异构体 1000～10000 倍。

（4）靶组织的专一性　特定的受体，只存在于一定范围的组织细胞。如雌激素受体主要存在于子宫、阴道、乳腺、垂体和脑。一般说来，位于靶组织内的受体密度比非靶组织内的要高得多。

（5）与生物活性相关　这是判定专一受体最重要的依据，也是体外受体法筛选药物的依据。根据这一特性，在新药筛选过程中，通过受体结合实验，可求出半数抑制量（IC_{50}），定量地表示出药物与受体的亲和力，而这种亲和力与药效相关。因此，该结果也可作为首轮药效粗筛的结果。

（6）配基　对于生物体内的所有受体一定有内源性配基存在。阿片受体的内源性配基为脑啡肽和β-内啡肽；GABA 受体为γ-氨基丁酸；胆碱受体为乙酰胆碱；胰岛素受体为胰岛素等。

三、药物受体相互作用的结构特异性

药物按作用方式可分为：结构非特异性药物和结构特异性药物两大类。结构非特异性药物的作用主要取决于分子的物理或物理化学性质，而对化学结构或化学性质的要求并无特异性。临床上应用的非特异性药物有全身吸入麻醉药，酚类和长链季胺盐的杀菌药等。通常它们需要较大的剂量才产生作用。临床应用的大多数药物属于结构特异性药物。结构特异性药物产生的生物活性主要是因为化学结构的特异性，只能与某些特异性的生物大分子（受体）在三维空间上形成复合物，从而产生生物效应。结构特异性药物的用药剂量很小。我们可以通过简单的计算来理解这里面的问题。1 摩尔药物有 6.02×10^{23} 个分子，若某一药物的分子量为 200 道尔顿，那么 1 毫克该药物（对很多药物而言，1 毫克往往为有效剂量）则含有 $6.02\times10^{23}/200\times10^{3}=3\times10^{18}$ 个分子。构成人体的细胞总数大约是 3×10^{13} 个，1 个红细胞中大约含有 1×10^{10} 个分子。假设所有人体细胞均为每个细胞含有 1×10^{10} 个分子，则组成人体的分子约有 3×10^{23} 个，那么 1 毫克有效剂量的药物分子与人体内的生物分子的比例为 $1:10^{5}$。由此简单的计算结果提示结构特异性的药物并非作用于身体的所有分子，而仅仅作用于某些特定的分子，即受体。

药物分子只选择性地作用于受体分子，或者说药物分子要能识别受体分子，这就要求药物分子与受体分子的作用部位具有高度的互补性。一个药物本身适合于受体的能力依赖于药物和受体两者的结构、构型及构象等性质。

四、激动剂和拮抗剂

激素和神经递质是重要的可调节许多生理功能的内源性化合物。这些分子与组织中的特殊受体相作用，并产生特殊的生物应答。例如肌肉的活化是由与中枢神经系统相关的神经递质乙酰胆碱（Acetylcholine，Ach）介导。将一块离体的新鲜肌肉放入含有乙酰胆碱的组织制备液中，肌肉将会因活化而收缩。如果以该实验中加入到组织制备液中的乙酰胆碱浓度对肌肉收缩强度的百分数作图（Fig. 4-1），所得结果就是众所周知的剂量-效应或浓度-效应曲线。由 Fig. 4-1 可以看出，当乙酰胆碱的浓度较低时，效应曲线也较低，这是因为神经递质分子与受体的有效碰撞较少所造成。随着乙酰胆碱浓度的升高，曲线到达一个对数浓度与生物效应呈直线关系的部分。当药物浓度再进一步升高而达到一定的高度时，大部分受体则均被药物分子占据，此时生物效应达到最大值，我们称其为最大应答。

剂量-效应曲线是测定药物-受体相互作用或对各种化合物与某一特殊受体相互作用能力比较的标准方法。在任何药物的这种生物效应测量结果所绘制出的曲线中均可求出半数有效剂量（ED_{50}）值，或某个浓度下的生理效应百分数。

如果另有一个化合物（X），我们同样将它加入到泡有一块离体的新鲜肌肉的组织制备液中，实验的结果是该化合物产生与乙酰胆碱相同的肌肉收缩样生物应答（Fig. 4-2），那么此化合物就被称为乙酰胆碱受体的激动剂。

下面来看第二个化合物（Y）的实验情况。我们将化合物 Y 加入到泡有一块离体的新鲜肌肉的组织制备液中，肌肉不产生与乙酰胆碱相同的肌肉收缩样生物应答（Fig. 4-3A）。随后再在含有化合物 Y 的上述组织制备液中加入适量有活性的乙酰胆碱，结果不产生或仅产生微弱的肌肉收缩这样的生物应答。可见乙酰胆碱的这一活性被化合物 Y 所阻断。化合物 Y 被称为竞争性拮抗剂。

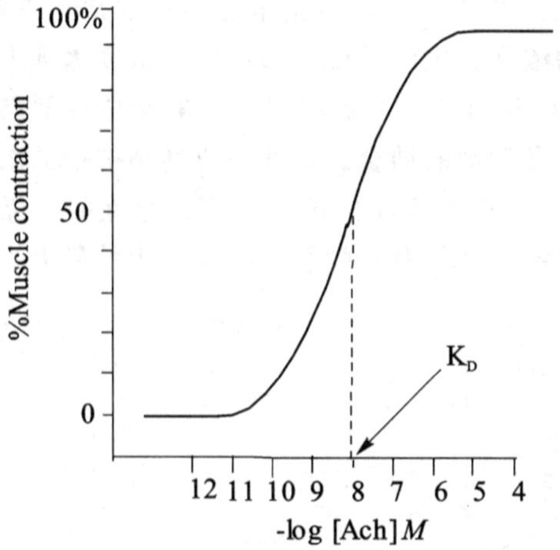

Fig. 4-1　Effect of increasing the concentration of a neurotransmitter on muscle contraction

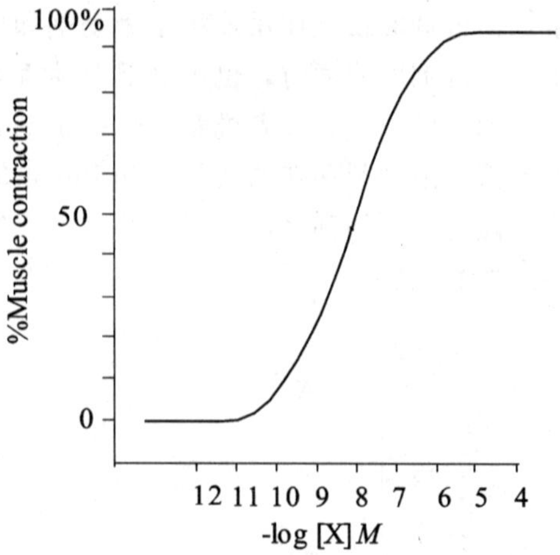

Fig. 4-2　Dose-response curve for an agonist

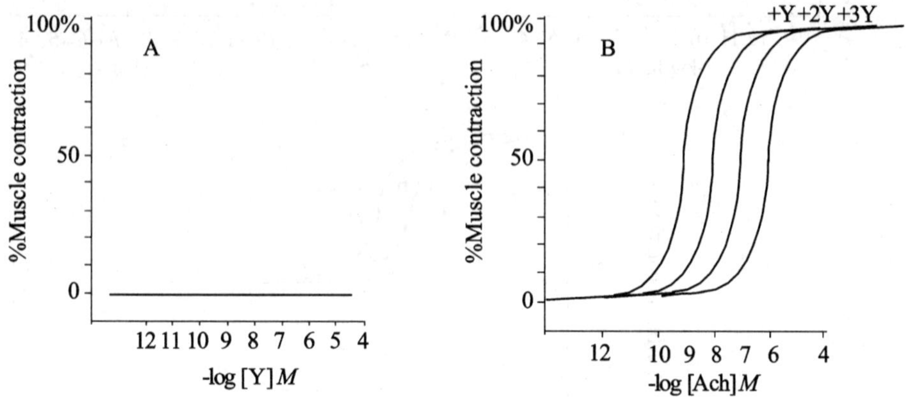

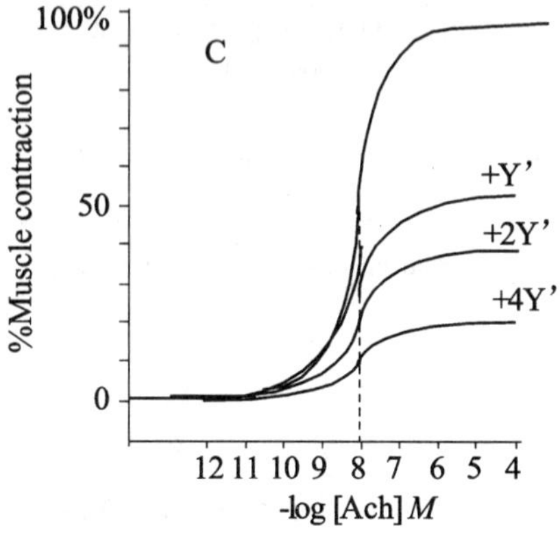

Fig. 4-3　(A) Dose-response curve for an antagonist; (B) effect of a competitive antagonist (Y) on the response of a neurotransmitter; and (C) effect of a noncompetitive antagonist (Y') on the response of the neurotransmitter

拮抗剂通常被分为竞争性拮抗剂和非竞争性拮抗剂两类。其中竞争性拮抗剂常见得多。竞争性拮抗剂的拮抗作用依赖于激动剂和拮抗剂的浓度。也就是说当激动剂的浓度远远大于竞争性拮抗剂的浓度时，也可达到最大生物应答（Fig. 4-3B）。激动剂和竞争性拮抗剂结合于受体的相同位点，或者说竞争性拮抗剂直接影响激动剂的结合。而非竞争性拮抗剂的阻断程度不依赖激动剂存在的数量。如 Fig. 4-3C 所示，当非竞争性拮抗剂（Y'）存在时，无论乙酰胆碱的浓度加到多高，肌肉收缩的应答都不可能达到仅有乙酰胆碱时所产生的最大生物应答那样的程度。

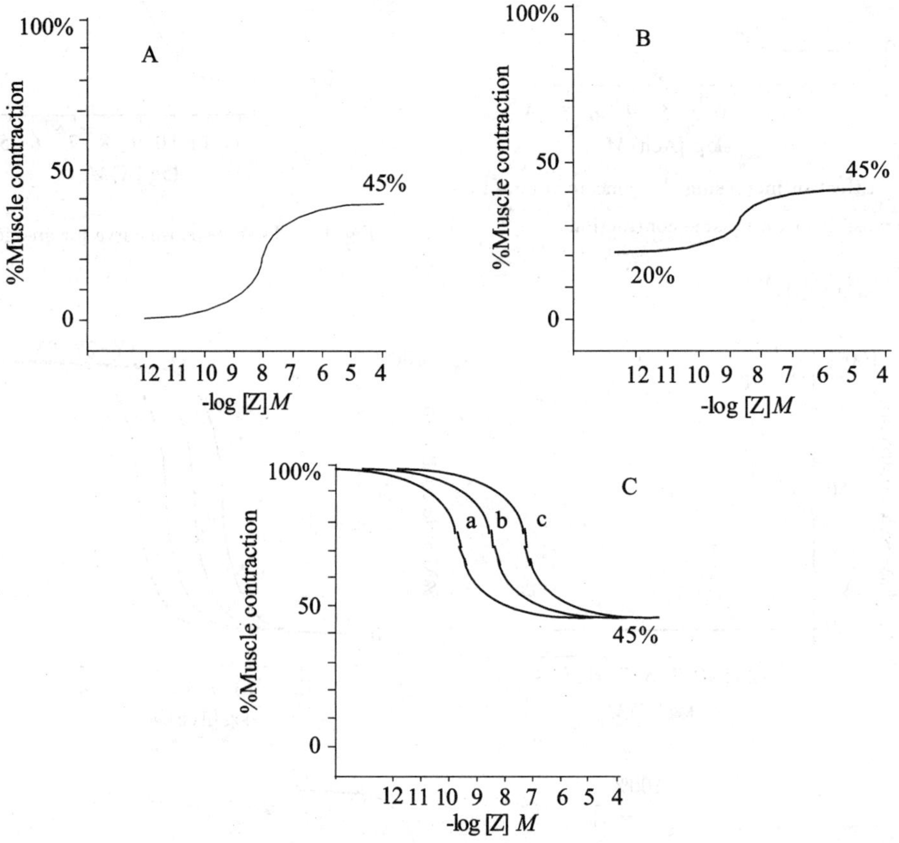

Fig. 4-4　(A) Dose-response curve for a partial agonist; (B) effect of a low concentration of neurotransmitter on the response of a partial agonist; (C) effect of a high concentration of neurotransmitter on the response of a partial agonist. In (C) the concentration of neurotransmitter is c>b>a

如果将化合物（Z）加入到泡有一块离体的新鲜肌肉的组织制备液中，肌肉产生乙酰胆碱样的生物应答（肌肉收缩），但不管 Z 的浓度加到多么高，都不能产生像乙酰胆碱所产生的那么强的生物应答（Fig. 4-4A）。此时的 Z 我们称其为乙酰胆碱受体的部分激动剂。一个部分激动剂往往具有激动剂和拮抗剂的双重特性。当 Z 被加入到足够产生生物应答的低浓度的神经递质药液中（如 10^{-9} M 的乙酰胆碱）并产生低于部分激动剂的最大应答（如 20%，Fig. 4-4B），随着 Z 的增加所产生的叠加的效果，可以被观察到肌肉收缩的效应的缓缓增加，但是，仅仅靠 Z 本身不可能产生或超过最大应答。这就是部分激动剂具有拮抗剂的作用的结果。然而，如果 Z 被加入到可足以产生最大应答的高浓度神经递质溶液中（如

10⁻⁴M 的乙酰胆碱溶液)，将会被观察到 Z 的拮抗剂效应。随着 Z 的量的增加，生物效应将会减小到该部分激动剂的最大效应点（Fig. 4-4C）。如果这一相同的实验是在浓度更高的神经递质溶液中进行，也会观察到相同的结果，且剂量-效应曲线会向右移。

基于以上的讨论，如果你想要去设计一个药物去激发某一特定受体而产生一定的生物应答，那就应该制备受体的激动剂。如果要阻止某一神经递质或激素所产生的生物效应，那就应该制备受体的拮抗剂。

通常，一系列作用于共同受体的激动剂的化学结构会有很大的相似性。一系列作用于共同受体的一组拮抗剂的化学结构相似性则要小得多。Tab. 4-1 给出了一些组胺和肾上腺素的激动剂和拮抗剂的结构。拮抗剂结构上存在的差异不足为奇，一个受体可以被某个拮抗剂所阻断，因为它在神经递质与受体的结合位点的附近某一位置的结合，或许就能实实在在地阻断神经递质到达其特有的位点。这或许能解释为什么拮抗剂的结构常常会比激动剂的结构要庞大些。有时设计一个分子去阻断某一受体的关键位点，比设计一个分子与受体相互作用并产生应答要容易一些。对一个激动剂进行适当的结构修饰与改造，有时可以将其转变为一个拮抗剂。

Tab. 4-1 Agonists and Antagonists

Neurotransmitter	**Agonists**	**Antagonists**
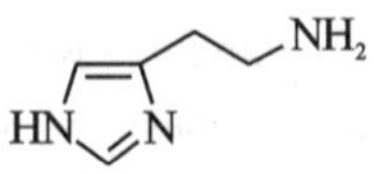 Histamine	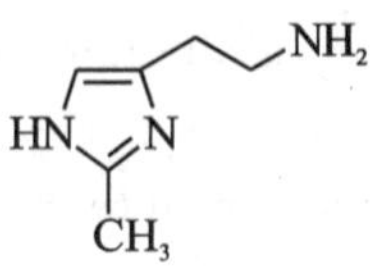	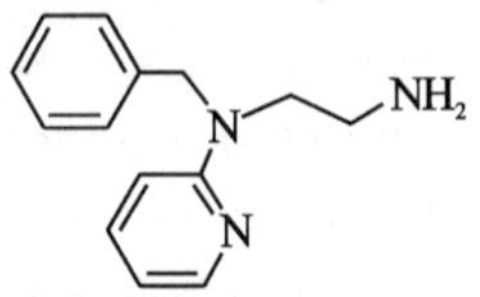 Pyrilamine
	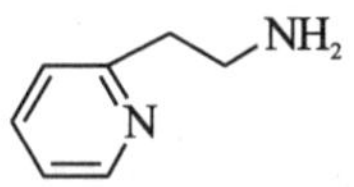	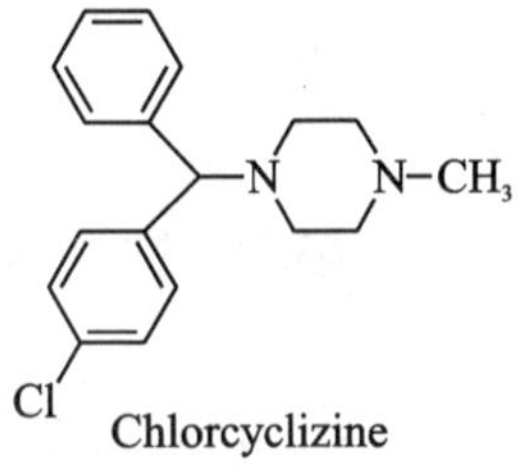 Chlorcyclizine
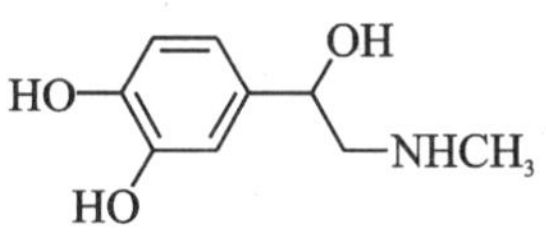 Epinephrine	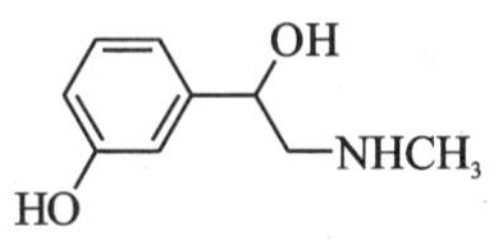	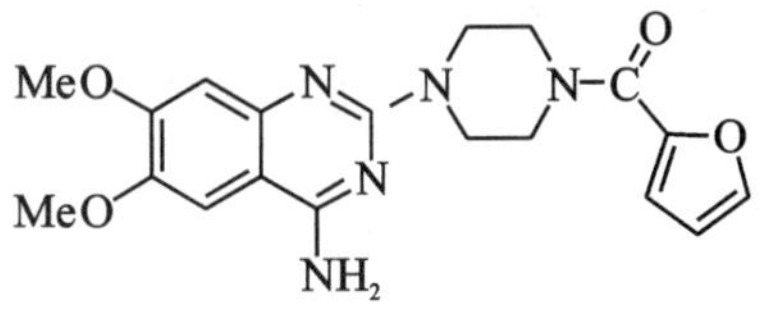 Prazosin
	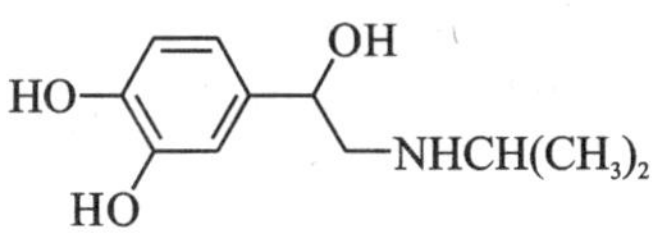	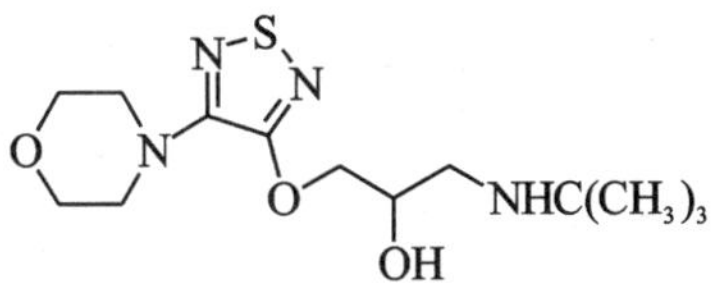 Timolol

为什么一个拮抗剂结合到激动剂的受体位点，却又不产生出生物应答呢？我们不妨用一个简单、形象的例子来解释这一问题。Fig. 4-5 显示了几种情况。Fig. 4-5A 显示了一个含有适当基团的激动剂与受体的三个结合位点相互作用并产生应答的情况。在 Fig. 4-5B 中，化合物的两个基团可以很好的与受体相互作用，但另外一个基团由于其结构特性的不适合而不能很好的与受体相适应。在 Fig. 4-5C 中，该化合物为 Fig. 4-5A 中的激动剂的光学异构体，其仅有两个基因可以与受体的适当位点相互作用。如果要产生生物应答必须要与受体的三个位点相互作用的话，那么，Fig. 4-5B 和 Fig. 4-5C 中的化合物就是拮抗剂。

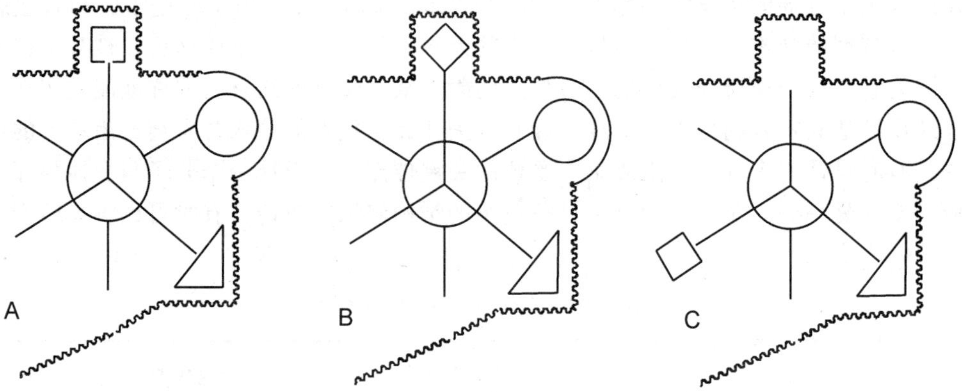

Fig. 4-5 Models of ligands making contact with a receptor. The wavy line is the receptor surface. (A) an agonist with appropriate groups interacting with three receptor binding sites and eliciting a response; (B) two groups that can interact with the receptor , but one essential group is missing; and (C) only two groups are able to interact with the proper receptor sites. The ligands depicted in B and C would be antagonists if appropriate groups must interact with all three sites in order for response to be elicited

第二节 药物与受体间的相互作用力

药物与受体相互作用，能够生成药物-受体复合物是基于药物与受体之间特有的相互作用力的结果。这些力包括共价键、离子键、氢键、疏水性相互作用力、范德华相互作用力等等。药物与受体作用，生成药物-受体复合物，其自由能降低，理论上该自由能降低的值可也通过下式求得：

$$\Delta G^0 = -RT\ln K_{eq} \tag{1}$$

式中 ΔG^0 代表标准自由能为负值、R 为气体常数、T 为体系的绝对温度、K_{eq} 为药物受体相互作用的平衡常数。由于药物与受体间的作用力类型不同，相互作用能量也不等。

Tab. 4-2 列举了药物-受体复合物的作用力类型。

由 Tab. 4-2 可以看出，药物与受体的相互作用以共价键的能量为最高。而其他情况下药物-受体之间形成的化学键一般为非共价键，它们的键能较弱，因此，其产生的影响是可逆的。也就是说，当药物在体内的浓度降低时，药物-受体之间的非共价键便会解离，药物的药理作用便会停止。对于绝大多数药物的作用都是基于这样的可逆行为，这往往也是药理学家们所希望的，人们期望某些药物产生的效应只延续一个有限的时间。有时药物与受体相互作用形成的共价键的键能很高，不易断裂，这样的药物产生的药理作用比较持久。对于某些化学治疗药而言，药物与受体之间通过共价键相互作用，产生不可逆的、持久的药理作用是非常必要的。

Tab. 4-2 Chemical bonds and average bond energies

Bond type	Example	Total interaction energy (kJ/mol)
Covalent bond	A	−40～−110
Ionic interaction	B	−7
	C	−5
Ion-dipole interaction	D	−1～−7
Dipole-dipole interaction	E	−1～−7
Hydrogen bond	F	−1～−7
Charge-transfer complex	G	−1～−7
Hydrophobic interaction	H	−1
van der Waals force	I	−0.5～−1

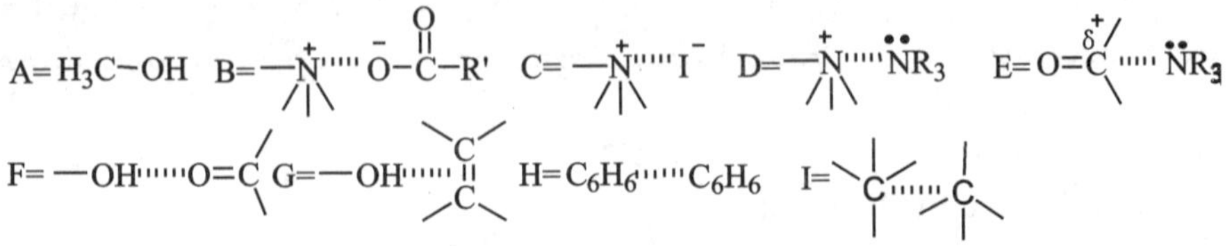

总之，不同的化学键在药物与受体的相互作用中具有不同的特点。下面我们就各种化学键的性质及它们在药物-受体间的作用分别进行讨论。

一、共价键

药物和受体间可以产生的最强的键是共价键。共价键难形成也不易断裂。共价键的键能为 40～110 千卡/克分子。从这个数值，根据方程式(1)推算，此结合反应的平衡常数也将较高。

共价键由碳、氢、氮、氧等有关原子间共享一对电子而形成。对于化学反应来说，共价键的生成或断裂通常是在较强烈化学试剂存在下或在较高的温度下发生的。然而，在生物体内，很多共价键的生成或断裂是通过酶的催化来完成的。对于一些化学治疗剂而言，受体与药物间的结合是通过生成新的共价键来实现的，从而获得了比较持久的药理作用。

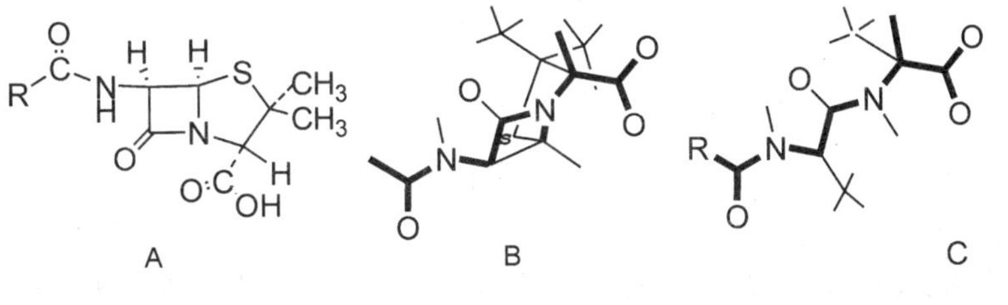

Fig. 4-6 The structure of Penicillin and its conformation comparing with that of D-Ala-D-Ala residue. (A) structure of Penicillin; (B) conformation of Penicillin; (C) conformation of D-Ala-D-Ala residue

例如，β-内酰胺类抗生素的典型代表，青霉素（Penicillins），主要抑制粘肽转肽酶（Peptidoglycan transpeptidase），使其不能有效的催化构建细菌细胞壁的关键多肽的转化，阻止细胞壁的形成，从而导致细胞不能定型和承受细胞内的高渗透压，引起溶菌而死亡。原理是青霉素与粘肽结构中粘肽转肽酶的关键序列 C 端 D-Ala-D-Ala-OH 的结构类似，从而导致转肽酶的错误识别，并竞争性地与酶的活性中心结合。

药物一旦固定于转肽酶的基质结合部位，由于青霉素的环内酰胺为具有高度张力的四员环，转肽酶上的亲核性基团就能打开 β-内酰胺环上有高度反应活性的酰胺键，通过药物分子与转肽酶之间共价键的生成，致死性地抑制酶的活性，从而使多肽的交联反应被阻断。

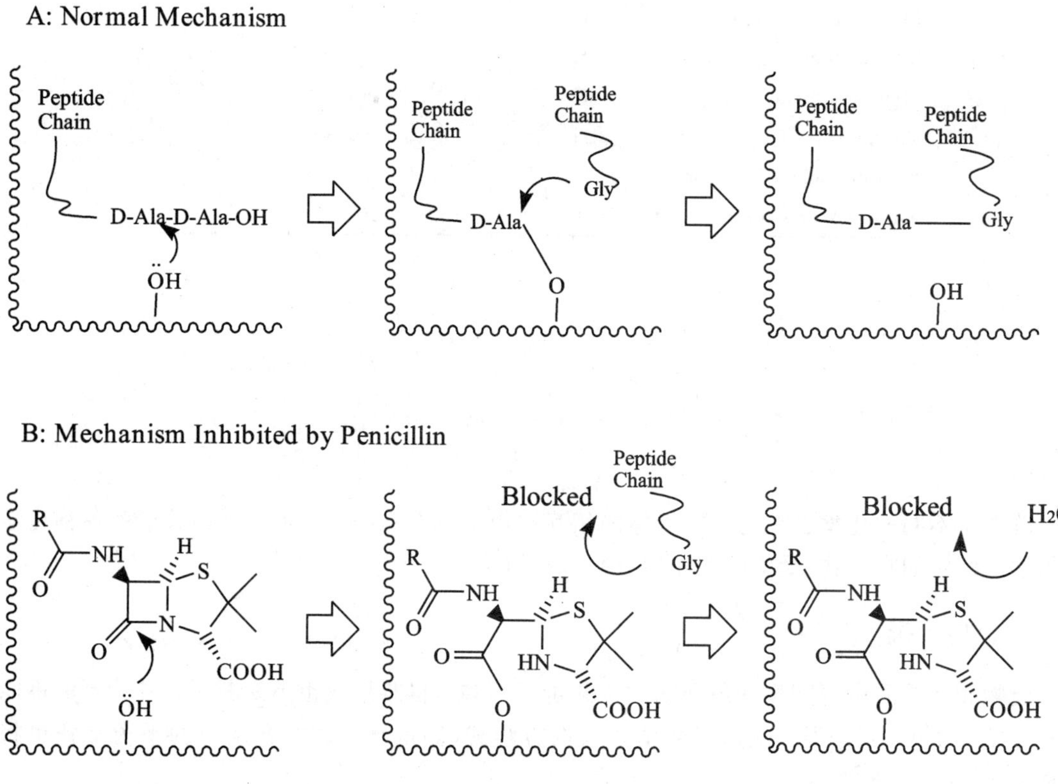

Fig. 4-7 Cross-linking mechanism by transpeptidase enzyme. The wavy line is the enzyme surface. (A) the amide bond between the two D-alanine residues on the peptide chain is split, and the carboxyl group of the D-alanine on the peptide chain is actived by transpeptidase enzyme. The N-terminal glycine of another peptide chain can enter the active site of the enzyme and form a peptide bond to finish the cross-linking reaction; (B) the enzyme can attack the β-lactam ring of penicillin and open it in the same way as if did with the amide bone between the two D-alanine residues.. By this way, the active site of the enzyme is occupied by penicillin, and the cross-linking reaction is blocked. Subsequent hydrolysis of the acyl group does not take place

另一个生成共价键的典型例子是抗肿瘤烷化剂。氮芥（nitrogen mustard）类烷化剂的抗癌作用是其在 DNA 的碱基部位发生了烷基化反应，形成交叉连接，改变了 DNA 的构型，干扰 DNA 的复制或转录，从而起到杀死癌细胞的作用。其过程如 Fig. 4-8 所示。

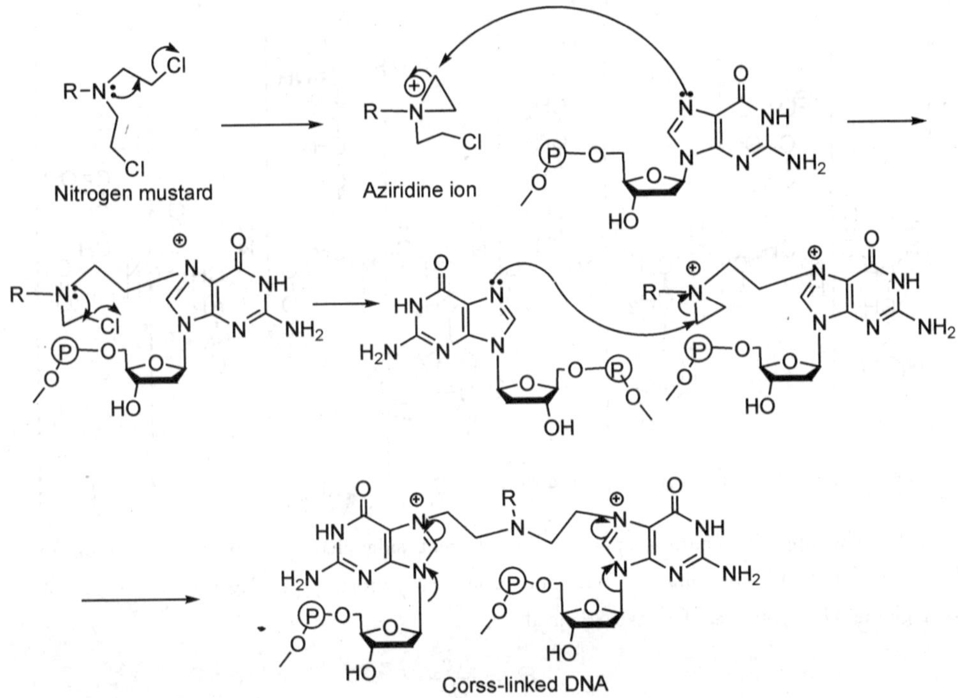

Fig. 4-8 Mechanism of nitrogen mustard interacted with DNA. The nitrogen mustard is able to displace a chloride ion intramolecularly to form the highly electrophilic aziridine ion. Alkylation of DNA can then take place in the 7-nitrogen of guanine. Since the process can be repeated, cross-linking between chains will occur

二、离子键

对于化学治疗剂（及一些其他化合物），我们已经了解了其与受体生成牢固又往往为不可逆结合的共价键。由于这一性质使得这些化学治疗剂具有持久的作用，这对于治疗某些疾病非常重要。然而，对于许多药物，如中枢神经系统兴奋剂来说，持久的作用是非常有害的。因此在实际应用中，期望药物只在较短的一段时间内持续发挥作用。实际上也确是如此，因为大多数药物和相应受体间的结合是建立在离子键或其他一些非共价键的基础上的，而这种非共价键的作用力对于药物与受体的结合来说已是足够牢固和稳定，使其不太易于从作用部位除去。

在生理 pH 条件下，存在于药物中的多种官能团（例如羧基，磺酰胺基和氨基）呈电离状态，因此它们会带电荷。对于季铵盐类药物更是具有持久性的正电荷。另一方面，主要由蛋白质构成的受体，由于蛋白质由不同的氨基酸组成，一些氨基酸侧链官能团，也会电离出带正电或负电的基团。例如精氨酸和赖氨酸的碱性基团在生理 pH 条件下全部质子化，生成阳离子基团。组氨酸的咪唑环也发生同样现象，但程度较低。天冬氨酸和谷氨酸在生理 pH 条件下通常完全电离，生成阴离子基团。Fig. 4-9 表示可以电离生成阳离子或阴离子的氨基酸。

药物和受体离子倘若具有相反电荷，就会相互吸引生成离子键。离子键相当牢固。从静电结合的观点来看，它是最重要的一种键。当两个电荷的电量分别为 q_1 和 q_2，分隔距离为 r，在介电常数为 D 的介质中时此离子键的键能可用下列方程式求出：

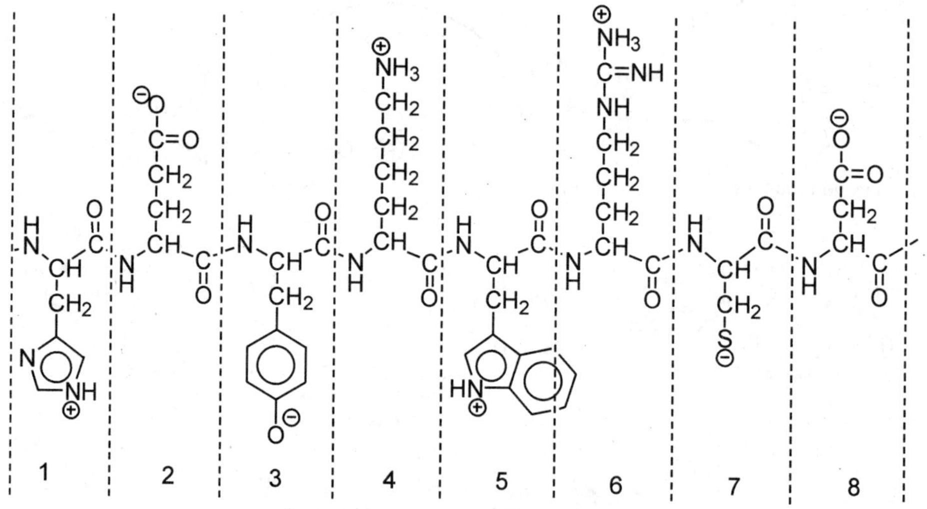

Fig. 4-9 The opposite charges appeared in different side chains of amino acid in protein at physiological pH. 1: Histidine 2: Glutamic acid 3: Tyrosine 4: Lysine 5: Tryptophan 6: Arginine 7: Cysteine 8: Aspartic acid

$$E = \frac{q_1 q_2}{rD} \qquad (2)$$

药物分子在人体内所处的环境为人的体液环境，介电常数与水的介电常数有较大的区别。水的介电常数为80，体液的实测值为28。

三、离子-偶极和偶极-偶极相互作用

在药物或受体分子中，碳与其他原子（如氮和氧）间电负性的差别导致电子云密度不对称分布，因而生成电子偶极。如某些含有睛基和羰基等官能团的有机化合物中就显而易见地存在确切的电子偶极。

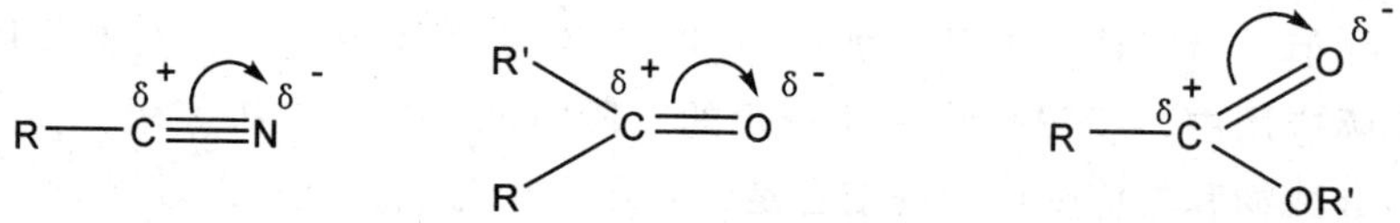

在药物分子与受体分子中的电子偶极之间，只要电荷符号相反并且排列适当，这样就会形成偶极-偶极相互作用或离子-偶极相互作用从而造成药物分子与受体分子的相互吸引。一个固定电荷和一个偶极间相互作用的键能 E 可由下列方程式(3)算出。

$$E = \frac{N e \mu \cos\theta}{D(r^2 - d^2)} \qquad (3)$$

式中 N 是阿伏伽德罗数、e 是电荷的电量、μ 是偶极矩、θ 是固定电荷至偶极中心的连线与偶极方向的夹角、D 是分隔介质的有效介电常数、r 是固定电荷和偶极中心之间的距离、d 是偶极键的长度。由于偶极矩是一个矢量，电荷与偶极矩的取向变化会影响药物-受体的作用强度。

虽然药物-受体间的偶极-偶极相互作用的键能也可由计算式求出，但一般说来，其作用强度比离子-偶极相互作用小。偶极-偶极相互作用的强度完全取决于偶极矩的大小、偶极与偶极间的距离及它们各自的方位。

离子-偶极和偶极-偶极相互作用广泛存在于药物-受体复合物中。需要特别指出的是，水分子也是偶极分子，药物分子中的固定电荷或偶极同样可以与水分子发生离子-偶极或偶极-偶极相互作用。

四、氢　键

氢原子核外只有一个电子，氢原子与电负性较强的原子成键后（如常见的O-H，N-H）键的极化作用，使得氢原子核外缺少电子屏蔽。如果相对裸露的氢原子核因其带有部分正电荷而与另一含有未共用电子对的相邻电负性原子形成引力键，即为氢键。我们可以用X-H……Y来表示，其中的……即表示生成的氢键。

氢键和一般化学键一样，键强与构成氢键两端的原子间距离成反比。此外，氢键是高度指向性的，也就是说氢键的键能大小与构成氢键的∠XHY的角度相关，∠XHY为180°时，键能最大。氢键的键能比共价键要弱，比范德华引力要强。氢键的健能大约为5kcal/mol。

氢键在生物体内广泛存在，对维持机体的许多生理功能和组织结构的稳定性起着重要作用。如氢键在稳定蛋白质的二级结构中（α-螺旋、β-折叠、β-转角、γ-转角）就起着决定性的作用。

许多药物分子有氨基或羟基等官能团。这些药物分子在与受体结合，生成复合物的过程中，氢键也起着重要作用。需要指出的是，水分子也有很强的氢键形成能力，它既可以是氢的给予体，也可以是氢的接受体。药物分子常会与水分子有较强的缔合作用。药物分子与受体接近时，药物与水分子的氢键须先断开，然后再与受体结合。

五、电荷转移复合物

一个分子（或一个基团）的电子转移到另一个分子（或某团）形成的结合体称为电荷转移复合物。电子给予体通常是富含π电子或具有推电子基团的芳香环、烯、炔烃以及富含π电子的杂环等化合物。另外，含有孤电子对基团的分子也可以是电子给予体，如醇、硫醇、醚、硫醚、胺等。电子接受体则可以是含有π电子轨道，电子云密相对较低的化合物，如硝基苯、四氰基乙烯、氯醌或含有弱酸性质子的化合物。在构成蛋白质的氨基酸残基中，像酪氨酸的芳香环，天门冬氨酸的侧链羧基等基团就属于电子给予体，半胱氨酸侧链巯基及赖氨酸和精氨酸的侧链碱性基团则属于电子接受体。电荷在分子间的离域是形成电荷转移复合物的推动力。电荷转移具有方向性，如Fig. 4-10所示，杀菌剂chlorothalonil与受体分子中酪氨酸残基的芳香环相互作用生成电荷转移复合物，两个相互作用的芳香环呈平行状。

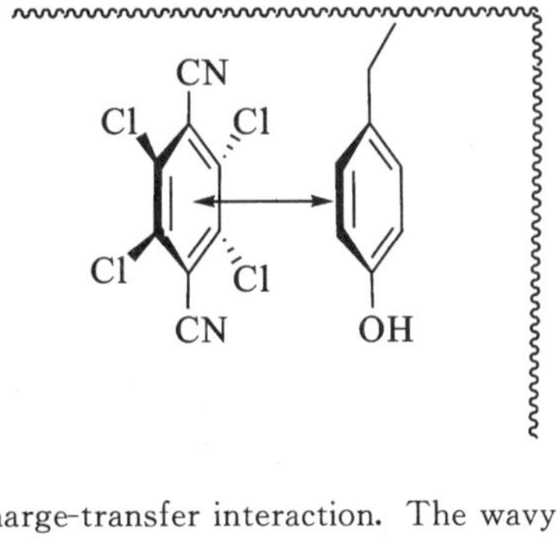

Fig. 4-10　Example of a charge-transfer interaction. The wavy line is the receptor surface

一些作用于 DNA 的抗肿瘤药物，如放线菌素 D（Actinomycin D，**4.1**）及抗疟药氯喹（Chloroquine，**4.2**）的作用机理均为药物分子结构中的芳香环嵌插入 DNA 双螺旋链中碱基对与碱基对之间形成稳定的复合物，从而影响 DNA 复制、RNA 的转录和蛋白质的合成，起到细胞毒的作用。药物分子的共轭芳环与碱基对之间作用，结果生成了电荷转移复合物。电荷转移相互作用的键能一般在 1～7kcal/mol。

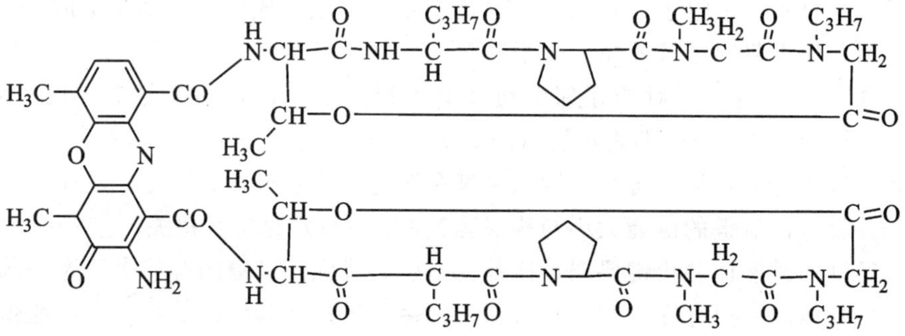

4.1

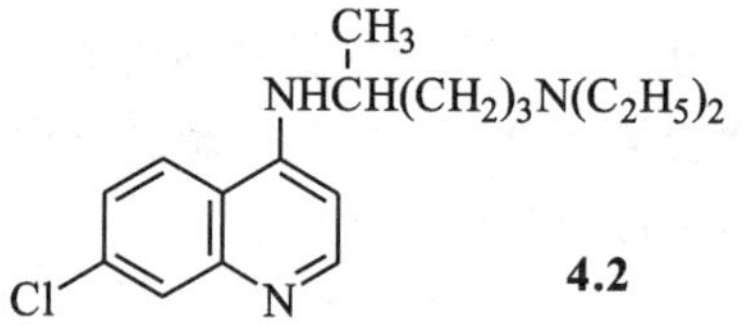

4.2

Formula 4-1 Structures of intercalating agents actinomycin D and chloroquine. The flat aromatic ring in the molecule can intercalates between the DNA base pairs to form drug-DNA complex

六、疏水性相互作用

碳原子的电负性与氢原子的电负性相近，碳-氢键的极性很小，构成饱和烷烃的氢不能形成氢键。因此，饱和烷烃一般都既不能被水溶剂化，也不溶于水。当烷烃（或药物分子中疏水性的烃基）与水接触时，由于存在非极性区域，与界面接触的水分子有秩序地排列，因而造成系统能量相对增加。当系统中存在两个非极性疏水基团，并相互接近时，位于两个非极性基团间的水的退去，使总的疏水表面减少，置换出来的水分子呈无秩序的状态，而规则排列的水分子数目少，从而减少了系统的自由能，使两个非极性区域间的接触而稳定化。如果这两个非极性基团分别来自药物分子和受体的某个基团，那么就会在药物与受体间产生缔合，我们称其为疏水或疏水性相互作用。Fig. 4-11 是药物-受体疏水性相互作用原理的示意图、Fig. 4-12 给出了一个具体例子。

疏水键能量的高低取决于疏水基团的大小，烷基链越长疏水性越强。在极有利于复合物形成的疏水性相互作用中，每一个亚甲基-亚甲基相互作用释放的能量约为 0.7kcal/mol。在蛋白质或酶的分子表面有很多非极性链或区域，除了某些氨基酸残基的烷基侧链可生成参与生成疏水键，一些芳香氨基酸（如苯丙氨酸）的侧链芳环也可与药物分子的芳香环形成疏水键。这种由共轭 π 键参与的疏水性相互作用常被称为 π-π 相互作用。

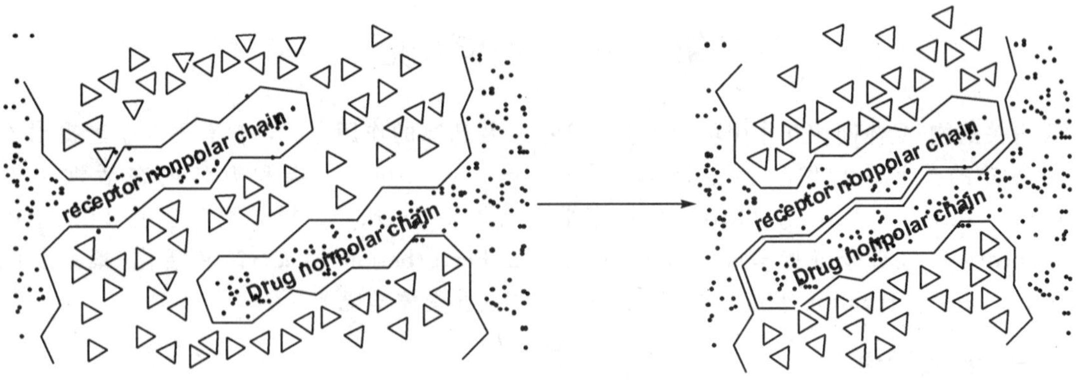

Fig. 4-11　Formation of hydrophobic interactions. △ is the molecule of water

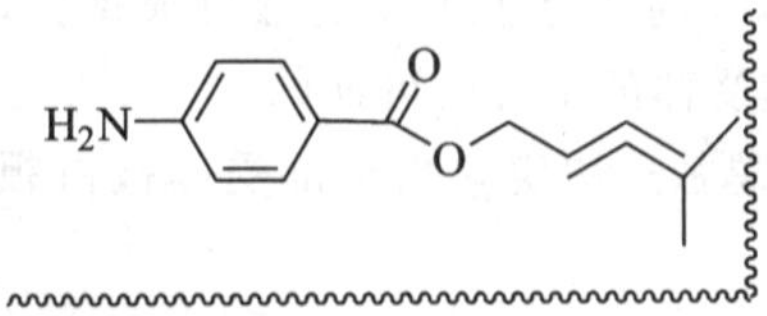

Fig. 4-12　Example of hydrophobic interactions. The wavy line is the receptor surface

七、范德华引力

范德华引力是由于两个无成键关系的原子在空间距离上相互靠近引起的极化引起围绕原子的电子云的畸变，产生瞬间偶极矩而互相吸引。范德华引力是原子间吸引力的最普遍形式，极性分子或非极性分子都有这种作用。

范德华引力的大小与两个原子间的距离密切相关，距离在 4～6Å 时有较大的引力，距离太远（如 10Å）仅产生很弱的引力，距离小于 4Å 原子间则会出现推斥作用，这是因为原子的距离小于范德华半径，原子的空间外廓受到相互挤压的结果。

药物分子与受体相互作用时，当它们相互间距离接近，且有众多原子或基团时，就会产生相当可观的范德华引力。

正如本节先前所述，大多数药物与受体相互作用是基于非共价键的形式。这种作用除了作用强度较弱，作用结果可逆这样一个特点之外，在某一药物分子与受体相互作用中，通常都是几种非共价作用并存的结果。药物分子中不同的官能团或不同的结构单元会以不同的作用方式与受体相互作用，Fig. 4-13 给出局部麻醉药 dibucaine 与受体可能发生键合的各种情况。

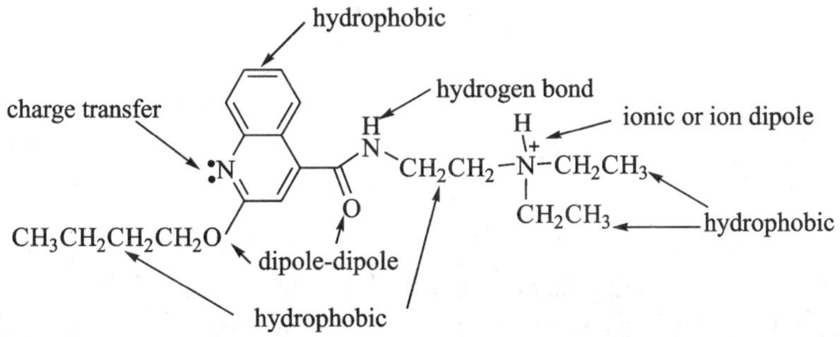

Fig. 4-13　Examples of potential multiple drug-receptor interactions. The van der Waals interactions are excluded

第三节　受体学说

有关药物-受体间相互作用可能发生的途径以及药物的作用方式，曾有不少学者提出了各种各样的学说，它们包括占领学说（Occupancy theory）、亲和力和内在活性学说（Affinity-Intrinsic Activity Theory）、速率学说（Rate Theory）、诱导契合学说（Induced-Fit Theory）、大分子微扰学说（Macromolecular Perturbation Theory）和活化-聚集学说（Activation-Aggregation Theory）。下面扼要介绍这些受体学说。

一、占领学说

早在1926年Clark和Gaddum就提出了药物-受体作用的占领学说。占领学说的要点为：1）药物的作用强度与受体被药物分子占据的数目成正比，受体分子被占据的越多，药理作用的强度越大；2）药物与受体的结合是可逆的，且服从于质量作用定律；3）药物占据受体的数量由药物浓度和受体总数所决定，当全部受体被占领时，药物的效应达到最大值。据此，可写出下列关系式(4)。

$$R + D \underset{k_2}{\overset{k_1}{\rightleftharpoons}} RD \xrightarrow{k_3} E \tag{4}$$

式中R代表受体、D代表药物分子、RD代表药物-受体复合物、E代表药物作用受体后所产生的生物效应、k_1和k_2则分别代表药物与受体间的结合和解离的速率常数。

由(4)可以看出，药物D与受体R相互作用生成复合物RD。当这种相互作用达到平衡时，即有$k_1[R][D]=k_2[RD]$或式(5)

$$\frac{k_1}{k_2} = \frac{[R][D]}{[DR]} \tag{5}$$

(5)式中[D]、[R]和[RD]分别表示游离的药物浓度，游离的受体浓度和药物-受体复合物的浓度。

用[Rt]来表示受体的总浓度，则有式(6)。

$$[Rt] = [R] + [RD] \tag{6}$$

药物-受体相互作用后产生的生物效应：$E=k_3[RD]$。而最大生物效应则为$E_{max}=k_3[Rt]$即所有受体均被药物分子所占据。

即：$E = \dfrac{E_{max}[DR]}{[R_t]} = \dfrac{E_{max}[DR]}{[R]+[RD]} = \dfrac{E_{max}[D]}{[R][D]/[RD]+[D]} = \dfrac{E_{amx}[D]}{k_2/k_1+[D]}$

令$k_2/k_1=K_D$，则：

$$E = \frac{E_{max}[D]}{K_D+[D]} \tag{7}$$

由(7)式可以看出，生物效应E与药物浓度[D]之间呈双曲线关系。当生物效应E是最大效应的一半时，也就是说，K_D在数值上就等于在E为最大效应的一半时浓度-效应曲线所对应的浓度值。

虽然占领学说首次对受体概念予以定量的基础，但是该理论具有严重的缺陷。它不能很好地解释某些重要的药理学现象，如拮抗剂和激动剂占据的是同一受体，却产生相反的生物效应。此外，对于某些药物，即使使用剂量无限增大，也不能达到最大的生物效应。再例如某些乙酰胆碱的类似物在很高的浓度下也不会表现出乙酰胆碱所能表现出的最大生物应答。

这些现象都与占领学说的理论基础相违背。

二、亲和力和内在活性学说

为了更好地描述药物-受体相互作用的本质，并合理地解释占领学说中那些理论与实践不一致的地方，Ariens 和 Stephenson 对占领学说进行了补充和修正，他们认为药物产生效应至少应具备两个性质，即亲和力和内在活性。也就是说一种化学物质要表现出生物活性，不仅需要因结构互补特性使它对受体具有亲和力并生成药物-受体复合物，而且还需要另一种特性，即内在活力，这种内在活力，可作为药物-受体复合物产生生物效应能力的衡量尺度。

Ariens 学说的数学表达式为(8)式。

$$E = \alpha[RD] = \frac{\alpha[Rt]}{1+(K_D/[D])} \tag{8}$$

式中 E 是药物产生的效应、内在活性 α 是介于 0～1 的任何数。对于完全激动剂来说，$\alpha=1$，而对于竞争性拮抗剂，则 $\alpha=0$。

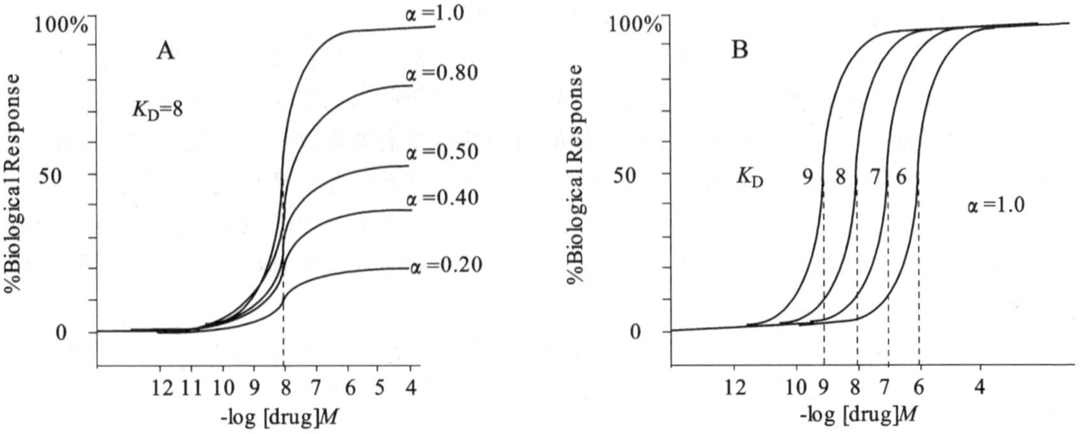

Fig. 4-14 Theoretical dose-response curves to illustrate. (A) drugs with equal affinities and different intrinsic activities and (B) drugs with equal intrinsic activities but different affinities

Fig. 4-14 表现的是药物的受体亲和力及内在活力之间的关系。从 Fig. 4-14A 中可以看到五个不同药物的剂量-效应曲线，它们具有相同的受体亲和力（$K_D=8$）。由于它们的内在活性不等，所以它们所表现出的生物应答的强度也不等。$\alpha=1$ 的药物是一个完全激动剂，而 $\alpha<1$ 的药物均为部分激动剂。Fig. 4-14B 所显示的是另外五个药物的剂量-效应曲线，它们则具有相同的内在活性（$\alpha=1$），但是受体亲和力却不同，K_D由 9～6 不等。

尽管亲和力和内在活性学说对占领学说进行了修正，但仍不能满意地从根本上解释为什么作用于同一受体的两种药物一个表现为激动剂而另一个则为拮抗剂，仍不能在分子水平上或是在化学结构上解释它们的根本不同之处。

三、速率学说

速率学说是 Paton 首先提出的。他认为药物产生的生物效应只是在药物与受体相接触的瞬间发生的，受体的活化并不与被占据受体的数目成比例，而是与单位时间内药物分子同受体相接触次数的总数成正比。与占领学说不同的是，速率学说并不要求药物分子与受体形成稳定的复合物，而药理活性仅仅是药物分子与受体之间的结合速率和解离速率的函数。药物与受体的每一次接触，都对生物效应的产生形成一次脉冲刺激。

基于以上的原理，速率学说对激动剂和拮抗剂提出了解释。速率学说认为激动剂与受体的结合及解离速率都很快，而且解离速率大于结合速率，因而单位时间内产生多次刺激脉冲。拮抗剂的结合速率大于解离速率，因为拮抗剂与受体结合较牢，脱离受体较困难，因此其表现出拮抗作用。总之，速率学说认为激动剂的特征是有较高的解离速率、部分激动剂有中等的解离速率、拮抗剂的解离速率很小。

与占领学说一样，速率学说也遭到广泛批评，因为它也有一些与事实不相符合的地方。例如有些激动剂能与受体很好结合而不能迅速解离。这与速率学说的前提矛盾。此外，速率学说也不能从分子水平上解释为什么一个药物是激动剂，而另一个与其结构相似的药物却是拮抗剂。

四、诱导契合学说

Koshland 基于底物与酶的相互作用时酶的构象受底物的诱导后发生改变而提出了诱导契合学说。酶的稳定性、活化作用以及失活效应等性质常为外界环境多种因素和辅助因子所诱导，尤其易为底物所诱导。在某种状态下酶的活性部位的形状未必与底物有互补性。在与底物相互作用的过程中，具有柔性或可塑性的酶的活性中心被底物诱导后发生构象变化。通过诱导过程，酶与底物之间达到一种适合的互补状态。这种构象的诱导变化是可逆的，当底物离开后，酶的构象可以复原。Fig. 4-15 显示了底物诱导酶产生构象变化的过程。图中Ⓗ，⊕和⊖分别代表在蛋白质链、底物分子、及溶液离子间的疏水键和静电引力点。形成的复合物能解离，蛋白质经过展开过程后重新折叠成原有的构象。

如果将底物与酶的这种关系扩展到药物与受体的相互作用，那么激动剂与受体诱导契合后，受体的构象变化从而引起生物活性。拮抗剂虽与受体结合，但不能诱导同样的构象变化。

诱导契合发生的构象变化不只限于蛋白质大分子，柔性的药物分子在与受体接近时也会发生其自身的构象变化。这样，药物分子本身与受体之间相互诱导而产生的构象变化最终使药物与受体之间达到完美的互补契合状态。

用诱导契合学说的理论或许可以解释速率学说中的问题。如果某一药物分子的诱导使受体的构象发生变化而使药物-受体复合物的结合的不太强，因而较容易解离（解离速率较高），该药物就是激动剂。如果复合作用的结果并不导致构象变化，并且结合的较稳定，该药物就是拮抗剂。

Koshland 等人用诱导契合学说解释了许多药物的协同效应。他们认为，一个配基分子与受体结合在一定程度上加速了第二个配基的结合。这是因为第一个配基分子的结合会使受体分子的一个或多个亚基构象发生变化，亚基构象发生的变化影响到其余亚基的稳定性，而这种能量上的稳定化使得第二个分子的结合作用更强。

五、大分子微扰学说

大分子微扰学说与诱导契合学说相似，都是基于受体构象的可变性。一认识到受体的构象柔性，Belleau 就提出了药物分子与受体的相互作用存在着两种大分子微扰的观点。特异性的构象干扰作用是某一药物分子与生物大分子结合，这种在受体作用部位形成复合物时，大分子蛋白质就从它的静息状态变成一种在构象上重排的活化状态，并随后产生一种生物应

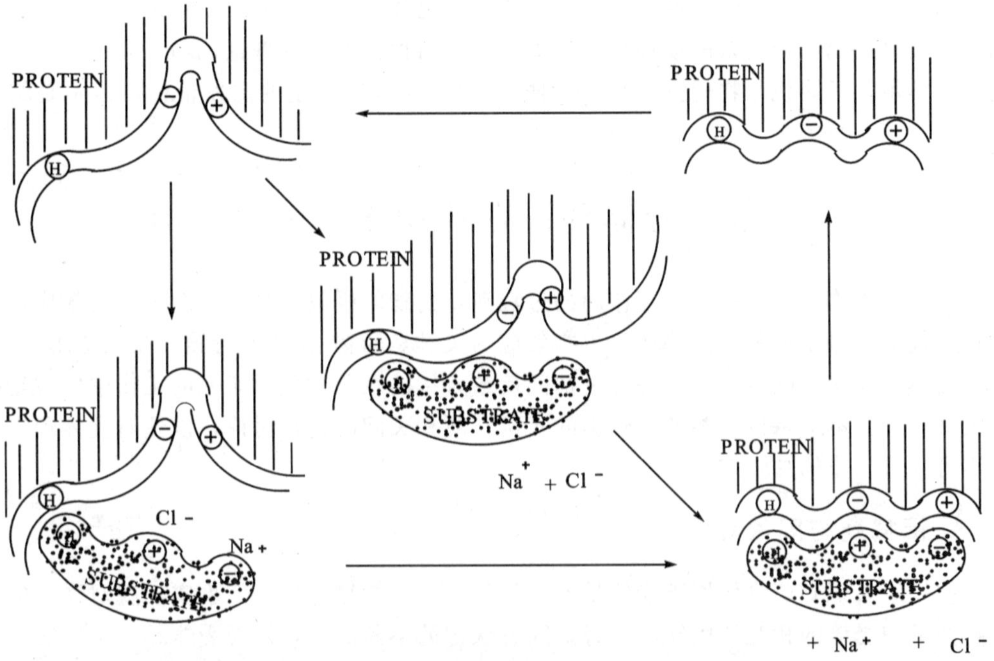

Fig. 4-15 Schematic of the induced-fit theory. The enzyme need not necessarily exist in the appropriate conformation required to bind substrate. As the substrate approaches the enzyme, a conformation change is induced in the essential binding sites. The enzyme could return to its original conformation after substrate was released

答，那么这一药物分子即为激动剂。对于非特异性的构象干扰作用，生物大分子适应于另一类型的药物分子，导致其产生一种不适当的构象，从而不产生生物应答，那么这一另类药物分子即为拮抗剂。药物分子对受体大分子的构象干扰既可以是突然发生的，也可以是逐渐发展的。在逐渐发展的受体分子构象变化中，由于特定药物分子的干扰，受体从它的静息态逐步转变为活化状态构象和不适当构象状态两种形式的混合状态，这时的特定药物分子即为部分激动剂。

六、活化-聚集学说

大分子微扰学说的扩展产生了 Changeux 和 Karlin 所总结的活化聚集学说。根据这一理论，甚至在没有药物存在的情况下，受体也是处于一种可以产生活性应答的活化形态（R_0）与非活化形态（T_0）之间的动态平衡状态。激动剂与活化形态的受体（R_0）结合，使平衡向活化形态移动，从而使得较多受体以活化状态的形式存在。拮抗剂则使平衡向非活化状态移动，而部分激动剂能与 R_0 和 T_0 两种构象的形态相结合。在这个模型里，激动剂与 R_0 构象的结合位点可以不同于拮抗剂与 T_0 构象受体的结合位点。如果受体存在着两种不同的结合位点及不同的构象，那么就可以解释为什么一个激动剂可以产生生物效应，而拮抗剂却不能。用这一学说可以解释如 Fig. 4-4 描述的具有激动剂和拮抗剂特性的部分激动剂的这种功能。在 Fig. 4-4B 中，由于部分激动剂与残存的未被占据的受体相互作用，生物应答的增量使其达到部分激动剂的最大应答。在 Fig. 4-4C 中，部分激动剂与神经递质在受体位点互相竞争。由于部分激动剂取代了神经递质，R_0 形态与 T_0 形态受体的数量发生了改变（T_0 增加，因此应答降低）直到所有的受体被部分激动剂所结合。

受体分子本身结构的复杂性，再加上其所在生物体内环境的复杂变化性，使得药物与受体相互作用呈现出十分复杂的物理化学现象，这里所讨论的一些理论，均不同程度的存在一些缺点和不足。只能说药物-受体相互作用的这些学说具有一定的启发价值，但不是结论性的论断。

第四节　受体理论在药物化学中的应用

药物进入生物体内与机体相互作用的过程涉及药物的吸收、分布、产生生物效应以及生物转化、代谢等多个环节。药物产生生物效应的关键是药物-受体的特异性相互作用。因此，药物与受体相互作用的特征及相关理论都间接或直接的在药物化学研究的工作中发挥着指导性的关键作用。本节将以一些药物化学的实例，对相关问题进行讨论，以便对受体理论的认识能够得到进一步的加强与提高。

一、镇痛药与阿片受体

人们一经认识到药物作用于受体是产生生物活性的关键这样一个事实，就对受体的本质及药物分子与受体的相互作用充满好奇。随着认识的不断深入，发现受体是一个实实在在的三维实体。由于其结构的复杂性，在问题之初一时还不能客观、全面地认识受体的结构。在某些特定的药物化学工作中，希望能用一种方式来表示出受体的关键所在以及药物-受体相互作用中的一系列结构特征，间接和经验性地推断某些受体的图像，这包括它们的表面轮廓、电荷分布、甚至受体中的某些化学基团，并以此来指导具体的工作。当然，在实际工作中的这种推断与描述是一个不断予以修正、完善的过程。而对于受体认识的不断完善反过来又进一步促进并指导药物化学工作发展。阿片类镇痛药物的研究进程中的有关实例就很好地说明了这样一个过程。

阿片是罂粟科植物罂粟的未成熟的果实中榨出的浆汁干燥后的膏状产物，内含生物碱等多种复杂成分。吗啡（Morphine，**4.3**）是1805年从阿片中分离出来的某一纯品，1923年确定了它的化学结构，1952年完成了它的全合成。其为具有菲环结构的生物碱。

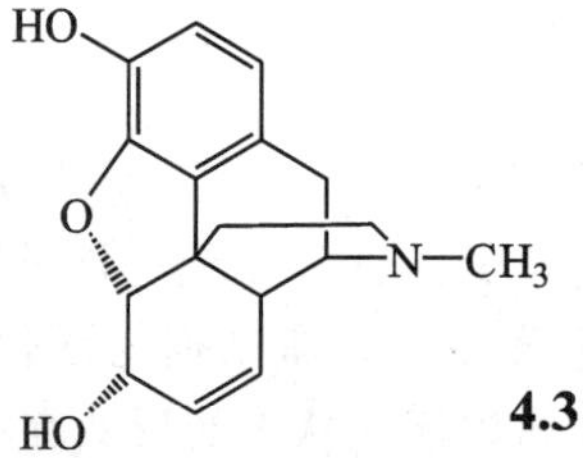

4.3

Formula 4-2　Structure of morphine

吗啡作用于中枢神经系统，具有较强的镇痛作用，临床上用于减轻严重创伤或烧伤等病人的疼痛。但是反复使用后易产生成瘾性、耐受性，此外它还有呼吸抑制、呕吐、便秘及产生欣快幻觉等副作用。因此，寻找成瘾性小，不良反应少的包括合成代用品在内的镇痛药物一直是药物化学家们为之奋斗的目标。

随着从阿片中分离得到及来自化学合成的阿片类镇痛药数量的不断增加，根据它们所共同具有的药效构象，1954年Beckett和Casy首次提出了阿片受体模型（Fig. 4-16）。按照这

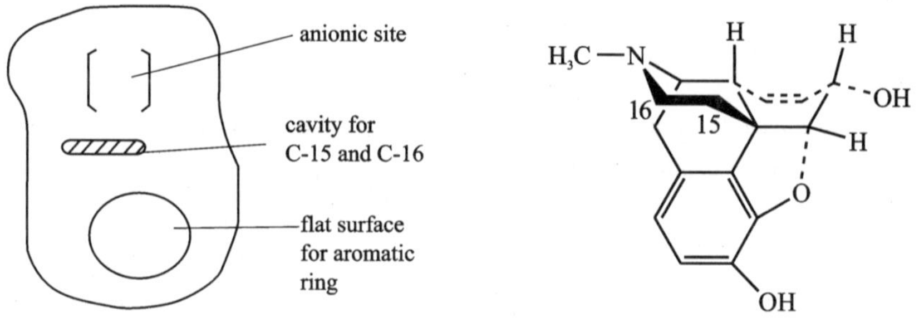

Fig. 4-16 The model of the opioid Receptor derived from Beckett-Casy hypothesis

一受体模型的要求，镇痛药物分子需要具备的结构特征是：1）具有一个碱性中心。此碱性中心在生理环境的 pH 条件下部分电离后带有正电荷，与受体表面的阴离子部位缔合。2）具有一个平面的芳环结构。它与受体的平坦平面，通过范德华力相互作用。3）碱性中心与芳环几乎共平面。4）全烃基链部分突出于平面，正好与受体的凹槽相适应。这是吗啡等镇痛药与受体三点结合的模型。由 Fig. 4-17 中不同类型的作用于阿片受体的化合物中均可看出这些结构特征。

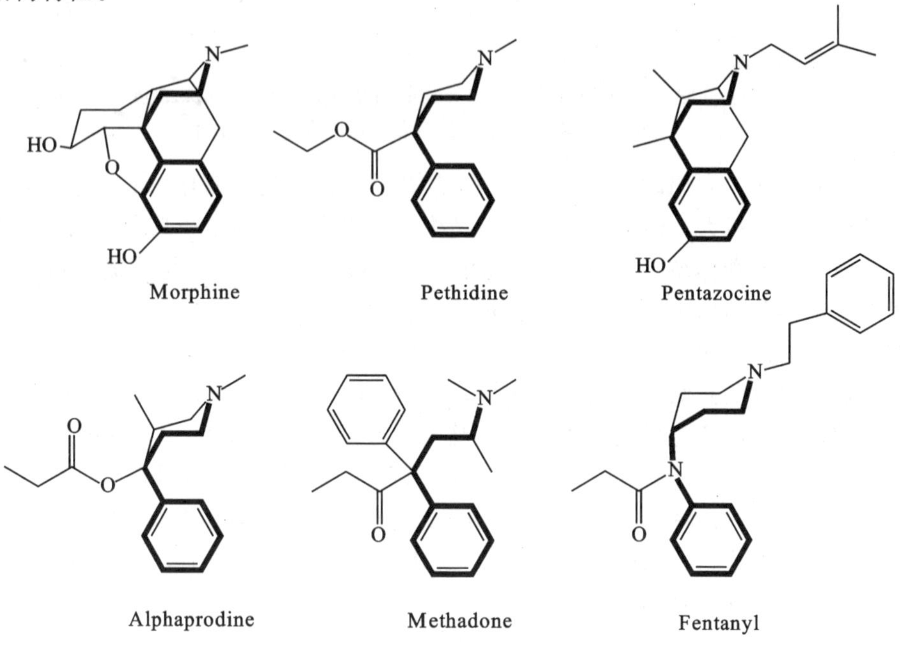

Fig. 4-17 Structure comparison of serial non-peptide ligands for opioid receptor

尽管上述阿片受体模型并非十全十美，后人陆续在此基础之上又提出了许多新的改进和修正后的阿片受体模型，但是，该受体模型的提出对当时的镇痛药物研究起到了积极的推动作用。

到了 20 世纪 70 年代初，使用同位素标记的阿片受体的特异性配基进行的一系列研究，证实了大鼠的脑组织中存在阿片受体以及镇痛药的阿片受体亲和力与它们的镇痛作用强度成正相关性。按照受体特征的一般规律来推断，脑内阿片受体的存在就意味着脑内应该存在与之相对应的内源性阿片样物质。1975 年 Hughes 等成功地从猪脑组织中分离纯化出具有明显镇痛作用的两种天然五肽甲硫脑啡肽（Methionine Enkephalin，**4.4**）和亮脑啡肽（Leucine Enkephalin，**4.5**）。它们的结构序列如下：

H-Tyr-Gly-Gly-Phe-Met-OH **4.4**

H-Tyr-Gly-Gly-Phe-Leu-OH **4.5**

Formula 4-3 Sequence of Met-enkephalin and Leu-enkephalin they are endogenous peptides interacting with opiate receptor

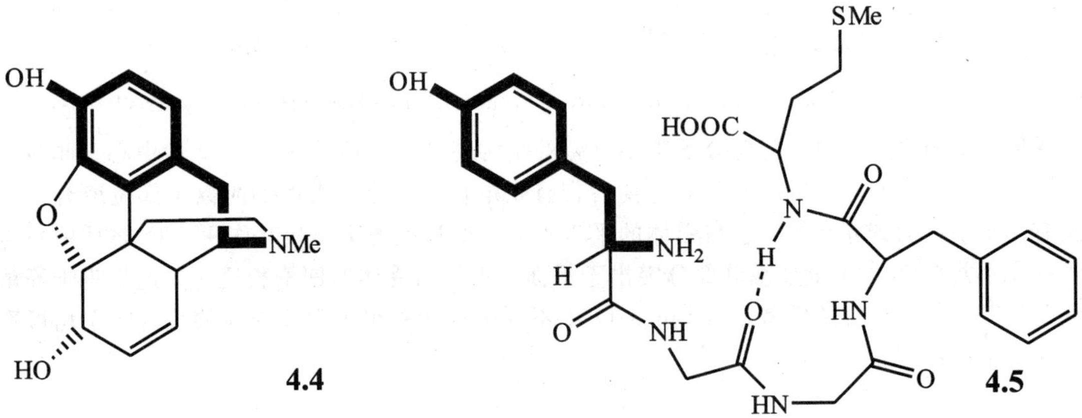

4.4 **4.5**

Fig. 4-18 Structure of methionine enkephalin in comparison with morphine. The tyrosine section is essential to activity

随后的实验证实，它们确实是通过作用于阿片受体而产生镇痛作用的。虽然吗啡与脑啡肽在化学结构上差异极大，但脑啡肽的柔性结构，使得它可以通过生成分子内氢键而呈某一种特定的药效构象与受体结合来发挥生物活性效应（Fig. 4-18）。一系列的多肽药物化学研究结果表明，脑啡肽结构中的酪氨酸残基是其镇痛活性所必需的。

发现阿片受体的内源性配基不仅对阿片受体的认识又有了一次飞跃，而且在当时又一次掀起了镇痛药物研究的高潮。人们再一次期望通过脑啡肽的相关研究能够找到没有成瘾性的镇痛药。遗憾的是，尽管到目前为止人们继脑啡肽之后又陆续发现了 Endorphins（内啡肽，一族肽类物质的总称），Dynorphins（强啡肽，17 肽），和 Endromorphins（4 肽）等许多内源性阿片样作用的生物活性多肽，并对它们的结构进行了大量的化学修饰和改造，但并未能获得无成瘾性的吗啡样作用的多肽镇痛药物。吗啡样作用的生物活性多肽很难成为镇痛药用于临床的另一个重要原因是因为它们的水溶性结构特点所决定的。尽管在脑室给药的动物实验中它们表现出很强的镇痛活性，但在外周给药的实验中，即使剂量提高一千倍，也未见镇痛活性，其原因就是水溶性的脑啡肽等活性多肽不能透过血脑屏障，无法顺利到达阿片受体所位于的中枢神经系统而发挥作用。虽然内源性吗啡样作用多肽未能成为临床上的治疗药物，但是它的发现及对它们的系统研究使得人们能够更加深入地认识阿片受体以及对其他镇痛药物的研究，起到了积极的指导作用。

随着合成镇痛药物和内源性阿片样作用的生物活性多肽数量的不断增加及对阿片受体研究的逐步深入，发现阿片受体至少可被分为 μ、κ、δ 三种亚型。作为非肽配基，吗啡为典型的 μ 受体激动剂、喷他佐辛作用于 κ 受体、而吗啡和哌替啶也作用于 δ 受体。对于内源性阿片样作用的活性多肽而言，脑啡肽对 δ 受体亚型有较高的亲和力，强啡肽对 κ 受体具有选择性亲和力，而 Endomorphine 与 μ-阿片受体有极高的亲和力和选择性。

现在，阿片受体的几种亚型（μ、κ、δ）均可以在实验室用生物技术进行克隆。它们均属于G蛋白偶联受体类。这类受体具有相同的基本结构，即一个细胞外氨基端区域、七个跨膜域以及一个细胞内羧基端尾区。近年来又发现了σ-受体亚型。σ-受体与痛觉无关，烯丙吗啡（Nalorphine）是典型的σ-受体的激动剂，当σ-受体被活化之后，会介导幻觉的发生。人们对σ-受体的研究正在不断的深入，并开始化学合成选择性地作用于σ-受体的相应配基[6]。

二、H_2受体拮抗剂：西咪替丁

组胺（Histamine，**4.6**）是一种内源性活性物质。它与体内的组胺受体（主要有2个亚型，分别被称为H_1受体和H_2受体）相互作用，可产生一系列的生物效应。

作为H_1受体激动剂，组胺与H_1受体结合引起过敏和高敏反应，产生如平滑肌收缩痉挛，毛细血管扩张，管壁通透性增加，腺体分泌增多而红肿等效应。临床上使用的抗组胺药物可拮抗这类反应，即所谓的抗过敏药。随后的研究发现组胺还刺激胃酸分泌。不过抗组胺药物没有抑制胃酸分泌的作用。基于这一事实，推测可能存在第二类组胺受体，即H_2受体。H_1受体与H_2受体可有激动剂和拮抗剂之分。2-甲基组胺（2-Methylhistamine，**4.7**）可显著增强H_1受体生物效应、4-甲基组胺（4-Methylhistamine，**4.8**）增强H_2受体的生物效应。人们希望找到组胺H_2受体拮抗剂来减少胃酸和胃蛋白酶的分泌，从而达到治疗十二指肠溃疡和胃溃疡的目的。

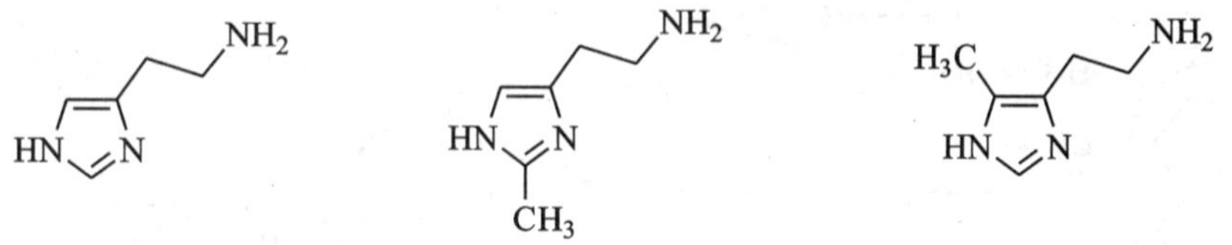

4.6 **4.7** **4.8**

Formula 4-4 Structure of histamine and its methylic analogues

当年，在天然和化学合成的化合物中还没有可以拮抗H_2受体的模型化合物作为开展研究工作的先导物。组胺H_2受体拮抗剂的研究是在推测H_2受体识别组胺骨架结构基础上，以合成组胺类似物为起点来展开的。因为此类结构的特殊性及对相关问题认识的局限性，早期的工作并未达到预期的目的。英国的Smith，Kline & French研究组花了四年时间合成了约200多个化合物，才找到先导化合物Nα-咪基组胺（Nα-guanylhistamine，**4.9**）。虽然Nα-咪基组胺能对抗组胺的激动作用，但仅产生很微弱的抑制作用。后来Nα-咪基组胺被定义为H_2受体部分激动剂，而并非一个拮抗剂。随后发现异硫脲类似物**4.10**比Nα-咪基组胺效果略好，而相应的刚性构象类似物（一个环链变型体，**4.11**）却比**4.10**的抑制作用差得多。由此得到这样一个信息，即侧链的柔性对于活性很重要。该研究组又合成了许多化合物，但都是部分激动剂，它们可以拮抗组胺与受体结合但却没有抑制胃酸分泌的作用。

既然药理结果表明Nα-咪基组胺既有激动作用，也有拮抗作用，那么就可以推测在H_2受体上存在两个分别可以介导激动作用和拮抗作用的配基结合关键部位，而这两个关键部位很可能都和配基的柔性侧链有关。于是提出了Fig. 4-19描述的H_2受体与配基的相互作用模式图。按照图中所描述的，H_2受体上共存在咪唑环键合部位、拮抗效应键合部位和激动效应键合部位等三个关键结合部位。

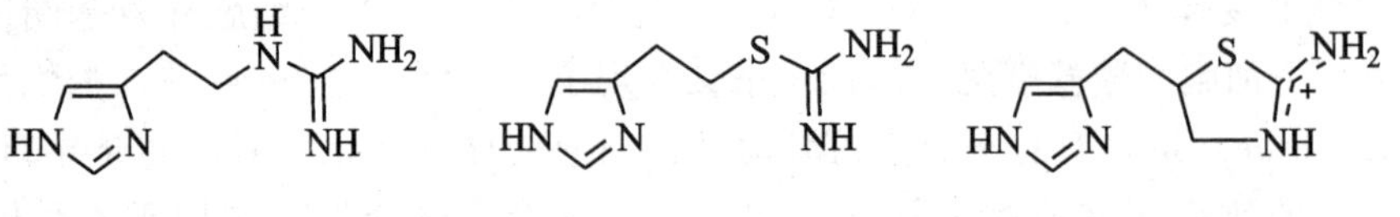

4.9 **4.10** **4.11**

Formula 4-5 Examples of the partial agonists for H_2 receptor

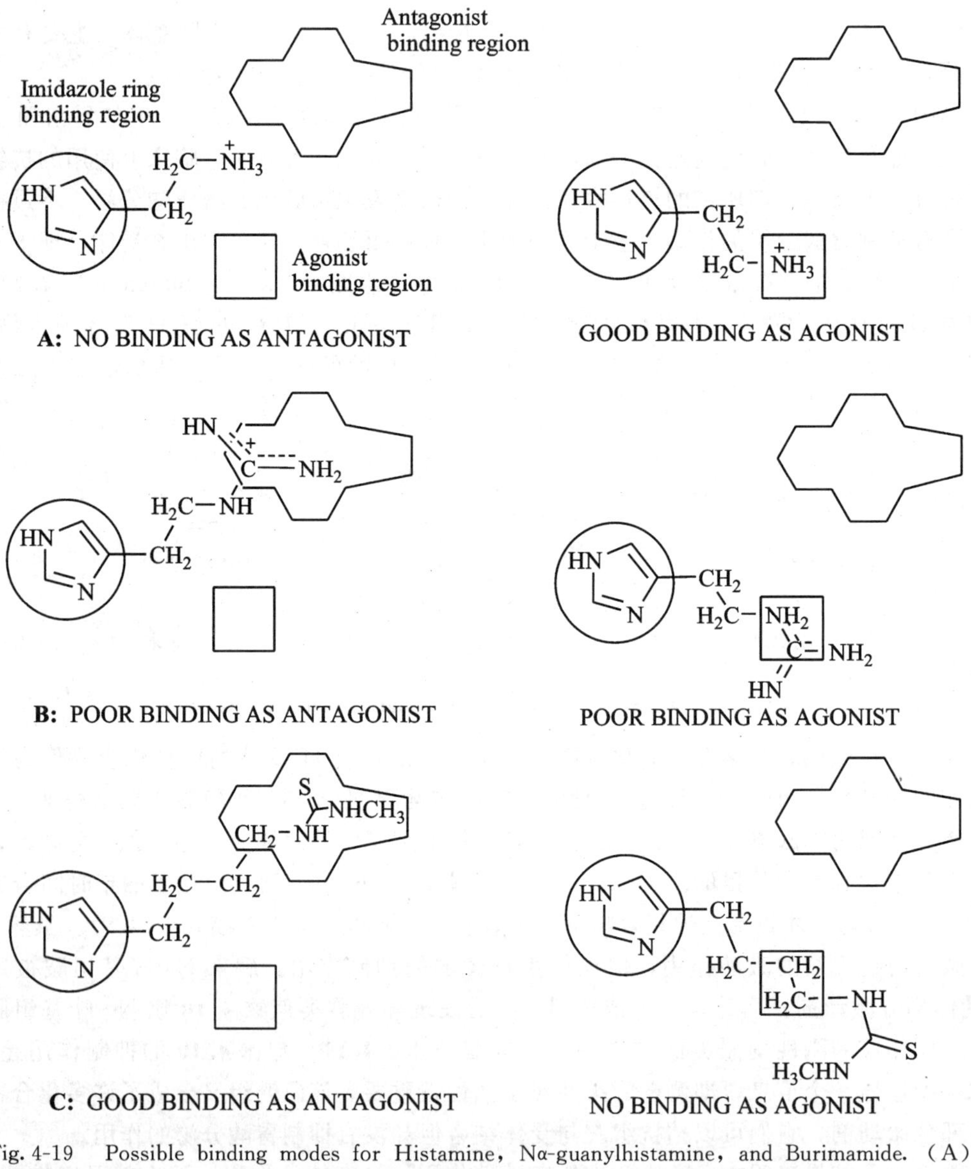

Fig. 4-19 Possible binding modes for Histamine, Nα-guanylhistamine, and Burimamide. (A) Histamine is only able to reach the agonist binding region, so it is an agonist; (B) Nα-guanylhistamine is capable to bind to the agonist region and the antagonist region, then it can be explained the partial agonist; (C) The longer side chain extends the thiourea group beyond the reach of the agonist binding region , burimamid is highly specific as a competitive antagonist of histamine at the H_2 receptor

显然，以前众多化合物产生激动活性的一个原因是其结构与组胺类似，不仅含有咪唑基，在生理条件下，就像组胺一样侧链质子化而带正电荷。由此，认为在H_2受体识别过程中，咪唑环应被保留，但侧链应被优化以减少正电荷。即要求化合物既具备与受体键合能力，且应具有拮抗能力。经过多次侧链结构的优化，一个有微弱的拮抗活性而无激动活性的硫脲类似物（SK&F91581，**4.12**）得以发现。接下来将化合物（**4.12**）的侧链长度延长一个亚甲基得化合物（**4.13a**），它是一个毫无激动活性的竞争性拮抗剂。当$R=CH_3$时，为一个有高度特异性的组胺H_2受体拮抗剂，布立马胺（Burimamide，**4.13b**）。布立马胺在大鼠、猫、狗和人体上所进行的由组胺刺激而发生的胃酸分泌的实验中均有抑制作用，布立马胺是第一个用于人体试验的H_2受体拮抗剂，但它缺乏适当的口服活性。于是只得寻找更好的H_2受体抑制剂。

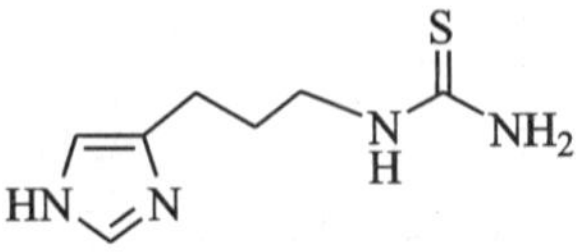

4.12

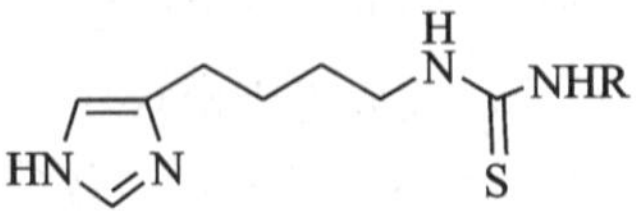

4.13 **a**, R=H
b, $R=CH_3$, Burimamide

Formula 4-6 Structure of burimamide and its similar thiourea derivatives provid to be antagonists with no agonist activity. Burimamide has enhanced activity

布立马胺不理想的口服活性可能是其药代动力学性质差的原因造成的，但也可能是药效构象不理想造成的。在生理 pH 条件下咪唑环存在三种可以互变异构形式，(**4.14a～4.14c**)，硫脲则又有四种存在形式（**4.15a～4.15d**），而整个侧链臂又有无数种构象。在这些众多的平衡式中，研究人员推测只有少数结构是能够与受体最佳结合并产生拮抗作用的活性结构。这可能是活性低的重要原因。

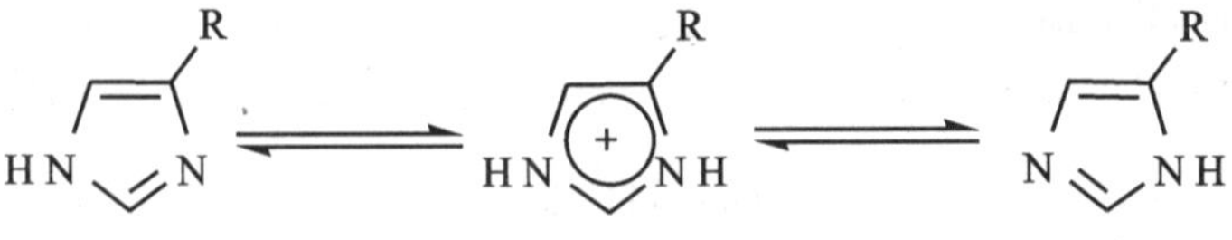

4.14a **4.14b** **4.14c**

Fig. 4-20 Three principal forms of 5-substituted imidazoles at physiological pH. Imidazole ring can equilibriate between tautomers via the protonated intermediate

解释布立马胺活性的一个方法是比较其与组胺的咪唑环在生理 pH 条件下以何种存在形式占优势的问题。这种多数存在的形式可由于侧链的电性影响咪唑环上氮原子的电荷密度，从而影响质子酸度。这种侧链电性对较近的氮原子有更重要的影响。如果 R 是斥电子基团，**4.14c** 将是主要存在的形式。若 R 是吸电子基团，**4.14a** 将占多数。咪唑在生理温度和 pH 条件下的 pKa 为 6.80，组胺结构中的咪唑基在该条件下 pKa 为 5.90。这说明组胺侧链是吸电子基，因此 **4.14a** 是主要存在形式。而布立马胺的咪唑环 pKa 为 7.25，这表明其侧链是给电子基，在生理条件下利于 **4.14c** 的存在。

在认识到理想的咪唑环形式应像组胺中的 **4.14a** 那样之后，研究人员决定将布立马胺侧链修饰为吸电子基。他们并不想将结构做大的改动，只是将吸电子性的硫原子插入侧链靠近

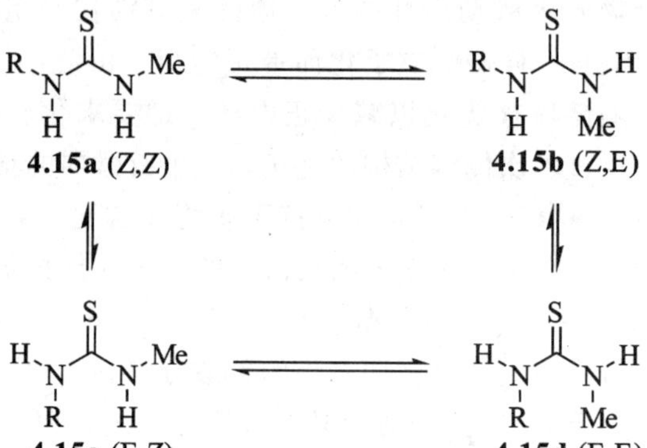

4.15a (Z,Z) 4.15b (Z,E) 4.15c (E,Z) 4.15d (E,E)

Fig. 4-21 Four conformers of the thioureido group in burimamide

咪唑环处，即将亚甲基用硫原子取代而得到硫代布立马胺（Thiaburimamide，**4.16a**）。硫代布立马胺中咪唑环的 pKa 为 6.25，由此说明其侧链为吸电子基，**4.14a** 为其主要存在形式，体外实验表明硫代布立马胺对 H_2受体的拮抗作用比布立马胺强 3 倍。第二种使 **4.14a** 为主要存在形式的方法是在咪唑环的 4 位引入给电子基团，因为给电子基利于形成氢在邻近氮原子上的形式，即 **4.14a**。由于 4-甲基组胺（**4.8**）是 H_2受体激动剂，因此 4 位甲基的引入理论上不会因立体位阻效应造成影响咪唑环与 H_2受体上咪唑键合部位的相互结合。结果，甲硫米特（Metiamide，**4.16b**）的活性比布立马胺提高了 8～9 倍。

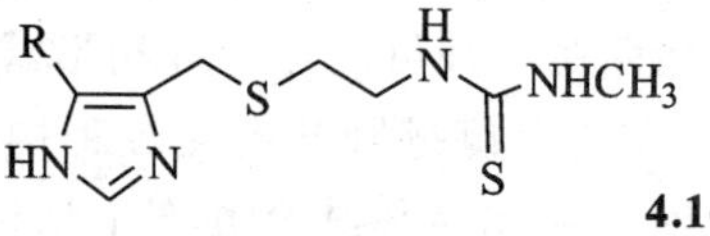

4.16 **a**, R=H, Thiaburimamide
b, R=CH_3, Metiamide

Formula 4-7 Thiaburimamide and metiamide are found to have enhanced activity as antagonist. Thiaburimamide is about 3 times and metiamide is 8-9 times more potent then burimamide

另外，布立马胺的氧取代物也被合成，目的也是为了进一步增强侧链的吸电子效应（因为 O 比 S 的电负性强）。有趣的是氧代布立马胺（oxaburimamide **4.17**）比布立马胺活性差。这可能是分子内氢键的形成构成了一个非活性构象，不利于其与受体相互结合。

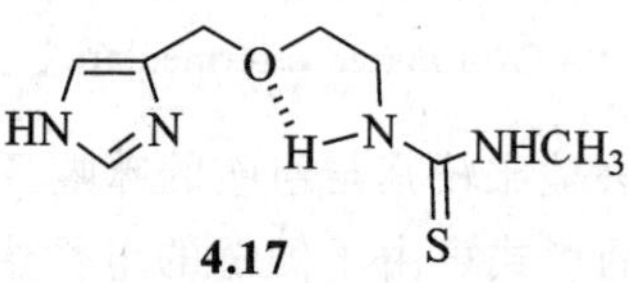

4.17

Formula 4-8 Structure of oxaburimamide which is less potent than burimamide. An explanation for it is intramolecular hydrogen bonding produce an unfavorable conformation for drug-receptor interaction

700 多名十二指肠溃疡患者接受了甲硫米特的药物试验，结果发现其对十二指肠溃疡有很好的疗效和治愈速度。但也有粒细胞减少症的副作用发生。这样，甲硫米特的进一步临床试验不得不停止。

Smith，Kline & French 研究组推测粒细胞减少症和甲硫米特的硫脲基相关，所以在甲硫米特的基础上又对硫脲的结构进行改造。对应的脲和胍基类似物（**4.18**，X＝O；NH）被合成出来，但它们的活性比甲硫米特低 320 倍左右。当然胍基在生理 pH 条件下质子化可能是活性低的一个原因。Charton 总结出一个取代胍基的 σ 和 pKa 值相关的 Hammett 方程。如果胍基的碱性影响活性，用吸电子的氨基和硝基分别取代胍基氮上的氢原子，则可使 pKa 降低 0.4 和 0.9。因此，相应的氰基胍（西咪替丁，Cimetidine，**4.18a**）和硝基胍衍生物（**4.18b**）被合成出来，两者都是 H_2受体拮抗剂，活性与甲硫米特相当，西咪替丁的活性稍优于硝基胍衍生物，而且西咪替丁无粒细胞减少的副作用。

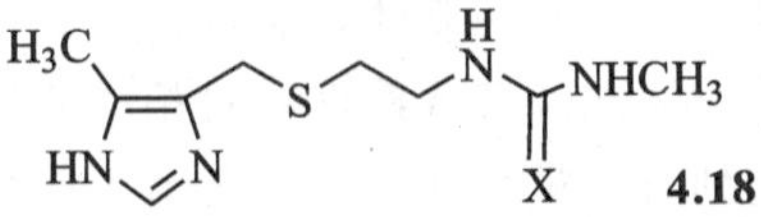

4.18 **a**, X=NCN **b**, X=NNO2

Formula 4-9 Structure of cimetidine and corresponding nitroguanidine analog they are H_2 antagonists having comparable in potency to that of metimide. No granulocytopenia is observed with cimetidine

胍基上强的吸电子取代基有利于亚胺基互变异构体的存在。氰基胍、硝基胍和硫脲（**4.18**，X＝NCN，NNO_2，和 S）这三种基团是生物电子等排体，都有相似的平面结构，具有弱酸性和弱碱性，在 pH＝4～11 条件下不离子化，且有很强的极性与亲水性。甲硫米特和西咪替丁的晶体结构基本一致。两者结构主要区别是，N，N′-二取代硫脲有三种稳定的构象，Z，Z；Z，E 和 E，Z。N，N′-二取代氰基胍只有两种稳定构象，Z，E 和 E，Z。因此可以推断 Z，Z 构型不是药物活性构象。一个异胞嘧啶衍生物（**4.19**）也被合成出来，它只以 Z，Z，和 E，Z 形式存在，研究发现它的活性是西咪替丁的 1/6。但异胞嘧啶比 N-甲基氰基胍有较低的 logP 值（更加亲水），因为亲脂性也是一个重要的理化常数，那么异胞嘧啶的活性较差的原因是构象问题还是亲水性问题就不能轻易断定。

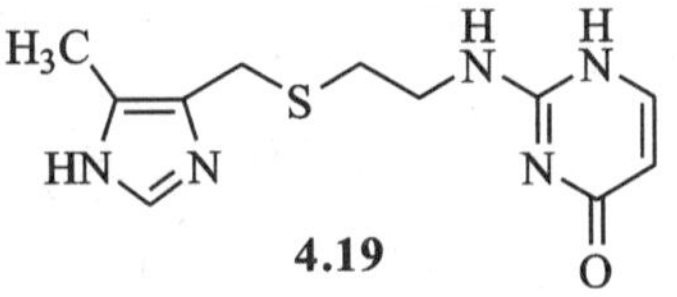

4.19

Formula 4-10 An isocytosine analog which can only in the Z, Z and E, Z conformations

西咪替丁是 1976 年第一个在英国上市的 H_2受体拮抗剂，它从启动 H_2受体拮抗剂研究计划到上市仅用了 12 年时间。不久以后，另外两个 H_2受体拮抗剂雷尼替丁（Ranitidine，**4.20**）和法莫替丁（Famotidine，**4.21**）也相继上市。由此结果可以看出咪唑环对于 H_2受体活性并非是必需的。

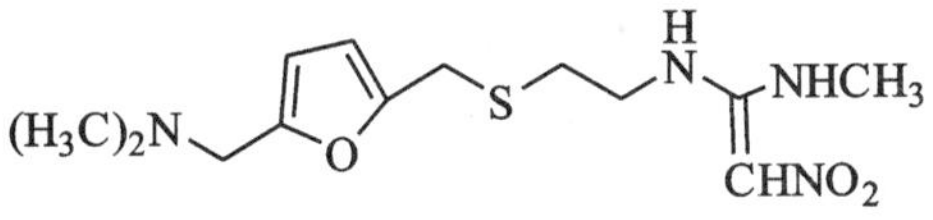

4.20

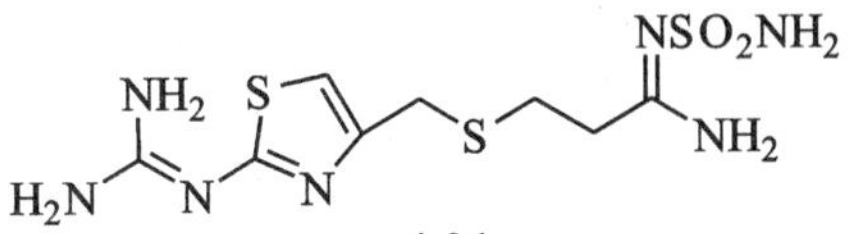

4.21

Formula 4-11 Structure of ranitidine and famotidine. It is obvious that an imidazole ring is not essential for H_2 receptor activity

西咪替丁的发现过程是一个合理药物设计的成功范例。正确运用物理有机化学知识，从组胺的结构出发，经过结构改造、衍生、药理实验验证、构效关系分析等手段，最终成功地获得

了令人满意的 H_2受体拮抗剂。虽然推导中的某些假设与后来雷尼替丁和法莫替丁的研究并非完全吻合，但此研究中运用的受体与配体相关理论的合理推导的思路非常值得借鉴与学习。

三、受体介导的靶向药物研究

在本章第一节中已经介绍过与受体的本质和特性相关的知识。生物体内某些特定的受体在一些特定的组织中高表达，而有些受体则仅存在于某些特定的组织、甚至特定的细胞表面或胞浆中。配基与受体的高度特异性识别与结合，构成了受体介导的靶向药物的理论基础。受体介导的靶向药物就是以某一特异性的配基为载体，通过化学键将有特定疗效的药物分子与载体相偶联所形成的偶合物。由于受体配基（或载体）对相应的受体有很强的识别能力和结合力，从而把药物分子定向的输送到有大量受体存在的靶组织或靶细胞。这种有的放矢的方法一方面最大限度地提高了特定药物在靶部位的浓度，提高了疗效，另一方面也减少了药物向非靶部位的分布与结合，从而降低药物的毒副作用。

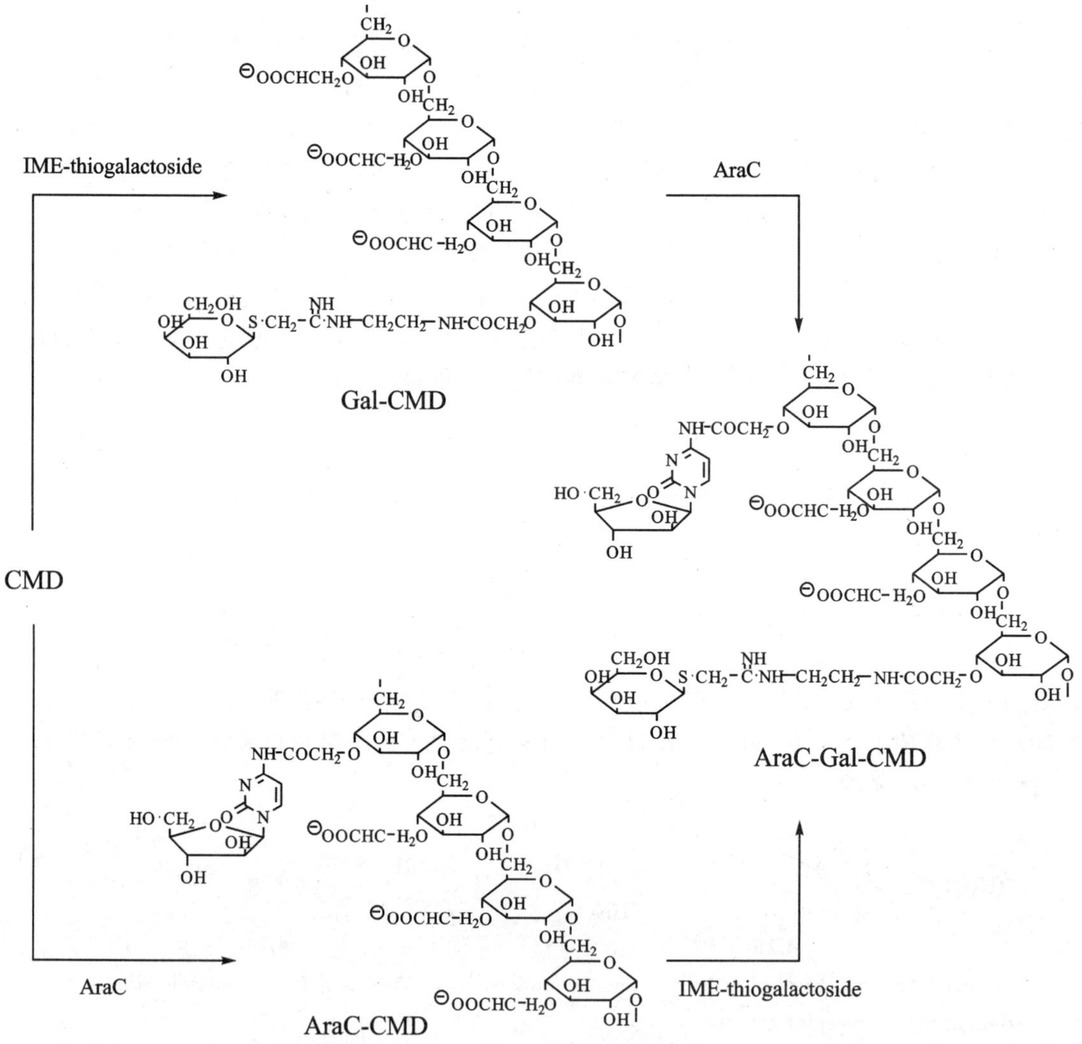

Fig. 4-22　Synthetic procedures of araC conjugates with carboxymethyl-dextran derivatives. CMD：carboxylmethyl-dextran；AraC：cytosine β-D-arabinoside；IME-thiogalatoside：2-imino-2-methoxyethyl 1-thiogalactoside

理想的药物-载体偶合物一般要求有：1）偶合物自身无药理作用。2）偶合物可以被靶组织或靶细胞上的受体特异性的识别。3）偶合物中药物与载体之间连接共价键在血浆中性质稳定，从而使偶合物的转运过程中不被释放出来。但能在靶部位裂解而释放出原药。4）载体具有较好的生物相容性、生物可降解性，但没有抗原性。

载体与原药的偶合除了极少数情况下利用原药和载体分子上的某些官能团直接进行化学偶联之外，一般情况下都是使用某一含有双功能基的桥联物使此过程得以完成。常用的桥联物有丁二酸、己二酸、戊二醛、氨基酸、丙二胺等化合物。桥联物的性质及其长度对靶向药物的效能有时会产生重要的影响。下面就介绍以肝靶向药物和肿瘤细胞靶向药物研究的两个实例。

1. 肝细胞半乳糖受体介导的肝靶向药物

肝实质细胞上的去唾液酸糖蛋白受体和肝内皮细胞上的甘露糖受体能特异性的识别以半乳糖为末端的糖蛋白和甘露糖的衍生物，它们均作为肝组织的靶向药物的靶点被加以利用。利用连有糖基的一些大分子载体与一些小分子药物偶联可制成肝靶向药物。例如末端带有半乳糖残基的去唾液酸糖蛋白，某些其他经半乳糖糖基化人工化学修饰的蛋白质、多聚氨基酸及其他一些合成聚合物等均已作为药物载体在肝靶向药物研究中得以应用。

Nishikawa 等人用羧甲基葡聚糖（CMD）为载体，分别用 IME-硫代半乳糖苷（2-imino-2-methoxyethyl 1-thiogalactoside IME-thiogalactoside）和阿糖胞苷（araC）为反应原料，将它们连接到 CMD 之上欲制成抗病毒肝靶向药物，其反应路线如 Fig. 4-22。

整体动物实验的结果显示，小鼠尾静脉给予剂量为 1mg/kg 的上述合成药物后 1～2 小时，肝累积量可达给药量的 80%（Fig. 4-23），表明该靶向药物具有明显的肝靶向性。

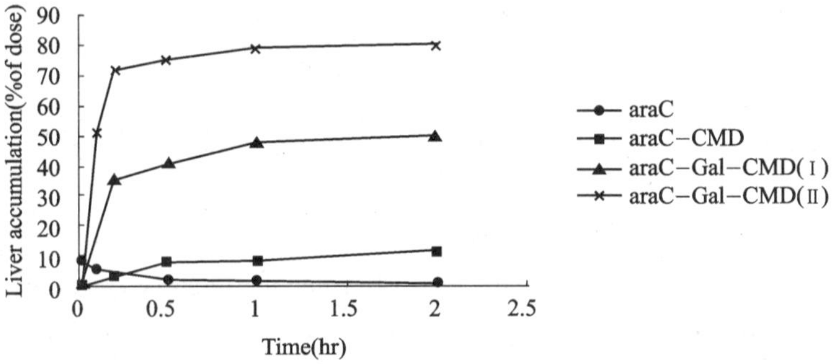

Fig. 4-23 Liver accumulation-time curves of ^{3}H-labeled araC and its conjugates with CMD derivatives after intravenous injection in mice

2. 抗肿瘤靶向药物[9]

多肽激素及甾体激素均会影响许多肿瘤的生长，或者说在肿瘤细胞表面或胞浆中存在大量的激素相关受体。正是因为这些相关受体的存在使得抗肿瘤靶向药物的设计成为可能。一些典型的肽类激素有促黄体激素释放激素（Luteinizing hormone-releasing hormone，LH-RH，**4.22**），生长抑素（Somatostatin，STT，**4.23**）等。

Nagy 等人先后将可作用于肿瘤细胞表面相关受体的多种多肽与具有确切抗肿瘤活性的细胞毒药物阿霉素（Doxorubicin，DOX）或阿霉素衍生物（2-pyrrolino-DOX）相连接，合成抗肿瘤靶向药物。在以生长抑素和生长抑素衍生物为载体的靶向药物研究中，合成了以 Fig. 4-24 所示结构为代表的一系列偶合物[10]。

H-PGlu-His-Trp-Ser-Tyr-Gly-Leu-Arg-Pro-Gly-NH_2 **4.22**

H-Ala-Gly-Cys-Lys-Asn-Phe-Phe-Trp-Lys-Thr-Phe-Thr-Ser-Cys-OH **4.23**

Formula 4-12 Sequence of luteinizing hormone-releasing hormone and somatostatin they can influence the growth of many cancers because of the presence of tumor-associated receptor for these polypeptide hormones

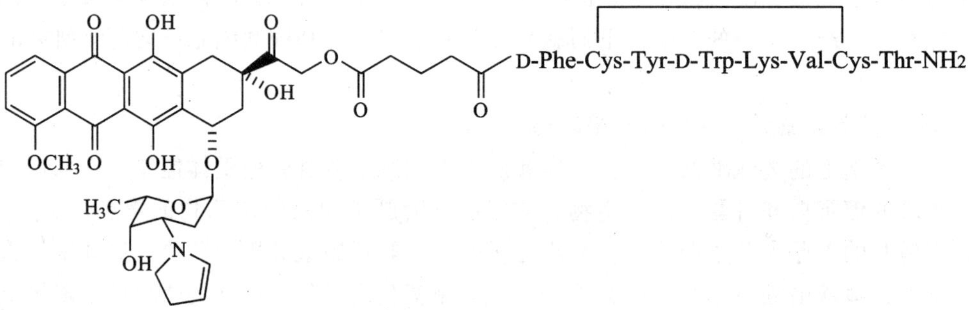

Fig. 4-24 Molecular structure of a targeted antitumor agent, 2-pyrrolino-DOX-14-O-hemiglutarate is linked to the amino terminus of SST analog

受体结合实验显示，目的化合物仍具有很好的 STT 受体结合能力（受体结合能力为原载体的 1/5～1/10）。抗肿瘤实验中，前列腺癌和乳腺癌大鼠的肿瘤生产得到明显的抑制，且给药剂量在 150～300nmol/kg 之间呈明显的量效关系。在 300nmol/kg 的效量下，动物未见明显的毒副作用。

参考文献

1. Ariens EJ. Reports: the materialization of a concept. Pharm. Weekbl Sci, 1983, 26 5 (4): 121-128
2. Oakley AJ, Wilce MC. Macromolecular crystallography as a tool for investigating drug, enzyme and receptor interactions. Clin Exp Pharmacol Physiol, 2000, 27 (3): 145-151
3. Moore JM. NMR techniques for characterization of ligand binding: utility for lead gerenation and optimazation in drug discovery. Biopolymers, 1999, 51 (3): 221-243
4. Knapp RJ, Malatynska E, Collins, N. Molecular biology and pharmacology of cloned opioid receptor. FASEB J, 1995, 9 (7): 516-525
5. Stone LS, Fairbanks CA, Laughlin TM, et al. Spinal analgesic actions of the new endogenous opioid peptides endomorphin-1 and -2. Neuroreport, 1997, 8: 3131-3135
6. Ronsisvalle G, Prezzavento O, Marrazzo A, et al. Synthesis and binding affinity of cis-(−)- and cis-(+)-N-ethyleneamino-N-nordeoxymetazocine and cis-(−)-N-normetazocine analogues at σ_1, σ_2 and κ opioid receptors. Eur J Pharm Sci, 2001, 12 (3): 277-284
7. Charton M. The application of the Hammett equation to amidines. J Org Chem, 1965, 30: 969-974
8. Nishikawa M, Kamijo A, Fujita T, et al. Synthesis and pharmacokinetics of a new liver-specific carrier, glycosylated carboxymethyl-dextran, and its application to drug

targeting. Pharm Res, 1993, 10: 1254-1261
9. Dubowchik GM, Walker MA. Receptor-mediated enzyme-dependent targeting of cytotoxic anticancer drugs. Pharmacology & Therapeutics, 1999, 83: 67-124
10. Nagy A, Schally AV, Halmos G, et al. Synthesis and biological evaluation of cytotoxic analogs of somatostatin containing doxorubicin or its intensely potent derivative, 2-pyrrolinodoxorubicin. Proc Natl Acad Sci USA, 1998, 95: 1794-1799

（王　超）

第五章　计算机辅助药物设计

摘要　计算机辅助药物设计在现代药物设计中起着十分重要的作用。分子力学与量子化学计算方法是各种计算机药物设计方法的理论基础。以结构为基础的药物设计可以分为两大类，一类是基于系列已知配体结构的设计方式，另一类是基于受体结构的设计方式。前者以二维和三维定量构效关系为代表，它不仅可以为新配体的设计提供结构改造途径，同时也能提供未知受体的活性位点的结构信息。全新药物设计是后者的典型代表，通过这种方式，可以获得骨架全新的新型配体。

药物发现难度越来越大和成本越来越高，促使各大制药公司竞相采用新方法和新技术加速药物先导结构的发现，缩短药物研究与开发周期。计算机辅助药物设计（Computer Aided Drug Design，CADD）在近 10 年得到飞速发展，已经广泛应用于药物先导结构的发现，并取得一些成功。这一方面要归功于近 20 年来计算机技术的发展，使得计算机的计算能力得到了极大提高。另一方面，也是因为各种计算方法不断进步，包括传统方法不断完善和新方法不断涌现。同时也与这些年来生命科学的发展密切相关，许多生物大分子的结构得到解析，药物与靶点的作用方式得到阐明。

计算机辅助手段可以应用在药物开发的各个环节（Figure 5-1）。如在药物开发的早期，在药物受体结构未知的情况下，可以通过对现有化合物的数据分析，建立构效关系，进行新结构的设计和现有结构的优化。当药物受体结构已知时，可以进行药物分子从头设计或对现有数据库进行虚拟筛选，获得新的先导结构或结构全新的骨架。在后基因组时代的药物研发中，虽然以蛋白质组学为代表的相关领域的进展，药物的作用靶点不断被发现，但对靶点结构的表征相对滞后，借助于计算机辅助设计手段，利用同源蛋白质模建方法，可以构建靶点的三维结构并进行新的先导结构的设计。随着药物开发的进展，获得的信息越来越多，计算机模拟不仅对药物开发的贡献越来越大，并能随时在各个环节为药物开发提供信息，即便针对药物开发的后期，由于化合物不良的吸收、分布、代谢或排泄（ADME）性质而导致的高淘汰率，也可以通过建立有效的预测模型，优化化合物设计，提高候选化合物的成功率。

计算机模拟在药物研究领域的成功应用，最早始于 20 世纪 80 年代。当时已经获得了成千上万个药物先导结构与靶蛋白相互作用的 X 射线衍射结构，使得人们对基于合理药物设计和结构生物学的分子模拟方法具有很高的期望。虽然没有任何单一的技术与方法能完全解决药物开发的全部问题，但是分子模拟在阐明药物的作用机理、并设计出更好的下一代药物方面的作用是无可置疑的。

计算机模拟目前仍受计算机计算能力的限制。如果能制造无限快速的计算机，那么一个配体与大的靶分子的相互作用就可以达到实验精度甚至更好。若采用现在的计算机，这种计算可能将花费上千年。庆幸的是，今天遇到的许多与药物开发相关的问题，可以通过适当的模拟工具来解决。由于计算机的计算速度几乎每一年半要翻一翻，所以计算机能处理的问题也越来越复杂。计算机模拟能力与被处理的体系大小（system size）、计算精度（accuracy）

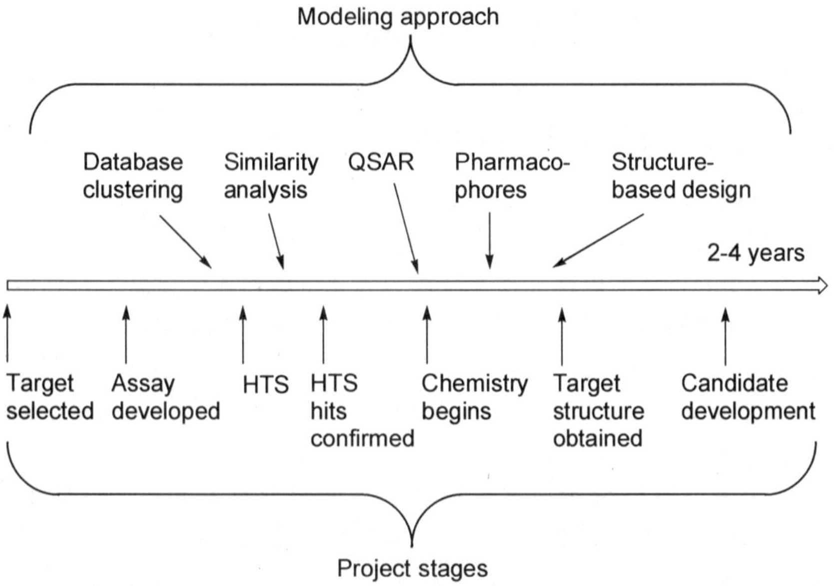

Figure 5-1 Contributions which may be made by the computational modeling to pharmaceutical timeline

及模拟的时间尺度（time scale）相关（Figure 5-2）。由于实际应用中机时总是有限度的，所以提高图中任一变量，都将牺牲其他两个变量。例如，仅模拟 Penicillin-G 的能量优势构象时，由于 Penicillin-G 分子相对较小，所以可以在短时间内高精度地得到它的能量优势构象。模拟一系列 β-内酰胺抗生素的构象时，也能在可接受的时间里获得所需结果。若模拟一系列 β-内酰胺抗生素与 β-内酰胺酶（大约 50 000 个原子）时，则需降低计算精度，以便能在合适的时间内完成计算。催化、配体结合及扩散过程发生在皮秒、纳秒或微秒水平，模拟在这么一个时间尺度内发生的事件，可能需要采集上百万甚至几十亿个数据点。这种规模的计算在某些情况下无法承受。对毫秒级规模的模拟，目前无法达到很高精度。因此，出现的各种高级计算方法总是在体系大小、精度及时间尺度上寻求一种平衡。这些方法以描述分子性质与行为的热力学理论为基础，采用数学方法对体系的自由能进行近似处理并推导出被研究体系的性质，涉及模拟、采样和筛选技术等。本章介绍基于这种方式的量子化学、分子力学等模拟方法，以及这些方法在药物设计中的应用。

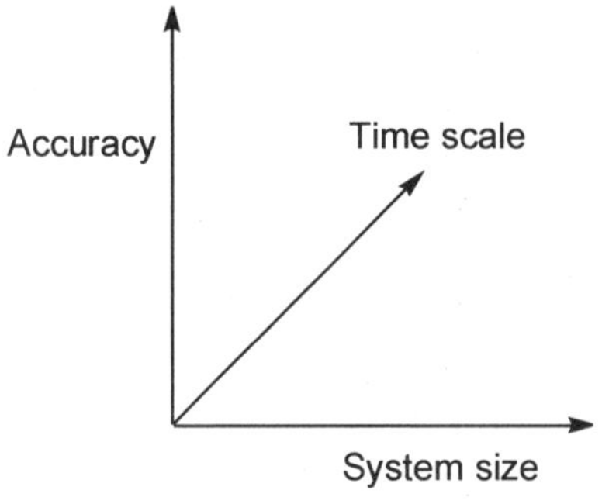

Figure 5-2 Three axes of molecular modeling

第一节 基本概念与方法

一、分子图形学、计算机硬件与软件

计算机图形学的发展对分子模拟产生了巨大的影响。正是分子图形学与理论计算方法相结合提高了分子模拟方法的实用性，并对理论计算的分析与阐明起到了巨大的作用。分子图形系统已由过去昂贵和娇气的庞然大物发展成为现在价廉而速度提高了几百倍的台式工作站。目前有两种分子图形显示系统应用于分子模拟。一种是矢量型，工作方式与示波器类似，通过电子枪在屏幕上的线或点扫描形成图像。矢量型图形显示系统在分子模拟领域统领了近 20 年，如今已被光栅显示系统所代替。光栅显示系统将屏幕分成大量小像素，每一个像素可以设定任意颜色。适当设定像素便可产生所需图像。

计算机图形屏幕显示的分子通常用棒状或空间填充形式表示，类似于 Dreiding 和 Corey-Pauling-Koltun（CPK）的机械模型。在这些图形上可以进行复杂的变化，如根据原子的种类显示不同的颜色，显示阴影和透视效果，从而使显示效果更加显得真实。与机械模型不同，计算机产生的模型能提供从最简单的原子间几何距离到较复杂的能量或表面积一类的定量信息。虽然计算机模拟能显示分子的三维结构，但计算机屏幕终归是二维的。这种二维屏幕显示三维分子的计算机模型通过一些技术如深度提示（即离观察者距离越远，亮度越暗）和透视等来达到较好的立体效果。某些更专业化的硬件能使三维图形更为理想。在不久的将来，这种虚拟显示系统可能能达到和机械模型一样操作自如的程度。即便是最基本的计算机图形程序也提供一些标准的模型操作，如图形的转动、平移及放大、缩小等，更为复杂的一些程序则能提供结构变化的定量信息，如当分子中某个键旋转后，能即时显示分子的能量。

对于大分子体系，常常不需要显示整个分子中所有原子。显示所有原子将造成图像混乱。忽略某些原子（如氢原子）或将一组原子用“伪原子”代替，反而将会使图像变得清晰。计算机显示蛋白质结构的技术发展，很好地说明了计算机的图形显示能力。蛋白质是由氨基酸组成的聚合物，即便是小蛋白也有几千个原子，一种清晰表示蛋白质结构的方式是用“飘带”表示。另外，由 J. Richardson 推出的卡通图形也常使用。后者圆柱体代表 α-螺旋，平面箭头代表 β-折叠，处在 α-螺旋和 β-折叠之间的无规则结构则用小管表示。

计算机的性价比平均每 5 年提高一个数量级，工作站已成为许多实验室的普通设备。当然，现在某些计算仍需要超级计算机才能完成。向量计算机的出现是分子模拟中最重要的一个硬件发展标志，它大大降低了大规模计算（如包括体系中所有原子的计算）所需要的时间。任何计算机的计算速度最终都要受电子信号传递速度的限制，这意味着到某一天单依靠传统的单处理器的计算机计算速度将无法再提高，并行计算机将发挥更大作用。并行计算机将多个处理器并联在一起，计算时将任务分成多个小部分交各处理器执行，然后再将结果合并。正在花精力使现有程序能够在并行计算机上有效运行，也在开发一些全新的专为并行计算的计算方法。

进行分子模拟计算时必须适当的计算程序。分子模拟所使用的软件包括从为单一任务服务的简单软件到将许多不同的计算方法整合在一起的软件包，其价格差异也很大。如 Insight Ⅱ、Cerius2、Sybyl 等都是大型软件包，其功能涵盖了药物设计的各个方面，价格在百万人民币以上。DOCK、AMBER等是具有单一功能的小软件，其价格只有几千人民币甚至是免费提供（Table 5-1）。有些软件经过了大量测试并已广泛应用，已经成为某类计算的“标准”软件，如进行从头计算的Gaussian程序、进行半经验量子化学计算的MOPAC/AMPAC程序和进行分子力学计算的MM2程序等。

Table 5-1 Frequently used softwares in drug design

Software	Function	Platform	Homepage
Insight II	Modeling and resolution of biopolymers, structure-based drug design, etc.	IRIX, Linux	http://www.accelrys.com/insight/index.html
Cerius2	Structure-activity relationship, molecular docking, virtual combinatorial chemistry, etc.	IRIX	http://www.accelrys.com/cerius2/index.html
Sybyl	Structure-activity relationship, modeling of biopolymers, etc.	IRIX, Linux	http://tripos.com/sciTech/inSilicoDis/index.html
Quanta	Modeling of biopolymer, prediction of protein structure, structure-based drug design, etc.	IRIX	http://www.accelrys.com/quanta/index.html
MOE	Modeling of biopolymer, molecular docking, structure-activity relationship, virtual combinatorial chemistry, structure-based drug design, etc.	Various system	http://www.chemcomp.com
Discovery Studio Modeling	Molecular mechanics and dynamics calculation, building of pharmacore, molecular docking, etc.	Windows	http://www.accelrys.com/studio/
GALAXY	Molecular mechanics and dynamics calculation, structure-activity relationship, etc.	UNIX	http://www.am-tech.com/galaxysummary.html
Alchemy2000	Molecular mechanics and dynamics and quantum mechanics calculation, analysis of conformation	Windows	http://www.tripos.com/sciTech/inSilicoDis/dataAnalysis/alchemy.html
Gaussian	Quantum mechanics calculation of molecular energy and structure	UNIX, Linux, Windows	http://www.gaussian.com
MOPAC	Semi-empirical quantum mechanics calculation of small molecules	UNIX, Linux, Windows, Mac	http://www.ccl.net/cca/software/LINUX/mopac7/index.shtml
AMBER	Molecular dynamics simulation of biopolymers	UNIX, Linux, Windows	http://www.amber.ucsf.edu/amber.html
CHARMm	Molecular mechanics and dynamics simulation of biopolymers and small molecules, etc.	IRIX	http://yuri.harvard.edu

续 Table 5-1

Software	Function	Platform	Homepage
GROMOS	Molecular dynamics simulation of biopolymers, etc.	UNIX	http://www.igc.ethz.ch/gromos/
Catalyst	Building of pharmacore and database searching, etc.	IRIX, Linux	http://www.accelrys.com/catalyst
DOCK	Molecular docking	Various system	http://dock.compbio.ucsf.edu/index.html
Autodock	Molecular docking	IRIX, Linux	http://www.scripps.edu/pub/olsen-web/doc/autodock/
Unity	Database searching	IRIX, Linux	http://www.tripos.com/sci/Tech/inSilicoDis/chemInfo/unity.html
Filter	Database searching	Linux, Windows, IRIX	http://www.eyesopen.com/products/filter.html
Concord	Conversion of 3D structure	IRIX, Linux	http://www.tripos.com/sci/Tech/inSilicoDis/chemInfo/concord.html
Corina	Conversion of 3D structure	UNIX	http://www.molecular-networks.de/software/corina/index.html
DelPhi	Calculation of solvation and static potential	IRIX	http://trantor.bioc.columbia.edu/delphi/
Rasmol	Display of molecules	Windows, Linux, Unix	http://www.umass.edu/microbiol/rasmol/index2.html
Chimera	Display of molecules	IRIX	http://www.cgl.ucsf.edu/Outreach/midasplus
VMD	Display of molecules	UNIX, Windows, Mac	http://www.ks.uiuc.edu/Research/vmd

二、分子的结构表示方法

分子的结构有不同的表示方法。对于只关心新化合物合成的人员，化学结构通常意味着是由原子和键组成的二维骨架（Figure 5-3a）。这种二维骨架也是常见的有机分子结构的表示方式。这种简单的由 x，y 坐标组成的图形代表的结构特征一目了然。当某分子作为一个已知受体的潜在药物分子时，也许主要被关注的不是单个原子和键，而是它的三维结构和表面特征。CPK 等模型能非常直观地展现化合物的空间结构特点（Figure 5-3b）。不过，化学结构图形不适应于计算机的运算如数据库搜寻。因此理论化学家开发了许多用于计算系统的分子结构表示方法。其中主要的一种表示方式是原子-键连接表。形式上这种原子-键连接表将化学结构记录成一种由一组顶点（原子）通过边（键）连接成的图形，从而进行结构上的数学分析或分子性质的计算。简单地讲，这种原子-键连接表系统用表的形式列出原子和键（Figure 5-3c）。另一类化学结构的线性符号表示法，如 SMILES（Simplified Molecular Input Line Entry System，简化分子输入线性输入系统）也是广泛采用的一种方法（Figure 7-3d）。SMILES 系统是 David Weininger 在 1986 年提出的，此系统高度简洁地表达了化学结构信息。SMILES 编码系统不依赖于软件和硬件，是一种灵活易学的化学结构的线性符号表示方法，其他的一些线性符号表示方法，如 XSMILES，SMART，SMIRKS 及 Sybyl 等都是 SMILES 的衍生产物或改进版。

另外，在某些特殊的场合，分子结构还与整个分子的大小或表面体积联系在一起，如范德华表面积、溶剂可积化表面积、Connoly 表面积等。这些性质是研究分子与分子间相互作用的基本出发点。在考察化学结构数据库的功能时，分子结构的不同定义显得十分重要。一般化学结构数据库可以分为两大类，即建立在连接性（原子和键）基础之上的、含有或不含有原子二维坐标的 2D 结构数据库和含有原子、甚至键的三维坐标的 3D 数据库。目前大多数商业化计算软件都支持这两种数据库。

c
```
gamma-aminobutyric acid ———————— Molecule name (optional)
ACD/Labs 1213010924 ———————— Header
An example of a connection table for a biologically active molecule —— Comment(optional)
7 6 0 0 0 0 0 0 0 0 1 V2000 —— Counts line: first number represents number of
                               atoms; second number represents number of
                               bonds; last token (V2000) is the format version
 8.1221  -15.6459  0.0000 N ⎫
 9.2739  -14.9809  0.0000 C ⎪
10.4257  -15.6459  0.0000 C ⎪
11.5775  -14.9809  0.0000 C ⎬—— Atom block:xy or xyz coordinates for
12.7294  -15.6459  0.0000 C ⎪   display,followed by elementtype
13.8812  -14.9809  0.0000 O ⎪
12.7294  -16.9759  0.0000 O ⎭
1 2 1 ⎫
2 3 1 ⎪
3 4 1 ⎬—— Bond block atom1,atom2,bond order
4 5 1 ⎪
5 6 2 ⎪
5 7 1 ⎭
MEND —— Delimiter for end of Molfile
```

d NCCCC(=O)O

Figure 5-3 Representations of chemical structure using γ-aminobutyric acid as an example. a) two-dimentional chemical structure diagram. b) CPK model. c) a simple connection table in the Molfile format. d) SMILES (simplified molecular input line system) representation

三、分子的构象

分子的构象是由于分子中单键的旋转而形成的原子空间排列方式不同的各种立体形象。无论是蛋白质和核酸类大分子，还是普通的有机小分子，都能随着环境的变化而以一种或几种不同的构象形式存在。药物分子在与受体大分子结合时，也是通过采取与受体构象互补的构象即药效构象结合。因此，药物分子的构象变化与其生物活性之间存在重要的关系。

因为各个原子间的距离、原子核之间的排斥力、各电子之间的相互作用力等不同，所以分子在各个可能构象中的能量不同。以丁烷为例，由于 C-C 键的旋转而导致四个碳原子组成的两面角发生变化，随着两面角的变化，分子的能量也发生变化（Figure 5-4）。其中能量最低的构象是反式构象（D），能量最高的构象是顺式构象（A），而介于两者之间的 gauche 构象（B，F），能量也相对较低，称之为区域能量最低（local minima）构象。在产生的各种不同能量的构象中，分子出现的几率并不相同，优先采取的是能量最低构象，又称为能量优势构象。如丁烷的最优先采取的构象是能量最低构象 D，同时也有一定的几率采取 B、F 构象。

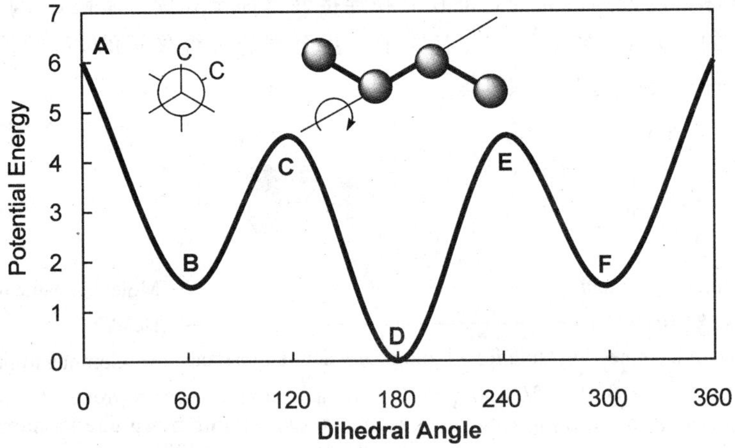

Figure 5-4 Potential energy surface of a dihedral angle. Small molecules are comprised of bonded atoms and typically adopt the most favorable conformation

分子的构象可以通过理论计算或实验测定获得。X 射线衍射和核磁共振波谱是获得分子构象的最常用的实验方法。X 射线衍射获得的是分子在晶体状态的构象，这种构象本身也是一种能量优势构象。核磁共振波谱获得的往往是分子在溶液中的构象，这种构象多数情况下是几种能量优势构象的平衡的结果。几种构象在溶液中的比例可以通过核磁的偶合常数、化学位移等实验数据推算出来。理论计算分子构象时，通过分子力学或量子化学方法对分子构象进行分析，计算出不同构象的相对能量大小，最终获得能量最低构象。分子力学和量子化学是分子模拟常采用的两种方法。虽然它们在许多场合能处理相同的问题，但也有不同之处（Table 5-2）。分子力学与量子化学具有互补功能，两种计算方法联合使用可解决一些较为复杂的分子模拟问题。

多数情况下分子的药效构象既不同于实验测得的固态或溶液构象，也不同于计算获得的能量优势构象。当药效构象是一种热力学不稳定构象时，能量差可以从药物分子与受体结合中得到补偿。有时尽管两个药物分子的基本结构有较大差异，但可能会以相同的作用机理产生相同的生物效应，这往往是由于这两种药物分子具有相同的药效构象。

Table 5-2 Summary of molecular modeling methodologies and their capabilities

Use	Empirical Force Field (Classical)	Quantum Chemical	
		Semi-empirical	*Ab initio*
Geometry optimization	√	√	√
Molecular dynamics	√	Limited	No
Vibrational spectra	√	√	√
Thermodynamic values			
Heat of formation, ΔH	×	√	√
Relative ΔG of binding	√	×	×
Chemical reactivity			
Topology	Fixed	Variable	Variable
Transition states	×	√	√
Reaction coordinate	×	√	√
Force constants	×	√	√
Molecular properties			
Electrostatics	√	√	√
Hydrophobicity	√	×	×
Lipophilicity	√	×	×
Proton affinity	×	√	√
Electron affinity	×	√	√
Practical differences			
Tractable number of atoms	<50 000	<200	<50
Tractable number of compounds	1	1	1
Relative CPU time/iteration	10^4	10^6	10^8
Disk space requirements	5-5000MB	5-10MB	5-2000MB
Memory requirements (RAM)	5-100MB	5-100MB	5-1000MB
Popular programs	CHARMM	MOPAC	GAUSSIAN
	AMBER	AMPAC	GAMESS-UK
	Discover		CADPAC

The ability of computational tools to compute a particular property or geometry is listed for each of the theoretical methods. "√" stands for yes, "×" stands for no

四、量子化学计算

量子化学是建立在经典物理学基础之上，随着量子力学的发展而形成的一门边沿学科。量子化学计算在近二十年来取得了很大的进展。随着计算机科学的进步，量子化学计算方法所能计算的体系越来越大，计算的精度越来越高。从头计算方法可对 100 个原子的小分子进行中等大小的基组计算、密度泛函理论方法计算可使计算精度更高、采用半经验量子化学计算可对 1 000～10 000 个原子大小的蛋白质进行计算。新发展起来的量子化学和分子力学或分子动力学相结合的计算方法，为研究大分子的结构以及小分子与大分子的相互作用提供了新的计算途径。

Schrödinger 方程是所有讨论量子化学计算时的基本出发点。依赖于时间的全方程式是

$$\left\{-\frac{h^2}{2m}\left(\frac{\partial^2}{\partial x^2}+\frac{\partial^2}{\partial y^2}+\frac{\partial^2}{\partial z^2}\right)+V\right\}\varphi(r,t)=ih\frac{\partial\varphi(r,t)}{\partial t}$$

表示质量为 m 的一个粒子（如一个电子）在外场 V（也许是分子的原子核产生的静电场）下在空间（由位置矢量 $r=x_i+y_i+z_i$ 表示）和时间（t）的运动。h 是 Planck 常数除以 2π，i 是－1 的平方根。φ 是波函数，它描述了粒子的运动。通过波函数，可以得到运动粒子的许多性质。当外场 V 不依赖于时间时，波函数可以描述成空间和时间的积，即 $\varphi(r,t)=\varphi(r)T(t)$，此时 Schrödinger 方程可以描述成一个更熟悉的与时间无关的形式：

$$\left\{-\frac{h^2}{2m}\Delta^2+V\right\}\varphi(r)=E\varphi(r)$$

式中 E 是粒子的能量，

$$\Delta^2=\frac{\partial^2}{\partial x^2}+\frac{\partial^2}{\partial y^2}+\frac{\partial^2}{\partial z^2}$$

更习惯于将简化的 Schrödinger 方程式的左边缩写为 $\hat{H}\varphi$，这样 Schrödinger 方程可以描述为 $\hat{H}\varphi=E\varphi$，$\hat{H}$ 为 Hamilton 算符。

对于简单的氢原子体系，Schrödinger 方程可以精确求解。但是对于稍大的分子体系，却只能求近似解，因此也就出现了众多的量子化学计算方法。如从头计算（*ab initio*）、密度泛函理论（density-functional theory，DFT）和半经验的计算方法等。

1. 从头计算方法

从头计算法是在非相对论近似、Born-Oppenheimer 近似（核冻结近似）和轨道近似（单电子近似）的基础上，将分子轨道表示成原子轨道的线形组合，用自洽场方法解 Hartree-Fock 方程，得到体系的波函数，从而计算出体系的各种性质。从头计算方法的优点是比较严谨，计算时除基函数外，不再需要任何经验函数。缺点是所能计算的体系较小。但随着计算机计算能力的增强和计算方法的改进，从头计算方法所能计算的体系也在逐步扩大。

2. 半经验量子化学计算方法

虽然随着计算机和计算方法不断发展，从头计算方法所能计算的体系将越来越大，但目前药物分子和生物分子的量子化学计算依然是以半经验量子化学计算方法为主。半经验量子化学计算在求解 Hartree-Fock 方程时，忽略了一些积分或在计算积分值时使用拟合的经验参数。这些方法虽然在理论上不够严谨，但其计算速度比从头计算要快成百上千倍。如果不追求计算精度，仅仅计算分子的性质，并由此研究结构与功能的关系，半经验的量子化学计算方法是一个很好的选择。目前，半经验方法有 AM1、PM3、MNDO、CNDO 和 MINDO 等。

五、分子力学计算

进行计算机模拟时，通常遇到的研究体系对于量子化学计算来说都太大。量子化学所考虑的是体系中的电子。尽管在一些半经验的量子化学计算中，某些电子被忽略，但是仍有大量的粒子需要考虑，需要耗费大量机时。分子力学方法忽略电子运动，只将体系的能量看作是原子核位置的函数，能对含大量原子的体系进行计算。在某些情况下，分子力学计算能得到与最高级量子化学计算同样精确的结果，而耗时却只有量子化学的几分之一。简单与有效使分子力学计算成为应用最广计算方法。现在在个人计算机上也能采用该方法对某些较简单

体系进行计算。

在分子力学计算基于的几个合理假设中，Born-Oppenheimer 近似最重要。今天所采用的许多分子力学力场都能归纳为一个简单的由体系中分子内、分子间的四个组分所构成的一个通式。

$$E(r^N)=\sum_{bonds}\frac{k_i}{2}(l_i-l_{i,0})^2+\sum_{angles}\frac{k_i}{2}(\theta_i-\theta_{i,0})^2+$$
$$\sum_{torsions}\frac{V_n}{2}[1+\cos(n\omega-\gamma)]+$$
$$\sum_{i=1}^{N}\sum_{j=i+1}^{N}\left(4\varepsilon_{ij}\left[\left(\frac{\sigma_{ij}}{r_{ij}}\right)^{12}-\left(\frac{\sigma_{ij}}{r_{ij}}\right)^{6}\right]+\frac{q_iq_j}{4\pi\varepsilon_0 r_{ij}}\right)$$

$E(r^N)$说明分子的势能是 N 个粒子（通常是原子）的位置的函数。这四种作用方式可用示意图表示（Figure 5-5）。式中第一项是键长相关项，势能随键长 l_i偏离参考值 $l_{i,0}$的大小而变化。第二项是键角相关项，与键长项类似，分子的势能随键角 θ_i偏离参考值 $\theta_{i,0}$的大小而变化。第三项是分子的扭转势能项，分子的能量随着键的旋转而变化。第四项是非键相互作用项，它不仅包括不同分子间的所有原子（i 和 j）间的非键相互作用，同时也包括同一分子中相距三个键以上的原子间的非键相互作用。在简单力场中，通常用 Coulomb 势能项表示静电相互作用，用 Lennard-Jones 势能项表示范德华相互作用。有些更复杂的力场也还含有其他项，如氢键相互作用项等，但所有的力场总包含有上述四项。该通式的最大特点是各项能通过内部坐标的变化来描述，如键长、键角及键的旋转或原子的相对运动，这样就好理解力场参数的变化如何影响计算能力。

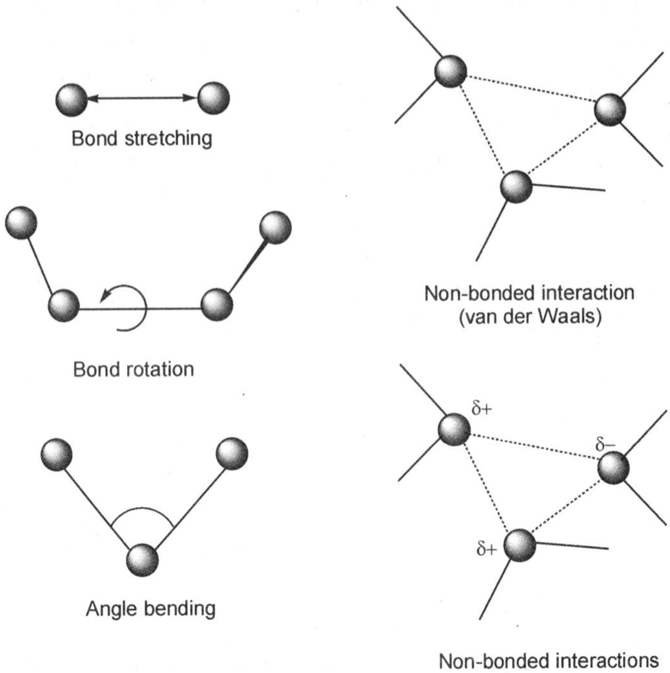

Figure 5-5 Schematic representation of the four key contributions to a molecular mechanics force field

分子力学的力场具有如下几个特征：

(1) 在设定力场时，不仅需要设定函数形式，而且需要设定参数，例如式中的 k_i、V_n 和 σ_{ij}。两种力场也许具有相同的函数形式，但可能它们具有非常不同的参数。另外，具有相同函数形式但不同参数的力场和具有不同函数形式的力场可能具有类似的精度。一个力场应是单一的体系，将能量分成几个单元，各单元各自从其他力场选取参数，然后将来自不同的力场的参数组合成新的力场在严格意义上讲是不正确的。尽管如此，力场的某些部分是相对独立于其他部分（特别是键与键角项）的，因此，在某些情况下可以做适当的近似。

(2) 分子模拟用的分子力场原是用于再现分子的结构性质，用它也可以预测分子的其他性质，如分子光谱。然而分子力学在预测光谱时，往往不具备很高的准确性。通常一个力场是设计用于预测某些性质，并对其进行了相应的参数化，如果用这个力场去预测参数化未包含的其他性质时，可能会出现力场不能进行的情况。

(3) 函数形式和参数的普适性是力场的一个重要特征。这里的普适性是指一套参数可以用于模拟一系列相关的分子，而不是对每个单一的分子需要设定一套新的参数。普适性在用于预测分子的性质时显得尤为重要。

(4) 在进行分子力学计算时必须牢记的一点是力场是经验的，就力场而言，没有“正确”的形式。当然，如果一个函数形式表现出要好于另一种形式，那么这个力场要优于另一个。大多数通常使用的力场都具有非常相似的形式，并都在试图说明是最佳的函数形式。分子力学力场使用的函数形式往往是精确度与计算效率的折中结果，最精确的函数形式也许常常不具备满意的计算效率。但随着计算机计算能力的增加，能计算越来越复杂的模型。

(5) 原子形式是大多数力场所有的一个概念。原子形式不只是指原子的原子序数，它通常还包括原子的杂化状态和某些情况下原子所处环境。例如，在大多数力场中必须区分 sp^3 杂化碳原子、sp^2 杂化碳原子和 sp 杂化碳原子等。有些力场除区分了原子的杂化状态外，还针对原子相邻的环境进行了区分。如广泛用于计算小分子的 MM2/MM3 力场对 sp^3、sp^2、sp、羰基、环丙烷、自由基、环丙烯和碳翁离子的碳进行了区别。AMBER 力场则将五元环并六元员环（如氨基酸 tryptophan）的连接碳与独立的五元环（如组氨酸）的碳区别对待。

六、分子动力学

分子动力学是建立在牛顿力学基础上的一种分子模拟方法，已成为生物学研究中不可缺少的工具之一。分子力学优化得到的仅仅是其初始结构附近的局域能量极小构象，难以实现对生物大分子的构象搜索。运用分子动力学模拟退火方法就可以较好地解决这个问题。运用分子动力学方法已成功地进行了大分子体系低能构象的模建和 X 射线晶体衍射以及 NMR 实验结果的处理。

一个体系的动力学可以分解为该体系每个原子的运动。如果它们的速度与作用于它们的力可以量化，那么它们的运动就可以计算出来。原子的运动方程可以由牛顿力学原理推导出来：

$$\Delta E/\Delta x = - F = - ma$$

式中 ΔE 是内能的变化，F 是力向量，m 是原子的质量，a 是加速度。牛顿认为物体的加速度与作用于它的力有关，因此，可以按泰勒展开式近似表示原子在 Δt 时间后的运动：

$$r(t+\Delta t) + r(t) + v\Delta t + a\Delta t^2/2 + \cdots$$

该表达式表示原子在时间 $t+\Delta t$ 的位置 r（$t+\Delta t$）可由它的起始位置（r）、速度（v）及加速度（a）求得。因此现在原子的新位置变成了由几个已知参数组成的函数，因为分子动力学计算总是跟踪每一步原子的位置与速度。

这种方法要求我们采用的 Δt 值很小，从而可以正确模拟最快的原子运动。一般 C-H 键的振动在 10^{-14} 秒，为模拟这种运动，时间步长大约应是其十分之一，即 10^{-15} 秒。当时间步长远大于这个一飞秒的长度时，模拟将变得不稳定，当外力作用的时间 Δt 大于其真实有效的时间长度时，模拟也变得不稳定。例如，如果 C 原子作用于 H 原子的吸引力（C-H 键中）维持时间过长，H 原子将重新定位而导致离 C 原子过近，而在下一步长中，将由于原子间的排斥力过大，使原子在远离正常键长的距离重新定位。这种摆动过程将一直进行下去，直至键能不再保守，分子动力学软件提示错误出现中断计算为止。

现在计算机分子动力学模拟的体系可达 50 万个原子，而实际上靶酶、配体、溶剂及抗衡离子合起来一般也只有 2～3 万个原子，这种体系的一个完整的计算需要花费数星期。分子动力学计算一般包括以下几个步骤：

（1）由 NMR 或 X 射线衍射的结构数据建立靶蛋白模型；

（2）将配体置入假定的结合位点；

（3）加入抗衡离子，并将其置入一个周期水箱中；

（4）进行能量最小化以去除任何由构建过程导致的高能量因素；

（5）应用分子动力学将体系加热 25ps（皮秒）；

（6）将体系平衡 25ps～1ns，从而使体系的总能量和结构在该温度下稳定；

（7）开始进行 250ps～25ns 的分子动力学计算。

第二节　构效关系

一、药效团与构效关系

构效关系（SAR）是指药物的化学结构与生物活性之间的关系。它一直是药物化学研究领域的一个中心课题，是药物设计的基础。这种生物活性可以在分子水平、细胞水平或整体动物水平等不同层次上体现出来，可以通过药效、药动或毒性等不同方面性质的变化反映药物结构改变带来的影响。药物同生物系统内受体发生相互作用后，导致生物系统在某些方面发生变化，即产生生物活性，这种生物活性来源于药物分子与受体分子在物理性质、化学性质和化学结构间相互匹配和作用。药物分子结构的变化，可以引起生物活性发生强度的变化，也可能引起生物活性类型的改变。

研究构效关系通过药物的生物活性与其结构之间的依赖关系，解析药物作用机理和作用方式、预测化合物的生物活性、优化药物设计。由于受体结构复杂，某些受体的组成、性状和空间结构还不甚明了，所以目前仍有很大一部分药物的作用机理尚未明确。在这种情况下，通过研究药物构效关系可以间接阐明药物作用机理。通过构效关系，可能区分药物分子的药效团（pharmacophore）、药动团（kinetophore）以及毒性基团（toxicophore），为设计出高效和低毒的新药提供依据。

Ehrlich 认为药物的药理作用或毒性与其具有的某些特定的化学活性基团相关，并把这种化学活性基团叫药效团。使用药效团可以理解结构类似药物的相近药理作用。例如环磷酰胺、N-甲酰溶肉瘤素和嘧啶氮芥都含有双-β-氯乙胺基，双-β-氯乙胺基与肿瘤细胞中的亲核基团发生烷化反应才使它们都有细胞毒作用（Figure 5-6）。

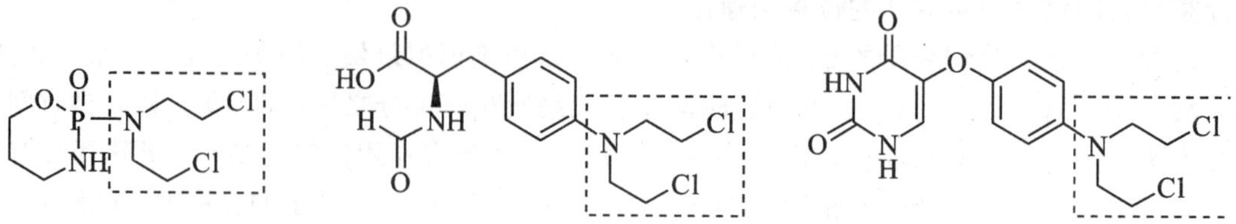

Figure 5-6　Structures and pharmacophore of cyclophosphamide，N-formyl sarcolysine and uraphetin

许多药物的药效团比较复杂，可能为分子的基本结构。药物的特异性越高，基本结构越复杂。具有这种基本结构的分子可以称之为“类药”（drug-like）分子。分析 2548 个药物的基本结构后，发现有 32 种基本结构出现的频率很高（Figure 5-7）。

例如含有苯二氮杂䓬（benzodiazepine）类结构的化合物是作用于 GABA 受体、鸦片受体等各类不同受体的药物（Figure 5-8）。

现在有许多方法来评判“类药”分子，评判的参数除分子的基本结构外，还有分子量、脂水分配系数等。最具有代表性的“类药”分子原则是 Lipinski“5”原则，即有机“类药”分子的分子量应当小于 500、ClogP 值应当小于 5、结构中氢键给体应当少于 5、结构中氢键受体应当少于 10。现在这些“类药”分子的评判原则已经成为计算机药物筛选的一个初期“过滤器”（filter）。

二、定量构效关系

20 世纪 60 年代以后构效关系研究已由定性转向定量方面。定量构效关系（QSAR）是指利用理论计算和统计分析工具研究系列化合物的结构信息（包括二维、三维分子结构和电子结构）、理化参数与生物效应（如药物的活性、毒性、药效学性质和生物利用度等）之间的定量关系，进行分析计算，建立合理的数学模型，研究构-效之间的量变规律，为药物设计、指导先导化合物结构改造提供理论依据。早期 QSAR 常用方法有 Hansch 线性多元回归模型，Free-Wilson 加合模型和 Kier 分子连接性等，所用的参数大多是由化合物二维结构测得，称为二维定量构效关系（2D-QSAR）。20 世纪 80 年代中期，三维定量构效关系（3D-QSAR）分析方法的出现，使得 QSAR 在药物设计研究领域变得更加活跃，因为 3D-QSAR 除考虑药物小分子的三维结构和分子构象外，还可从药物小分子出发反推受体活性部位的结构，在此基础上进行基于假想受体结构的合理药物设计。

1. 二维定量构效关系

二维定量构效关系的起源可以追溯到 19 世纪。1868 年，Crum-Brown 和 Fraser 发表了第一个关于化合物的生理活性 Φ 与化学结构 C 之间的函数方程：

$$\Phi = f(\mathrm{C})$$

Richet，Meyer 和 Overton 也在几十年后各自发现了亲脂性和生物效应，以及毒性和麻醉活性之间的线形关系。另一方面，Zahradnic 也尝试着将定量描述芳香性有机化合物活性的 Hammett 方程应用于生物活性数据分析。

20 世纪 60 年代早期，Hansch，Fujita 和 Free，Wilson 分别发现了两种不同的定量途径，前者称为 Hansch 途径，后者称为 Free-Wilson 途径。

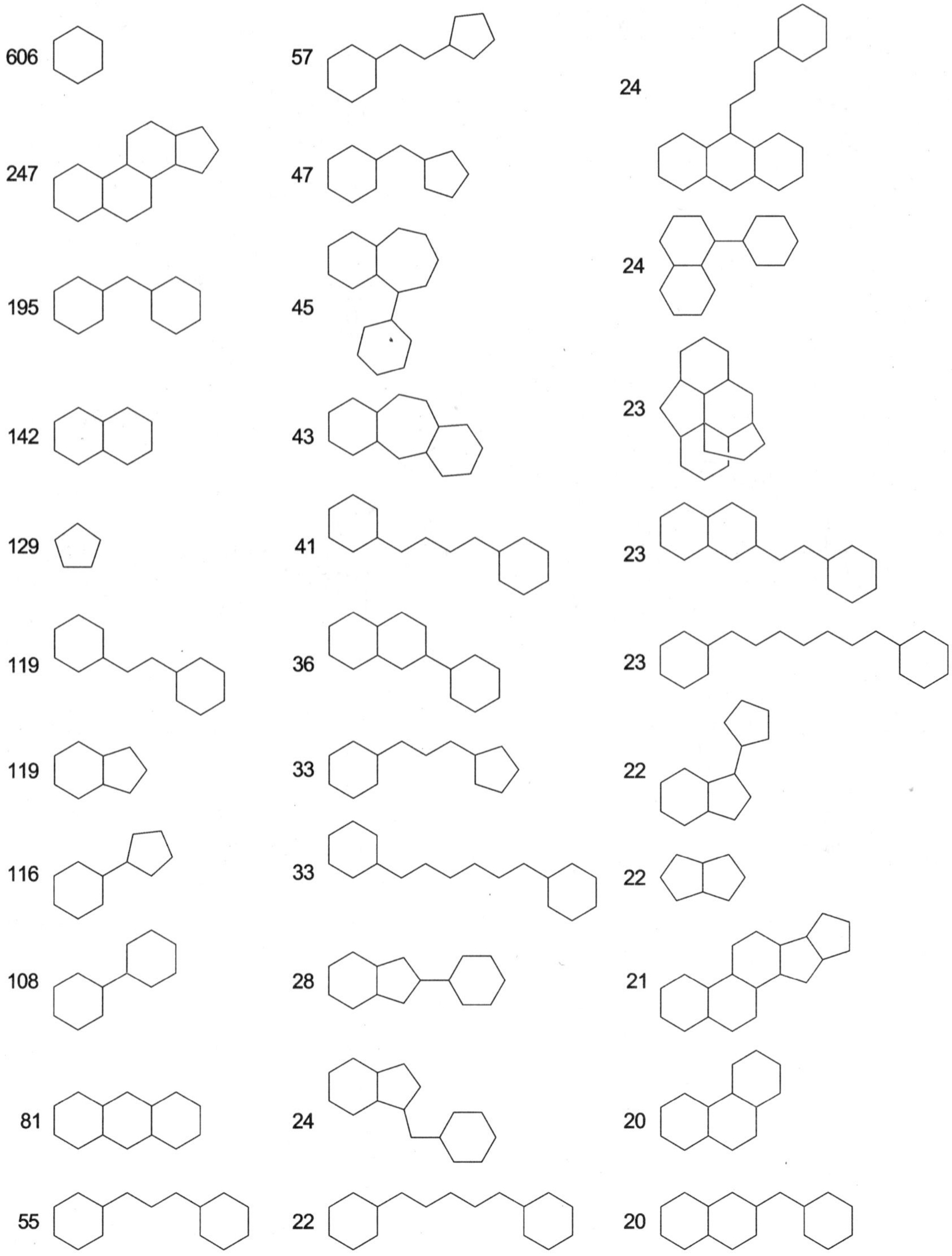

Figure 5-7 The 32 frameworks most commonly found in drugs. The numbers show how many drugs have been based on each framework in a total of 2548 drugs

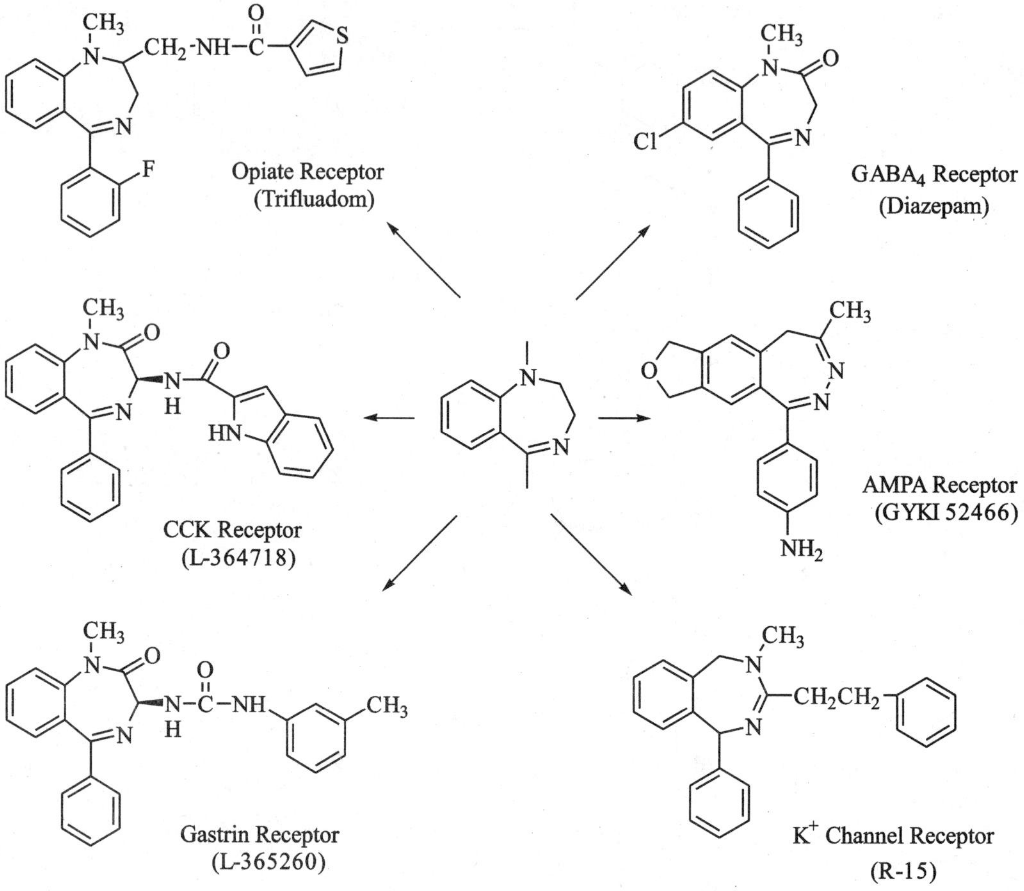

Figure 5-8 Benzodiazepine nucleus as a basic pharmacore against a number of discrete and non-related receptor

(1) **Free-Wilson** 模型

1964 年，Free 和 Wilson 提出了一个化合物生物活性与结构特征的加合模型，即：

$$\log 1/C = \Sigma a_i + \mu$$

其中 C 是生物活性，a_i是取代基 X 在位置 i 的基团贡献，μ 是参考分子的生物活性值。也就是说，化合物的生物活性可以简单地描述成是分子中各位置基团贡献的加合。

例如，对于具有抗肾上腺素活性的 22 个在苯环间位、对位有不同取代基的 N，N-二甲基-α-溴苯乙基胺衍生物，其活性可表示为：

$$\log 1/C = -0.301(\pm 0.50)[m-\mathrm{F}] + 0.207(\pm 0.29)[m-\mathrm{Cl}] + 0.434(\pm 0.27)[m-\mathrm{Br}] + 0.579(\pm 0.50)[m-\mathrm{I}] + 0.454(\pm 0.27)[m-\mathrm{Me}] + 0.340(\pm 0.30)[p-\mathrm{F}] + 0.768(\pm 0.30)[p-\mathrm{Cl}] + 1.020(\pm 0.30)[p-\mathrm{Br}] + 1.429(\pm 0.50)[p-\mathrm{I}] + 1.256(\pm 0.33)[p-\mathrm{Me}] + 7.821(\pm 0.27)$$

$$(n = 22;\ r = 0.969;\ s = 0.194;\ F = 16.99)$$

其中，C 为产生 50%肾上腺素活性降低的浓度、r 为相关系数反映模型的相对质量、s 为标准偏差反映模型的绝对质量、F 为 Fisher 值反映模型的统计意义。

Free-Wilson 模型的最大优点是构建一个 QSAR 模型时只需要化合物的化学结构与生物

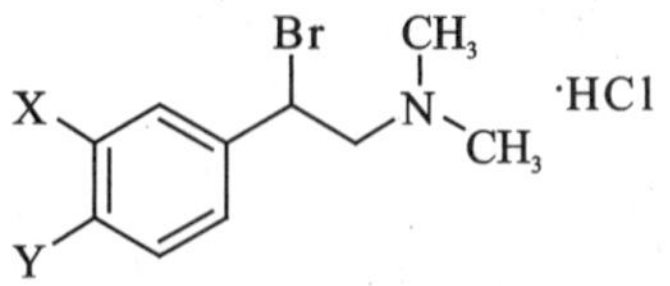

Figure 5-9　N, N-Dimethyl-α-bromophenethylamins. Wherein X, Y= H, F, Cl, Br, I and Me

活性数据。在 Free-Wilson 模型中，对生物活性产生重要影响的物理化学因素一目了然。如从上述模型中，可以得出（1）提高亲脂性（由 F 换成 Cl、Br、I）将使生物活性增加；（2）提高供电性使生物活性增加；（3）间位取代基的贡献小于对位取代基。Free-Wilson 模型的最明显的不足之处是（1）至少需要两个不同位置取代的化学修饰方式；（2）只能对分析中已包含的取代基的不同组合形式的化合物的活性进行预测。

（2）**Hansch** 模型

同样是在 1964 年，Hansch 提出了线性自由能相关模型。在 Hansch 模型的最初形式中，活性与疏水性参数 π 或 $\log P$（P= 正丁醇/水分配系数）、Hammett 电性参数 σ 和 Taft 立体参数 E_s 相关。即

$$\log 1/C = a\log P + b\sigma + cE_s + \cdots + k$$

a、b、c 为衰减系数，k 为常数。后来 Hansch 和 Fujita 用两种不同的物化参数以线性加和的方式来定义亲脂性参数 π，即

$$\pi_x = \log P_{R-X} - \log P_{R-H}$$

其中，$P_{R\text{-}X}$ 为化合物被取代基 X 取代后的油水分配系数，$P_{R\text{-}H}$ 为原化合物的油水分配系数。这样，就得到了一个活性与亲脂性相关的抛物线模型方程：

$$\log 1/C = a(\log P)^2 + b\log P + c\sigma + \cdots + k$$

实际应用表明，前者适用于体外活性数据，而后者适用于体内活性数据。

同样对于 N，N-二甲基-α-溴苯乙基胺衍生物的抗肾上腺素活性，可以建立相应的 Hansch 模型：

$$\log 1/C = 1.15(\pm 0.2)\pi - 1.46\ (\pm 0.4)\sigma^+ + 7.82\ (\pm 0.2)$$

$$(n = 22;\ r = 0.945;\ s = 0.196;\ F = 78.6;\ Q^2 = 0.841;\ s_{PRESS} = 0.238)$$

$$\log 1/C = 1.259(\pm 0.19)\pi - 1.460(\pm 0.34)\sigma^+ + 0.208(\pm 0.17)E_s^m + 7.619(\pm 0.24)$$

$$(n = 22;\ r = 0.959;\ s = 0.173;\ F = 69.24;\ Q^2 = 0.869;\ s_{PRESS} = 0.222)$$

式中，Q^2 为平方交叉验证相关系数，s_{PRESS} 为交叉验证标准偏差，E_s^m 为间位取代立体参数。

与 Free-Wison 模型相比 Hansch 模型具有明显的优越性。模型中只需几个参数来描述结构与活性的关系。π、σ 与 E_s 值可以通过实验测定，目前已经报道了许多各类取代基的值，可以在相关文献中查到。在分析 Hansch 模型时必须注意的是，对于同一组数据，不同的人可能得出不同的模型，因此决不要轻易断定对于某组数据的某一模型是正确的而否定其他。不同的模型来自于不同的假设，因而适用于不同的场合。

对于每一个取代基的 Free-Wilson 式基团贡献可以由 Hansch 模型推算出来，因此 Free-Wilson 模型和 Hansch 线性模型存在密切的理论联系，将两者结合起来可以建立一个复合模型：

$$\log 1/C = a(\log P)^2 + b\log P + c\sigma + \cdots + \Sigma a_i + k$$

这一复合模型结合了 Hansch 模型和 Free-Wilson 模型的优点，拓宽了模型的应用范围。模

型中的物理化学参数描述具有较大结构变化范围的分子特征，而指示变量 a_i 则可描述其他方法无法描述的结构变化。

2. 三维定量构效关系

3D-QSAR 与 2D-QSAR 的最大不同之处，在于它们考虑了生物活性分子三维活性性质，在 QSAR 分析中引进了与生物活性分子的三维结构信息有关的量作为变元。与 2D-QSAR 相比，3D-QSAR 能较为精确地反映生物活性分子与受体作用的图像，更深刻地揭示药物-受体相互作用的机理。3D-QSAR 研究涉及分子的三维构象，如何确定被研究分子的药效构象是 3D-QSAR 分析方法首先遇到的一个共同问题。药效构象确定之后，为了提取研究对象系列化合物中共有的结构信息进行定量构效分析，还要将这些分子按一定的规则重叠起来。如果这些化合物的药效基团已知，则将这些化合物按药效基团的空间位置进行叠合。如果分子的药效基团未知，则可用构象搜寻的方法，搜寻出可能的药效基团。也可根据研究的经验，确定可能的活性构象和药效基团。

早在 1979 年 Cramer 就提出了用力场（force field）来描述分子的性质，但直到 1988 年偏最小二乘法（partial least square，PLA）用于建立场与生物活性的相关性后，比较分子力场分析法（CoMFA，Comparative Molecular Field Analysis）三维构效关系才正式形成并出现商业化软件。在各种 3D-QSAR 方法中，CoMFA 是使用最广、最为成功的一种方法。其基本出发点是与同一受体发生可逆性相互作用的系列化合物，主要是通过静电相互作用、疏水相互作用和范德华作用等非键相互作用（定义为力场）而发挥的。对于同一受体，系列分子的上述力场应当具有相似性。因此，在受体三维结构未知的情况下，可以建立一个力场分布与生物活性之间的关系，勾勒出配体与受体相互作用的一个物理化学环境与特征的三维模型，并利用该模型设计新的化合物和预测新化合物的活性。

CoMFA 模型的建立过程简述如下：

(1) 三维结构的构建与叠合。选取一组具有相同作用机理的化合物，并将其转换成三维结构，利用分子力学或量子力学方法进行构象优化，获得能量最低构象和能量次低构象，然后依一定的叠加规则和对药效团的推测，将这些三维结构进行叠加。为使构象叠加具有合理性，所选化合物应具有相同的药效团，但不必具有相同的骨架，如多巴胺（dopamine）及类似物的药效团（Figure 5-10）。该步骤在建立 CoMFA 模型中最关键也最困难，对于没有结构同源性或结构中含有大量可旋转单键的系列化合物，要达到准确的构象叠加有很大难度，甚至不可能，正是这一点，严重限制了 CoMFA 的应用。

(2) 计算化合物的力场分布。将叠加的化合物置于一个可包含全部结构的空间网格中，根据被研究对象的特征，选择合适的探针原子或基团在该网格上移动，计算探针原子或基团在各空间网格点上与各药物分子的相互作用能，而构成 CoMFA 的 QSAR 表（Figure 5-11）。所选用的探针原子或基团可以是中性（如 CH_3）、带电荷（如 H^+）或氢键给体或受体（H_2O）。一般范德华作用力场用 CH_3 作探针，静电力场用 H^+ 作探针，氢键相互作用用 H_2O 作探针。

(3) 使用偏最小二乘法（PLS）确定 QSAR 关系式。由于网格点数目很大，采集到的场能量值数目远远大于生物活性样本数目，所以需采用 PLS 法对数据进行处理，并通过交叉验证（cross validation）和因子分析（factor analysis）建立 3D-QSAR 方程。

(4) 作 CoMFA 系数图。由于上述 3D-QSAR 方程的自变量系数很多，很难从各自变量系数看出其与生物活性的关系，所以采用比较直观的系数图，则能清楚地看到力场分布对生

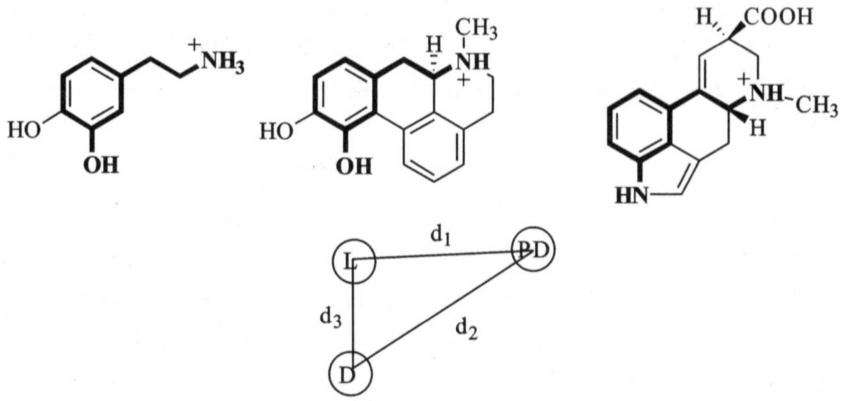

Figure5-10　Dopamine, its analogs and their pharmacophore model. Wherein L＝lipophilic area, D＝hydrogen bond donor, PD＝protonated hydrogen bond donor

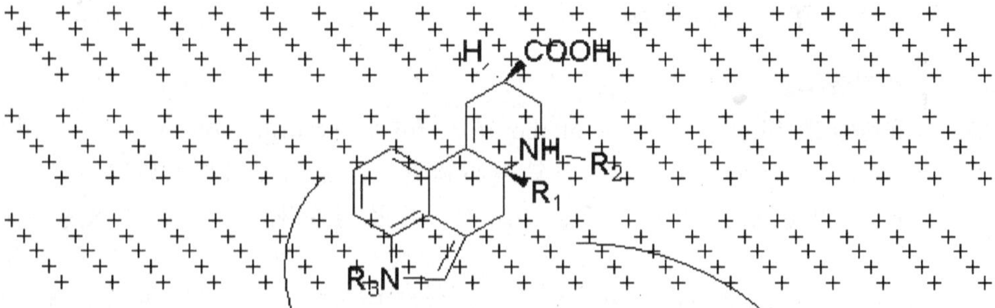

Compd	Bioactivity	S001	S002	…	En
Compd 1	4.5	−1.12	−0.80		1.50
Compd 2	7.0	0.01	−0.50		1.20
…					
Compd n	5.0	1.05	0.45		1.55

⇓ PLS

Bioactivity = Y + *a*S001 + *b*S002+...+*n*En

Figure5-11　Schematic representation of the approach of CoMFA

物活性的影响。在系数图中，通过不同颜色的曲面来反映出体积大小、静电作用及氢键作用等与生物活性的关系，可以较清楚地勾画出受体活性部位的三维力场分布。这样一来便可以将 CoMFA 作为假想的受体模型，进行新化合物设计和先导结构优化。

在建立 CoMFA 模型的过程中，由于使用 Lennard-Jones 势能和 Coulomb 势能函数来衡量范德华作用与静电相互作用，对距离的变化非常敏感，所以化合物取向或格点的微小变化都将使 CoMFA 模型产生差异。为了克服这一不足，出现了多种对 CoMFA 进行修饰的方法，如最近出现的比较分子相似指数分析（CoMSIA）。CoMSIA 采用的是 Gaussian 势能函数，对距离的敏感度降低，得到的等高线图变得平滑。3D-QSAR 除了 CoMFA、CoMSIA

方法以外，常见到的还有 Hopfinger 的分子形状分析（MSA）和 Crippen 的距离几何学（DG）方法等。这些方法从不同角度描述受体活性位点的三维结构特征，都成功地得到了一些 3D-QSAR 模型，为高活性配体的设计提供了有益的启示。

第三节　全新药物设计

尽管组合化学可以建立高达 10^6～10^7 数量级大小的化合物库，但是目前已知的化合物库仅涉及几十或几百个类型，很多的化合物库往往都是从一个相似的骨架衍生出来的。事实上，即便在化合物库的设计时充分考虑分子结构的多样性，也不可能通过合成化合物库的途径来填充化合物的整个化学空间。依赖于各化学制药公司所能收集到的化合物库的大小和多样性，不足以针对各种药物靶点，尤其是不足以针对后基因时代涌现的大量靶点去发现新的活性物质。目前，制药公司还只能主要基于从收集的化合物中偶然发现的先导结构去开发新药物。

一、生物大分子的三维结构

1. 晶体及溶液构象

PDB 是由美国 RCSB（Research Collaboratory for Structural Bioinformatics）组织的新泽西 Rutgers 大学、加州大学圣地亚哥计算中心和美国国家标准与技术研究所三个成员维护，从世界各地收集新获得的大分子三维结构，并及时在网上公布，供大家免费使用（http：//www. rcsb. org/pdb）。自从 1972 年开始收录大分子三维结构以来，到 2005 年 2 月，PDB 库中已收录大分子三维结构约 30 000 个。虽然过去 PDB 也收录同源模建得到的蛋白质结构，但现在这些结构已从库中删去。现在 PDB 中收录的结构是由 X 射线衍射、NMR 或电子衍射等获得，其中由 NMR 获得的溶液结构有 4400 多个。在这些结构中，核酸只占约 4.8%，糖则更少，目前仅收录了 13 个结构，其余的都是蛋白质或蛋白质复合物等的结构。

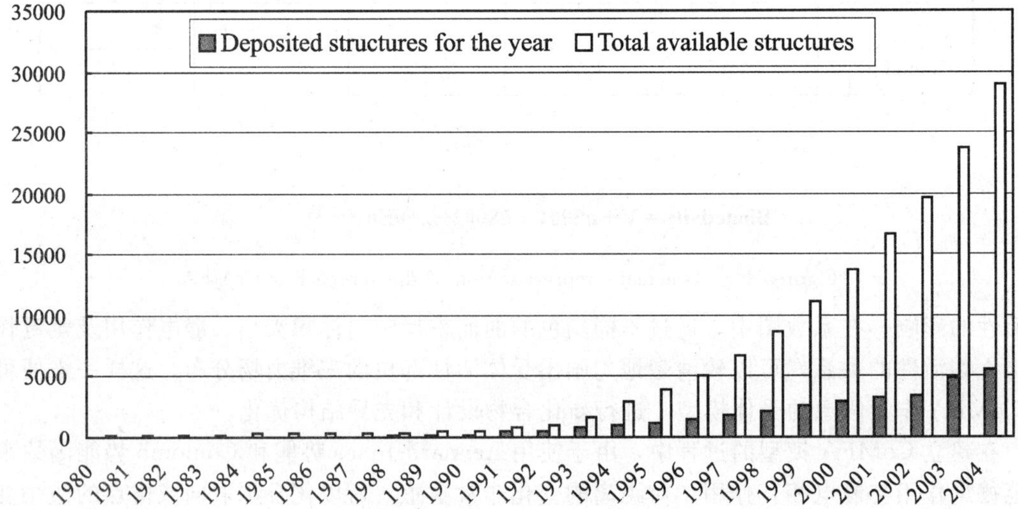

Figure5-12　Three-dimentional data on the growth in the number of structures in the PDB

2. 蛋白质结构预测

蛋白质折叠是一个非常复杂的过程，从序列到结构的折叠规律目前尚不清楚。发展和完善具有一定准确性的理论预测方法，一直是生物信息学领域的中心课题。目前，蛋白质结构预测方法大致可分为三类：同源模建（又称比较模建，comparative modeling）、折叠识别（fold recognition or threading）和从头计算（*ab initio*）。前两种方法又称为基于知识的蛋白质结构预测方法，它们都是建立在已知序列和结构的基础上，通过模式识别技术，找出不同序列间的相似性，从而推断出结构和可能的折叠方式。从头计算是采用分子力学和分子动力学方法，根据物理化学基本原理，直接从蛋白质序列出发预测折叠方式。从准确性看，目前同源模建法最高，从头计算法最低。

同源模建法认为在生物进化中蛋白质的三维结构比一级序列更加保守，可以用类似物来预测。这类方法的准确度依赖于结构保守性。序列同源性大于50%，结构预测的可靠性较高，主链构象的均方根偏差仅为1Å，相当于中等分辨率的NMR测定结果或低分辨率的X射线衍射测定结果，结构的不准确性仅存在于部分侧链构象中。序列同源性在30%～50%，预结构预测的准确度中等，90%主链原子的均方根偏差在1.5Å左右，常出现侧链构象不合理、核心结构扭曲或环区结构错误。序列同源性小于30%，序列比对错误大大增加，甚至导致完全错误折叠。目前，采用同源模建法构建蛋白质结构的商业化软件有Homology、Composer等。

蛋白质同源模建法一般包括模板序列的确定、目标序列与模板序列的匹配分析、主链和侧链的结构模建以及结构模型的优化和后处理等步骤。

模板序列确定：对于未知蛋白质，可以通过搜索已知结构数据库，识别该序列中各种可能的序列模式或折叠类型，推测其功能和基因组家族的归属，进而选择适当的同源序列作为结构模建的模板序列。模板序列搜索的主要软件有BLAST、FASTA等。

目标序列与模板序列的匹配分析：模板序列确定后，进行目标序列与模板序列的匹配分析时，关键是分析结构保守区。具体从3个方面进行分析。(1) 直观方面。蛋白质分子的疏水内核的保守性比亲水性表面高，而疏水的结构核心部分由规整的二级结构单元，如α螺旋或β折叠等构成，埋藏表面积较大。规整的二级结构和埋藏表面积可作为结构保守性的直观评价。(2) 序列比对。序列比对是指两个或多个蛋白质序列通过一定的算法，找出它们之间的最大相似性匹配。一般情况下，保守的序列片段对应于结构中的保守区域，而序列中经常发生插入或删除的位置则常与结构中保守性很差的无规卷曲相对应。(3) 结构比较。在进行同源结构预测时，常有一个以上已知结构的数据可以利用，这时可以采用结构比较的方法来分析结构的保守性，即确定一组类似结构中完整的一套残基位置等价关系，具有这种等价关系的位置的集合就构成了模板蛋白结构的保守区，由这种模板结构保守区序列与未知序列比对获得未知蛋白的结构保守区。

主链结构预测：根据目标序列与模板序列的匹配结果构建主链结构时，一般包括保守区域主链结构预测与非保守区域结构预测两个部分。

(1) 保守区域主链结构预测。根据结构保守区的定义，将已知结构中的片段拷贝到未知结构中去。具体有刚体装配法（rigid body assemble）和加权平均法（weight average）。

(2) 非保守区域主链结构预测。在预测非保守区域即环（loop）区的主链结构时难度较大，通常采用数据库查询、从头计算或两者相结合的办法。数据库查询是假定具备相似末端的等长片段具有结构相似性，从而进行可类似结构片段检索。一般情况下，序列长度小于7

个残基时，用数据库查询方法可以得到较好的结果。从头计算不依赖于数据库，而是对片段结构进行系统构象搜索，然后根据一定标准选取最合理构象。系统构象搜索时，一般是对确定的二面角进行格点搜索。就蛋白质主链而言，每个残基有三个二面角，其中 ω 角可以认为不变，ϕ 和 ψ 角则相互影响，并集中在 Ramachandren 图中的几个区域内，因此可以用 ϕ 和 ψ 的一些代表性组合来进行构象搜索。即便采用这种搜索方式，构象总数仍然相当大。在进行能量计算前，需要先对构象进行初步筛选。主要筛选指标有端点位置是否合理，是否有过多的原子间碰撞以及能量优化后静电作用能和疏水残基的暴露面积等等。

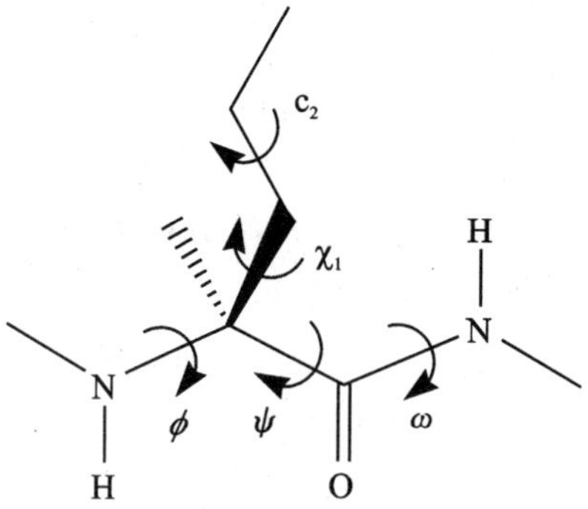

Figure5-13　The definition of dihedral angle in the unit of protein

侧链结构预测：侧链结构的模建方法很多，大部分是基于旋转构象库，通过选取一些侧链两面角具有确定取向的优势代表构象进行计算，以便减小组合数目。

模型优化：通过以上三步预测得到的蛋白质模型通常含有较多不合理的原子间接触，必须进行能量优化。优化时常用分子力学或分子动力学方法。侧链预测的精度很大程度上取决于主链骨架的准确性，采取侧链和主链交替优化的巡回方式可能更有利于结构的正确模建。

同源模建法是目前比较成熟的蛋白质结构预测方法，除有很多商业化软件外，一些研究机构还开发了自动进行蛋白质模型构建的 Web 服务器，用户直接在线提交靶蛋白序列，即可得到自动构建的蛋白质三维结构模型。

二、基于受体结构的全新药物设计

提高药物发现成功率的一个方法是全新配体设计。全新设计或称从头设计（*de novo*），是根据受体活性位点的形状和性质要求，利用计算机在化合物的整个化学空间寻找与靶点形状和性质互补的活性分子。全新配体设计通常意味着设计的活性化合物在所有已知化合物库中不存在。大多数情况下，这种设计是基于靶受体的三维结构。这种三维结构可以来源于 X 射线衍射和同源模建模型药效团图等。与三维结构数据库搜寻相比，全新配体设计策略可以设计出适合靶蛋白活性位点的新活性结构，打开进入分子多样性化学空间之门。

为实现先导结构全新设计，自 20 世纪 80 年代开始已有几十个计算方法问世。LEGEND、LUDI、SPROUT、LeapFrog、GrowMol 等已经商品化。采用这些方法可能产生预想能适合受体活性位点的结构（Figure 7-12）。全新药物设计方法一般包括（1）获取受体三维结构及其活性部位；（2）计算活性部位的结构性质；（3）在关键活性位点设置与之匹配的原子或基团；（4）在原始基团的基础上产生完整的分子，或用连接基团将上述原子或基团连接完整的分子；（5）预测所设计的一系列化合物分别与靶点的亲和性等 5 个过程。

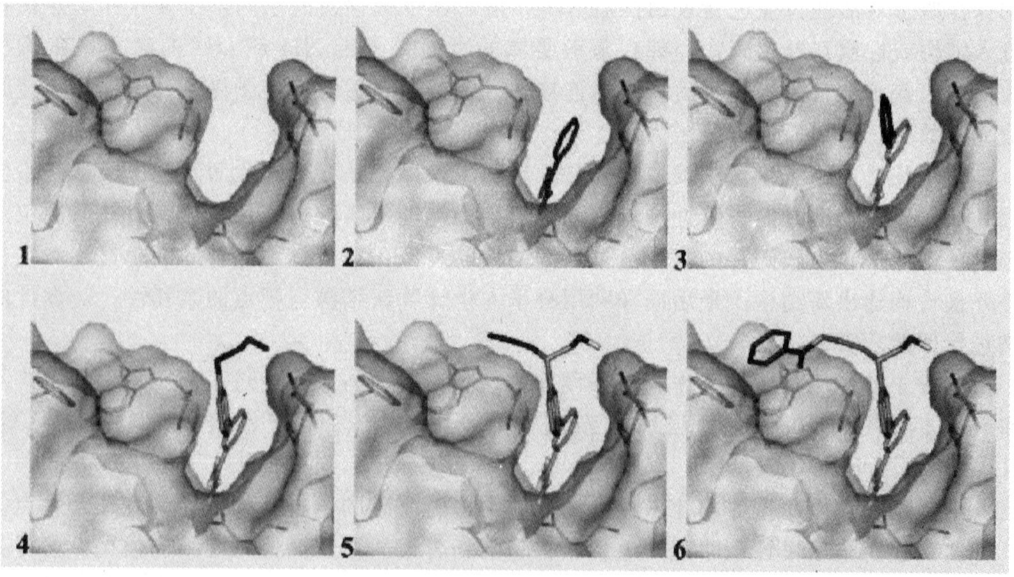

Figure 5-14　Schematic figure of structure construction in sequential built-up methods of *de novo* design programs

全新药物设计的核心是通过与靶点结构和性质的基本构建块获得新结构。根据构建块的不同，全新药物设计方法可分为原子生长法、分子碎片法和模板定位法。

1. 原子生长法

原子生长法是根据靶点性质，如静电、氢键和疏水性等，逐个增加原子最终完成与靶点结构和性质互补的分子的构建。原子生长法的基本构建块是各种类型的原子，如 sp^3 杂化碳、sp^2 杂化碳以及各种类型的化学键，如单键、双键、三键等。属于原子生长法的设计程序有 LEGEND 和 GenStar 等。

原子生长法的起始点是与靶活性位点易形成氢键的原子如 O、N 等，或是与活性位点对接的配基。从起始原子（或称种子原子）或起始结构出发逐个进行原子生长时，一般遵循如下规则：(1) 新原子的类型、键型和空间取向根据新生成原子的势能来确定。如果新原子与已生成的原子之间的范德华半径不合理，或作用能过高，则重新产生新原子。如果反复多次仍失败，程序则返回到前一步，重新产生新原子。(2) 原子生长时如果有两个或两个以上方向的势能均有利，则可产生分支。(3) 如果新原子处于环合成环的位置上，则优先成环。

当原子所有可能的生长都能量很高时，原子生长达到死角，或者当产生的骨架原子数目达到指定的值时，设计程序停止原子生长而进入分子结构的完善阶段，即对获得的结构进行结构合理化，如在空余的价键上补上氢原子，补上形成芳环可能缺失的碳原子等。当结构完成后，设计程序将利用分子力学计算优化新结构与靶点的相互作用，并对各结构的优劣通过打分进行评判。

2. 分子碎片法

分子碎片法的基本构建块为碎片，依各碎片的连接增长方式的不同，又分为碎片连接法和碎片生长法。这里的碎片是单一的功能团，如羟基、羰基或苯环等。

碎片连接法就是将与靶点活性位点有较好作用的功能团利用适当的方式连接构成新结构。连接两功能团的碎片称连接子。因此，碎片连接法的前提条件是有一个碎片库和连接子库。连接子可以是-CONH-、-COO-、-O-、-CH_2-、或-CH_2CH_2-等。在进行设计时，首先要利用探针原子对活性位点进行表面性质分析，然后再依据性质的不同，搜寻碎片库并在各位点置入结构或性质互补的碎片。如在氢键受体的表面置入带 NH 或 OH 的碎片，在疏水性的表面置入疏水性基团等。然后再搜寻连接子库，找到合适的连接子将各分子碎片连接起来构成完整的分子。最后进行分子力学优化。

碎片生长法与原子生长法类似，只是这里的生长单元是分子碎片而不是原子，起始位点可以是从碎片库中搜寻的与活性位点的某部位结构与性质匹配的碎片，或者是在活性位点上指定的种子原子。生长碎片的取舍也是依据能量的高低，根据作用能量的大小，逐一生长碎片，并最终构建出新结构。最后同样利用分子力学计算新结构与靶点的亲和性，对设计的新结构进行评价。

由于分子碎片法是以碎片作为分子设计的基本模块，与原子生长法相比在化学结构上更具有合理性。分子碎片法是当前全新药物设计的主流。具有代表性的软件有 LUDI、GROW、LEAPFROG 等。

与三维结构数据库搜寻相比，这种以受体结构为基础的全新药物设计具有几个优点。第一，如前所述，全新设计策略能产生新结构包括新骨架。第二，像三维结构数据库搜寻方法这样将整个分子一次对接到靶点活性部位的方法有如下不足：(1) 所考察的化合物的构象数目有限；(2) 有些功能团在生理条件下（pH 7.4）呈离子形式，对接策略常只考虑中性形式。而在全新设计策略中，功能团的构象已不是一个重要问题，因为它是通过适当的形式和构象与蛋白质表面接触后而产生功能团。

全新药物设计方法也有明显的不足。(1) 全新设计策略在构建新结构时往往不考虑合成难易，因此有时提供的结构合成难度很大；(2) 预测新结构与靶点亲和性的方法不够准确。基于这些原因，完全依靠全新设计策略来进行药物开发、获得全新的先导结构还有一定的困难。20 世纪 90 年代后期几种新方法被采用，使得全新设计策略获得了成功的实例。其中一种新方法是通过 NMR、X 射线衍射或质谱对与靶点结合的小碎片（fragment）的确认，这些小碎片可能成为全新设计的结构分子的一部分，这样大大提高了全新结构的合理性。另一个途径则是在全新药物设计程序中，加入化学可达性（accessibility）这一环节，包括购买和合成的可行性，如 CAESA 和 SEEDS 方法，而使全新设计的效率得到提高。其中在 CAESA 的合成可行性评估时，是否有合适的起始原料是最重要的标准之一；而在 SEEDS 化学可达性评估策略中，则是通过从全新设计的结构中提取关键核心结构，之后以核心结构和相关特征作为提问结构搜寻化合物数据库和化学反应数据库，从而获得已商品化或可合成。

第四节 虚拟筛选

一、数据库筛选

1. 三维结构数据库

建立了一系列活性分子的药效关系和三维药效基团后，可采用三维结构搜寻的方法，在现有的数据库中寻找符合药效基团模型的化合物，并结合药效，发现新的先导化合物。进行三维结构搜寻的一个前提条件是，有一个包含化合物三维结构信息的化学数据库。有机小分子三维结构实验数据的主要来源是 X 射线衍射晶体结构测定结果。现在大部分有机小分子的晶体结构数据已被剑桥结构数据库（CSD）收录。到 2002 年年底，CSD 已经收录了大约

28 万小分子结构。此外，还有许多仅包含分子二维结构信息的数据库。这样的数据库有现有化学品目录（ACD）、Spresi、美国化学文摘数据库（CAD）和美国国立癌症研究所数据库（NCI）等。虽然这些数据库中大部分分子的三维结构还未测定，但是可以用理论计算和分子模拟方法来建立。不同的结构转换软件得到的三维结构不相同，结构转换的准确率也不相同。即使用同一个结构转换软件，设置的参数不同，也会得到不同的三维结构。这些数据库有些可免费使用，如 NCI 数据库，它目前收录有 25 万个结构，通过 http：//cactus. nci. nih. gox/ncidb2 进入该数据库主页，可以进行结构与性质等搜寻。

2. 结构搜寻

结构搜寻有二维结构搜寻和三维结构搜寻。二维结构搜寻包括结构搜寻、子结构搜寻和相似性搜寻等。三维结构搜寻包括几何搜寻、立体搜寻、柔性构象搜寻、相似性搜寻等。

结构搜寻是指在数据库中搜寻含有特定提问结构的化合物。这种搜寻方式在提取与每个化合物相联系的数据时很有用，尤其是在登录新化合物时，结构搜寻可以检测获得的化合物是否是已知化合物。结构搜寻与图形同型性化学等价，即可通过一个图形与另一个图形匹配来决定其是否相同。如果使用规范的结构表达形式，则通过逐个字符匹配的办法可以快速比较结构的同一性。如 1965 年 Morgan 创立的规范化体系，通过定义一个简单而又精制的方法来产生连接表中原子的唯一编号，该体系已成为 CAS 化学登录系统的基础。

子结构搜寻是指在数据库中搜寻含有特定提问结构的所有分子，而不考虑提问结构所处的环境。子结构搜寻是子图形同型性的化学等价，它是测定提问结构图形是否被包括在另一个更大的图形之内。由于子结构搜寻是决定提问结构与数据库中每一个分子之间子图形同型性的存在与否，因此它需要更多的计算资源，一般包括（1）筛选搜寻，即检查数据库中每一个结构是否含有提问子结构；（2）逐个原子印证，即对筛选搜寻中满足提问结构要求的每一个分子与提问结构进行逐个原子比较两个搜寻过程。筛选搜寻过程能迅速完成，而逐个原子搜寻过程很费时间。

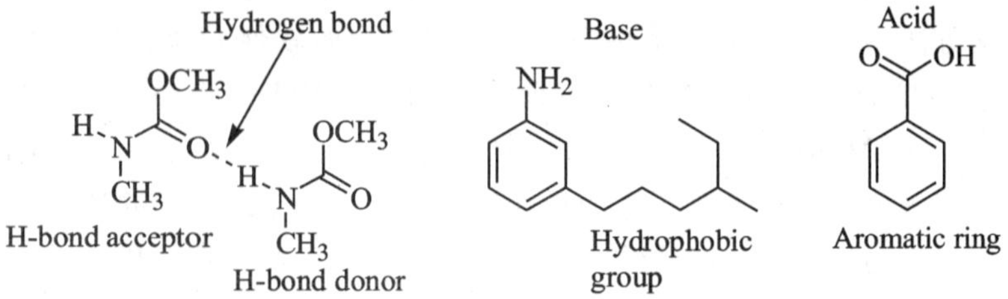

Figure5-15　Examples of atomic groups that are commonly used in three-dimensional queries

相似性搜寻是从数据库中搜寻出与输入的提问结构最相似的分子。相似性搜寻又有二维相似性和三维相似性搜寻。结构彼此相似的分子能显示彼此相似的活性特征，因此相似性搜寻对于合理药物设计具有重要意义。

在比较两个分子间的相似程度时，常用相似系数来衡量。最常使用的是 Tanimoto 系数，即：

$$S_{A,B} = c/[a + b - c]$$

其中 $S_{A,B}$ 为分子 A 和 B 之间的相似系数，c 为两分子间共有的特征数，a 为化合物 A 所具有的特征数，b 为化合物 B 所具有的特征数。例如，假定用 1 表示具备该结构特征，用 0 表示不具备该结构特征，那么对于一组具有 5 个结构特征的分子 A 和 B，如存在：

结构特征序号	1 2 3 4 5
化合物 A	1 1 0 1 1
化合物 B	0 1 1 1 0

那么，分子 A 和 B 间的 Tanimoto 相似系数为 $S_{A,B}=2/(4+3-2)=0.4$

巴氯芬（baclofen）是一种作用于 GABA（γ-氨基丁酸）受体的解痉药，通过 NCI 数据库的相似性搜寻，可以找到许多结构类似的化合物（Figure 5-16），它们与巴氯芬的结构相似性同样可以用 Tanimoto 系数表示，这些化合物所表现出来的相同或不同的生物活性，在搜寻结果中都体现出来，从而可为新化合物的设计提供新思路。

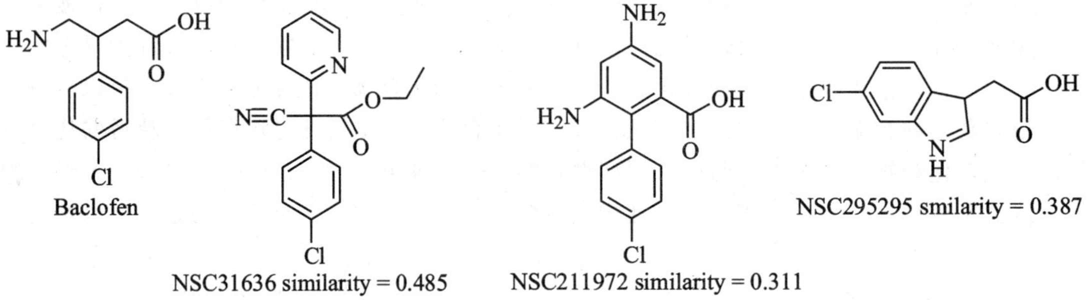

Figure5-16　Baclofen and some similar structures obtained from searching NCI database

3. 分子对接

分子对接（dock）是指从数据库中搜寻小分子配体，并使其以合理的取向和构象与受体活性部位的形状和性质达到最佳匹配的一种方法。该方法是虚拟筛选的基础。通过虚拟筛选从庞大的数据库中搜寻与受体分子具有较好亲和力的小分子、进行生物活性评价、获得先导结构。这些小分子数据库大多是由现有化合物构成，可直接从市场购买到或使用有成熟的合成路线制备。从分子对接到活性评价耗时较短，可缩短先导化合物的发现时间。

在分子对接方法中，DOCK 程序是一个最有代表性的软件。DOCK 是由加州大学旧金山分校的 Kuntz 小组于 1982 年开发的，目前最新的版本是 DOCK 5.0。在 DOCK 程序中，为了减少计算量，在对接时考虑受体与配体的形状匹配，计算时将受体活性位点与配体分子的形状用球形集合来表示。即先在受体的活性口袋中产生一个球集，并填充该活性口袋，然后将球集整理成一系列假想的与配体结合的位点。同样，配体也用球集描述。不同的是配体的球集填充的是配体所占据的空间。如果配体的形状能与受体较好匹配，那么配体的球集能较好的填充受体的球集。

进行形状对接时，如果用 N_R 表示受体的球形总数，N_L 表示配体的球形总数，n 表示匹配的点数，那么匹配的总数可以达到 $(N_R)^n(N_L)^n$，数目很大。在实际的复合物结构中，配体远远大于结合位点，配体的大部分表面不参与与受体的相互作用。这时需要将配体表面进行分簇处理，即将表面分成不同的部分，各部分分别进行匹配，减少总匹配数，加快分子对接速度。

如果配体与受体对接得到了一个可接受的配基定位方式，则对作用模型进行评价打分。DOCK 引入了经验的势能函数进行评价。该势能函数只包含静电作用和范德华作用，氢键被当作静电作用处理。

配体与受体的结合不是简单的刚性结构匹配，而是伴随有构象变化，柔性分子在与受体的对接过程中构象变化更为显著。考虑分子的柔性可以改善计算结果。数据库中的三维结构一般只储存了一个来源于 X 射线晶体衍射的固体状态构象或来源于 NMR 解析结果的溶液构象。配体与受体结合时的构象往往不处在全局能量最低、甚至也不是局部能量最优构象。只是简单地从这些含有单一构象的三维结构数据库中进行搜寻，势必会遗漏可能具有生物活性的结构。为了避免遗漏，可对小分子配体进行广泛的构象分析，然后将所有能量优势构象都登录到三维结构数据库中。这样处理会导致数据存储空间和搜寻时间剧增，在实际运用中有很大的难度。目前普遍采用的一种方式是柔性对接（flexible docking）。

DOCK 程序在进行柔性对接时先确定分子中刚性片段，然后进行柔性搜寻。柔性分子可以看成是由刚性片断组成，相邻的刚性片断通过可以旋转的键连接。在柔性搜寻时采用了锚优先（anchor）和同时搜寻两种方式。锚优先即是最大刚性片断优先对接到受体结合位点，再逐个加入其他刚性片断，直至得到完整分子。同时搜寻则是先进行配体分子的构象的系统搜寻或随机搜寻，然后将搜寻得到的构象分别对接到受体的结合位点。

分子对接已成为一种重要的而且有效的基于受体结构的药物设计方法，它是目前新药设计时快速获得先导结构骨架的一种首选方法。得到认可的几种对接程序除了 DOCK 以外，还有 AutoDock、FlexX 和 FlexiDock 等。

二、组合虚拟筛选

组合化学和高通量筛选的发展使人们可以在短时间内获得大量化合物，并对这些化合物的活性进行评价。理论上讲，分子量小于 500 的有机化合物的数目在 10^{60} 个以上。即便有组合化学参与，所能合成的化合物仍旧只是理论上所能组成的化合物中的一部分。同时，筛选上百万个化合物无论如何也是一项十分繁重的工作。随着组合化学的发展，对组合库的评价已从容量发展到质量。更加关注降低消耗、节省时间。判断一个组合库质量好坏的一个重要指标是分子多样性（molecular diversity）。精心设计分子构建块是获得高质量组合库的关键。这样，问题又回到了老路上。合成化学家怎样来确定到底合成什么合适，即怎样从虚拟的化学空间中筛选出所要合成的化合物？对于计算化学家来说，这个问题可以归结为如何设计一种计算程序对巨大的化合物库进行自动评价。于是，虚拟筛选（virtual screening）应运而生。虚拟筛选通过计算机对巨大的虚拟化合物库筛选，将所需合成的化合物减少到一个可以承受的数量。

虚拟筛选包括（Figure 5-17）（1）虚拟库的产生。库的建立通常包括对化学反应和化学试剂的了解以及化学合成者的意图及经验。（2）利用分子对接方法对组合产生的化合物库的分子一一进行打分评价。分值的高低来源于小分子与靶点大分子相互作用力的大小。（3）对在一定分值之上的化合物进行人工筛选，排除一些不合理结构。（4）对所筛选化合物进行合成。（5）对合成的化合物进行生物活性评价，活性评价指标包括在酶和细胞水平的评价、口服利用度、毒性等。（6）对生物活性评价结果进行构效关系研究，并从各种结构数据、文献资料中获得相关信息，为下一循环的虚拟筛选提供参考。（7）进行新一轮的筛选等 7 几个过程。

虚拟筛选到底能以多快的速度进行呢？如果一个处理器可以处理一个化合物，那么一个 32 个处理器的计算机一个月能处理 10^8 个化合物。虽然这个量已是一个很大的数目，但对于一个有约 10^{15} 个分子的实际虚拟筛选库，同时在多个靶点需要筛选的情况下，这个速度显然是太慢了。解决问题的一个途径可以是提高计算机硬件的处理速度，但是这种途径提高的效率实际上是有限的，即使在未来计算机的处理速度提高一个数量级，处理器的数目增加 10

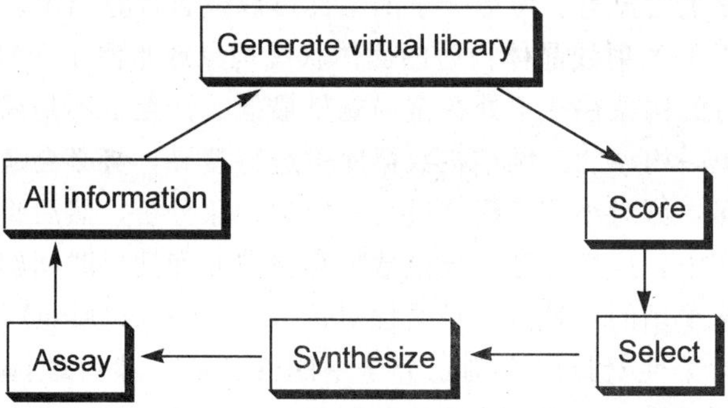

Figure 5-17　Schematic overview of the virtual screening process

倍，计算机处理的能力仍只能达到每月 10^{10} 个化合物，离需要处理的体系仍有相当大的距离。因此在筛选方法上的改进才是解决问题的有效途径。

筛选过程中加入过滤器（filter）是目前虚拟筛选时广泛采用的方法（Figure 5-18）。过滤器可以包括多种形式，如分子是否具有"类药"结构，是否与专利保护的结构相同，是否看起来可以合成出来，是否具有与被考察靶点相匹配的形状与性质以及最终分子构象能否与靶点形成过去经验已经证明的关键的结合等等。加入过滤装置以后，虚拟筛选的速度可以大大加快，因为绝大部分化合物可以通过简单的二维分子图形被过滤器排除在外，从而节省了大量的耗时的三维构象产生、对接及评价打分时间。

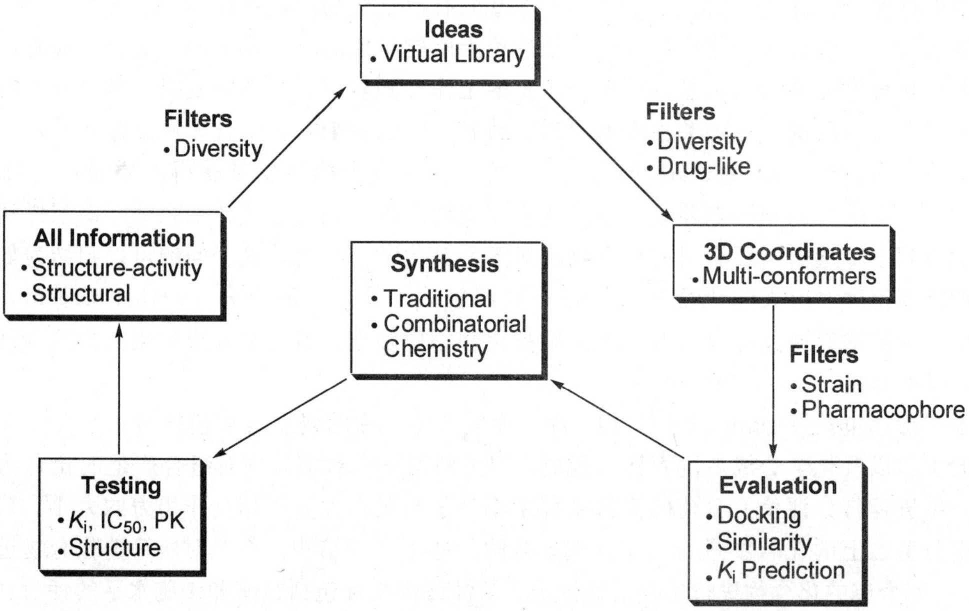

Figure 5-18　Virtual screening flowchart with filters

例如从化学结构出发，可以采用快速排除的 REOS（rapid elimination of swill）方法（Figure 5-19）对构建的初始结构进行过滤。主要考虑（1）结构中存在不合适的功能团，如具有反应活性的基团或含有已知毒性的基团（Figure 5-20）；（2）分子的大小、亲脂性及分子中所具有的可旋转的键数目，一个分子量超过 900、可旋转键数达 17 个以上的结构是药物合成化学家尽量要避开的；（3）分子结构是否具有"类药"结构，尽管一个药物的精确

"化学指纹"不清楚，但如前所述，某些骨架在现有药物中出现的频率非常高。经过上述过滤以后，不但计算工作量降低，构建的化合物库的质量也得到提高，获得好的先导结构的可能性也提高。

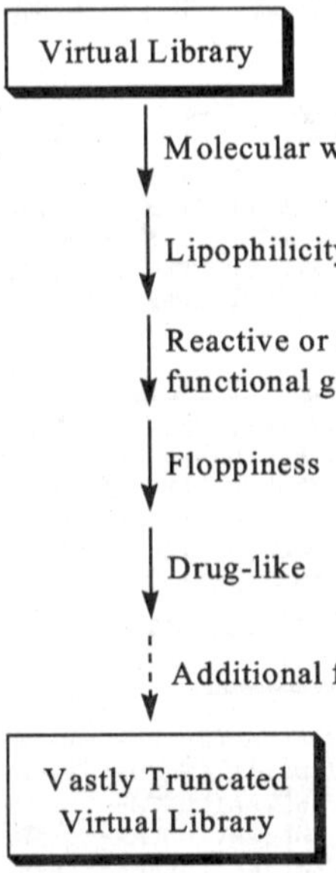

Figure 5-19 Examples of REOS filters used to rapidly eliminate "obviously bad" compounds

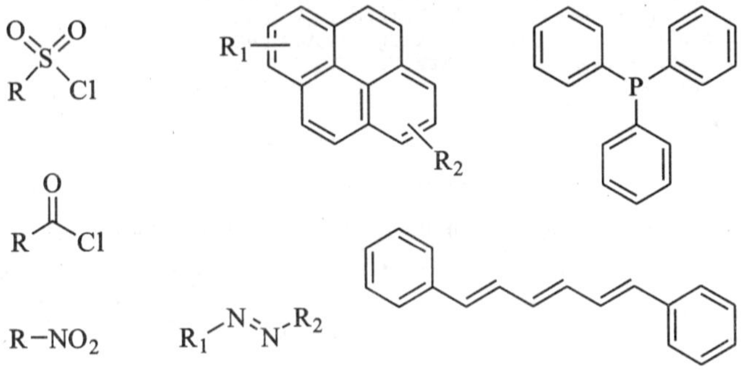

Figure 5-20 Examples of undesirable functional groups that might be eliminated from a virtual library

第五节 计算机辅助药物设计应用实例

一、SARS 冠状病毒 3CL 蛋白三维结构的同源模建

人类冠状病毒（HCoV）是导致呼吸道感染的主要病毒之一。2002 年年末到 2003 年上半年在我国大陆、香港、台湾等地区肆虐的 SARS（severe acute respiratory syndrome）的病原体是 HCoV 的一个新的变异株—SARS-CoV。SARS 作为一种传染性极强的疾病，在短短的几个月内全球出现了 8000 多个病例，有 700 多人死亡，造成了巨大损失。

SARS 的病原体确定后，很快完成了全病毒基因序列测定。冠状病毒是一种正链 RNA 病毒，基因组全长约 27-31kb，是目前所知基因组最大的 RNA 病毒。其基因组 5'-端约三分之二的区域编码病毒 RNA 聚合酶复合蛋白，后三分之一的区域编码病毒结构蛋白。SARS-CoV RNA 聚合酶可能表达一个长约 7000 个氨基酸的复合蛋白，经蛋白质结构域与位点分析表明，该复合蛋白除含有 RNA 聚合酶核心外，还有可能含有与鼠肝炎病毒类似的磷酸酯酶结构域（PLP^pro^）、胰凝乳蛋白酶样结构域（3CL^pro^）和一些疏水结构域。

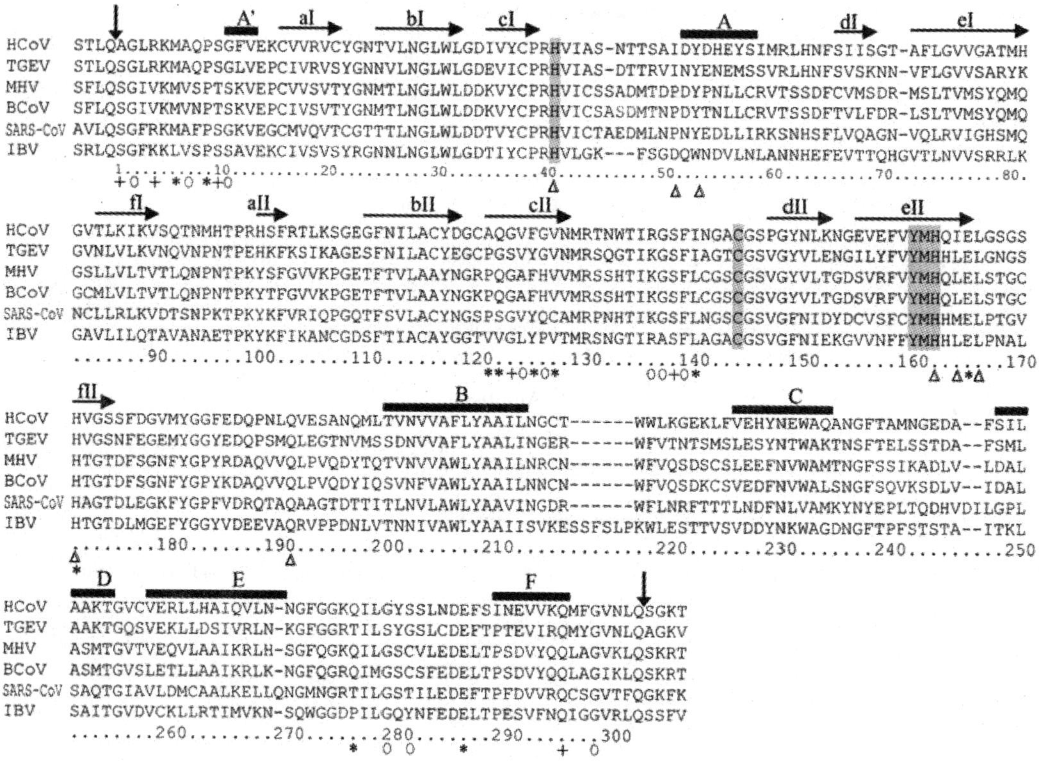

Figure 5-21 Structure-based sequence alignment of the main proteinases (3CL^pro^) of coronavirus 229E (HCoV), porcine transmissible gastroenteritis (TGEV), mouse hepatitis virus (MHV), bovine coronavirus (BCoV), SARS-associated coronavirus (SARS-CoV), and avian infectious bronchitis virus (IBV)

对冠状病毒蛋白质结构与功能的研究表明，3CL^pro^蛋白是病毒表达所必需的。在 HCoV 229E 中，3CL^pro^切割的蛋白至少含有 11 个保守位点，包括 Leu-Gln↓(Ser，Ala，Gly) 序列，同时 SARS-CoV 来源的 3CL^pro^的切割模式与其他 3CL^pro^相比具有明显的保守性，因此 3CL^pro^可能成为治疗 SARS 或其他冠状病毒感染性疾病的药物靶点。将不同 3CL^pro^的一级序列进行比对，发现 SARS-CoV 3CL^pro^与 HCoV 229E 3CL^pro^及猪源性胃肠道冠状病毒（TGEV）（I 型冠状病毒）3CL^pro^分别有 40%和 44%的同源性、与Ⅱ型冠状病毒鼠肝炎病毒（MHV）3CL^pro^和牛冠状病毒（BCoV）3CL^pro^分别有 50%和 49%的同源性、与Ⅲ型冠状病毒鸟类支气管病毒（IBV）3CL^pro^有 39%的同源性（Figure 7-19）。这些结果表明，SARS-CoV 可以归纳为Ⅱ型冠状病毒。

基于 SARS-CoV 3CL^pro^与其他冠状病毒的 3CL^pro^具有高度同源性，以 HCoV 229E 和 TGEV 的 3CL^pro^为模板，建立 SARS-CoV 3CL^pro^的三维结构模型具有较高可靠性。Anand 等据此采用 Homology 程序建立了 SARS-CoV 3CL^pro^的三维结构模型，在该模型中，SARS-

CoV 3CL^{pro}与模板结构的结构域Ⅰ和结构域Ⅱ具有高度的保守性（42%～48%），高于结构域Ⅲ（Figure 5-22）。在此模型基础上，Anand 等根据 SARS-CoV 3CL^{pro}可能底物结合位点的结构特征，进一步提出了可能作为药物先导结构的化合物 AG7088。

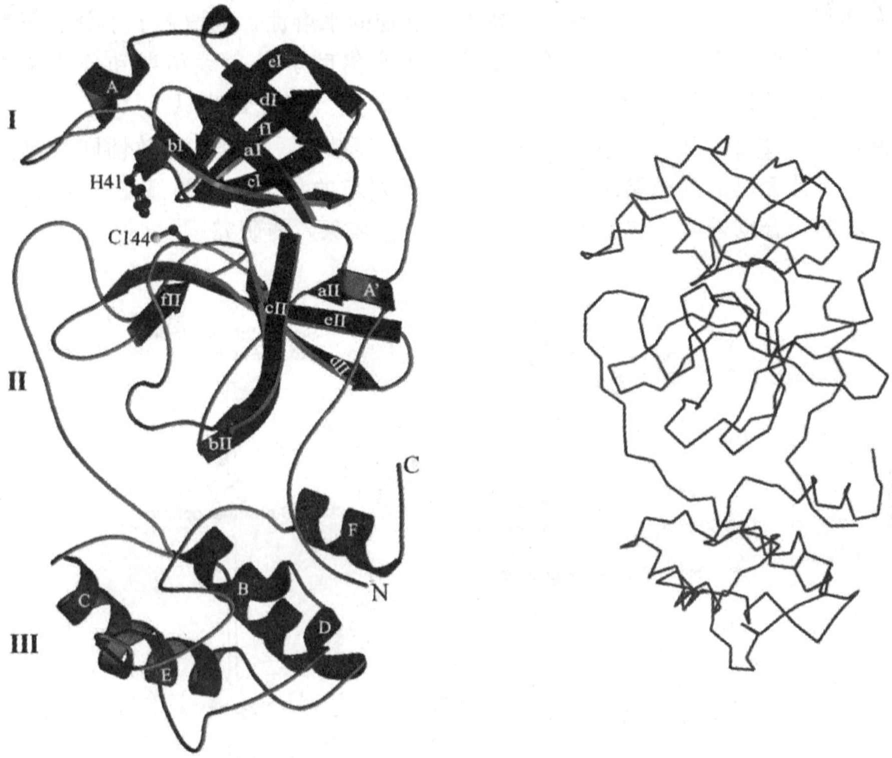

Figure 5-22 Three-dimentional structure of coronavirus M^{pro} (left) and C α plot of monomer of SARS-CoV M^{pro} as model-built on the basis of the crystal structures of HCoV 229E M^{pro} and TGEV M^{pro} (right)

二、HIV-1 蛋白酶抑制剂的设计

DuPont Merck 公司所进行的 HIV-1 蛋白酶抑制剂的设计是以结构为基础的药物设计的一个典型事例。蛋白酶是 HIV 病毒复制的一种关键酶，它的抑制剂是抗 AIDS 病药物的一个研究方向。DuPont Merck 公司的研究是以一系列蛋白酶抑制剂与酶的复合物的晶体结构作为出发点，去发现可以口服的新的先导结构。在此之前报道的许多 HIV-1 蛋白酶抑制剂都具有肽的结构特征，生物稳定性与生物利用度差，代谢速度快。

HIV 蛋白酶的 X 射线衍射结果揭示了酶的几个关键结构特征，这些特征被用于药物设计。该酶是具有 C2 对称轴的二聚体，它是天氡氨酸蛋白酶家族的成员，在活性口袋的低部有两个天氡氨酸残基活性位点。许多抑制剂与酶的复合物的晶体结构显示，在酶的活性口袋中都含有一个四配位的水分子，其中有两个与两个异亮氨酸残基的酰氨氢形成氢键，还有两个与抑制剂的羰基氧形成氢键。

DuPont Merck 公司发现 HIV 蛋白酶抑制剂的过程如图所示（Figure 5-23）。首先是对剑桥三维结构数据库进行药效团搜索。实施该搜索的药效团是两个疏水基团和一个氢键给体或受体，其中疏水基团分别与两个疏水口袋（S_1 和 $S_{1'}$）结合，而氢键给体或受体则与天氡氨酸催化残基结合。通过该搜索产生了一个候选结构，该结构不但具有药效团所需要的各项元素，同时也含有一个氧原子，它可以用来取代与抑制剂和蛋白酶结合的水分子，而水分子的取代在热力学上是有利的。原始结构的苯环改为环己酮，从而可在更合适的角度安置各种取代基。DuPont Merck 公司曾经研究过一系列含有双羟基结构的多肽，并且发现了一些具有蛋白酶抑制活性的口服生物利用度较差的结构。研究人员将双醇结构移植到七元环上，同时将酮改为环脲。环脲结构的引入不但提高了化合物的水溶性，也增强了小分子与蛋白酶的氢键形成能力，同时也有利于化合物的合成。接下来借助于 X 射线衍射和分子模拟，对小分子与蛋白酶结合的最优化立体化学与构象进行了预测，研究结果认为 4R、5S、6S 及 7R 构型最适合，而 N 原子上的取代基与酶的 S_1 和 $S_{1'}$ 口袋结合。为提高药效性同时保留所需的药理活性，基于计算机的预测结果设计合成了一系列新的化合物，并最终选择含有对-羟甲基苄基取代基的化合物进入了包括临床研究在内的更加深入的研究。

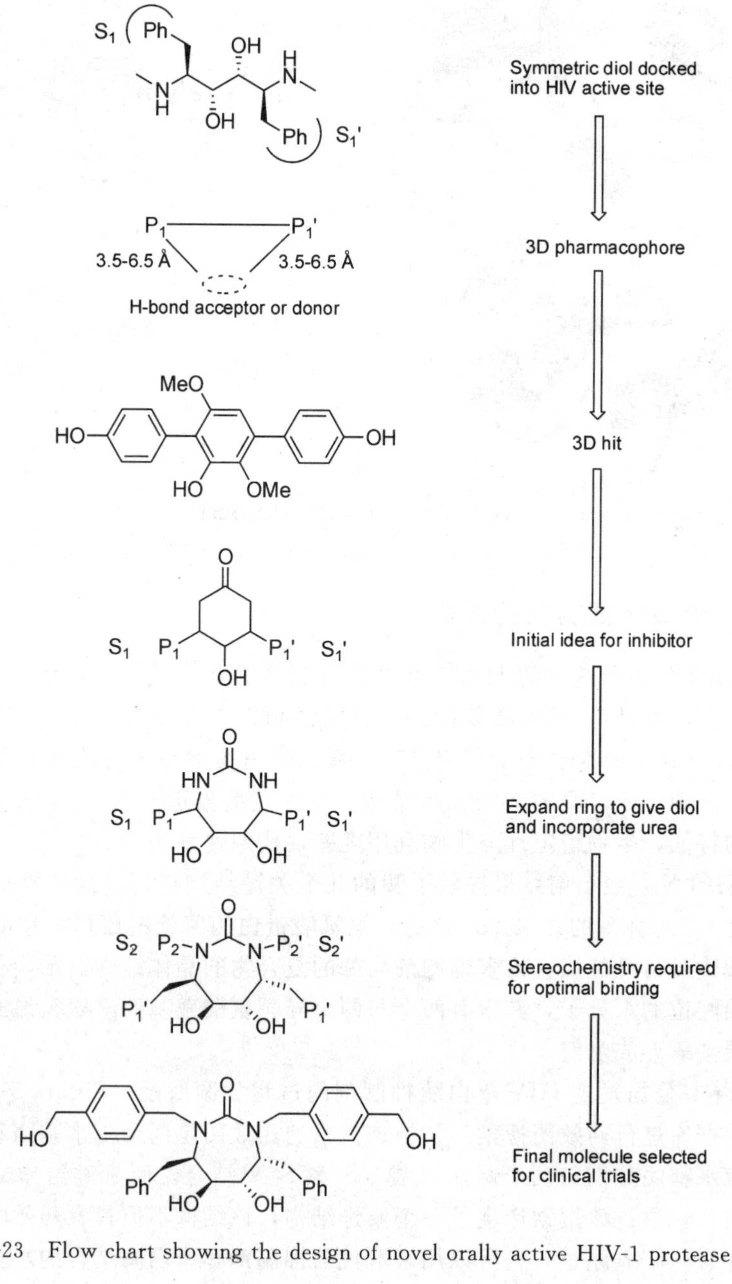

Figure 5-23 Flow chart showing the design of novel orally active HIV-1 protease inhibitor

三、抗心率失常药物构效关系研究

按 Vaughn Williams 的分类，抗心率失常药物可以分成三类，I 类是钠离子通道阻断剂，II 类是 β 受体阻断剂，III 类是延迟心肌细胞复极化药物。其中 III 类药物作用的结果是延长心肌细胞的动作电位时程（APD），同时增加有效不应期（ERP）。抗心率失常药物研究表明，采用某些钠离子通道阻断剂的传统治疗方法具有较高的死亡率，从而限制了这类药物的临床使用。钾离子通道阻断剂具有延长心室不应期和阻断心动过速发展的效果，可以归结为 III 类治疗剂。

目前熟知的钾离子通道阻断剂有索他洛尔（D-sotalol，N-[4-(1-hydroxy-2-isopropylamino-ethyl)-phenyl]-methanesulfonamide）、多非利特（dofetilide，N-[4-(2-{[2-(4-methanesulfonylamino-phenoxy)-ethyl]-methyl-amino}-ethyl)-phenyl]-methanesulfonamide）和 MK-499(N-[1'-(6-cyano-1,2,3,4-tetrahydro-2(R)-naphthalenyl)-3,4-dihydro-4(R)- hydroxyspiro(2H-1-benzopyran-2,4'-piperidin)-6-yl]methanesulfonamide）等，这些化合物都具有选择性阻断钾离子通道的作用。多非利特是 Pfizer 公司 1999 年推向市场的一个抗心率失常药物，它延迟 ADP 和 ERP 的效果明显优于其他 III 类治疗药物，它的活性是索他洛尔的 100～1000 倍。为了设计合成新的有效的治疗药物，蒋华良研究小组以多非利特作为先导结构，并依靠三维构效关系研究，找到了活性优于现有药物的化合物。他们首先基于多非利特的化学结构和药理特征，合成了 16 个甲磺酰胺基苯乙胺类化合物（Figure 5-24），这些化合物中有 4 个保留了多非利特结构的关键部分，即两个芳香环、烷基胺醚和两个甲磺酰胺基，但采用了具有不同立体结构、电性和疏水性的基团替代 N-甲基；而其余 12 个化合物的设计则综合了索他洛尔和 MK-499 的结构特点，保留了甲磺酰胺苯乙基部分，甲磺酰胺苯氧乙基结构部分则用烷基或芳烷基代替。在测定了所合成的 16 个化合物的生物活性后，接下来进行 3D-QSAR 分析。

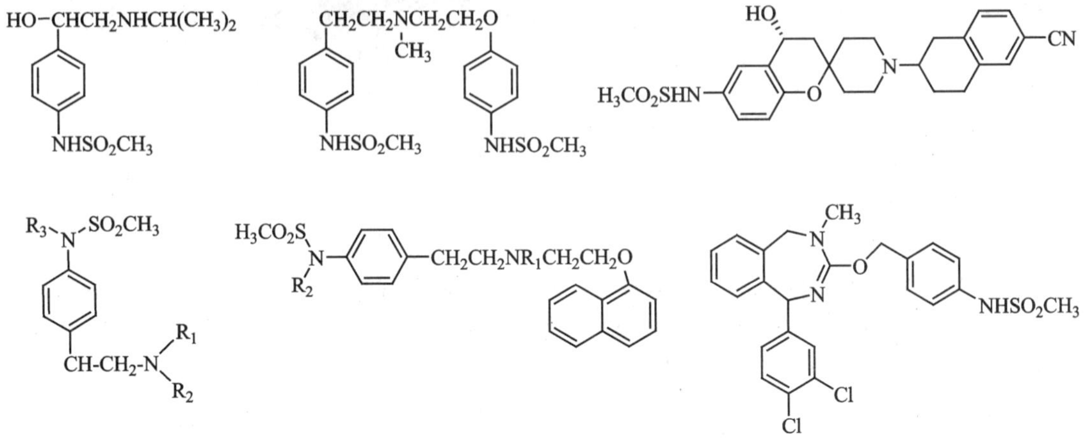

Figure 5-24 Structures of some antiarrhythmic agents used for the analysis of structure activity relationships

3D-QSAR 分析采用 Sybyl 6.7 程序。工作的第一步是首先要获得化合物的生物活性构象，但由于多非利特及所合成的类似物具有较大的柔性，因此直接进行构象优化将难以获得所需要的生物活性构象。Johnson 等曾设计合成了基于苯骈二氮杂卓结构的 III 型抗心率失常药物，与多非利特相比该类化合物的柔性大为降低，在苯骈二氮杂卓类衍生物中，Figure 5-24 所示化合物（N-{4-[5-(3,4-dichlorophenyl)-2-methyl-2,5-dihydro-1H-benzo[e][1,3]diazepin-3-yloxymethyl]-phenyl}-methanesulfonamide）的活性最高，可与多非利特相当。由于苯骈二氮杂草类化合物与多非利特具有类似的结构特征和相似的生物活性，因此可以假定它们具有相同的结合位点，因而可以将苯骈二氮杂草类化合物作为模板进行甲磺酰胺基苯乙胺类化合物的构象搜寻和构象叠合。先用 Sybyl 程序对苯骈二氮杂草类化合物进行系统构象搜寻而获得全局能量最低构象，以该构象为模板将多非利特与之叠合，从而获得多非利特的三维药效团几何参数并将该参数作为搜寻其他甲磺酰胺基苯乙胺类化合物构象的依据。根据此方法获得在限制条件下的各化合物的能量最低构象后，将这些构象当作生物活性构象并将它们进行构象叠合，进行 CoMFA 和 CoMSIA 三维构效关系分析（Figure 5-25）。

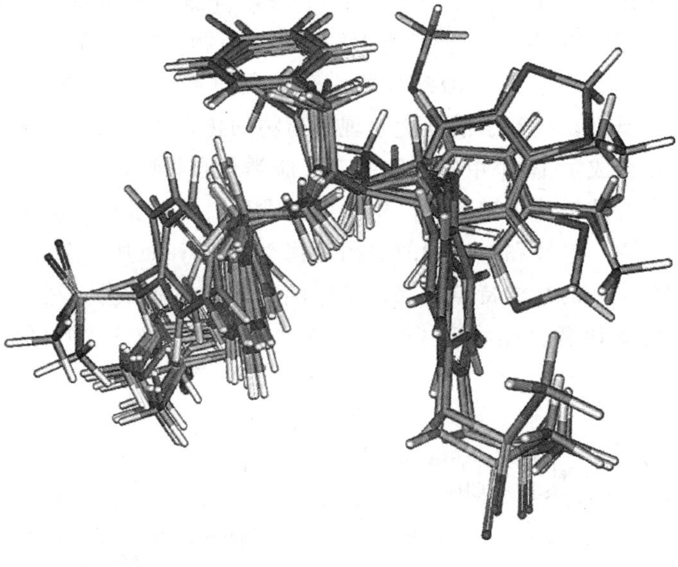

Figure 5-25 Superposition of dofetilide and the 16 methanesulfonamido phenylethylamine compounds for 3D-QSAR model construction

在进行 CoMFA 计算时，sp^3 杂化的碳作为立体场能的探针，+1 电荷作为静电场能的探针。探针在 0.2 nm 的网格上移动，边界条件设定为 30 kcal/mol。所有模型均按标准的 CoMFA 分析方法，经 PLS 方法处理。最后所得到的模型的交叉验证系数 Q^2 为 0.985，标准偏差为 0.125，F 为 144。其等高线图中，在苯氧乙基的苯环附近有一个大的绿色区域（Figure 5-26），显示此处引入大体积基团有可能获得高活性的多非利特类似物，而红色和蓝色区域则分别代表适宜引入负电荷或正电荷的静电相互作用。在甲磺酰胺基苯氧乙胺的磺酰基附近及苯氧乙基的 O 原子附近，存在两个红色多边形区域，提示富电子基团的存在有利于活性的提高；在甲磺酰胺苯乙胺的甲基附近的两个蓝色区域，预示正电荷取代基的引入可能使活性提高。

CoMFA 计算时的构象叠合参数被用于 CoMSIA 相似指数场分析。在 CoMSIA 中，对三个物理化学性质，即立体、静电和疏水性进行了考察。由于采用的是高斯形式的距离依赖关系，因此在 CoMSIA 计算中，不存在边界条件问题。相似性参数采用电荷＋1、半径 1Å 和疏水性＋1 的探针进行考察，距离衰减系数为 0.3。所得结果的统计分析同 CoMFA 相同，最后模型的交叉验证系数 Q^2 为 0.970，标准偏差为 0.169，F 为 96.8。其等高线图也得到了与 CoMFA 相同的结果（Figure 5-26）。

该 CoMFA 和 CoMSIA 模型都显示了很高的预见性，新设计合成的 11 个化合物与该模型具有很好的相关性，因此该模型可以就多非利特的立体、静电及疏水相互作用的修饰方式进行很好地预测。基于这个模型提供的结构修饰方式，设计合成了 8 个新的甲磺酰胺基苯氧乙胺类似物（N-methyl-N-[2-(naphtha-1-yl-oxy)ethyl]-p-methane-sulfonamido phenethylamine 衍生物）。这些化合物同样与 3D-QSAR 模型具有很好的相关性，同时生物活性测试结果也显示了较好的活性，有的活性甚至远高于多非利特。

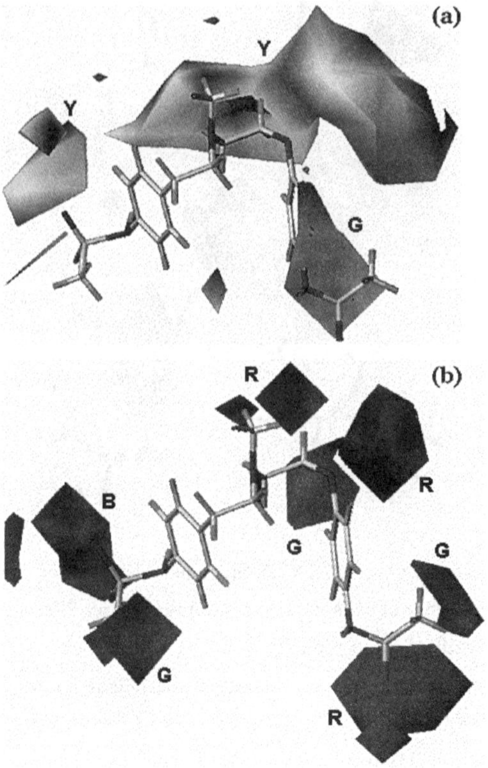

Figure 5-26 Contour maps from the final CoMFA analysis with 2A grid spacing in combination with dofetilide. (a) Steric standard coefficient contour map. Green (G) contours (>80% contribution) refer to sterically favored regions; yellow (Y) contours (>20% contribution) refer to sterically disfavored regions. (b) Electronic standard coefficient contour map. Blue (B) contours (>80% contribution) refer to negatively disfavored regions; red (R) contours (>20%) refer to negatively favored regions

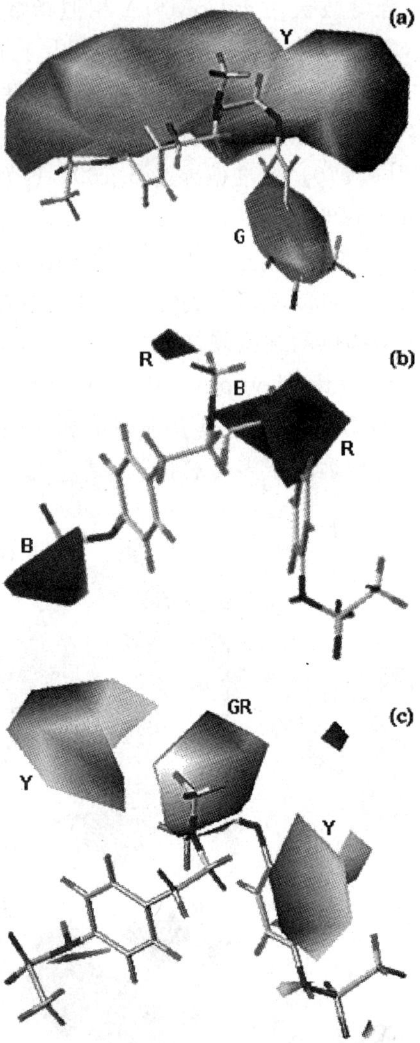

Figure 5-27　Contour maps from the final CoMSIA analysis with 2A grid spacing in combination with dofetilide. (a) Steric standard coefficient contour map. Green (G) contours (>80% contribution) refer to sterically favored regions; yellow (Y) contours (>20% contribution) refer to sterically disfavored regions. (b) Electronic standard coefficient contour map. Blue (B) contours (>80% contribution) refer to negatively disfavored regions; red (R) contours (>20%) refer to negatively favored regions. (c) Hydrophobic standard coefficient contour map. Gray (Gr) contour (>80% contribution) refer to hydrophilically favored regions; yellow (Y) contours (>20% contribution) refer to hydrophobically favored regions

四、Cdk4 抑制剂的设计

周期蛋白和依赖于周期蛋白的激酶（Cdk）在细胞周期的调控中起着重要的作用，其中在某些肿瘤细胞中过度表达的 D-型周期蛋白与 Cdk4/6 的复合物在 G1/S 期使视网膜细胞瘤蛋白（pRb）磷酸化，从而调控细胞周期。在肿瘤细胞中常发生内源性 Cdk4/6 特异抑制蛋白 p16ink4a 的缺失，因此 Cdk4/6 的特异抑制剂可望成为一类新的非细胞毒抗肿瘤药物。以此作为出发点，Honma 等进行了 Cdk4 抑制剂的设计（Figure 5-28)。基本步骤如下：

(1) 三维结构模建。由于没有 Cdk4 的晶体结构，但鉴于 Cdk2 与 Cdk4 有高达 45%的同源性，以及它们具有相似的作用方式，基于 Cdk2 的晶体结构，采用同源模建方式构建了 Cdk4 的三维结构，并经 CHARMm 程序对结构进行了优化。

(2) Cdk4 活性位点（ATP 结合位点）分析。根据 Cdk2 与 ATP 及某些 ATP 竞争抑制剂结合的 X 射线衍射结果，发现在 Cdk2 中，Leu83 的 NH 对于抑制剂的结合至关重要，在已报道的结构中，它都作为一个氢键给体。Glu81 和 Leu83 的羰基、Lys33 的 NζH 在多数情况下也参与氢键的形成。在 ATP 结合部位的深处，由一些疏水性氨基酸残基组成了一个狭窄的疏水作用区。这些与形成氢键和疏水相互作用相关的重要残基，在 Cdk4 中除 Leu86 换成 Val96 外绝大部分是保守的。这些信息是新 Cdk4 抑制剂设计时所要考虑的重要靶点结构特征。

(3) 采用 LEGEND 和 SEEDS 确定抑制剂骨架。首先用 LEGEND 获得能满足靶点结构特征的新抑制剂骨架。LEGEND 是一种基于原子生长方式的设计策略，尤其适合于在类似于 ATP 结合口袋这种深而狭窄的活性位点产生新结构。这样按 Val96 CO→Val96 NH→Glu94 CO→Lys35 NH 的顺序，产生了 1000 个新结构。如同大多数一般全新设计程序得到的结果一样，这些结构的绝大部分无法购买到或不容易合成。因此先利用 SEEDS 来搜寻可购买到的这些结构衍生物（如果一些被看好的骨架没有在这些衍生物中出现，可接着采用搜寻便于合成衍生物的方法)。通过搜寻 ACD 库，得到了 4884 个分子量小于 350 的化合物，去掉部分含有不利于成为先导结构的骨架和官能团的化合物后，最后留下 382 个可购买到的化合物。对这些化合物经 D-Cdk4 抑制活性评价后，得到了 IC_{50} 在 500μM 以下的化合物 18 个。这些化合物大多具有大平面芳香环结构及氢键给体和受体，如二芳基脲、环脲与硫脲、4-芳基-2-氨基吡啶与三嗪和蝶啶等。

(4) 从候选骨架寻找先导结构。由于其中有五个化合物属于二芳基脲结构并便于结构多样性设计，因此采用平行合成方法建立了二芳基脲类化合物库，并进行初步构效关系研究。首先寻找 5-氯-2-甲基苯基部分的替代结构。由于 ATP 结合口袋的深且狭窄的结构特征，因此选择平面型的芳香氨作为构建模块，合成二芳基脲衍生物。从合成的 55 个化合物中，得到了 IC_{50} 为 7.6μM 的化合物。构效关系研究结果表明，芳香环中氮原子对于抑制剂的结合十分重要。由于考虑到 7-羟基萘结构部分可能处于 ATP 结合口袋的深且狭窄的疏水区，因此同样选择芳香氨作为构建模块，寻找 7-羟基萘部分的替代结构。在合成了 410 个化合物并经活性评价后，获得了 IC_{50} 为 0.1μM 的化合物。

(5) 结合模式的确认。为更详细考察最终高活性化合物与靶点的结合模式，将化合物与 Cdk4 进行对接模拟，结果显示化合物的吡啶环与芴酮基的外侧苯环间存在立体排斥作用。另外，由于芴酮基的外侧苯环处于 Cdk4 的疏水表面，它又是与靶点结合时的重要结构。从这些考察的结果出发，为维持疏水相互作用并同时消除分子内立体排斥作用，选用一系列五元环来替代苯环，并最后获得了一个高活性（IC_{50} = 0.042μM）的化合物。

五、非肽类环孢素结合蛋白配体的设计

免疫结合蛋白是临床上重要的免疫抑制药物，如与环孢素 A（CsA）等结合的一类蛋白质，其中与 CsA 结合的蛋白称为环孢素结合蛋白 A（CyPA)。由于药物-免疫结合蛋白复合物与靶蛋白结合，而产生免疫抑制作用。由于 CsA 等与免疫结合蛋白结合的药物是分子量

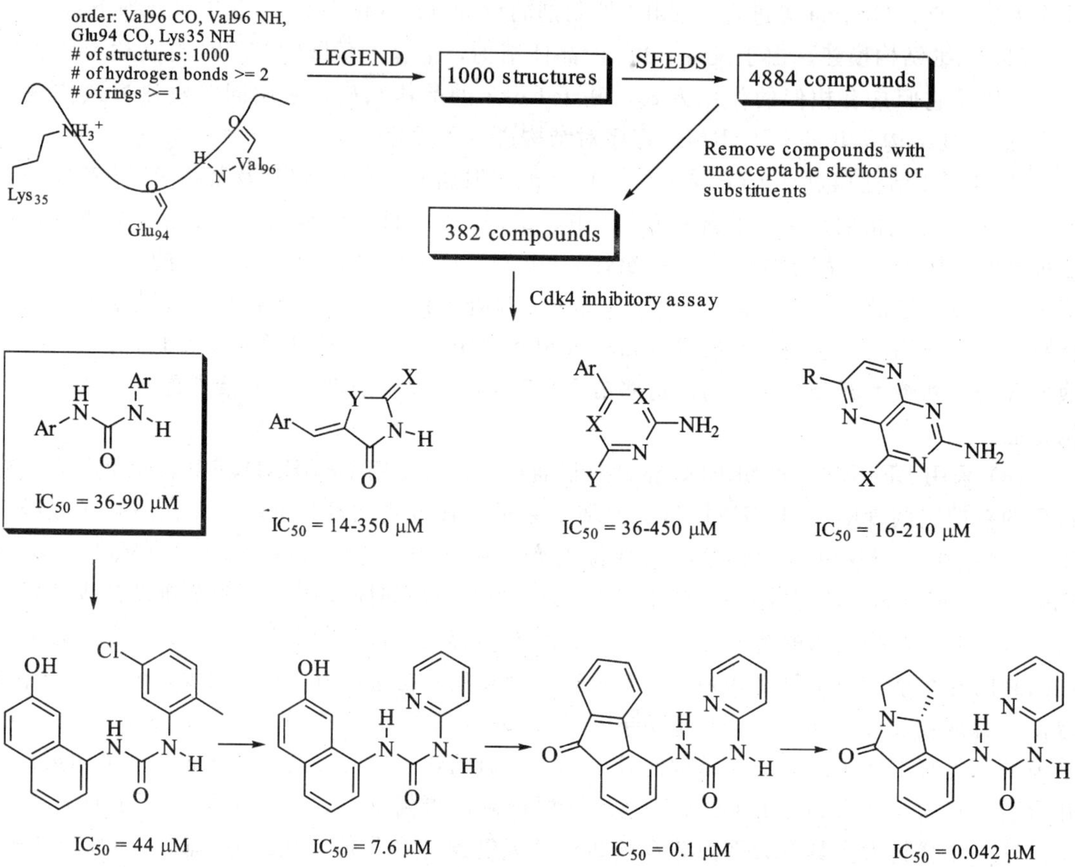

Figure 5-28 *de novo* design of Cdk4 inhibitors

较大的环肽类化合物，合成难度较大，因此有机小分子药物是人们追求的目标。在设计小分子环孢素亲和蛋白配体时最大的困难是缺乏非肽类配体分子作为合理药物设计的起点，能够利用的作为药物设计的结构信息是 CsA 及其他肽类配体与 CyPA 结合的晶体结构。Wu 等从已有的晶体结构出发，分析环孢素亲和蛋白的活性位点，利用虚拟筛选而最终获得了可进一步进行结构优化的小分子先导结构。

首先通过分析环孢素及其类似物以及一些二肽与 CyPA 晶体结构，构建药效团。药效团包括与脯氨酸结合的疏水口袋及一系列氢键中心，共四个氢键受体和一个氢键给体，共设计到 Trp21、Arg55、Asn102 和 Gln63 四个氨基酸残基（Figure 7-26）。在构建好药效团后，搜寻 ACD、世界药物索引和 Chapman-Hall 有机化合物字典三个数据库。为节省计算时间，在筛选时，建立了一个基于上述药效团的简单的环孢素结合蛋白结合区域模型，并设置了过滤装置，如将分子量在 700 以上，含有反应活性基团的结构排除在外。剩下的结构通过 CONCORD 程序转化成三维结构后，利用药效团模型进行筛选，并对含疏水基团且能与蛋白口袋匹配以及能形成 3-5 个氢键的化合物进行打分评价。在对经计算机筛选获得的化合物的结构等进行考察后，对最后留下的化合物进行生物活性评价，得到了一系列与环孢素结合蛋白具有结合活性的化合物，并从中选取活性最强的化合物（环孢素结合蛋白异构酶抑制活性 IC_{50} 为 6μM）作为进行进一步结构修饰的先导结构（“lead”）。通过对先导结构的优化设计与合成，最终得到了 IC_{50} 为 0.6μM 的化合物。

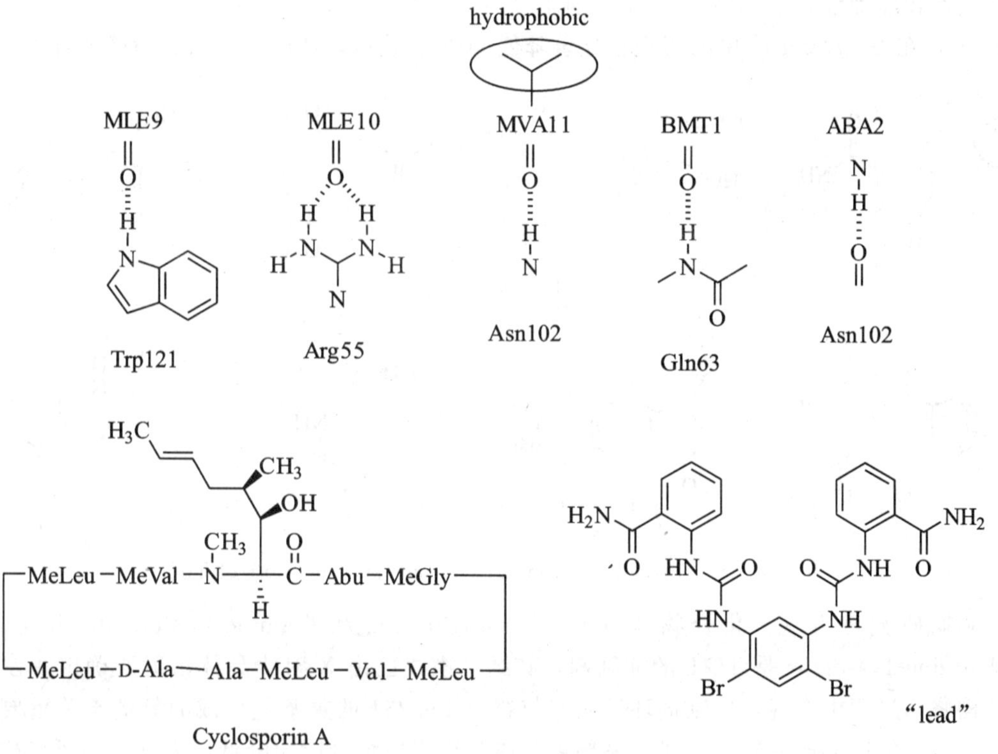

Figure 5-29 Pharmacophore from the cyclosporine-cyclophilin complex and the "lead" structure obtained from virtual screening

六、tRNA-鸟嘌呤转糖基酶抑制剂先导结构的虚拟筛选

以结构为基础的药物设计是一个重复循环过程，该过程始于对靶蛋白结合位点的分析，最好是具有配体-靶蛋白复合物结构，这种复合结构将提供配体结合模式和配体的构象，同时也能显示影响配体结合强度的关键因素，从而引导对现有配体的优化或设计新的配体骨架。利用蛋白活性口袋的结构特征和与配体的结合模式作为提问结构，在计算机上对数据库进行虚拟筛选，是计算机辅助药物设计的一个重要应用方向。至于计算机提供的结构是否合理需要实验结果的验证，实验结果反馈的信息又回过头来指导下一轮的结构优化。

志贺氏细菌性痢疾每年都要夺去一百多万人的生命，治疗该疾病的药物是抗生素。随着越来越多的耐药性报道，寻找新的治疗药物迫在眉睫。通过对 *S. flexneri* 染色体突变发现，一种称为 vacC 的基因为该病菌的病原性基因，该基因与 *E. coli* 的 tgt 基因具有高度同源性（98%），编码 tRNA-鸟嘌呤转糖基酶（TGT，EC 2.4.2.29）。TGT 与高度修饰的核苷 queuine（2-amino-5-[(4,5-dihydroxy-cyclopent-2-enylamino)-methyl]-3,7-dihydro-pyrrolo[2,3-d]pyrimidin-4-one）插入某些 tRNA 反编码区的生物合成相关（Figure 5-30）。在真菌中，tRNA 中未修饰的嘌呤与 gueuine 的前体 preQ1（2-amino-5-aminomethyl-3,7-dihydro-pyrrolo[2,3-d]pyrimidin-4-one）的交换被催化，一旦 preQ1 偶联到 tRNA 中，preQ1 将经过至少两步酶催化过程的进一步化学修饰而最终变成 gueuine。尽管在 tRNA 中的修饰核苷的确切功能仍不十分清楚，但有一点是肯定的，即处在反编码区的修饰核苷将改变翻译过程的有效性和准确性。采用特异的抑制剂阻断 TGT 的生物功能，将使 tRNA 反编码区缺少 queuine，在 *S. flexneri* 中则表现在显著降低 virF 的表达，从而大大减弱病菌的毒力。

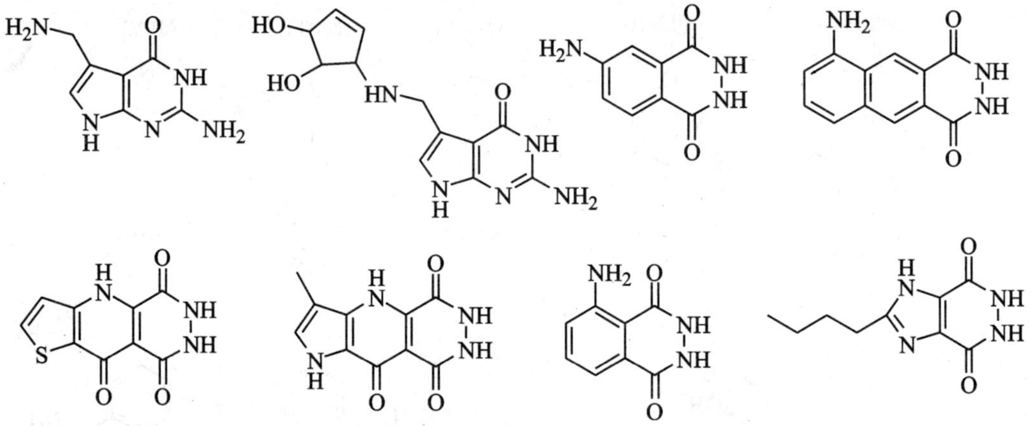

Figure 5-30 Structures of preQ1, queuine and inhibitors of TGT

早期研究已发现，化合物 4-aminophthalhydrazide 和 6-amino-2,3-dihydro-benzo [g] phthalazine-1,4-dione 是 TGT 的抑制剂，其结合模式已由 X 射线晶体衍射所确定。在进一步结构修饰过程中发现，抑制剂环外氨基与靶点 Leu231 的羰基氧形成的氢键至关重要，任何破坏这一氢键形成的修饰方式都将导致配体与靶蛋白结合能力降低。为进一步研究这类哒嗪二酮类化合物与 TGT 结合时的结构特征，Brenk 等对 NovoNordisk 化合物库（NNCD）进行了二维结构筛选，对筛选出的化合物进行了 TGT 结合实验考察，结果发现化合物部分筛选出的哒嗪二酮类化合物与 TGT 结合的 K_i在几 μM 到几十 μM 的范围，表现出较强的结合，甚至与化合物 4-aminophthalhydrazide 在同一水平。将这些化合物对接到 TGT 的活性区域时，却发现上述化合物除个别化合物以外没有一个能较好地填充靶点的活性口袋，也不能与 Leu231 形成氢键。这一结果与过去的研究结论似乎出现了矛盾。

为解决这一矛盾，Brenk 等设法获得了一个化合物与 TGT 复合物的晶体结构。晶体结构显示尽管这个化合物不能完全填充 TGT 的活性口袋，但由于这个化合物与 TGT 之间有一个水分子存在，通过水分子的桥联作用仍能与 Leu231 结合，这里水分子既是一个氢键给体又是一个氢键供体（Figure 5-31）。这一发现就很好解释了为什么 Figure 5-30 中的化合物能与 TGT 维持较好的结合强度。

基于上述发现，Brenk 等对其 TGT 活性区域的提问结构进行了改进，构建了一个新的受体模型，对 ACD 数据库、IBS 数据库、ChemStar 数据库等多个数据库进行了筛选。筛选时首先采用 Lipinski "5 原则" 作为过滤器来降低化合物的数量，接着进一步引入限制条件，如少于八个可旋转的单键，分子量小于 450，至少含有两个氢键给体，一个氢键供体和一个疏水基团（一个五元或六元环）等。通过对被筛选出的化合物进行进一步排查和活性评价，得到了两个与 TGT 的结合能力提高了一个数量级的化合物。

该实例说明，在药物设计这一循环中，计算机辅助药物设计的结果的可靠性建立在实验结果之上，实验提供的信息越多越详细，计算机设计结果的可靠性越高，成功率越高。

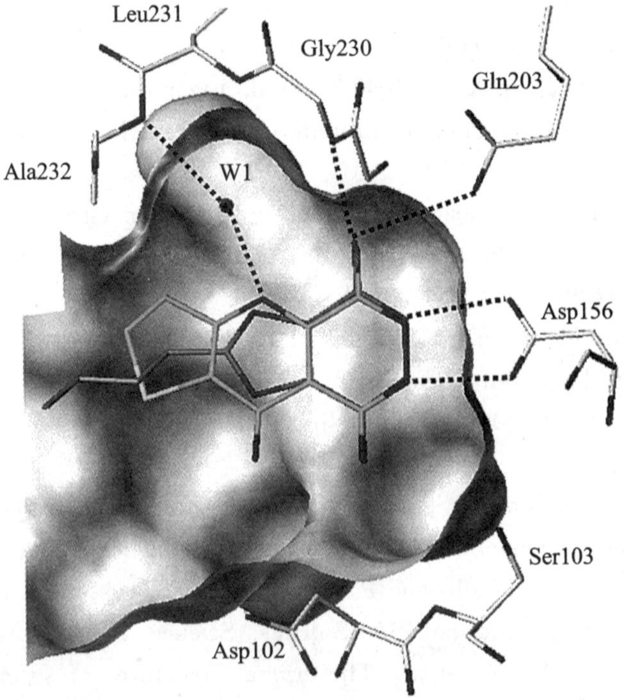

Figure 5-31 Modeled binding model of thieno [2',3' : 5,6] pyrido [2,3-d] pyridazine-5,8,9-(4H,6H,7H)-trione. The crystallographically determined binding model mode of 5,6-dihydro-1H-imidazo [4,5-d] pyridazine-4,7-dione is shown for comparison. Both ligands can form hydrogen bonds to Asp156, Gln203, Gly230 as well as to the intestitial water molecule W1, which mediates the contact to Leu231

参考文献

1. 徐筱杰，侯廷军，乔学斌等编. 计算机辅助药物设计. 北京：化学工业出版社，2004
2. 陈凯先，蒋华良，嵇汝运编. 计算机辅助药物设计—原理、方法及应用. 上海：上海科学技术出版社，2000
3. Williams DA, Lemke TL. Foye's principles of medicinal chemistry. Fifth ed. Baltimore: Lippincott Williams & Wilkins, 2001, 68-85
4. Miller M. Chemical database techniques in drug discovery. Nature Rev Drug Disc, 2002, 1: 220-227
5. 约翰·加斯泰格尔，托马斯·恩格尔编，梁逸曾，徐峻，姚建华等译. 化学信息学教程. 北京：化学工业出版社，2005
6. Leach AR. Molecular modeling, principles and applications. England: Addison Wesley Longman, 1996
7. Keserü G, Kolossváry I. Molecular mechanics and conformational analysis in drug design. Paris: Blackwell Science, 1999
8. 郭宗儒编. 药物化学总论. 第二版. 北京：中国医药科技出版社，2003，151-237
9. 仇缀百编. 药物设计学. 北京：高等教育出版社，1999
10. 俞庆森，朱龙观编. 分子设计导论. 北京：高等教育出版社，2000

11. Honma T. Recent advances in de nova design strategy for practical lead identification. Med Res Rev, 2003, 23: 606-632
12. Venkatachalam CM, Jiang X, Oldfield T, et al. LigandFit a novel method for the shape directed rapid docking of ligands to protein active sites. J Mol Graph Modeling, 2003, 21: 289-307
13. Krovat EM, Langer T. Impact of scoring functions on enrichment in docking-based virtual screening: an application study on renin Inhibitors. J Chem Inf Comput Sci, 2004, 44: 1123-1129
14. Maria Kontoyianni M, Sokol GS, Mcclella LM. Evaluation of library ranking efficacy in virtual screening. J Comput Chem, 2005, 6: 11-22
15. Walters WP, Stahl MT, Murcko MA. Virtual screening-an overview. Drug Disc Today, 1998, 3: 160-178
16. Perola E, Xu K, Kollmeyer TM, et al. Successful virtual screening of a chemical database for farnesyltransferase inhibitor leads. J Med Chem, 2000, 43: 401-408
17. Anand K, Ziebuhr J, Wadhwani P, et al. Coronavirus main proteinase ($3CL^{pro}$) structure: basis for design of anti-SARS drugs. Science, 2003, 300: 1763-1767
18. Yang H, Yang M, DingY, et al. The crystal structures of severe acute respiratory syndrome virus main protease and its complex with an inhibitor. Proc Natl Acad Sci USA, 2003, 100: 13190-13195
19. Lam PYS, Jadhav PK, Eyermann CE, et al. Rational design of potent, bioavailable, nonpeptide cyclic ureas as HIV protease inhibitors. Science, 1994, 263: 380-384
20. Liu H, Ji M, Luo X, et al. New p-methylsulfonamido phenylethylamine analogues as class III antiarrhythmic agents: design, synthesis, biological assay, and 3D-QSAR analysis. J Med Chem, 2002, 45: 2953-2969
21. Jonson RE, Silver PJ, Becker R, et al. 4, 5-Dihydro-3- (methanesulfonamidophenyl) - 1- phenyl-1H-2, 4-benzodiazepines: a novel class Ⅲ antiarrhythmic agents. J Med Chem, 1995, 38: 2551-2556
22. Honma T, Hayashi K, Aoyama T, et al. Structure-based generation of a new class of potent Cdk4 inhibitors: New de novo design strategy and library design. J Med Chem, 2001, 44: 4615-4627
23. Wu YQ, Belyakov S, Choi C, et al. Synthesis and biological evaluation of non-peptidic cyclophilin ligands. J Med Chem, 2003, 46: 1112-1115
24. Brenk R, Naerum L, Graedler U, et al. Virtual screening for submicromolar leads of tRNA-guanine transglycosylase based on a new unexpected binding mode detected by crystal structure analysis. J Med Chem, 2003, 46: 1133-1143

(张亮仁)

第六章　手性药物的立体选择性作用

摘要　含不对称碳药物为手性药物。很多情况下，手性药物的对映异构体之间都显示明确的生物学差异，例如它们的药理作用可能不同、生物利用度可能不同、分布可能不同、半衰期可能不同、毒性可能不同。手性药物的对映异构体之间的这些生物学差异通常描述为对映选择性。从生物学角度看，手性药物的对映选择性与它们的对映异构体在不对称环境中具有不同的吸收、首过效应、跨膜转运、蛋白结合、生物体转化和排泄有关。从化学角度看，手性药物的对映选择性与它们的对映异构体和酶或其他大分子或大分子结构（抗体或受体）的亲近程度不同有关。本章在化学和生物学结合的层面上讨论了相关问题。

药物分子的立体化学一般包括药物分子的几何异构、对映异构、非对映异构和构象。药物分子的几何异构体的构型，无论是以 cis/trans 还是以 E/ Z 定义，确定的构型往往都与特定的药理作用相联系。虽然药物分子的对映异构体在对称环境中物理性质和化学性质完全相同，但是构型变化却有可能引起药理作用变化。非对映异构体是指含两个以上手性碳的药物分子的对映异构体以外的异构体，它们的物理性质和化学性质完全不同。本章涉及的立体化学除几何异构现象外，仅限于对映异构体。虽然对映异构体在对称环境中的物理性质和化学性质相同，但是在人体内必须被看作不同的化合物。含两个以上手性碳的非对映异构体的物理性质和化学性质不相同，本质上就是不同的化合物。只要把非对映异构药物的体内过程的差异看作是不同药物的差异，那么这种差异不论显著还是不显著都应当在预料之中而不能构成特殊的知识领域，因而不属于本章讨论的范围。许多通常应用的药物实际是外消旋体，它们的对映异构体可能会有明显不同的作用。药物分子的立体化学的重要性在药物的作用、药物转运、药物与受体的相互作用，以及药物的生物转化过程的开始和分支阶段变得明显。现有的证据表明，对映选择性不仅在药物与受体的相互作用中表现很显著，在生物转化中也表现充足。在药物的转运中，对映选择性往往属于特例，而不是规律。有一点必须强调的是，细胞水平药物转运的立体选择性并不少见。

第一节　药效的立体选择性

光学异构体和几何异构体往往都具有独特的理化性质。光学异构体和几何异构体的理化特性在药理实验中起到非常重要的作用。虽然一对几何异构一般都显示完全不同的理化性质，但是一对光学异构体在对称环境中却显示完全相同的理化性质。当光学异构体只有处于一个可以区分它们的特定的立体化学取向的选择性体系之中时，才能在分子水平显示出不同的性质。受体的立体选择性已经成为受体鉴别的操作准则。虽然发现指定结构的立体异构体产生的总体生理效应并不难，但是要从分子水平精确解释观察到的效应并不容易。下面用不同领域里的药物作为例子，来证明药物的立体化学对药理选择性作用的影响。选择这些例子时尽量照顾到了生物学效应的广泛性。

一、几何异构药物的药效

在讨论几何异构药物的药效时，往往都会提到化合物与受体之间按三点相互作用模式进行的结合。如果代表受体的三角形的三个顶角分别被代表受体作用位点的三个不同的基团所占据，那么一个构型确定的几何异构体中三个不同的基团从不同的方向与三角形的三个顶角结合，会产生不同的后果。一对几何异构体中三个对应的基团从相同的方向与三角形的三个顶角结合，也会产生不同的后果。这些结合过程构成了几何异构体之间生物活性差异的基础。日常，可以观察到无数生物活性依赖于几何异构的十分有趣的例子。本节要讨论的第一个例子与昆虫的行为有关。在自然界，与昆虫的行为相关的某些现象一旦深入到分子水平，便立即变得非常有意义，因为昆虫的某些行为与昆虫内源性物质的立体化学存在深刻的关联。例如，昆虫释放的性吸引剂的生理功能与性吸引剂分子结构之间就存在深刻而有趣关联。已经证实，桑丝蚕蛾释放的性吸引物质 bombykol（蚕蛾醇，10-反式-12-顺式-十六碳二烯醇，Formula 6-1）的双键的几何构型实质是构成桑丝蚕蛾的一种生物特性的基础。合成了一些 bombykol 的同分异构体。Bombykol 如果和受体结合产生作用，需要高度特异性的结构。以浓度（μg/ml）作为活性单位，测得 10-反式-12-顺式-十六碳二烯醇（天然 bombykol）的活性单位为 10^{-12} μg/ml、10-顺式-12-反式-十六碳二烯醇的活性单位为 10^{-3} μg/ml、10-顺式-12-顺式-十六碳二烯醇的活性单位为 1μg/ml、10-反式-12-反式-十六碳二烯醇的活性单位为 10 μg/ml。天然 bombykol 的活性比合成的三个立体异构体大约强 10^9 ～10^{13} 倍。

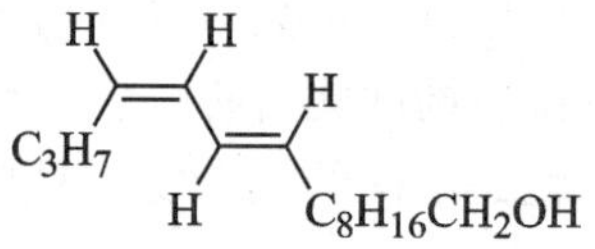

Formula 6-1 Natural bombykol

二、光学异构药物的药效

光学异构体往往具有独特的理化性质。虽然在通常环境下一对光学异构体具有完全相同的理化性质，但在不对称环境下一对光学异构体可以显示完全不同的理化性质乃至完全不同的生物活性。通常受体或酶都有高度的不对称性。受体或酶的这种高度不对称性使得与它们发生相互作用并作为配基的光学异构药物获得了不对称环境。在受体或酶提供的不对称环境中，一对光学异构药物可能与受体或酶实施不等同的结合，进而显示不等同的生物活性。可以观察到无数生物活性依赖于光学异构的十分有趣的例子。本节要讨论的例子与血管紧张素转化酶（ACE）抑制剂有关。

1. ACE 抑制活性的对映选择性

丁二酰-L-脯氨酸作为血管紧张素转化酶（ACE）抑制剂的明确的专属性，刺激了研究构效关系的兴趣，使得最终合成了数百个丁二酰-L-脯氨酸的类似物来研究血管紧张素转化酶抑制剂的构效关系。在血管紧张素转化酶抑制剂构效关系研究中，ACE 抑制活性的对映选择性推动了由先导结构向临床用药的发展进程。

由 Scheme 6-1 描述的丁二酰-L-脯氨酸和它类似物与血管紧张素转化酶的 5 种相互作用，即丁二酰-L-脯氨酸类血管紧张素转化酶抑制剂的侧链与血管紧张素转化酶的 S_1 部位和 S_2 部位的相互作用、氨基酸的羧基和血管紧张素转化酶的正电荷部位间的离子性作用、酰胺的羰基和血管紧张素转化酶一个假设的X-H供体的氢键相互作用，以及丁二酰基的羧基或变换的结构和血管紧张素转化酶的Zn^+离子的相互作用构成了这些目标明确的构效关系研究的基础。

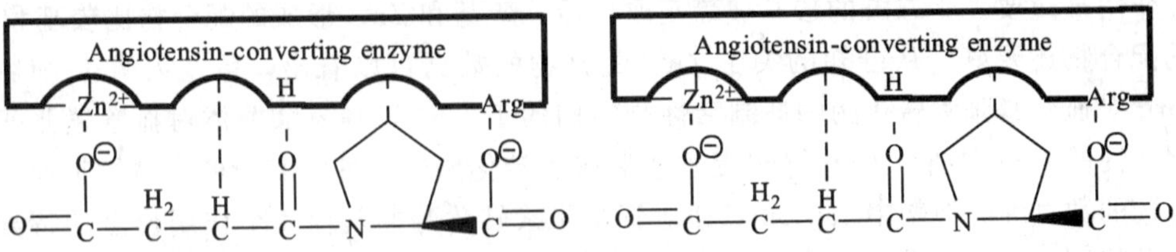

Scheme 6-1 The interactions of the side chain in succinyl-L-proline with angiotensin converting enzyme include the hydrophobic interactions of $-CH_2CH_2-$ with S_1 and cyclobutylamine with S_2, the ionic interaction of carboxylate with the positively charged residue, the complex interaction of carboxylate with zinc ion, and hydrogen bond interaction of carbonyl with XH

依据丁二酰-L-脯氨酸和血管紧张素酶的活性位点相结合，虽然在丁二酰基的2位引入一个取代基可提高了酶抑制活性，但是只有当与引入取代基后形成的末端氨基酸残基的构型有利于与血管紧张素转化酶的S_1位点结合时才能奏效。甲基是有效的取代基之一。综合这些侧链的影响可以看出，(R，S)-2-甲基-丁二酰-脯氨酸的抑制作用比丁二酰-L-脯氨酸的抑制作用强15～20倍。(R，S)-2-甲基-丁二酰-脯氨酸是该系列中第一个被证明口服给药后有体内活性的化合物（Scheme 6-2）。

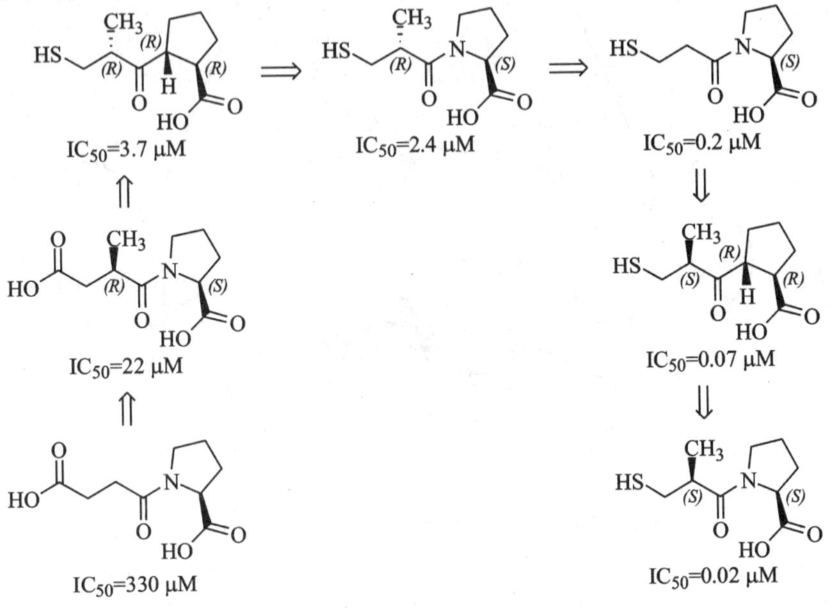

Scheme 6-2 The SAR of ACE inhibitors indicates that when the methyl group is introduced into the alpha carbon of succinyl group and the configuration is R the IC_{50} is reduced from 330 μm to 22 μm, when succinyl group is replaced by beta-mercaptopropionyl group the IC_{50} is reduced from 330 μm to 0. 2 μm, when methyl group is introduced into the alpha carbon of beta-mercaptopropionyl group and the configuration is R captopril is obtained and the IC_{50} is reduced from 330 μm to 0. 02 μm. When the R, S configuration of captopril is changed to S, S configuration the IC_{50} is increased from 0. 02 μm to 2. 4 μm, when the N of captopril is replaced by S-carbon the IC_{50} is increased from 0. 02 μm to 0. 074 μm, and when the configuration of alpha-methyl-beta-mercaptopropionyl is changed to S and the N of the cyclobutylamine is replaced by S-carbon the IC_{50} is increased from 0. 02 μm to 3. 7 μm

在提高化合物的酶抑制活性的努力中，最终认识到在 Scheme 6-1 描述的丁二酰-*L*-脯氨酸和它的类似物与血管紧张素转化酶的 5 种相互作用中丁二酰的羰基和转化酶的 Zn^{2+} 离子的相互作用最重要。丁二酰的羧基被巯基取代后，巯基和 Zn^{2+} 形成的配合物比羧基和 Zn^{2+} 形成的配合物还要好。从已知的关于 Zn^{2+} 配合物的数据可以看出，巯基丙酰-L-脯氨酸和 captopril 对血管紧张素转化酶的抑制活性是它们的丁二酰-L-脯氨酸前体对血管紧张素转化酶抑制活性的 1000 多倍。Captopril 是血管紧张素转化酶的一种强有力的竞争性抑制剂。在仔细挑选的数百种类似物中 captopril 和血管紧张素转化酶的其他 4 个作用位点的特异性结合并不是特别好。Captopril 和类似物的强大的血管紧张素转化酶抑制活性很大程度上来自于侧链的构型。甲基的立体化学改变能彻底改变药效。

2. GABA 能受体阻断剂的对映选择性活性

已经广泛认同，γ-氨基丁酸（GABA）具有抑制哺乳动物中枢神经系统神经递质的功能。Scheme 6-2 描述了 GABA 能受体在 GABA 能突触中的位置和作用。突触前自动受体（A）被认为具有调节 GABA 释放的功能。GABA-T 能催化 GABA 转化为琥珀半醛（SSA）。已经确认，摄取 GABA 的位置是神经胶质细胞和神经末端。在 GABA 的摄取过程中，涉及了突触后 GABA 受体和氯离子载体的耦合。产生的刺激导致了氯离子膜渗透增加。实际上，突触后受体与 GABA 结合的位点既有高亲和力位点（Hs）也有低亲和力位点（Ls）。

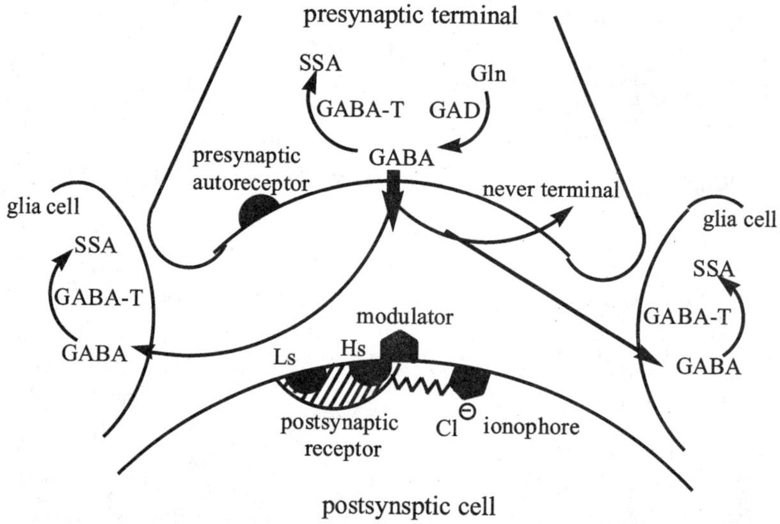

Scheme 6-3 The location and function of GABA receptors in GABAergic synapses are illustrated. Wherein A = the presynaptic autoreceptor which is assumed to regulate GABA release. With GABA-T as the catalyst GABA is converted into succinic semialdehyde (SSA). The uptake sites of released GABA are glia cells and never terminals. In the postsynaptic receptor there are high-affinity sites (Hs) and low-affinity sites (Ls). Postsynaptic receptors are coupled to Cl^- ionophores

不仅 Scheme 6-3 描述的 GABA 受体的作用和功能具有独特的立体选择性，而且从下面给出的例子可以看出 GABA 受体的作用和功能容易受到药理操作的影响。对不同功能的 GABA 能神经元具有特定药效和特定反应的工具药对细胞和分子水平研究 GABA 系统至关重要。此外，这些工具药还代表了在开发有治疗作用的 GABA 能药物过程中的非常重要的步骤。GABA 受体显示出的立体选择性和拮抗剂的立体化学有关。例如 bicuculline 作为 GABA 受体抑制剂时，(1R,9S)-(－)-bicuculline 与甲碘化物结合的能力比它的对映异构体

(1S,9R)-(+)-bicuculline 弱很多。同样，(1S,9R)-(+)-narcotine 的活性比它的对映异构体 (1R,9S)-(−)-narcotine 的活性也强很多。

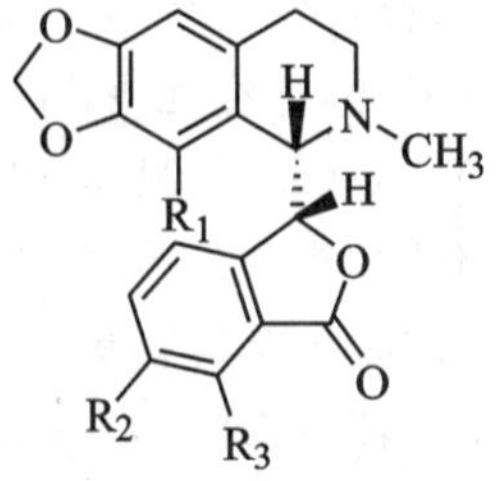

Formula 6-2 (+)-(1*S*, 9*R*)-Bicuculline ($R_1 = H$, R_2 and R_3 together $= OCH_2O$) and (+)-(1*S*, 9*R*)-narcotine ($R_1 = R_2 = R_3 = OCH_3$)

虽然作为非立体选择性的^{3}H-GABA 与鼠脑膜结合的抑制剂，baclofen (β-对氯苯基-γ-氨基丁酸) 的活性很弱，但是作为所谓的抑制递质释放的交感神经末端的前连接 GABA 受体抑制剂，(−)-baclofen 的活性却是 (+)-baclofen 的活性的 100 多倍。在研究已知构型的手性 GABA 受体激动剂的构效关系时，提供了与 GABA 受体作用的分子形状的一些信息。如同 Scheme 6-4 显示的那样，虽然 (S)-4-methylGABA 和 (R)-4-methylGABA 在作为 GABA 结合抑制剂时效力等同，但是更刚性的 GABA 类似物 (S)-4-氨基-4-甲基-丁烯-2-羧和 (S)-2-(2'-氨基乙基)-4-羟基-1,2-噁唑的效力却比 (R)-4-氨基-4-甲基-丁烯-2-羧类和 (R)-2-(2'-氨基乙基)-4-羟基-1,2-噁唑的效力强 20～30 倍。类似的，(1S, 3S)-1-氨基-3-羧基-环戊烷是比 (1R, 3R)-1-氨基-3-羧基-环戊烷更强的 GABA 激动剂。所以，柔性的 GABA 类似物 4-甲基-GABA 和 GABA 受体的结合方式一定不同于构象限制的刚性的 (S)-GABA 类似物和 GABA 受体的结合方式。可能是不同的化合物和受体位点结合的紧密程度不同造成了这些差异。另一种关于这些立体化学和效应关系的解释是，4-甲基-GABA 和 GABA 受体的结合位点不同于 2-(2'-氨基乙基)-4-羟基-1,2-噁唑和 1-氨基-3-羧基-环戊烷与 GABA 受体的结合位点。事实上，已经通过去污剂处理突触膜的方法观察到了显示不同结合特点的 GABA 的两个结合位点。因此应该考虑与 GABA 受体的不同位点相结合的 GABA 采用不同构象模式的可能性。如果从抑制神经元 GABA 摄取和神经胶质细胞 GABA 摄取考虑，那么 (R)-4-methylGABA 和 (R)-4-氨基-巴豆酸的活性则比 (S)-4-methylGABA 和 (S)-4-氨基-巴豆酸的活性强。尤其是当它们的活性和受体以及转运载体有关时，它们的活性构象确实不同。

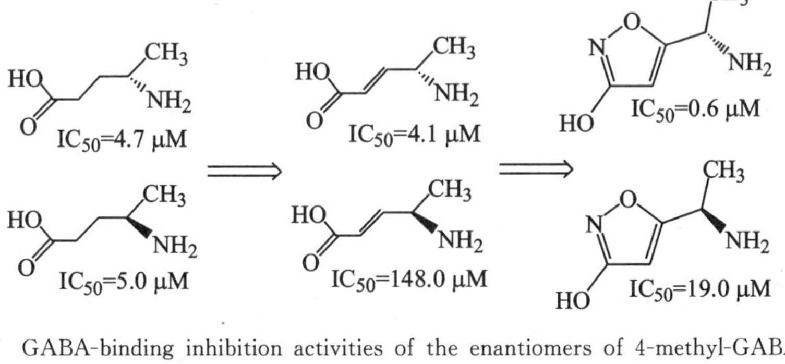

Scheme 6-4 GABA-binding inhibition activities of the enantiomers of 4-methyl-GABA, trans-4-amino-crotonic acid and 2-(2'-aminoethyl)-4-hydroxyl-1,2-oxazole demonstrate that the potency of the *S*-isomers is 1-100 times higher than that of the *R*-isomers

通过神经元和神经胶质系统转运的 GABA 能分子确实有不同的结构要求。如 Scheme 6-5 显示的那样，4-methylGABA 和反式-4-氨基-巴豆酸的 *R* 构型的类似物可以更强有力地抑制 GABA 被摄入培养好的显形细胞（胶质神经转运）和微切片（神经转运）。应该指出的是反式-(R)-4-氨基-巴豆酸似乎是活性很强的神经元 GABA 转运系统的抑制剂，而不是神经胶质细胞 GABA 转运系统的抑制剂。反式-(R)-4-氨基-巴豆酸和反式-(S)-4-氨基-巴豆酸对吸收系统抑制能力不同显示的立体选择性和报道的 GABA 受体的立体选择性正好相反。此外，(R)-(－)-3-哌啶甲酸比 (S)-(＋)-3-哌啶甲酸具有更好的药效。而 (S)-(＋)-3-哌啶甲酸在神经胶质细胞转运中的 IC_{50} 比在神经元转运中的 IC_{50} 高的多。这可能意味着神经胶质细胞转运系统的立体选择性比神经元转运系统的立体选择性更高。因此，(S)-(＋)-3-哌啶甲酸可以被用作神经元系统 GABA 转运的专属性阻断剂。(S)-(＋)-3-哌啶甲酸乙酯（前药）在治疗遗传性慢性舞蹈病一类的疾病中具有潜在药效。

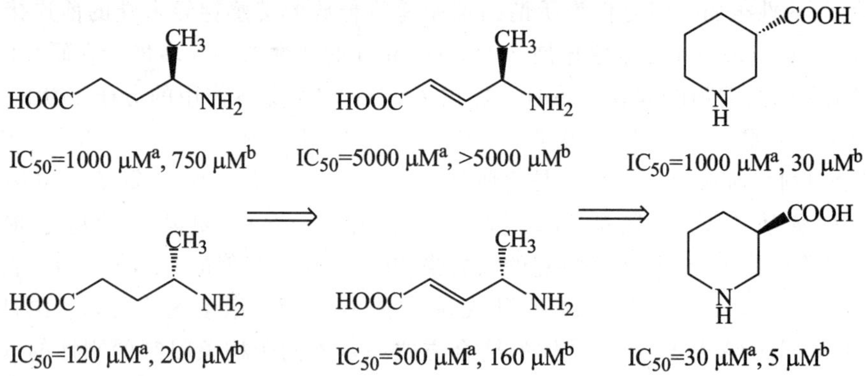

Scheme 6-5 The enantioselectivities of 4-methyl-GABA, 4-aminocrotonic acid and nipecotic acid in the inhibition of GABA uptake in astrocytes[a] (glial transport) and cortical mini-slices[b] (neuronal uptake) are represented by the corresponding IC_{50}. All of the values indicate that the *R*-isomer is more potent than *S*-isomer

3. 钙通道阻断剂的对映选择性活性

钙通道阻断剂作为抑制心律不齐的较合理的有用的外源性药物已经有 30 多年。后来证明它们有血管活性也具有治疗作用和药理价值。尤其是在治疗高血压和冠状动脉痉挛引起的胸绞痛方面钙通道阻断剂具有治疗价值。钙通道阻断剂的共同特征是抑制所谓的钙离子慢内流，在心脏和平滑肌内它们通过作用于受体的膜通道起作用。一些具有治疗作用、被应用和实验性钙慢通道阻断剂是 D600 和 verapamil (Formula 6-3)、nifedipine、nimodipine 和 nitrendipine (Formula 6-4)。

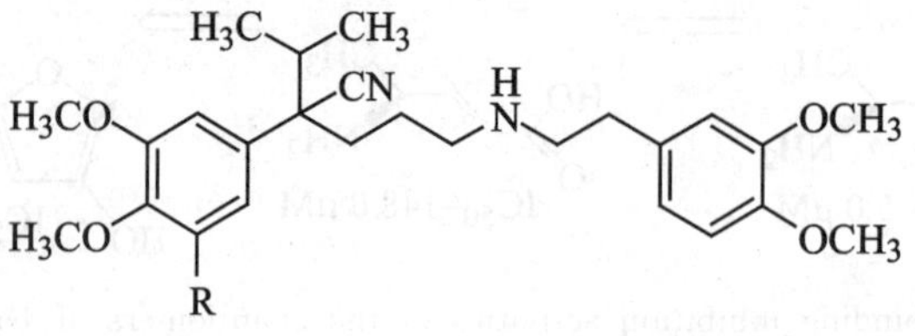

Formula 6-3 D600 and verapamil, In D600 R＝OCH_3; in verapamil R＝H

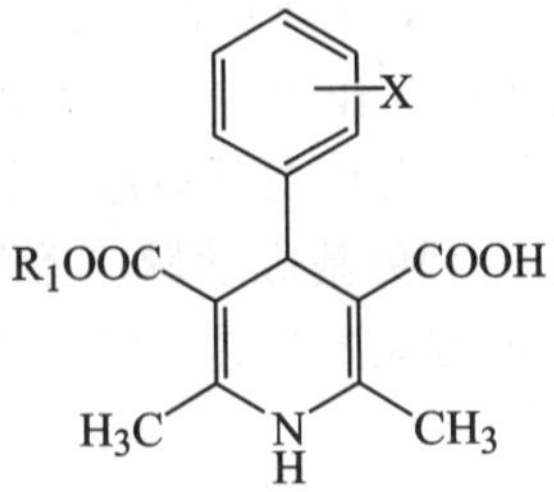

Formula 6-4 Nifedipine, nimodipine and nitrendipine. In nifedipine X=2-NO_2, R=R_1=CH_3; in nimodipine X=3-NO_2, R=$CH_2CH_2OCH_3$, R_1=I-C_3H_7; in nitrendipine X=3-NO_2, R=C_2H_5, R_1=CH_3

Verapamil 和 nifedipine 的衍生物含一个不对称碳原子。药用的 verapamil 和 nifedipine 是外消旋体。该状况导致了一种认识，即可能是这些药物的光学异构体具有不同的生物活性而导致了这些外消旋药物有好几种药理活性。因此，研究了每种光学异构体的药效。已经观察到了 D600 对激动剂（去甲肾上腺素或者顺式-2-甲基-4-二甲氨基甲基-1，3-二氧戊烷甲碘化物）或者 K^+ 去极化引起的平滑肌应答的拮抗作用的对映选择性。Table 6-1 中列出了一些相关的数据。尽管对映选择性并非恒定不变而且收缩的兴奋性成分更明显，但是 S-(−)-D600 仍然是一种更有效的光学异构体。在抑制 Ca^{2+}/K^+ 响应中也观察到了与 D600 类似的对映选择性。在 D600 的光学异构体抑制放射性配体 ^{3}H-QNB 与 muscarinic 受体的结合中以及放射性配体 ^{3}H-WB-410 与 α_1-肾上腺素受体的结合中，并没有观察到类似的对映选择性。

Table 6-1 Smooth muscle and radioligand binding inhibition of (−)-& (+)-D600

	Assay	(−)-D600/(+)-D600
Guinea-pig ileum	CD-induced phasic	2.5
	CD-induced tonic	180.0
	Ca^{2+}/K^+-induced	10.0
Rat portal vein	K^+- induced phasic	8.4
	K^+-induced tonic	16.7
Rat vas deferens	NA^c-induced Phasic	5.0
	NA^c-induced tonic	15.0
	Ca^{2+}/K^+-induced	40.0
Radioligand binding	^{3}H-QNB to guinea-pig ileum	0.8
	^{3}H-WB-4101 to rat vas deferens	

CD= cis-2-methyl-4-dimethylaminomethyl-1,3-dioxolane methiodide; QNB = quinuclidine benzylate; NA = noradrenaline; WB-4101=2-[(2',6'-dimethoxyphenoxyethyl)-aminomethyl]-1,4-benzo-dioxane

作为与调节血管收缩的 α_2-肾上腺素受体有关的钙通道阻断剂时，过程与钙离子内流有关，S-(−)-verapamil 的活性比 R-(+)-verapamil 的活性强 7 倍。结果与 R-(+)-D600 和 S-(−)-D600 与 α_1-肾上腺素的亲和结合度一致。用^{3}H-prazosin 鉴定时，S-(−)-verapamil 和 R-(+)-verapamil 对这种结合位点显示相似结果，S-(−)-verapamil 的亲和度是 R-(+)-verapamil 亲和度的 0.6 倍。另一方面也发现，对一些^{3}H-clonidine 可取代的 α_2-肾上腺素受体结合位点，S-(−)-verapamil 和 R-(+)-verapamil 显示一些对映选择性，S-(−)-verapamil 的亲和度是 R-(+)-verapamil 亲和度的 7 倍。

1,4-二氢吡啶衍生物 nimodipine 的对映异构体是血管平滑肌中钙迁移的强阻断剂。在钙通道内或钙通道附近这类药物与受体相互作用时，同样显示了对映选择性。在抑制由 K^+ 诱导的平滑肌应答时，S-(－)-nimodipine 对兔主动脉应答的抑制活性是 R-(＋)-nimodipine 抑制活性的 5.3 倍，S-(－)-nimodipine 对兔基底动脉应答的抑制活性是R-(＋)-nimodipine 抑制活性的 7.5 倍，S-(－)-nimodipine 对兔隐静脉应答的抑制活性是 R-(＋)-nimodipine 抑制活性的 4.3 倍。

作为慢钙通道阻断剂，S-(－)-D600，S-(－)-verapamil 和 S-(－)-nimodipine 增强的钙通道活性比 R-(＋)-D600，R-(＋)-verapamil 和 R-(＋)-nimodipine 好，因为观察到 S-(－)-D600，S-(－)-verapamil 和 S-(－)-nimodipine 减弱肌肉收缩作用和降低血压作用都很强。可是，当用狗作为实验动物时得出的结果很有趣。在均衡有效的冠状动脉血管舒张剂量下，R-(＋)-verapamil 的心脏抑制作用比 S-(－)-verapamil 弱很多。可见，从安全角度出发 R-(＋)-verapamil 应该是一种更理想的抗心绞痛药物。

Nifedipine 的强力类似物^{3}H-nimodipine 和^{3}H-nitrendipine 不仅可以和部分纯化的胸腺或者大鼠的心脏、肾脏、肺和脑膜以纳克量结合，而且这种结合具有可逆性和可饱和性。这种可取代的结合位点不仅显示对映选择性，而且可以区分光学异构体 R-(＋)nitrendipine 和 S-(－)nitrendipine。S-(－)Nitrendipine 的效力比 R-(＋)nitrendipine 的效力要强的多。在与^{3}H-nitrendipine 及^{3}H-nimodipine 竞争结合位点时，verapamil 和 D600 至少比 nifedipine 弱数百倍，这是一个有趣的现象。该发现表明，^{3}H-nitrendipine 及^{3}H-nimodipine 标记的位点不同于用 verapamil 和其甲氧基衍生物 D600 所鉴定的位点。然而，这种结合位点可能只有于二氢吡啶类结构容易接近。因此，在钙离子通道中这是一种结构识别位点，不必须和药理相关的结合位点相联系。

4. Etomidate 的对映选择性催眠作用

Etomidate，1-(苄-2-基)-咪唑-2-羧酸乙酯，是在人和动物体内有效，作用时间短的非巴比土酸的静脉注射催眠药。Etomidate 具有纯催眠活性，没有镇痛活性。Etomidate 能迅速起效，使人和动物在一分钟以内进入催眠状态。从构型上看，R-(＋)-etomidate 有催眠活性，S-(－)-etomidate 没有催眠活性。尽管并不很了解 etomidate 催眠作用机理的细节，但观察到的催眠作用的对映选择性还是说明了与催眠作用有关的脑受体的立体化学要求的特异性。

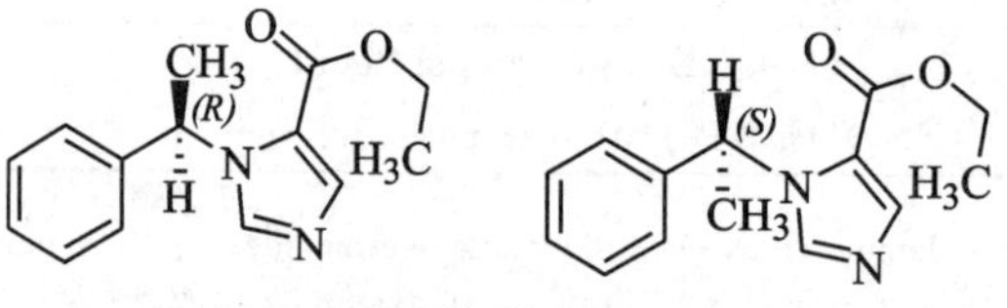

Formula 6-5　Etomidate

5. Indacrinone 的对映选择性利尿作用

外消旋 indacrinone 作为相对长效的利尿药，活性强，剂量上限高。虽然 indacrinone 的两个对映异构体都具有利尿活性，但是利尿活性主要存在于 R-(－)-indacrinone 中。由于在一般治疗剂量下外消旋 indacrinone 利尿作用持续时间不长（4-6 小时），所以和大多数利尿药一样 indacrinone 也会引起高尿酸血症。好在 S-(＋)-indacrinone 和 R-(－)-indacrinone 的利尿酸排泄/利钠尿排泄作用显示明显的差异。S-(＋)-indacrinone 的利尿酸排泄/利钠尿排泄作用明显高于 R-(－)-indacrinone。S-(＋)-indacrinone 的相对高的利尿酸排泄/利钠尿排泄作用，被用来改善 indacrinone 的药理学全貌。提高 S-(＋)-indacrinone/R-(－)-indacrinone 的比例，可望在不引入其他钠尿排泄剂的情况下阻止或逆转外消旋 indacrinone 的高尿酸血症效应。为此，选择了胃、肝和心脏功能正常的健康男性，连续 7 天，每天 9 点，分别给一次 S-(＋)-indacrinone 和 R-(－)-indacrinone 的混合物。R-(－)-indacrinone/S-(＋)-indacrinone 的比例为 10/0、10/10、10/20、10/40 和 10/80（mg/mg）。从第 1 天晚到第 7 天晚所有检测都显示，增加 S-(＋)-indacrinone 的比例和降低血浆中尿酸的含量有直接关系（$P<0.01$）。给予 40 mg 和 80 mg S-(＋)-indacrinone 的男性，血浆中尿酸的下降最明显。这是通过控制对映异构体比例来提高药物治疗作用，减小药物副作用的一个典型例子。

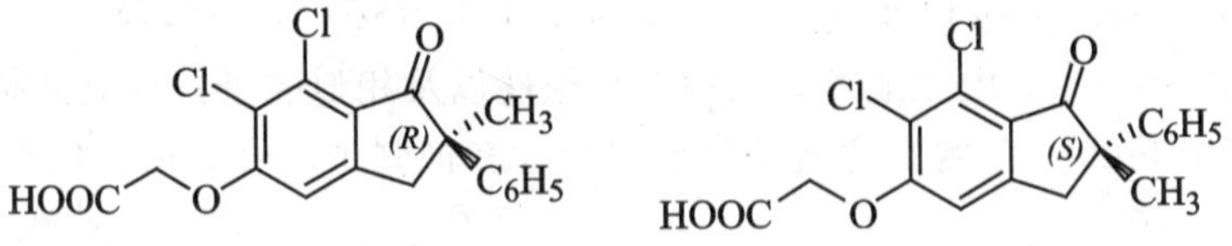

Formula 6-6　Indacrinone

6. Quinines 的对映选择性抗疟作用

Quinine 优秀的氨基乙醇类抗疟药之一。Quinine 的 C_3、C_4、C_8 和 C_9 为手性碳。为了确认 quinine 分子中产生抗疟作用的活性部位，彻底检查过喹宁的四个手性碳对抗疟作用的影响。发现 C_3 和 C_4 两个手性碳对抗疟活性没有重要性。若 quinine 分子的 C_3 和 C_4 两个手性碳不存在，抗疟活性依然保持。Quinine 的 C_8 和 C_9 两个手性碳影响羟基和非芳香性氮原子接近，它们的接近与否似乎和抗疟活性有关。C_8 和 C_9 两个手性碳导致了 quinine 和 quinidine 两种赤式体以及 9-epiquinine 和 9-epiquinidine 两种苏式体。这四种异构体是非对映异构体。体积庞大的苏式喹宁环残基妨碍了抗疟活性所必需的羟基和喹宁环核中氮原子接近。有支持这种观点的证据。例如刚性喹宁环被柔韧性哌啶基取代后，出现的赤式体和苏式体的活性都很小。应用 Dreiding 模型证明，要具有抗疟活性，羟基和非芳香性氮原子之间的距离应该是 3Å。在优势构象中如果羟基和非芳香性氮原子之间的距离过大，化合物将没有抗疟活性。这种认识被视为理所当然合理。显然，在所有有活性的氨基醇类抗疟药中，羟基中的氢和氨基中的氮的取向应该与形成氢键的难易有关。

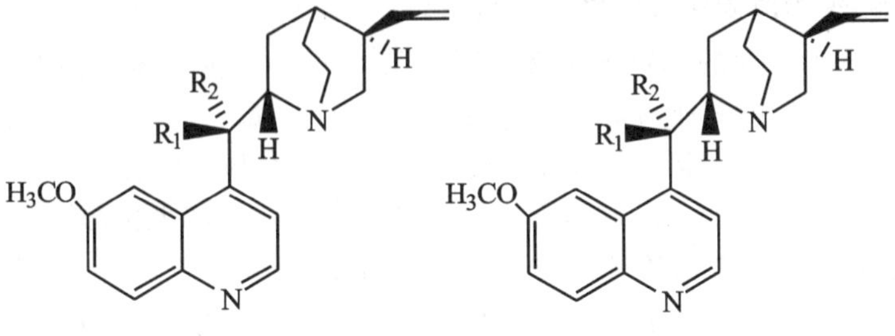

(A)　　(B)

Formula 6-7　(A) Quinine ($R_1=OH$，$R_2=H$，(αR)-α-(6-Methoxy-4-quinolyl)-α-[(2S, 4S, 5R)-(5-vinyl quinuclidin-2-yl)]methanol) and 9-epiquinine ($R_1=H$, $R_2=OH$)；(B) quinidine ($R_1=H$, $R_2=OH$，(＋)-(*αS*)-α-(6-Methoxy-4-quinolyl)-α-[(*2R*, *4S*, *5R*)-(5-vinylquinuclidin-2-yl)] methanol) and 9-epiquinidine ($R_1=OH$, $R_2=H$)

7. Emetines 的对映选择性抗阿米巴活性

1949 年最终确定了 emetine 的基本结构。普遍接受的天然生物碱（2S，3R，11bS)-(—)-emetine 的构型见 Formula 6-8 的 A。不仅已经建立了合乎天然生物碱（2S，3R，11bS)-(—)-emetine 立体化学要求的合成路线，而且使采用的合成路线达到了一定的商业规模。Emetine 含有四个手性碳，可能有 16 种非对映异构体。(2S，3R，11bS)-(—)-Emetine 的抗阿米巴活性具有高度立体特异性。所有检测过的 emetine 非对映异构体的体外或体内抗阿米巴活性都不如天然生物碱类（2S，3R，11bS)-(—)-emetine 的抗阿米巴活性好。已经研究了 (2S，3R，11bS)-(—)-emetine 和与其有关的化合物作用方式的一些细节。发现，所有有抗阿米巴活性的化合物的活性都与它们抑制某些哺乳动物或者其他细胞中的蛋白合成有关。(2S，3R，11bS)-(—)-emetine 以及其他生物碱显示了与（1S，2R，3S，5S)-(—)-cycloheximide (Formula 6-8 的 B）和（—)-戊二酰亚胺的构型相似性以及相似的蛋白合成抑制作用。这样一来便导致假定，Formula 6-8 的 C 含有抗阿米巴活性和抑制蛋白合成拓扑化学要求。

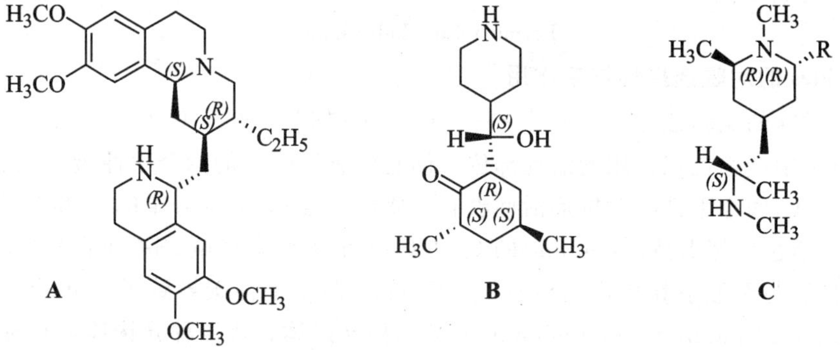

Formula 6-8　A (2S，3R，11bS)-(—)-Emetine，(2S，3R，11bS)-3-ethyl-1，3，4，6，7，11b-hexahydro-9，10- dimethoxy-2-[(1R)-1，2，3，4-tetrahydro-6，7-dimethoxy-1-isoquinolylmethyl]-2H-benzo [*a*] quinolizin-edihydrochlo-rideheptahydrate；B（1S，2R，3S，5S)-(—)-Cycloheximide，3-{(2R)-2-[(1S，3S，5S)-3，5- dimethyl-2-oxocyclohexyl]-2-hydroxyethyl} glutarimide；and C the structure fulfill the topochemical requirements for amebicidal activity and the inhibition of protein synthesis

8. Benzodioxanes 的对映选择性降血压作用

R-28935（Formula 6-9 的 A）是从神经安定剂 pimozide 发展来的苯并二氧六环衍生物的赤式混合物。R-28935 在多种动物体内都能有效地降低血压。R-28935 的降血压效应起源于它对中枢神经系统的作用。因为苏式体 R-29814（Formula 6-9 的 B）的活性小，所以这种降血压效应是立体专一性的。对麻醉猫脊椎动脉给药或对麻醉大鼠静脉注射给药，赤式体 R-28935 在降低平均动脉压方面比苏式体 R 29814 强 10～30 倍。与 R 28935 及 R 29814 的中枢降低血压的作用方式有关的知识细节仍然在探索之中。在发现 R 28935 具有显著降血压活性的时候，还认为它的降血压过程不可能牵涉到中枢 α-肾上腺素受体，因为已知的一般的 α-肾上腺素受体阻断剂例如 yohimbine 和 piperoxan 或 phentolamine 和 tolazoline 都不能拮抗 R-28935 引起的降低血压作用。后来观察到了一个非常有趣的现象，即证明很小剂量的选择性 α_1-肾上腺素受体阻断剂 prazosin 就能够减弱 R-28935 的降血压活性。这些实验证明，中枢 α_1-肾上腺素受体是 R-28935 和 prazosin 的共同作用位点。这个结论由于 R-28935 没有 α_1-肾上腺素受体激动活性而没有得到支持。事实上，R-28935 对 α_1-肾上腺素受体只有中等程度的亲和度，应当说这种程度的结合与降血压没有任何联系。

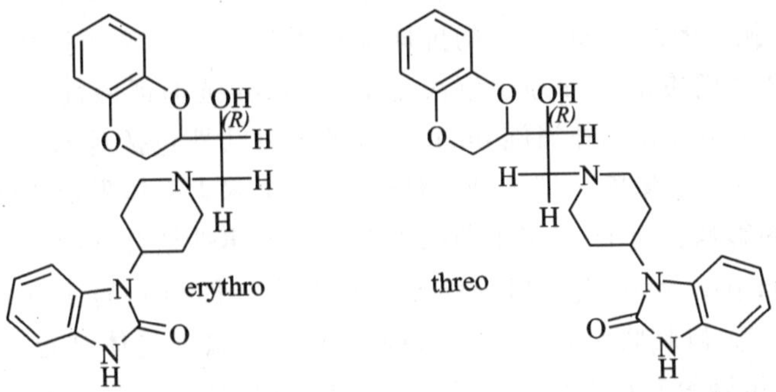

Formula 6-9　R-28935 (erythro) and R-29814 (threo)

在为了更多地了解 R-28935 作用机制的细节所作的努力中，研究了是否可以用脑组织来证明^{3}HR-28935 和^{3}HR-29814 的特异性结合位点，以及研究了这些特异性结合位点是否与降血压活性相关的立体特异性受体的结合位点有关。用大鼠的脑膜证实了^{3}HR-28935 (Ci/mmol) 的可取代的结合位点。这种结合至少由两种组分的高度亲和的快速可逆的结合构成 (K_D＝0.25 nM 和 3 nM)。这种特异性结合位点的最大数目为 30 fmol/mg 蛋白和 230 fmol/mg 蛋白。由于^{3}HR-28935 与它的作用位点的结合是可取代的结合，所以这种结合可以被结构相似的衍生物有效地抑制。不过，这种抑制几乎没有立体选择性，因为 R-28941 的活性仅仅比 R-28935 低 3.5 倍。这种结合仅仅有一部分出现在 α_1-肾上腺素样受体结合位点上。甚至用^{3}HR-28935 证明的结合位点与降血压活性关系也不大。没有观察到其他药物具有高亲和抑制作用。

^{3}HR-29814 (Ci/mmol) 与大鼠脑组织匀浆中可饱和组分能够高亲和地结合 (K_D＝1.1 nM)。对于有限数量的结合位点，这种可取代的结合快速可逆。与^{3}HR-28935 相似，^{3}HR-29814 结合位点的药物专一性不仅与任何已知药物的识别位点无关，而且也没有显示出选择性，R-28935 和 R-29814 的高亲和度也具有可比性。因为各种药物抑制^{3}HR-28935 和^{3}HR-29814 结合的亲和度之间可以得出一种线性关系，所以^{3}HR-29814 的可取代结合位点的专属性对应于^{3}HR-28935 的可取代结合位点的专属性。

这种结合研究的结果表明，^{3}HR-29814 和^{3}HR-28935 以相当的亲和度标记出完全相同的结合位点。然而，这些结合位点不可能和那些参与引起这种类型降血压活性的位点有关，因为这两种试剂的药理活性根本不同。因此可以肯定，两种放射标记的配体证明的药理学毫不相干的结构识别位点只有结构相近的同类化合物容易接近。于是，R-28935 的降血压活性机制的细节仍然需要探索。

9. Mianserin 的对映选择性抗抑郁作用

Mianserin 是一个临床有效的抗抑郁剂。Mianserin 不仅有抑制去甲肾上腺素摄取的特性，而且有阻断突触前 α-肾上腺素受体的活性。去甲肾上腺素摄取阻断作用已经被认为代表了去甲肾上腺素传递最重要的外周作用。不管是在外周还是在中枢神经系统，mianserin 都显示了抗血清素能活性和抗组胺能活性。另一方面，mianserin 缺乏阻断 5-羟色胺摄取的特性。Mianserin 的抗抑郁活性到底是以突触前 α-肾上腺素受体阻断为基础还是以去甲肾上腺素摄取阻断为基础，还拿不出一种确切的结论。

Mianserin（Formula 6-10）是 S-(＋)-mianserin 以及 R-(－)-mianserin 两种对映异构体的外消旋体。在许多能够预见到的抗抑郁活性实验中，S-(＋)-mianserin 总是显示比 R-(－)-mianserin 活性强。因而 mianserin 的抗抑郁作用似乎有对映选择性。比较两种对映异构体的各种活性，使我们更能详细地了解决定 mianserin 抗抑郁活性的结构特征。R-(－)-Mianserin，S-(＋)-mianserin 和外消旋 mianserin 的各种活性包括对 K^+ 诱导的 ^3H-去甲肾上腺素从大脑皮层切片释放的影响（即体外突触前 α_2-肾上腺素受体阻断活性）、对去甲肾上腺素和 5-羟色胺摄取的影响、对 ^3H-二氢麦角与大鼠脑膜专属性结合（即与 α_1/α_2 肾上腺素受体结合）的影响、对 ^3H-parazosin 与大鼠脑膜专属性结合（即与 α_1 肾上腺素受体结合）的影响、对 ^3H-clonidine 与大鼠脑膜专属性结合（即与 α_2 肾上腺素受体结合）的影响以及对 ^3H-(＋)-mianserin 与大鼠脑膜专属性结合（即与 5-HT_2-受体结合）的影响。

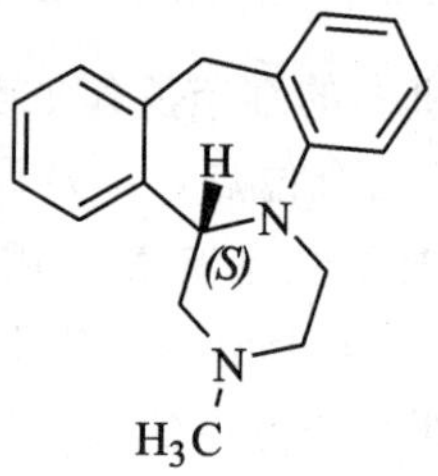

Formula 6-10　Mianserin，(S)-2-methyl-1,2,3,4,10,14b-hexahydrodibenzo［c. f］-pyrazino-［1,2-a］-azepine hydrochloride

S-(＋)-Mianserin 对映专属性地增强 K^+ 诱导的 ^3H-去甲肾上腺素从大脑皮层切片释放，R-(－)-mianserin 没有这种活性。对去甲肾上腺素的摄取，S-(＋)-mianserin 的活性比 R-(－)- mianserin 强 200 倍。对 5-羟色胺的摄取，S-(＋)-mianserin 的活性比 R-(－)-mianserin 弱 10 倍。S-(＋)-Mianserin 抑制 ^3H-二氢麦角与大鼠脑膜专属性结合的活性是 R-(－)-mianserin 的 6 倍。S-(＋)-Mianserin 抑制 ^3H-parazosin 与大鼠脑膜专属性结合的活性是 R-(－)-mianserin 的 10 倍。S-(＋)-Mianserin 抑制 ^3H-clonidine 与大鼠脑膜专属性结合的活性大约是 R-(－)-mianserin 的 3 倍。S-(＋)-Mianserin 抑制 ^3HS-(＋-)-mianserin 与大鼠脑膜专属性结合的活性是 R-(－)-mianserin 的 10 倍。所有的实验数据都显示 mianserin 具有抗抑郁活性，其中S-(＋)-mianserin的抗抑郁活性最强。比较S-(＋)-mianserin 和 R-(－)-mianserin 两种对映异构体的抗抑郁活性，应不难理解究竟是 mianserin 的哪种性质构成了拮抗活性的基础。Mianserin 抑制去甲肾上腺素摄取的模式似乎比阻断 α_2-肾上腺素受体的模式更能区分 S-(＋)-mianserin 和 R-(－)-mianserin。

第二节　药物分布的立体选择性

生物体内有一些特殊的保护性机制，通过这些保护性机制机体内的组织可以使非天然构型的营养物到达生物相后不会产生错误的作用。在生物相中，天然构型的营养物通过与受体的相互作用或与酶体系的结合激发正确的作用。在保护性机制下非天然构型的营养物即使到达了相关生物相，通常也无法有效地替代天然构型的营养物的作用。看上去，机体可以通过立体选择性的途径把天然构型的营养物保存在体内，把非天然构型的营养物迅速排泄。这方面的典型例子是六碳糖的对映选择性行为，特别是葡萄糖以及氨基酸的对映选择性行为。葡

萄糖的天然构型是 *D*-构型，氨基酸的天然构型是 *L*-构型。肠胃道对映选择性地吸收 *D*-葡萄糖和 *L*-氨基酸。机体内特别是在肝和脑中，通过各种屏障的转运同样也是以对映选择性的方式发生的。在代谢过程中，肾脏通过对映选择性的方式滤过或者从原肾中重吸收 *D*-葡萄糖和 *L*-氨基酸。对映选择性转运涉及底物和转运子之间的三点相互作用。这里谈到的转运一般涉及载体介导的转运。载体介导的转运的一种类型是被动转运。被动转运既不需要能量也不能逆底物浓度梯度进行。载体介导的另一种类型是主动转运。主动转运既需要能量也逆底物浓度梯度进行。与被动转运相比较，主动转运似乎更有对映选择性。在生物机体中，许多载体体系都拥有不同程度的对映选择性。例如，许多载体对各种类型的氨基酸例如中性氨基酸，碱性氨基酸和酸性氨基酸的转运是以对映选择性的方式发生的。这些载体系统共同作用，在机体中就会产生底物分布的高度对映选择性。

营养物以外的药物的分布在生物机体中有相似的对映选择性。讨论药物在生物机体中的对映选择性分布不仅有学术意义，也有临床意义。许多通常应用的药物不仅实际上是外消旋体，而且它们的对映异构体可能会有非常不同的作用。这些立体化学差异在药物的作用、药物转运、药物与受体的相互作用，以及药物的生物转化过程的开始阶段和分支阶段可以变得十分明显。现有的证据表明，药物与受体的对映选择性相互作用最显著。生物转化中，手性药物也表现了足够的对映选择性特性。在药物转运中，对映选择性往往属于特例而不是规律。必须强调的是，细胞水平发生的药物转运往往以对映选择性的方式发生。例如突触组织或神经质粒中递质和药物的对映选择性吸收与重吸收都有文献报道。不过，本节仅局限于药物的宏观分布。

一、载体介导的药物对映选择性转运

如果药物在体内通过被动方式转运，那么对于物理性质和化学性质相同的对映异构体来说，转运行为应当不会有差异。如果药物在体内的转运涉及与生物大分子结合，转运便有可能存在对映选择性。

除了在机体内几种位点的载体介导的转运机理外，药物也会很明显与血液和组织中大分子对映选择性结合。载体介导的转运可能存对映选择性的位点主要分布在胃肠道、肾、肝和脑。在胃肠道，glucose、amino acids 和 ascorbic acid 通过吸收机理对映选择性转运。在肾脏，glucose 和 amino acids 通过主动重吸收机理对映选择性转运。在肝脏，amino acids 和 tri-iodothyronine 通过吸收机理先对映选择性转运到肝细胞中再分泌到胆汁中。在脑中，ascorbic acid 通过吸收机理对映选择性转运到脉络膜丛，glucose、amino acids、vitamins、hormones、mono-carboxylic acid 通过吸收机理对映选择性跨过血脑屏障。

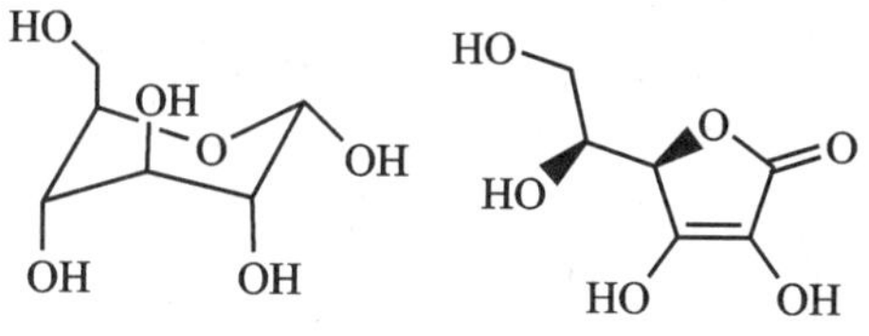

Formula 6-11　D-(+)-Glucopyranose and (R)-5-[(S)-1,2-dihydroxyethyl]3,4-dihydroxy-5H-furan-2-one

二、药物的对映选择性结合

可能与药物发生对映选择性结合的生物大分子主要存在于血液中的蛋白质、球蛋白和血细胞中。在蛋白质中，tryptophan、benzodiazepines、coumarin 类衍生物通过吸收机理对映选择性结合。在球蛋白中，thyroxine、aldosterone 和 progesterone 通过吸收机理对映选择性结合。药物与血浆蛋白结合的对映选择性通常都比较低。虽然红细胞上有与药物（例如与 muscarinic cholinergic 药物）高对映选择性结合位点，但是红细胞上的结合最有可能与药物受体有关。虽然红细胞对某些药物（特别是 sulfonamide diuretics）有强的结合能力，但在这种情况下未见对映选择性。在血液白细胞中看到的情况与红细胞上情况相同。虽然在其他组织中药物的结合能力可以比血液中药物的结合能力高出几百倍之多，但是大多数结合位点都是非特异性的结合位点，而特异性可饱和的结合位点只占百分之几。这百分之几的结合位点通常是对映选择性位点。一个显著的例子是在鼠脑中 levorphanol 对映选择性结合只占总结合的 2%。

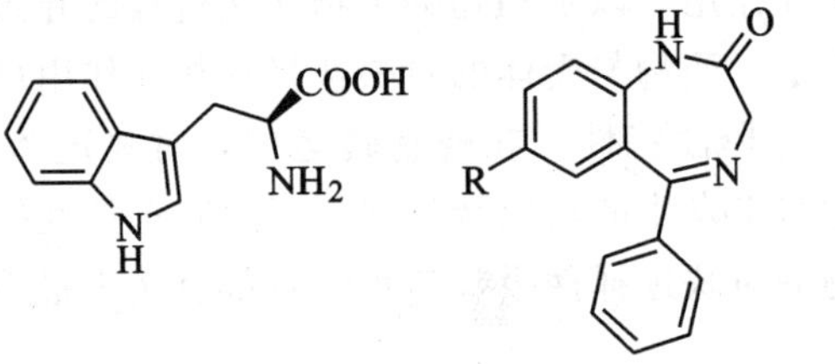

Formula 6-12 (S)-2-Amino-3-(1H-indol-3-yl) propanoic acid and benzodiazepines

三、载体介导的药物对映选择性吸收

肠道对 glucose、amino acids 和 ascorbic acid 的吸收过程主要通过载体转运进行。该过程至少有部分对映选择性。在小肠壁和绒毛细胞可能有两种载体转运机理起作用。一种是发生在刷边缘膜上的主动转运，显示对映选择性。另一种是发生在基底膜上的被动转运，无显著对映选择性。载体介导的吸收明显具有可饱和性，并导致底物的剂量依赖性吸收。在观察到 tetracycline 和 phenytoin 等许多药物有这样的可饱和性的基础上又提出了一种理论，该理论认为在药物的吸收中，Michaelis-Menten 型动力学并不是很少起重要作用。在药物动力学中虽然药物吸收通常被认为是一级过程，但是一级过程经常解释不了出现的偏离。因此，仍需要深入研究并同时考虑可能的对映选择性。

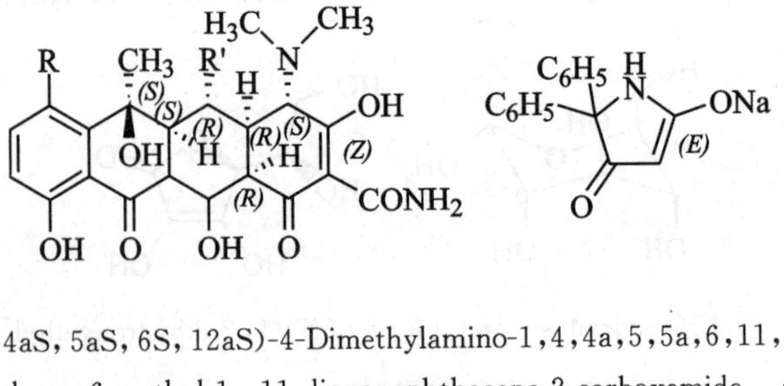

Formula 6-13 (4S, 4aS, 5aS, 6S, 12aS)-4-Dimethylamino-1,4,4a,5,5a,6,11,12a-octahydro-3, 6, 10, 12, 12a-pentahydroxy-6-methyl-1, 11-dioxonaphthacene-2-carboxamide and 5, 5-diphenyl-imidazolidine-2,4-dione

在红细胞和白细胞中，载体介导的吸收的主要信息仍然不很丰富。虽然这些细胞可以吸收 glucose 和 amino acids，但是没有确定吸收的对映选择性。令人感兴趣的是不仅 propranolol 的对映异构体可以竞争性地抑制红细胞吸收 glucose，而且 S-(－)-propranolol 和 R-(＋)-propranolol 的抑制强度相同。在白细胞中，ascorbic acid 以主动转运机理被吸收，这种吸收被 salicylates 阻断。观察表明，白细胞也可以吸收酸性抗炎性镇痛药。由于事实上白细胞至少是抗炎镇痛药的作用位点之一，所以这也是一种中肯的推论。因为抗炎性镇痛药物例如 ibuprofen 和 naproxen 的对映异构体的抗炎活性有巨大差异，所以探讨抗炎性镇痛药物的吸收是否有对映选择性十分有意义。

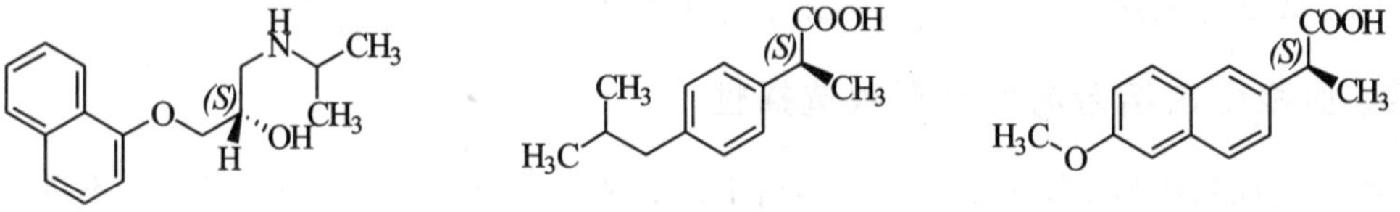

Formula 6-14 As β-bloking agent the potency of (S)-(－)-propranolol, [(2S)-(－)-1-[(1-methylethyl)amino]-3-(naphthalen-1-yloxy) propan-2-ol, is 100 times higher than (R)-(＋)-propranolol, (2R)-(＋)-1-[(1-methylethyl)-amino]-3-(naphthalen-1-yloxy) propan-2-ol. In the treatment of RA the activity of ibuprofen resides in (S)-(＋)-ibuprofen, (S)-(＋)-2-(4-isobutylphenyl) propionic acid. The enantioselective RA activity of 2-(6-methoxy- naphth-2-yl) propionic acid is the same as that of ibuprofen and the RA treating activity resides in (S)-(＋)-2-(6-methoxy-naphth-2-yl) propionic acid

在肾脏系统的近管端，有许多载体系统起作用。从功能上看，这些载体系统大致可以分为管分泌和主动重吸收两类。虽然这种转运过程中的对映选择性已经确定，但是主要涉及 glucose 和 amino acids 的主动转运。这种情况与小肠中看到的情况类似，在小肠中苯巴比妥载体和抗苯巴比妥载体都参与重吸收机理。在苯巴比妥位点的转运位于刷边缘膜，是高对映选择性的主动转运，而抗苯巴比妥转运位于管近端周围细胞的基底膜，是扩散控制的被动转运，对映选择性很小。对于 amino acids 来说，每一个位点上都有多种类型的不同选择性的载体可以使用。虽然甘氨酸与芳香酸的结合物可以被氨基酸载体转运，但是药物是对氨基酸和六碳糖的转运子有亲和力仍不大清楚。

主动管分泌不仅涉及多种营养物和内源性废产物，而且涉及大量酸性和碱性药物。对于酸性药物，主动管分泌机理发生在管细胞的基底膜上，扩散控制的管分泌机理发生在刷边缘膜部位。对于碱性药物，情形正好相反。结构与转运的关系还没有建立起来。对映选择性转运行为也没有指标。文献上虽然曾谈到 mandelic acid 衍生物的分泌，但是 mandelic acid 的对映异构体的分泌无显著性差异。

在肝脏中，载体介导的转运至少在两个位点很重要。一个位点是摄取到肝细胞，另一个位点是分泌到胆汁。虽然除了已经发现在肝线粒体中 amino acids 的载体介导转运具有对映选择性外，肝细胞摄取 L-amino acids 和 L-tri-iodothyronine 也具有部分对映选择性，但对药物来讲仍不大清楚，除非有许多强有力的证据表明它们是通过载体系统摄取的。事实上，即使提到的部分对映选择性也可能涉及存在的多种性质各异的转运系统（其中也包括被动转运）。分泌入胆汁是了解得很清楚的载体系统。该系统与药物和代谢物都有关。关于该系统对映选择性的资料不多，研究也不够。

在脑中，主要有两个屏障。一个是脉络丛—主循环与脑脊髓液交界处的屏障，一个是体循环与脑室中的液体交界处的血脑屏障。对出入脑脊液的载体介导的转运文献报道很多。至少在 L-ascorbic acid 进入脑脊液这个例子中看到了高度的对映选择性。不过，被动扩散在底物进入脑脊液的转运过程中也可以起到相当重要的作用。另外值得注意的是，不少药物例如 penicillins 和 aminosalicylic acid 都以主动分泌的形式从脑脊液进入体循环。当然，药物跨脑屏障的对映选择性尚需深入研究。血脑屏障本身也存在载体转运体系。这个系统对 glucose、amino acids、vitamins、hormones、lactate 及 pyruvate 类物质都显示出对映选择性。对于药物跨血脑屏障的对映选择性一般尚无确定说法。不过，有实质性的证据表明象 amphetamine 跨过血脑屏障部分依靠载体介导，而不显示对映选择性。

四、血浆蛋白结合药物的对映选择性

药物及其他物质与主要的血浆蛋白即白蛋白的结合通常显示非对映选择性。不过，其中有一些明显的例外。例如 tryptophan 、oxazepam 和 benzodiazepines 的对映异构体与白蛋白结合程度的差异有时很大。当然，它们与白蛋白结合的这些差异是否会对它们的对映异构体的总体分布产生影响，进而对它们的对映异构体的药效产生影响，还有不少变数。其他有些药物，尤其是 coumarin anticoagulants 与白蛋白结合有时有轻微的对映选择性。

通常，药物与白蛋白的结合显示低亲和度及高结合能力的特点。而 hormones 和 hormone 类物质与特异性甾体结合球蛋白的结合，例如与甲状腺激素结合球蛋白、皮质类固醇结合球蛋白和性激素结合球蛋白的结合特点正好相反，这些结合类型的特点是高选择性和低结合能力。实际上，甲状腺素与甲状腺激素结合蛋白的结合显示出对映选择性，而与白蛋白的结合则没有对映选择性。甲状腺素与白蛋白结合的重要性在于定量结合，根本不在于对映选择性结合。类似的情况也出现在 aldosterone 和 progesterone 激素结合球蛋白及白蛋白的结合中。皮质类固醇 aldosterone 和 progesterone 结合球蛋白结合时显示对映选择性。与白蛋白结合时，aldosterone 和 progesterone 根本不显示对映选择性。

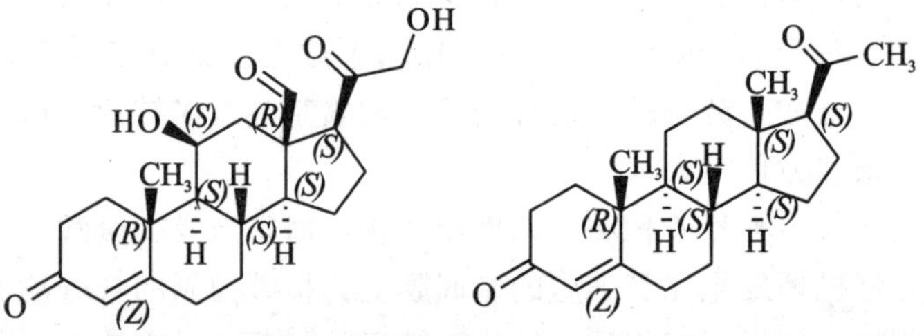

Formula 6-15　11β, 18-Epoxy-18, 21-dihydroxypregn-4-ene-3, 20-dione and pregn-4-ene-3, 20-dione

如果药物的对映异构体与血清白蛋白结合有差异，那么可以预料，在药物动力学研究中对映异构体分布体积中的差异可能反映出来。假设结合药物的分布体积为 V_1，未结合的游离药物体积为 V_2，那么 V_1 和 V_2 之间存在数学式 $V_DC=V_1C+V_2C$ 表示的关系。在这个关系式中 V_D 代表药物的总表观分布体积，C 代表药物的总血浆浓度，C_f 代表血浆中未结合药物的浓度。这样刚刚提到的关系式可以改写成 $V_D=V_1+V_2(C_f/C)$。从中可以很清楚地看到，只要未结合的游离药物很少（$C_f \ll C$），则 V_D 主要取决于 V_1，对未结合的游离药物的微小变化不敏感。这种情况对于 warfarin 来说，并不新鲜。血浆中未结合的 warfarin 的一对对映异构体存在一个小的差异。当然，这种差异并未影响到它的对映异构体的分布体积。尽管曾有报道在鼠的某些例子中 warfarin 的一对对映异构体的分布体积存在显著差异，至少在人体中这种差异并未影响到它的对映异构体的分布体积。有趣的是，在人体内同时服用 phenylbutazone，会导致 warfarin 被 phenylbutazone 对映选择性地从结合位点置换下来。结果产生了 warfarin 的一对对映异构体分布体积的显著差异。值得注意，一旦 warfarin 的一对对映异构体的分布差异很小，那么从实用的角度说这种差异就变得无关紧要。

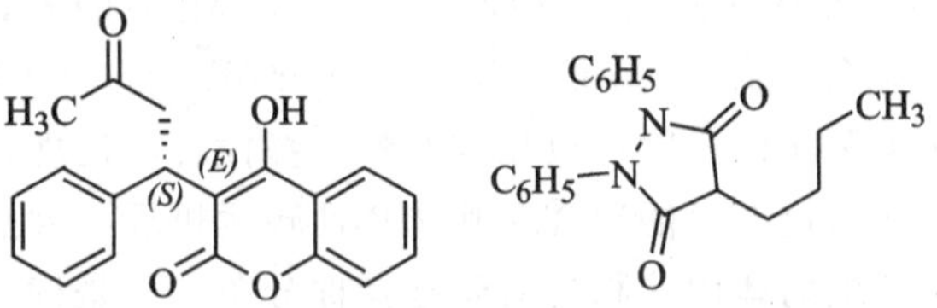

Formula 6-16　Warfarin，2-oxo-3-(3-oxo-1-phenylbutyl)-2H-chromen-4-ol，and phenylbutazon，4-Butyl-1,2-diphenylpyrazolidine-3,5-dione. The (S)-(−)-Warfarin is 5 times more potent as an oral anticoagulant than the (R)-(+)-warfarin

另一个有趣的现象出现在 phenprocoumon 对映异构体的动力学中。虽然 phenprocoumon 的一对对映异构体与白蛋白结合的差异同样很小，但是这种很小的差异会引起一对对映异构体在人体内分布体积的显著差异。在鼠体内的情形则相反。在鼠体内 S-phenprocoumon 和 R-phenprocoumon 的总表观分布体积分别为（403±24）ml/kg 和（406±20）ml/kg，游离态血浆浓度与总血浆浓度的百分比分别为（1.13±0.06）%和（0.76±0.07）%，肝脏浓度与血浆浓度的比值分别为 6.9±0.5 和 5.2±0.2，体内总清除率分别为 22.5±1.1 ml/(h. kg）和（15.9±1.0）ml/(h. kg)。两种异构体 S-phenprocoumon 和 R-phenprocoumon 的分布无显著差异、游离态血浆浓度有显著性差异、肝脏浓度/血浆浓度的比值有显著性差异，进而导致体内清除率有显著性差异。可能得出的结论是，S-phenprocoumon 和 R-phenprocoumon 之间的药物动力学差异主要是由分布模式的差异造成的。不过，S-phenprocoumon 和 R-phenprocoumon 分布模式的差异无疑不能解释更实质的药理学差异。

研究得比较细致的对映异构体动力学差异的药物是 β-受体阻滞剂 propranolol。虽然有些研究发现 L-propranolol 的分布体积比 D-propranolol 的分布体积稍小一些，这种差异可能来自蛋白结合的差异，而在人体内 L-propranolol 和 D-propranolol 的药物动力学无显著性差异。当然，这种差异对治疗到底有何种价值还值得怀疑。有意思的是，发现 propranolol 显示种属差异。例如，在狗体内 propranolol 可以发生对映选择性葡萄糖醛酸化，在人体内未观察到类似现象。在 0.2 mg/kg 剂量下，（L/D)-propranolol 和 L-propranolol 的消除半衰期、总表观分布体积和总体内清除率分别为 43 min，8.7 l/kg，167 ml/min/kg 和 60 min，10.4 l/kg，151 ml/min/kg。在 0.4 mg/kg 剂量下，（L/D)-propranolol 和 L-propranolol 的消除半衰期、总表观分布体积和总体内清除率分别为 52 min，9.8 l/kg，190 ml/min/kg 和 62 min，12.1 l/kg，197 ml/min/kg。在 0.8mg/kg 剂量下，(L/D)-propranolol 和 L-propranolol 的消除半衰期、总表观分布体积和总体内清除率分别为 73 min，12.7 l/kg，155 ml/min/kg 和 85 min，14.3 l/kg，143 ml/min/kg。很明显，L-propranolol 有较长的消除半衰期和较大的总表观分布体积。Propranolol 与蛋白质的结合和与组织成分包括受体的结合，都有一定程度的对映选择性。描述这方面的工作时有时提到优先吸收活性异构体。事实上，分布体积、半衰期以及对映异构体之间的差异随着剂量的增大而变小。

对映选择性分布很明显是由于对映选择性生物转化或对映选择性排泄造成的。在这样的情形下，将出现浓度比例不一致的状况。之所以会出现这种状况，不能归结于对映异构体固有的分布动力学差异。考虑的第二个因素是消旋化或者甚至构型转换。对于少数药物，当给予单一对映异构体或外消旋体后，确实发生了消旋化或构型转换。一个例子是抗炎药ibuprofen，它的左旋体可以转化成右旋体。因为给药后有这样的构型转换，所以左旋-ibuprofen 给药后的表观分布体积总是比右旋-ibuprofen 给药后的表观分布体积小。一旦把构型转换过程考虑在内，那么左旋-ibuprofen 和右旋-ibuprofen 的分布体积看起来就是相同的。

总的说来，虽然在生物体内经常可以见到对映选择性转运机理，但是主要对象是营养物和内源性物质。只有少数药物有可能存在对映选择性转运机理，大多数药物不存在对映选择性转运机理。虽然研究了生物体内药物的对映选择性分布，可是许多关于药物的对映异构体分布的问题仍未解决。目前，尚无证据表明对映选择性分布会对药物的治疗作用产生重要后果。

第三节　药物作用的构象选择性

由于许多药物受体对对映异构体和几何异构体都显示高度的对映选择性和立体选择性，所以那同样可以期待这些药物受体拥有构象选择性。在柔性药物分子与它们的受体发生相互作用的时候，构象异构现象起了很大作用。描述药物分子与它们的受体相互作用的分子动力学是药物化学的主要目的之一。在药物分子与它们的受体构建的体系中，药物分子的结构以及与之相互作用的受体结合位点的结构是两个重要组成部分。可见，任何描述都必须是三维的。只要缺少受体的立体化学信息，合乎逻辑的步骤就应该是考察与这个特定受体相互作用的药物分子的结构。于是，努力确定柔性药物分子的活性构象便成为描述药物分子与它们的受体相互作用的分子动力学的关键。

研究药物受体构象选择性的方法包括确定孤立分子的优势构象（量子化学计算、经验计算或者力场计算）、确定晶体中分子的优势构象（X 射线晶体衍射）、确定溶液中分子的优势构象（NMR 谱）。单纯从这三方面的研究去推测柔性药物的受体-活性构象意义不大。无论是理论方法、晶体学方法还是光谱学方法，对应的研究环境（真空、晶体、溶液）总的来讲都忽略了柔性药物分子与受体相互作用可能引起的构象变化。由这类可能的构象变化通常都没有被考虑，全神贯注考虑的最稳定构象又总是使得问题变得含混不清。在克服这个困难的过程中形成了一种特征的试验方法，通过这种方法可以一定程度上确定柔性药物的受体-活性构象。该方法包含对构象束缚的刚性和半刚性类似物的发展和构象-活性进行研究。在刚性和半刚性类似物中，构象偏离的可能性可以被消除或大大减少。

一、控制药物分子柔性的技术

为了控制柔性药物分子的几何和限制分子内旋转可以采用四种不同的技术。第一种技术是制造空间因素。如果有大基团靠近成键原子，那么旋转自由度可以被限制。如同在双一邻取代联苯这样的极端的例子中，由于旋转受到阻碍而形成了两个对映异构体。该技术曾用于一系列联苯羟胺。第二种技术是制造生物电子等排。文献中只报道了少数有的关研究，在这些研究中生物电子等排原理被用来推论立体化学与活性的关系。这种技术的一个例子是比较硫和硒的乙酰胆碱同源物作为尼古丁激动剂的药理和立体化学数据。与此相关的另一种做法是在生物电子等排原理的协助下控制药物分子的几何形状，即用巯基代替毒蕈碱激动剂的氨基。第三种技术是制造多重键。直接连到多重键上的原子的相对位置是固定的。直接连到双键上就产生了顺反异构体。关于烯的顺反异构体的活性报道比较少。其中的一些例子包括安定药 thioxanthenes、抗抑郁药 zimelidine、雌激素 stibenes 和 GABA 类似物 cis-aminocrotonic acids 及 trans-aminocrotonic acids。第四种技术是制造环。通过分子的不同部位形成不同的环状结构可以进一步减小柔性药物的构象变动性。找到可以掺入有潜在活性的适当功能基的刚性或半刚性的药物分子骨架并不复杂。注意力大多集中在 acetylcholine、noradrenaline、dopamine、tryptamines、morphinomimetics、histamine、GABA、neuroleptics、tricyclic antidepressants、glutamic acid、amphetamine、aminoacids 和 hallucinogenes。

控制柔性药物的几何形状可以带来一些好处。例如可以确定活性药效基团的构型、可以使重要的功能基严格地固定在一个位置而半刚性结构迫使这些重要的功能基在确定的有限值。在一套刚性和半刚性类似物中，假定只有与受体相匹配的类似物才有其活性。当柔性母体药和构象受限制的衍生物之间的生物学活性差异只与立体化学有关时，只要比较活性类似物的立体化学与母体药的可能构象便可以确定与受体作用的母体药的构象及药物与受体作用时构象改变的能垒。

控制柔性药物的几何形状也可以带来一些不利和局限性。用柔性药物分子的限制构象类似物研究构象异构现象的活性差异明显有缺点，因为在控制柔性药物的几何形状的同时很难避免新形成的药物与原型药有一些物理化学性质上的差异。为了形成构象限制类似物，必须引入新的原子和化学键，必然会影响到化学性质和物理性质。这些影响在解释生物学数据时需要考虑。使用刚性和半刚性类似物关联构象异构体现象和生物活性的另一个问题是，当药物与受体相互作用时刚性会让药物分子失去必要构象变化的机会。因此，过于刚性的构象体有时会引入歧途，因为药物与受体的相互作用需要一定的柔性使药物和受体能够相互适应。

药物的柔性可以用药物与受体相互作用的动力学参数表达。通过研究 muscarinic 拮抗剂在鲤鱼心房作用的时间曲线发现，在相同的亲和度下刚性拮抗剂的解离比柔性拮抗剂的解离延迟很多。使用高度限制的去极化配基研究乙酰胆碱与其受体作用的机制，发现结构的柔性不起作用。

立体化学与活性关系精确度的极值取决于研究中应用的生物学数据的精确度。因此，证明被测试的药物是直接作用于受体而起效特别重要。对于激动剂，只考虑活性与几何因素的关系，忽略化合物的亲和度和固有的活性有时可能会导致错误结果。

二、环状 acetylcholine 类似物的活性对构象的依赖性

确定 acetylcholine 与不同受体的作用时，例如确定 acetylcholine 与 nicotinic 受体表面、muscarinic 受体表面、acetylcholinesterase 受体表面作用时，构象异构现象起重要作用。许多注意力都集中在研究 acetylcholine 的 N-C-C-O 片段的扭角，特别是集中在研究 muscarinic 活性。

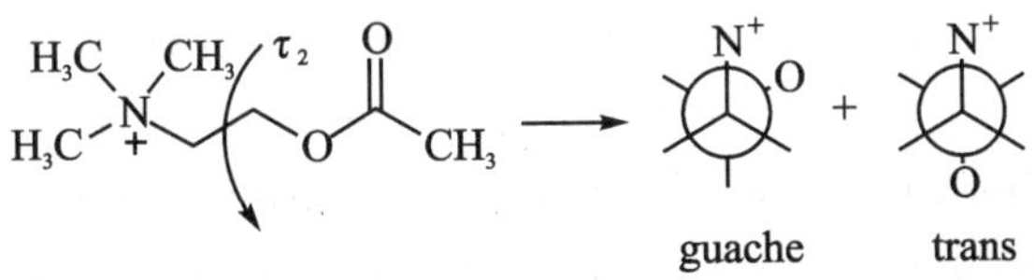

Formula 6-17　Rotation of single bond resulted in guache and trans conformations

X射线研究和NMR研究表明，acetylcholine的N-C-C-O片段主要以邻位交叉的构象存在。根据理论计算、经验计算和量子理论计算，也预测到邻位交叉构象是最稳定的构象。在$\tau_2=60\sim80$度的球面能量最小化被一个相对大的低能区包围，而且存在一系列其他低能区包括一个位于$\tau_2=180$度处与反式构象相对应的能量高于极小球面能量13 kJ/mol的低能区。不过，如果以底物及抑制剂与acetycholinesterase结合的自由能（17 kJ/mol）作为毒蕈碱受体的实际数字，那就不难使acetycholine和muscarinic受体之间的相互作用合理化，muscarinic受体可以说明跨越acetycholine对位交叉和邻位交叉的能垒。

这个阶段存在两个问题。第一个问题是，acetycholine和muscarinic受体结合的活性构象到底是与它的优势构象（邻位交叉）相对应还是与劣势构象（反式构象）相对应？第二个问题是，如果与muscarinic受体相结合的活性形态是劣势反式构象，那么劣势与muscarinic受体的相互作用可否导致形成更多的反式构象并达到一个新的平衡点吗？muscarinic受体是构象酶吗？为了回答这些问题，用（R,S)-3-乙酰基-N-甲基哌啶甲碘化物作为化学起点，研究立体结构与活性的关系。

众所周知，三级胺有时是比四级胺更强的muscarinic受体激动剂，而且muscarinic受体显示出较高立体选择性。于是，合成了三级胺，3-acetoxy-N-methylpiperidine和四级胺3-acetoxy-N-methylpiperidine methiodide的单一对映异构体，测定了这些化合物的muscarinic活性。(R)-3-acetoxy-N-methylpiperidine methiodide、(S)-3-acetoxy-N-methylpiperidine methiodide (Formula 6-18)、(R)-3-acetoxy-N-methylpiperidine和(S)-3-acetoxy-N-methyl- piperidine的pD_2值分别为3.40、3.92、2.99和3.68。Acetycholine的pD_2值为7.51。基于哌啶骨架，所有半刚性类似物都是弱的muscarinic受体的激动剂。这些结果来自功能实验，由受体结合实验证实。

排除acetycholine和哌啶在电子结构方面的较大区别外，还应该考虑到muscarinic激动剂活性和部分激动剂活性又相对独立于亲脂性，半刚性3-乙酰基-N-甲基哌啶甲碘化物和3-乙酰基-N-甲基哌啶的低muscarinic活性只能看成是结构和立体化学限制的结果。在激动剂与受体作用过程中，环状类似物要达到muscarinic必需构象需要的能量可能太高。此外，为了支持化合物的结构又可能导致直接位阻。两种结果相结合使得需要的能量更高。

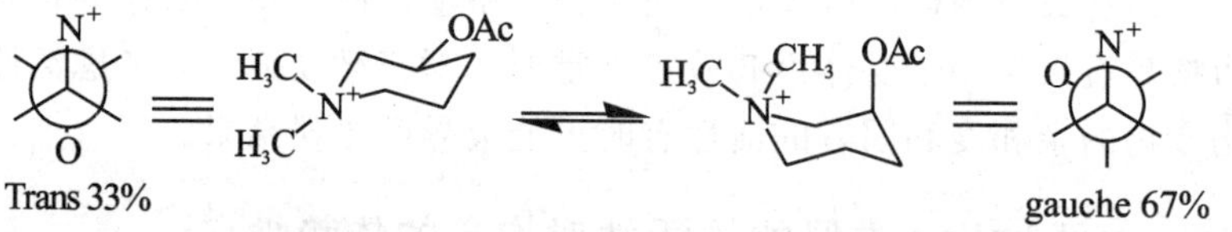

Formula 6-18 The relative proportion of guache and trans, the chair conformations of (S)-3-acetoxy-N-methylpiperidine methiodide

外消旋3-acetoxyquinuclidine和3-acetoxyquinuclidine methiodide的muscarinic活性研究得出了另一种结果。这些酯不仅可以看成是半刚性哌啶类化合物形成的高能量的刚性船式构象，而且外消旋三级酯是很强的muscarinic激动剂。因此，合成了3-acetoxyquinuclidine和3-acetoxyquinuclidinemethiodide的对映异构体并测定了muscarinic活性。(R)-3-acetoxyquinuclidine、(S)-3-acetoxyquinuclidine、(R)-3-acetoxyquinuclidine methiodide和(S)-3-acetoxyquinuclidine methiodide的pD_2值分别为5.02、6.10、3.97和3.56。Acetycholine的pD_2值为7.51。

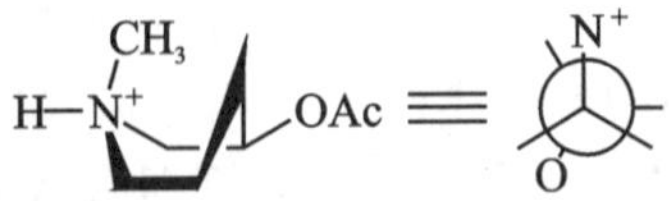

Formula 6-19　(S) -3-acetoxyquinuclidine

(R)-3-Acetoxyquinuclidine 和(S)-3-acetoxyquinuclidine 有显著的 muscarinic 活性。由于(S)-3-acetoxyquinuclidine 与 acetycholine 的活性相当，所以可以用作讨论与 muscarinic 受体契合的模型化合物。(R)-3-Acetoxyquinuclidine methiodide 和(S)-3-acetoxyquinuclidine methiodide 的 muscarinic 活性弱很多，可能是由于在化合物 e 键上引入的额外的 N-甲基造成了位阻。(R)-3-acetoxyquinuclidine、(S)-3-ace-toxyquinuclidine、(R)-3-acetoxyquinuclidine methiodide 和(S)-3-acetoxyqui-nuclidine methiodide 的受体结合数据与它们的生物学活性一致。尽管 acetylcholine、piperidines 和 quinuclidines 的 muscarinic 活性相差很大，但是它们之间的电荷分布差异却很小。因此，不可能把它们的 muscarinic 活性差异归结于电子结构。

比较 (R)-3-acetoxy-N-methylpiperidine methiodide、(S)-3-acetoxy-N-methylpipe-ridine methiodide、(R)-3-acetoxy-N-methylpiperidine、(S)-3-acetoxy-N-methylpipe-ridine、(R)-3-acetoxyquinuclidine、(S)-3-acetoxyquinuclidine、(R)-3-acetoxy-quinuclidine methiodide 和 (S)-3-acetoxyquinuclidine methiodide 的 muscarinic 活性和立体化学性质，并用 muscarinic 活性强的(S)-3-acetoxyquinuclidine 作为参照，可以认为 Formula 6-20 表示的能量不利的三级胺的具有一个 a-键 N-甲基的顺-(S)-船式构象是 3-acetoxy-piperidines 的 muscarinic 必要构象。当分子提高过渡态能量力图适应活性船式构象时，似乎降低了 muscarinic 活性。muscarinic 受体和激动剂之间的相互作用看上去很难克服饱和杂环的船式和椅式构象之间的构象能垒。包含弱活性(R)-3-Acetoxyquinuclidine methiodide 和(S)-3-acetoxyquinuclidine methiodide 的试验结果表明，由额外的 N-甲基引起的位阻可能是造成(R)-3-acetoxy-N-methylpiperidine methiodide 和(S)-3-acetoxy-N-methylpiperidine methiodide 的 muscarinic 活性低的原因。

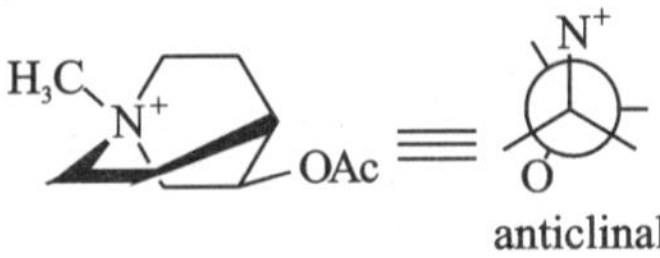

Formula 6-20　Potential muscarinic-essential (S)-boat conformation of 3-acetoxy-N-methyl- piperidine

当然，上述试验不能排除具有恰当空间位置药效团的哌啶类似物的能量不利椅式构象也可能是 muscarinic 必须构象。于是便观察这样的椅式构象体，用 ^{1}H-NMR 谱和 EHT 及 CNDO/2MO 量子化学方法研究了 3-acetoxy-N-methylpiperidine 和 3-acetoxy-N-methyl-piperidine methiodide 的立体化学。按照建立的 Formula 6-18 所示的 3-acetoxy-N-methylpiperidine methiodide 的两种椅式构象的平衡体系发现，具有 a-键乙酰氧基 (N-C-C-O=gauche) 的构象比具有 e-键乙酰氧基 (N-C-C-O=trans) 的构象更稳定，只是能量差相当小 (ΔG=1.8 kJ/mol)。对于 3-acetoxy-N-methylpiperidine 应考虑四种椅式构象。按照 Formula 6-21 三级 3-acetoxy-N-methyl-piperidine 盐的平衡是两个过程的结果。一个过程是环体系的椅式/椅式翻转。另一个过程是通过游离氨氮和可逆的去质子化/质子化发生的氮的棱锥形翻转。氮翻转能垒大约是 38 kJ/mol，能量相当较低，不可能分离出与此对应的顺/反异构体，只有（R）和（S）两种异构体存在。

具有 a-键乙酰氧基（N-C-C-O=gauche）和 e-键 N-甲基的构象是稳定构象，而具有 e-键乙酰氧基（N-C-C-O=trans）和 a-键 N-甲基的构象能量最高。这两种构象体的能量之差高达大约 15 kJ/mol（Formula 6-21）。

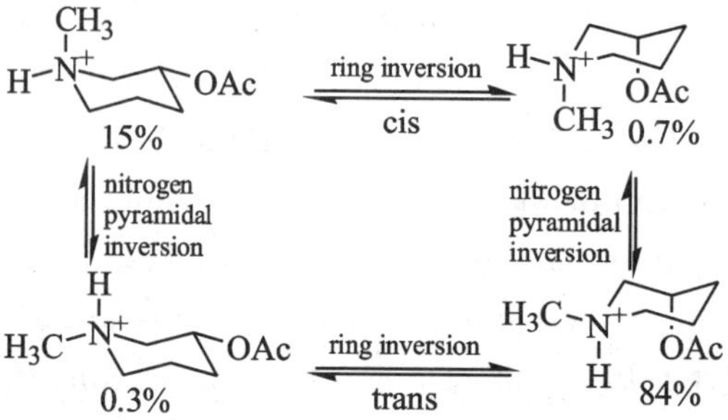

Formula 6-21　Conformational isomerism in (R)-3-acetoxy-N-methyl-piperidine

比较 Formula 6-20 假设的 muscarinic 必须船式构象和 Formula **6-21** 的（*R*）-3-acetoxy-N- methyl-piperidine 能量最高的椅式构象，不难发现这两种构象有一些很明显的共同相关的性质。例如乙酰氧基（e-键）和 N-甲基（a-键）的空间位置相同、N—C—C—O 片段都按反式安排（反式邻位交叉/反式共平面）、二者都是高能量的构象体。由此产生的问题是，如何最好的研究 3-acetoxy-N-methylpiperidine 的最高能量椅式构象参与 muscarinic 活性。如果 3-acetoxy-N-methylpiperidine 的椅式构象是 muscarinic 受体的活性构象，那么随着这种构象体数量增加 muscarinic 活性也会增高。为了体现这一点，用含硫基团取代哌啶中的铵基。

硫盐和它的氮类似物一样拥有四面体构型，其中未成键电子对 3s 电子成为第四个取代基。硫原子可以形成手性中心。由于硫原子的棱锥反转能垒（约为 100 kJ/mol）比相应的氮原子棱锥反转的能垒高很多，所以四个稳定的异构体，顺-(R)、顺-(S)、反-(R)和反-(S)的硫类似物可以被分离出来（Formula 6-22）。

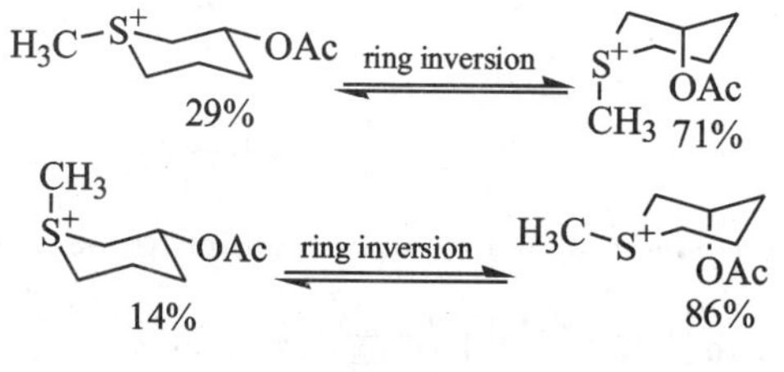

Formula 6-22　Conformational isomerism of (1S, 3R)-cis-3-acetoxy-1-methylthiane and (1R, 3R)-trans-3-acetoxy-1-methylthiane, wherein R = ring inversion. Sulfonium salts are similar to their nitrogen analogues in that they possess tetrahedral configuration with the sulfur atom as a chiral center. On the other hand however since the energy barrier for pyramidal inversion is substantially higher than that is in the case of the corresponding ammonium compounds the stereoisomers of sulfonium salts can be isolated

量子化学计算、经验力场计算、X 光晶体衍射和 NMR 谱显示，含硫类似物有另一个重要的优点，即作为硫甲基构象能的差值小（为 0.76 kJ/mol，在哌啶系列中该值为 11～

14 kJ/mol）的结果硫原子中心的甲基为 a-键的构象体的数量比在哌啶系列中氮原子中心的甲基为 a-键的构象体的数量多得多。

总之，用含硫基团取代 3-acetoxy-N-methyl-piperidine 中的铵基团使反式硫类似物系列中具有 a-键杂原子甲基和 e-键乙酰氧基的可能活性椅式构象的数量提高了大约 47 倍（14％：0.3％）。此外，（1S，3R）-cis-3-acetoxy-1-methylthiane 和（1R，3R）-trans-3-acetoxy-1-methylthiane 的两种椅式构象的能量几乎相等、环翻转的能垒低，分子热运动释放的能量或激动剂受体复合物形成释放的能量就能够克服这个能垒。如果这些说法正确，那么测得的（1R，3R）-trans-3-acetoxy-1-methyl-thianium perchlorate 和（1S，3S）-trans-3-acetoxy-1-methyl-thianium perchlorate 的 muscarinic 活性应分别高于 3-acetoxy-N-methyl-piperidine iodide、3-acetoxy-N-methyl-piperidine 和 cis-3-acetoxy-1-methyl-thianium iodide 的 muscarinic 活性。事实确实是这样。外消旋 cis-3-acetoxy-1-methyl-thianium iodide、(R)-3-acetoxy-N-methylpiperidine methiodide、(S)-3-acetoxy-N-methylpiperidine methiodide、(R)-3-acetoxy-N-methyl-piperidine、(S)-3-acetoxy-N-methylpiperidine、（1R，3R）-trans-3-acetoxy-1-methyl-thianium perchlorate 和（1S，3S）-trans-3-acetoxy-1-methyl-thianium perchlorate 的 pD_2 值分别为 3.56、3.40、3.92、2.99、3.68、6.50 和 4.85。Acetycholine 的 pD_2 值为 7.51。作为 muscarinic 激动剂，（1R，3R）-trans-3-acetoxy-1-methyl-thianium 的活性比(R)-3-acetoxy-N-methylpiperidine methiodide、(S)-3-acetoxy-N-methylpipe-ridine methiodide、(R)-3-acetoxy-N-methylpiperidine、(S)-3-acetoxy-N-methylpiperidine、和外消旋 cis-3-acetoxy-1-methyl-thianium iodide 高出两个数量级。对映异构体（1R，3R）-trans-3-acetoxy-1-methyl-thianium perchlorate 和（1S，3S）-trans-3- acetoxy-1-methyl-thianium perchlorate 的 muscarinic 活性也相差很大。cis-3- Acetoxy-1-methyl-thianium iodide 及 trans-3-acetoxy-1-methyl-thianium perchlorate 的受体结合实验数据与它们的体外 muscarinic 活性一致。排除电子结构和分子大小的明显差异，以及记住 muscarinic 激动剂活性与亲脂性无关，那么环状半刚性哌啶和硫杂类似物的 muscarinic 活性的差异可以看成是结构和立体化学限制的结果。

作为船式和扭转式构象体数量极少的一种结果，可以预期在（1R，3R）-trans-3-acetoxy-1-methylthiane 的两种椅式构象中有一种椅式构象代表了它的 muscarinic 必需构象。由于两种椅式构象的自由能只差 4.5 kJ/mol，所以看来只占 14％的那种构象体能够优先结合到 muscarinic 受体上。具有 a-键 N-甲基和 e-键乙酰氧基的 3-acetoxy-N-methylpiperidine 的对应的构象能量高很多。从 3-acetoxy-N-methyl-piperidine 的 muscarinic 活性低的角度看，既可以假定活性的 muscarinic 必需构象是低数量（大约 0.3％）的构象，也可以假定在激动剂和受体相互作用过程中能垒是如此之高以致阻碍了具有 e-键 N-甲基和 a-键乙酰氧基的低能量椅式构象转变成高能量的椅式构象。

3-Acetoxy-1-methylthianium iodide 对映异构体的两种椅式构象的构象自由能之差和 trans-3-acetoxy-1-methylthianium perchlorate 的对映异构体的两种椅式构象的构象自由能之差一样小、乙酰氧基为 e-键的构象体的数量相当高。3-Acetoxy-1-methylthianium iodide 的 muscarinic 活性低可以看作是它的额外的 N-甲基直接位阻的结果。

如果键不断裂，cis-3-acetoxy-1-methylthianium iodide 不可能从任何可能构象恰好转变成具有 a-键硫甲基和 e-键乙酰氧基的正确的活性椅式构象。另一方面，虽然 3-acetoxy-1-methylthianium iodide 可以以活性船式构象存在，但是在激动剂-受体相互作用中由于分割船式构象和椅式构象的能垒大，这种船式构象很难接近分子的一些构象模式。这些可能就是

3-acetoxy-1-methylthianium iodide 的 muscarinic 活性低的原因。

像半刚性 3-acetoxy-N-methylpiperidine methiodide、3-acetoxy-N-methylpiperidine、cis-3-acetoxy-1-methylthianium iodide 以及 trans-3-acetoxy-1-methylthianium perchlorate 那样具有高 muscarinic 活性的化合物的结构和立体化学要求包括，这类药物在与 muscarinic 受体产生相互作用时，激动剂分子不得不在一定程度上采用 muscarinic 的必需构象，即具有 a-键 N-甲基和 e-键乙酰氧基的顺-(S)-船式和一个反-（1R，3R）-椅式的构象（N-C-C-O＝anticlinal/antiplanar）。这表明，除非分子采用 Formula 6-23 所示两种活性构象中的一种，否则它们的 muscarinic 活性会由于构型和/或构象限制而受到损害。

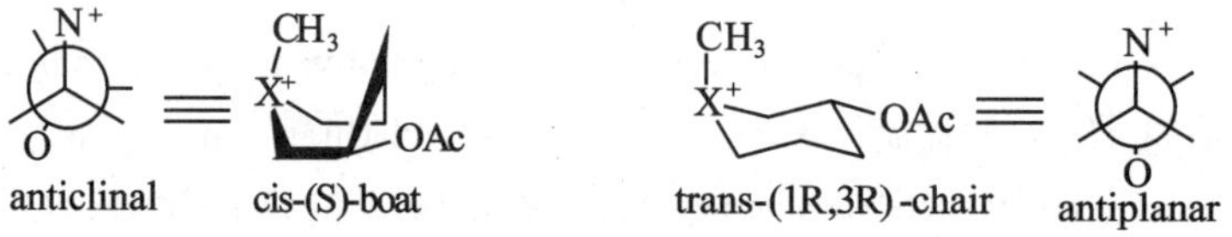

Formula 6-23　Proposed muscarinic-essential conformations of piperidine and thiane analogues of acetylcholine. During the productive interaction of muscarinic agonists and their receptor a muscarinic- essential conformation, a cis-(S)-boat or a trans-(1R,3R)-chair with only one methyl group in the onium center in the axial orientation and the acetoxy group equatorial, has to be adopted by the muscarinic agonists

最后，又得回到最基本问题上来。那就是，到底乙酰胆碱的邻位交叉和全反式构象是不是 muscarinic 受体的活性构象，以及当只有少数这种分子通过溶解的药物引入时，muscarinic 受体能够在多大程度上形成乙酰胆碱的优势构象？

一系列研究都支持，即使 acetylcholine 在溶液中 N-C-C-O 残基的优势构象是邻位交叉，当它与 muscarinic 受体相互作用的时候也还是包含了一个反式邻位重叠/全反式的 N-C-C-O 取向。在确定邻位重叠/对位交叉 N^+/O 构象作为活性 muscarinic 构象体时，这些研究同时明确地排除了顺式邻位交叉构象体。当 acetylcholine 与 muscarinic 受体相互作用的时候，如果 muscarinic 受体不能产生更多的反式-N-C-C-O 构象，那么 acetylcholine 的表观强度将是校正后反式构象体和溶液中这种构象体的摩尔分数的简单的积。根据邻位交叉和反式构象之间自由能之差大约是 13 kJ/mol，可以计算出反式构象的数量不到 1%。那就意味着，acetylcholine 的作用减少到不足它在溶液中主要以反式存在时产生作用的 1%。而且 N-C-C-O 具有反式取向的刚性或半刚性类似物的强度至少比 acetylcholine 的表观强度高出两个数量级。与 muscarinic 受体作用时 acetylcholine 可能起构象变化，导致这类药物优先以反式构象与 muscarinic 受体结合。在这种情况下 muscarinic 受体作为构象酶起作用。

三、Arecoline、isoarecoline 和它们的硫拟似物的活性对构象的依赖性

为了确定获得最佳 muscarinic 活性的阳离子头的结构和立体化学要求，研究过了 Formula 6-24 的半刚性化合物的胆碱能性质和构象行为。测定了它们的 muscarinic 活性，arecoline、arecoline methiodide 、sulfoarecoline 、isoarecoline、isoarecoline methiodide 和 sulfoisoarecoline 的 pD_2 值分别为 6.47、5.21、6.21、5.03、6.14 和 6.13。Acetylcholine 的 pD_2 值为 7.31。它们直接作为 muscarinic 完全激动剂。Arecoline、sulfoarecoline、isoarecoline 和 sulfoisoarecoline 的 muscarinic 活性比 acetylcholine 的 muscarinic 活性低一个

数量级，比 arecoline methiodide 和 isoarecoline 的 muscarinic 活性高一个数量级。

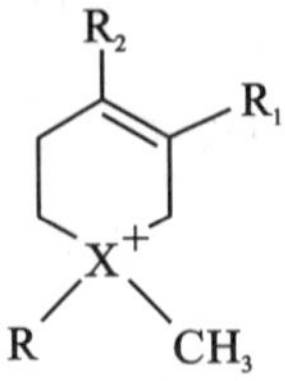

Formula 6-24 Arecoline (X=N, R=H, R_1=$COOCH_3$, R_2=H), arecoline methiodide (X=N, R=CH_3, R_1=$COOCH_3$, R_2=H), sulfoarecoline (X=S, R=nothing, R_1=$COOCH_3$, R_2=H), isoarecoline (X=N, R=H, R_1=H, R_2=$COOCH_3$), isoarecoline methiodide (X=N, R=CH_3, R_1=H, R_2=$COOCH_3$), sulfoisoarecoline (X=S, R=nothing, R_1=H, R_2=$COOCH_3$)

Arecoline 和 isoarecoline 具有的 e-键甲基的 X 半椅式构象是最稳定的构象，ΔE 分别为 −33.5 kJ/mol 和 −32.6 kJ/mol。硫类似物 sulfoarecoline 和 sulfoisoarecoline 的能量最低的构象具有一个 a-键甲基，ΔE 分别为 +25.5 kJ/mol 和 +15.8 kJ/mol (Formula 6-25)。

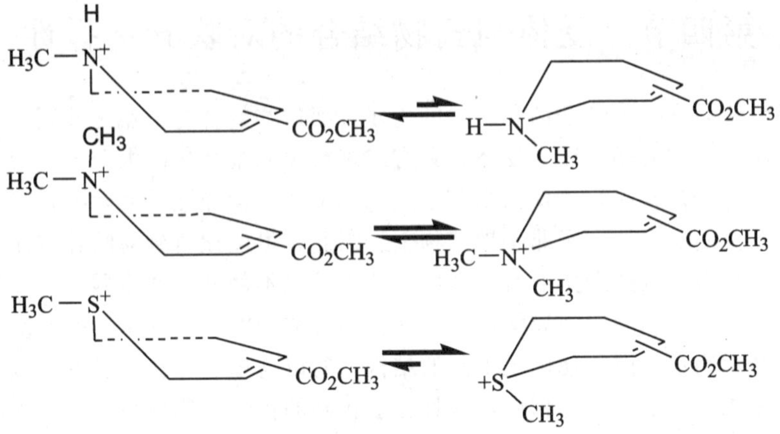

Formula 6-25 Structures and conformational equilibria of arecoline, arecoline methiodide, sulfoarecoline, isoarecoline, isoarecoline methiodide and sulfoisoarecoline

根据 arecoline、arecoline methiodide、sulfoarecoline、isoarecoline、isoarecoline methiodide 和 sulfoisoarecoline 的药理实验和构象分析，可以得到 muscarinic 活性对化合物的结构和立体化学的要求。对于高 muscarinic 活性，杂原子上上结合一个甲基已经足够了。对于 isoarecoline、isoarecoline methiodide 和 sulfoisoarecoline，引入第二个甲基只会轻微地损害 muscarinic 活性。对于 arecoline methiodide，引入第二个甲基会产生显著的位阻。在 isoarecoline 和 sulfoisoarecoline 的活性构象中，必要的杂原子甲基在 a-键位置。

为了进一步减小 arecaidine ester 和 isoarecaidine ester 的构象柔性，设计过 Formula 6-26 所示的刚性桥型类似物。这种设计，使四氢吡啶环被强制到一个半椅式样构象中。这些酯中的一些化合物在前房的 m_2 受体位置选择性地作为 muscarinic 激动剂起作用。

柔性药物的刚性和半刚性类似物对于确定药物受体的构象（或构型）要求提供了有力的帮助，反过来导致提高药物的选择性并有利于设计新药。Formula 6-23 所示的两种异构象体作为 muscarinic 激动剂选择性地发挥作用。它们是弱的 nicotinic 激动剂，是很弱的

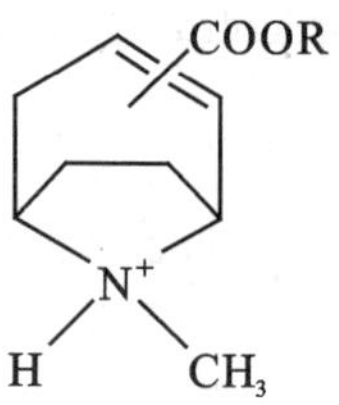

Formula 6-26　Arecaidine and isoarecaidine ester in which the conformational flexibility is further reduced since the tetrahydropyridine ring is forced into one single half-chair-like conformation, Wherein R＝alkyl, alkenyl, alkynyl

acetylcholinesterase 底物。另外，(S)-3-acetoxy-N-methylpiperidine methiodide 和外消旋 3-acetoxy-1-methylthianium iodide 在前房和回肠 muscarinic 受体上的不同的 muscarinic 活性和亲和度支持了可以把这些受体区分成在回肠的 m_1 受体和在前房的 m_2 受体的看法。Muscarinic 受体各异性的概念因发现 Formula 6-26 所示的某种刚性酯而加强，这种化合物作为 muscarinic 受体激动剂选择性地作用于前心房的 m_2 受体。

第四节　受体与药物结合的对映异选择性

药物的活性依靠与受体结合的复合物的生成，而这些复合物的稳定性则依靠由双方相互作用的原子团所产生的力场。因为受体是具有或多或少三维结构的大分子，所以与药物结合也是三维的。在这个框架中，手性药物分子在化学上显示特异性。实际上，当非手性药物与受体结合时，手性便被强加到了非手性药物上。因此，可以预料到对映异构体与受体结合总会产生不同的结合力。从这个角度看，药物受体当然也不例外。通常假定并广泛接受的一种做法是，用结合不太有利的对映异构体与受体的结合作为非特异性结合的量度，来获得一个满意的特异性结合测定。由于使用了不同的结构，所以这里不存在坚实的基础。与用于相同目标的自身饱和或交叉饱和实验相比，这种方法正确的机会也比较少。应当注意到，在非生物系统中对映异构体也有选择性，最有名的例子是阿片与玻璃纤维的结合。

简单的结合数据局限性太强，例如当受体存在多个亚型时，特定的药理作用并非总是直接与这些亚型中的任何一个相关联。虽然像对鸟嘌呤核苷或离子选择性这样辅助特性可以是指示性的，但是结合本身并不能区别激动剂和阻断剂的不同药理作用。尽管有这些的障碍，对映异构体对之间的结合差别与药理活性数据总体上还是相吻合。

因为对映异构体是研究受体表面细节的很好的探针，所以它们如何区分像毒蕈碱受体一样的受体亚型让人很感兴趣。从 Table 6-2 可以看出，当 S-(＋)-methacholine 和 R-(－)-methacholine 与低亲和形态受体结合时，二者之间的区别减小。如果区别与平均亲和力相关，那么 S-(＋)-methacholine 和 R-(－)-methacholine 与低亲和形态受体结合的区别会变大。值得注意的是，S-(＋)-methacholine 和 R-(－)-methacholine 与所有的受体亚型的结合都弱于与母体化合物乙酰胆碱与它们的结合。

对氯高汞苯甲酸（PCMB）与毒蕈碱受体巯基的结合作用导致激动剂结合力的减弱和结构与活性关系的改变。从 Table 6-3 可以看到，虽然 Methacholine 的两个对映异构体与受体的亲和力减小，选择性大幅度减小，但是只与结合力的减小成正比。而经过对氯高汞苯甲酸处理，乙酰甲基胆碱的结合弱于 S-(＋)-methacholine 和 R-(－)-methacholine。

Table 6-2　Binding constants (M^{-1}) of sub-types of muscarinic receptor

Enantiomer	SH	Higher affinity forms	Lower affinity forms
Acetylcholine	5×10^{7}	3.2×10^{6}	5×10^{4}
(+)-Methacholine	7.9×10^{6}	6×10^{5}	2×10^{4}
(−)-Methacholine	4×10^{4}	6×10^{3}	1×10^{3}
Ratio (+/−)	198	100	20
Ratio/mean affinity	3.5×10^{-4}	1.7×10^{-3}	4.5×10^{-3}

Table 6-3　Inhibition effect of PCMB on muscarinic receptor (IC_{50})

Enantiomer	Without PCMB	With PCMB
Acetylcholine	1.3×10^{5}	4.5×10^{2}
(+)-Methacholine	9×10^{4}	1.5×10^{3}
(−)-Methacholine	2.1×10^{3}	5.2×10^{2}
Ratio (+/−)	43	2.9
Ratio/mean affinity	3.1×10^{-3}	3.3×10^{-3}

根据相同的原理，若一个药物可以同一个以上受体结合，那么对映异构体对或几何异构体对的亲和力的比值可以用来区分受体类型。一个很好的例子是 butaclamol 的对映异构体对和 flupenthixol 的几何异构体对。它们与一些标识性试剂竞争性与大脑皮层结合后，与期望的一样，活性的比率各异（Table 6-4）。当然，这只是一个关于结构—活性差异的具体例子。

Table 6-4　Binding constants on cerebral cortex receptor

	In competition on cerebral receptors				
Enantiomer	Dopamine	5-HT	LSD	Haloperidol	WB4101
(+)Butaclamol	1×10^{7}	1×10^{6}	2×10^{7}	1×10^{9}	2.9×10^{7}
(−)Butaclamol	6.3×10^{4}	1.2×10^{5}	1.4×10^{5}	8×10^{5}	4×10^{5}
Ratio (+/−)	160	8	143	1250	73
(α)-Flupenthixol	5×10^{6}	2.5×10^{5}	1×10^{7}	5×10^{8}	1.4×10^{8}
(β)-Flupenthixol	1×10^{5}	1.6×10^{4}	1.6×10^{5}	1×10^{7}	6.7×10^{6}
Ratio (α/β)	50	16	63	50	21

把报道过的大量立体异构体差异的例子罗列出来不如寻找隐含的分子间相互作用有意义。在一些例子中，可以通过核磁共振相对直接地研究这些分子间相互作用。例如，二氢叶酸还原酶可以和 L-4-氨基苯甲酰谷氨酸（L-PABG）结合（Table 6-5）。L-PABG 是二氢叶酸还原酶一般底物的最终碎片。在复杂情况中，我们可以确定两种清晰因素。首先，邻位质子和间位质子分别向高场位移 0.41 ppm 和 0.58 ppm，这是由于苯甲酰环邻近酶的芳香氨基酸残基的苯环造成的环流位移。其次，其中的一个组氨酸的 pK 位移后来表明是谷胺酸 γ-羧基和酶的 28 位组胺酸相互作用造成的。相反，D-PABG 的结合能力只有 L-PABG 的三分之一。而且结合的苯甲酰基质子没有可察觉的位移。不过对 28 位组氨酸的影响 D-PABG 和 L-

PABG 相同。有关联的问题是，PABG 的两种异构体的二羧基骨架以相同构型结合。在 D-PABG 中 α 位的键的方向不再允许苯甲酰基像 L-PABG 的苯甲酰基一样在酶中占据相同的位置。实际上，苯甲酰基的质子不出现高场位移与苯甲酰基仍然留在溶剂中没有结合到酶上是一致的。

Table 6-5 Binding of PABG to DHFR cerebral cortex receptor

Enantiomer	Binding constant	δ (ppm)	
	M^{-1}	Ortho	Meta
L-PABG	1.05×10^3	-0.41 ± 0.02	-0.58 ± 0.02
D-PABG	0.34×10^3	<0.05	<0.05

该实验似乎可以解释为，L-PABG 的结合是由 4-氨基苯甲酰基和二羧基两个片段代表的能量组分完成的。D-PABG 由于立体化学的改变，使 4-氨基苯甲酰基和二羧基两个片段不能同时结合，这时会造成什么后果取决于两个片段结合能的相对数量级。实验结果表明，二羧基部分的结合能力强很多。D-PABG 的结合能力之所以弱是由于失去了 4-氨基苯甲酰基部分的结合。以简单的方式考虑，可以把二羧基部分的结合能估计为 3.6 kcal/mol，把 4-氨基苯甲酰基部分的结合能估计为 0.9 kcal/mol，在竞争性结合中两部分的比例大约为 80∶1。二羧基部分的结合占主导地位。这里虽然忽视了一个基本问题，即忽视了熵的和其他影响。但是这种考虑的原则仍然有用。

一个引人注意的信息出自 vancomycin。Vancomycin 通过与粘肽的结合施加它的作用。粘肽是多种细菌用来合成它们的细胞壁的物质。这些多肽的末端序列是 D-Ala-D-Ala。D-Ala-D-Ala 是粘肽与抗菌药结合的必须序列。该序列的重要性甚至对简单封锁的二肽 acetyl-D-Ala-D-Ala 也不例外。使用 NMR 很容易检测到多肽质子的化学位移，因为 vancomycin 的结合位点富含芳香基团，会出现取决定于多肽的伸展方向的大的环流。从 acetyl-D-Ala- D-Ala 本身不仅看到两个 D-Ala 残基的甲基质子的大的高场位移，也看到乙酰基的甲基质子的小的高场位移。不幸 acetyl-D-Ala-L-Ala 无显著结合。Acetyl-L-Ala-L-Ala 的结合虽然比 acetyl-D-Ala-D-Ala 弱 50 倍，却可以结合。从 Table 6-6 可以明显看到，不仅末端 Ala-CH_3 的位移无改变，其他 Ala-CH_3 和 acetyl-CH_3 也无改变。在 vancomycin 中这两类基团远离芳香基团。在 Acetyl-Gly-D-Ala 中，D-Ala-CH_3 再次出现同样的位移，乙酰基的甲基质子的位移比 acetyl-D-Ala-D-Ala 中乙酰基的甲基质子的位移大，而结合常数只是略有减小。这里的乙酰基尽管与母体化合物的乙酰基不处在完全相同的位置，但明显处在万古霉素芳香基的场内。一个合理的解释是，在 Acetyl-L-Ala-D-Ala 中 L-Ala 的立体化学不适合同样导致乙酰基不能进入结合位点。立体化学不适合的 Acetyl-Gly-D-Ala 类似物结合减少和立体化学适合的类似物结合增加的模式与 Leuenkephalin 和阿片受体的结合有趣地相似。若 2-Gly 残基被 2-D-Ala 取代，结合增大 3 个数量级。如若 2-Gly 残基被 2-L-Ala 取代，结合减少 500 倍。

Table 6-6 D-Ala peptides bound to vancomycin

Binding constant (M^{-1})		Shifts in CH_3 proton (ppm)	
14×10^3	Acetyl：-0.09	D-Ala：-0.20	D-Ala：-0.57
0.3×10^3	Acetyl：0	L-Ala：0	D-Ala：-0.60
6×10^3	Acetyl：-0.18	Gly：—	D-Ala：-0.55

早期把基团接近或远离受体表面主要看作是能量问题，这种认识可以用一个立体化学似乎不重要的例子来说明。在 NADP 和 DHFR 的复合物中可以监测腺嘌呤和尼古丁酰胺质子的位移（见 Table 6-7）。所有质子都有大的化学位移，而且它们的差异大到足以作为很好的参数去判断几何方面的改变。这样一来只要检查分子中的两个变化，即用硫代羧酸的酰胺或乙酰基代替羧酸的酰胺基。在第一种取代硫代酰胺-NADP（TNADP）中，虽然腺嘌呤 A8 的位移有一些变化，但是显著的变化发生在尼古丁酰胺的所有质子。这些质子的位移都比较低，符合尼古丁酰胺基团移出结合位点进入溶剂的状况。焦磷酸骨架中的^{31}P的位移也有变化。这种位移变化可以归结为围绕磷原子的键角和二面角的变化，因此可以确认结合酶的构象发生了变化。硫取结合能减小了 4 个数量级，这是因为或者减少了硫的氢结合能力或者于氧相比硫的体积大造成了位阻。在第二种取代乙酰基吡啶-NADP（APADP）中，腺嘌呤质子的位移未变、与 TNADP 相比尼古丁酰胺质子的位移有所改变，不过是选择性改变。N_2的位移有一个小的变化，N_4和 N_5的位移减小 50%，但是 N_6的位移完全消失。很明显，这种变化是微妙的，可能包含围绕尼古丁酰胺轴的旋转。磷的位移也揭示了焦磷酸中的构象变化和 TNADP 中的构象变化不同。

Table 6-7 Shifts of ^{1}H and ^{31}P of coenzyme on binding to DHFR*

	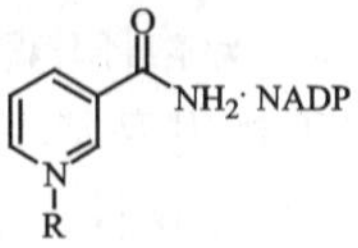	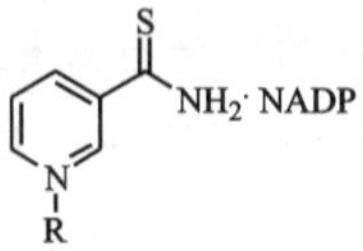	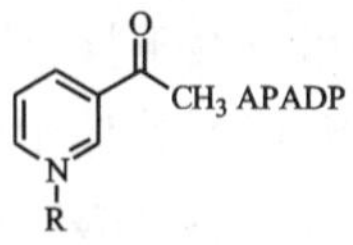
A_2	−0.86	−0.82	−0.82
A_8	−0.39	−0.54	−0.54
N_2	0.61	−0.03	0.50
N_4	1.36	0.11	0.64
N_5	0.97	—	0.48
N_6	0.73	0.09	−0.03
PP-A	−0.16	0.15	0.35
PP-B	−1.73	−0.73	−0.83
Binding constant (M^{-1})	6.1×10^4	1.4×10^4	8.9×10^3

这些变化很微妙并说明了一个可应用于即使是配体结构的小变化就可以导致结合方式显著改变的立体特异性结合的普遍原理。这个原理的一个极端的令人感兴趣的例子是 methotrexate。Methotrexate 是叶酸的嘌啶环 4 位上的氧原子被一个氨基所取代（以及与本问题无关的 10 位氮甲基化）得到的类似物。从简单的化学观点看，这个取代增加了嘌啶 A 环的碱性，这样在中性 pH 环境中环会产生正面变化而在叶酸中环不变。虽然这个取代的效果是使其对 DHFR 的结合能力增加了四个数量级，但更引人注目的是把底物变成了抑制剂。发生这种变化并未涉及嘌啶 B 环在化学上的大改变。在酶的作用中，B 环是立体选择性转移氢的作用部位。晶体学和 NMR 的共同研究表明，与叶酸相比，在 methotrexate 与酶形成的复合物中嘌啶环围绕 6 位基团轴旋转了 180°，从而允许 4 位氨基与酶的 4 位亮氨酸和 91 位丙氨酸的形成有用的联系。虽然 B 环的取向有所改变，但是它仍然能够与 NADPH 的尼古丁酰胺保持紧密靠近的关系，这样仍可以进行氢氢交换。

在亚叶酸与DHFR的结合中可以看到一个更复杂的立体化学结合。亚叶酸是一个非对映异构分子，在C_6、谷氨酸残基的α位具有不对称中心，N_5的甲酰基以顺反异构体形式存在。商品亚叶酸是6S-αS异构体和6R-αS异构体的混合物。6S-αS异构体与DHFR的结合常数为$10^8 M^{-1}$。6R-αS异构体和DHFR的结合常数只有$10^4 M^{-1}$。可以直接测定结合的亚叶酸3’和5’位苯甲酰质子的NMR，6S-αS异构体和6R-αS异构体的3’和5’位苯甲酰质子高场位移的程度不同。在未结合亚叶酸中，可以看到甲酰基的两个信号，它们分别对应于甲酰基氧与喋啶4位氧处于反式和顺式两种形态。这两种异构体在NMR时间标缓慢地相互转化，反式体的量是顺式体的3倍。6S-αS亚叶酸只有反式体可以结合，结合之后甲酰基质子向低场位移0.29 ppm。另一方面，结合的6R-αS亚叶酸的顺式和反式甲酰基的比例与游离亚叶酸的顺式和反式甲酰基的比例相同。这时反式甲酰基向低场位移0.10 ppm，顺式甲酰基向高场移动0.13 ppm。另外也可以观察酶中的组氨酸残基和酪氨酸残基。按照被其他叶酸增强的相同方式，28位组氨酸残基的pK被6S-αS亚叶酸增强。28位组氨酸残基的pK增强是与谷氨酸γ位羧基相互作用的结果。6R-αS亚叶酸的作用看上去是等同的。另外，两种异构体对酶的酪氨酸残基的共振有相同的影响。这种影响不是直接的影响，而是通过构象变化施加的影响。

这样一来便可以想像，立体异构体的谷氨酸部分在两种异构体中以基本相同的方式结合、苯甲酰环被干扰、甲酰基的结合方式是在6S-αS异构体中顺式甲酰基的结合是立体禁阻的，在6R-αS异构体中因为顺反的平衡没有受到干扰甲酰基不能与酶直接作用，不过这些基团仍然充分靠近酶以致结合后位移会发生显著变化。这样一来还可以想像，分子的PABG部分在两个异构体中以相似的方式结合，造成5.7 kcal/mol差异的主要变化必定存在于喋啶部分结合的过程之中，但是这些只是通过甲酰基勉强监控到。

第五节　外消旋药物和对映异构药物的利和弊

药物化学设计了许多显示对映异构现象、旋转异构现象、顺反异构现象的药物。为了描述上的简洁借用eutomer（在希腊文字中eu=好的）代表活性高的异构体，用distomer（在希腊文字中dis=差的）代表活性低的异构体。这里的活性高低是指同一种药理作用的强弱。

许多药物都以外消旋体的形态用于临床，因为它们的动物和临床药理学和毒理学研究通常是使用外消旋体来完成的。在发现这些药物时，甚至在随后使用这些药物时外消旋体或不需要拆分、或不可拆分、或拆分困难、或拆分的代价昂贵。有时一些具有同等药理功能的药物以外消旋体上市，完全是出于经济上的考虑。例如，20世纪80年代临床用来治疗高血压和心绞痛的12种β-肾上腺素受体阻断剂只有penbutolol和timolol两种药物是以eutomers的形态上市的。尽管β-肾上腺素受体阻断活性主要保留在L(—)异构体中，大多数药物仍然以外消旋体形态使用。

抗高血压药methyldopa（α-甲基-3,4-二羟基苯基-丙氨酸）是一种前药，经过脱羧和β-羟基化成为一个活性化合物α-甲基-去甲肾上腺素（Scheme 6-6）。只有L-异构体产生抗高血压作用。外消旋体中的d-异构体只能产生毒性。不同公司注册的methyldopa既有L-异构体，也有外消旋体。从GLP和GMP的要求看，临床上用外消旋体代替eutomer合符Good Pharmacotherapeutical Practice要求吗？或者应该只使用eutomer。下面是一些典型的例子。

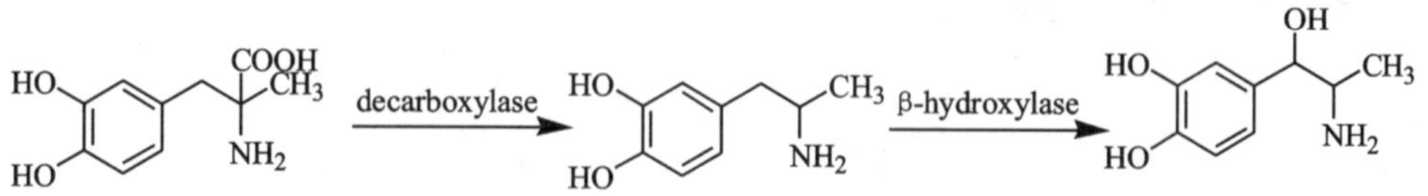

Scheme 6-6 Methyldopa is decarboxylated and β-hydroxylated to the active α-methyl-norepinephrine to exhibit antihypertension effect

一、Distomer 激发副作用

Distomer 激发副作用时，明显应该使用 eutomer。例如外消旋盐酸 ketamine（Formula 6-27）是一种非肠道麻醉药，虽然避免了呼吸抑制，但其他作用例如术后焦虑、术后好斗、失去自控、易怒和方向感丧失等发生率很高。这些副作用给临床应用造成了很多麻烦。通过随机双盲方式对外科手术病人试验外消旋体和两种对映异构体的作用，发现不仅 S-(+)-ketamine 盐酸盐可以产生足够多的麻醉作用（需要较少的辅助剂量），而且比(±)-ketamine 盐酸盐和 R-(—)-ketamine 盐酸盐产生的副作用都小。三者的感应剂量之比是 1 mg S-(+)-ketamine 盐酸盐/kg：2 mg (±)-ketamine 盐酸盐/kg：3 mg R (—)-ketamine 盐酸盐/kg。

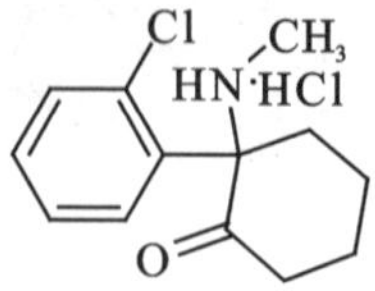

Formula 6-27 Ketamine hydrogen，chloride，2-(2-Chlorophenyl)-2-methylaminocyclo-hexanone hydrochloride

二、Distomer 对抗 eutomer 的药理作用

Distomer 对抗 eutomer 的药理作用相反时，明显应该使用 eutomer。例如利尿剂 (cis)-etozoline 代谢产生活性化合物 (cis)-ozolinone (Scheme 6-7)。S (—)-Etozoline 是具有利尿活性的 eutomer，R (+)-etozoline 在大鼠体内不仅不产生利尿作用而且抑制 (—)-etozoline 和 furosemide 的利尿作用。

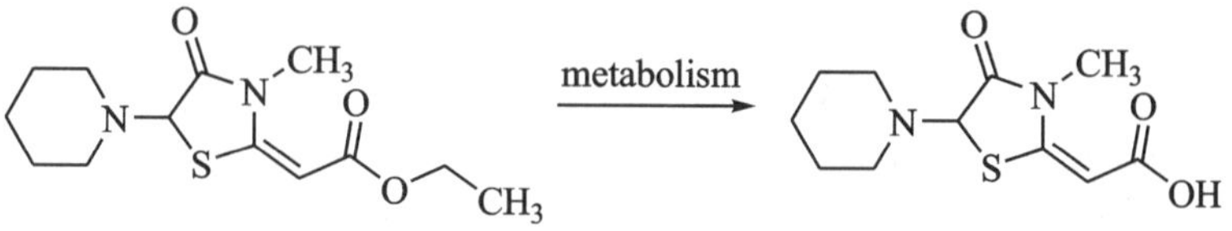

Scheme 6-7 (cis)-Etozoline is a loopdiuretic that is metabolized in vivo to the active ozolinone

又例如巴比妥类化合物作为麻醉药和镇静催眠药的中枢抑制活性主要存在于 S (—)-异构体中，R-(+)-异构体主要显示兴奋作用。一个极端的例子是 5-乙基-5-(1,3-二甲基丁基)巴比土酸 (Formula 6-28)。它的 S-(—)-异构体显示中枢抑制作用、R-(+)-异构体是惊厥剂、外消旋体有惊厥作用不适合作为麻醉药。在大鼠模型上虽然 pentobarbital、secobarbital、thiopental 和 thioamylal 的 S-(—)-异构体的毒性比 R-(+)-异构体和外消旋体的毒性都大，但是所有化合物对大鼠的治疗安全性即 LD_{50}/ED_{50} 的比率相同，S-(—)-异构体

/R-(+)-异构体或 RS-异构体大约是 3/4。

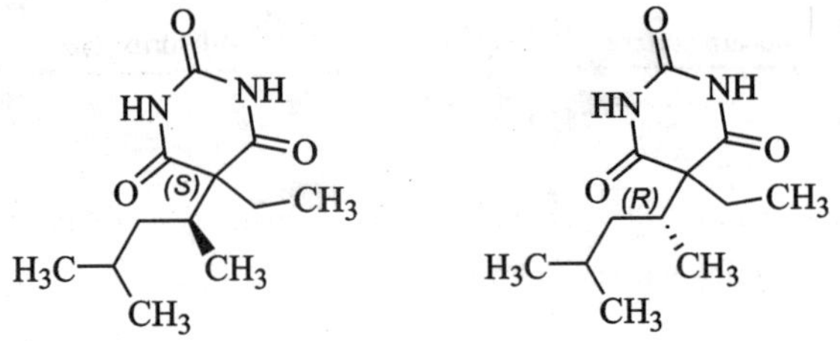

Formula 6-28 S-(−)-5-Ethyl-5-(1,3-dimethylbutyl)-barbiturate is a depressant and R-(+)-5-ethyl-5-(1,3-dimethylbutyl)-barbiturate is a convulsant

还有些催眠麻醉药的 distomer 的药理作用与 eutomer 的药理作用恰好相反，这时应该使用 eutomer。例如催眠麻醉剂 LY150720（picenadol，Formula 6-29）的外消旋体是部分激动剂，因为 d-异构体阿片受体激动剂活性与吗啡相当、L-异构体为阿片受体拮抗剂是催眠麻醉剂，d-异构体激动作用强，L-异构体拮抗作用弱，外消旋体呈现部分激动活性。

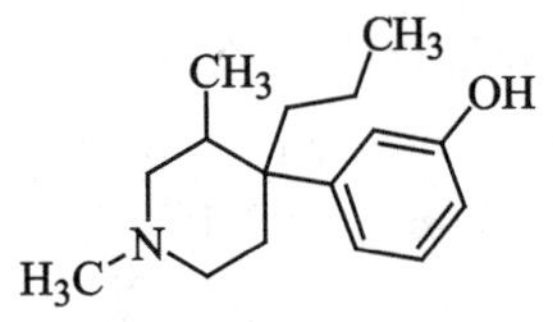

Formula 6-29 Picenadol [(±)-trans-m-(1,3-Dimethyl-4-propyl-4-piperidyl) phenol]

因为考虑到一些麻醉性药物的外消旋体中存在惊厥性成分，这种惊厥作用可以用来防止意外服药过量，所以这类麻醉性药物偏向于应用外消旋体。当然在做出这类决策的时候应当依赖于足够的实验数据、研究经验或基础理论。

三、Distomer 的代谢产物有不利的药理作用

Deprenyl 是单胺氧化酶抑制剂，用于治疗抑郁症（Scheme 6-8）。R-(−)-deprenyl 的单胺氧化酶抑制作用强于 S-(+)-deprenyl。外消旋 deprenyl 代谢时先生成 D-metamphetamine 和 L-metamphetamine，再生成 D-amphetamine 和 L-amphetamine。因为 D-amphetamine 的药理活性比 L-amphetamine 活性强，所以可以想像 D-amphetamine 引起的不利症状会在使用外消旋 deprenyl 的病人身上出现。这种考虑已经被临床实验证实，临床确实用 R-(−)-deprenyl 代替了外消旋 deprenyl。

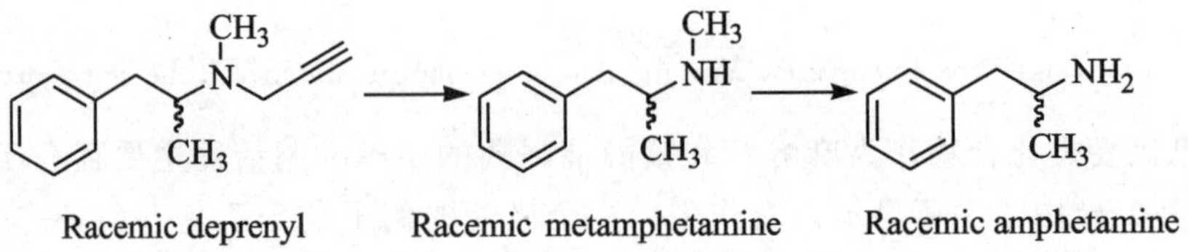

Scheme 6-8 Racemic deprenyl is subsequently metabolized to D-metamphetamine, L-metamphetamine, D-amphetamine and L-amphetamine

四、Distomer 的代谢为毒性产物

R-(－)-Prilocaine 和 S-(＋)-prilocaine 的局部麻醉作用的差异并不很大。从这个意义上很难确定哪一个是 eutomer。由于外消旋 prilocaine 可导致高铁红蛋白血症，所以它的临床应用受到限制。Prilocaine 尤其是 R-(－)-prilocaine 代谢产生苯胺（orthotoluidine）和对应的对位和邻位氨基苯酚。这些苯酚类产物的毒性都很高，可以引发了高铁血红蛋白血症。出于这个原因，R-(－)-prilocaine 被称作 distomer。如果在临床上应用 S-(＋)-prilocaine，那么高铁血红蛋白血症的发生率就非常低（Scheme 6-9）。

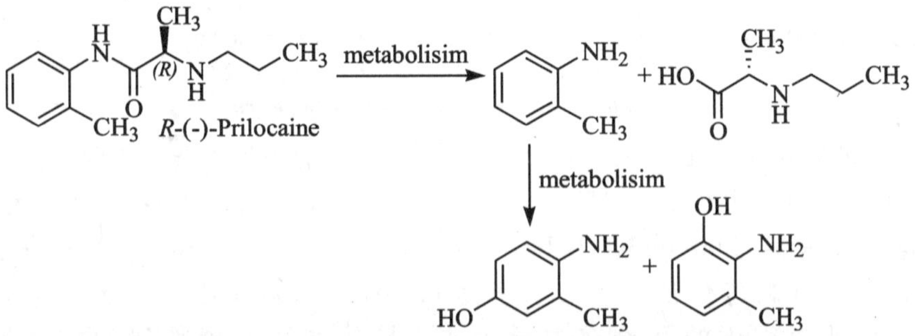

Scheme 6-9　R-(－)-Prilocaine metabolized to aminophenols to exhibite methemoglobinemia

异构体代谢致毒的另一个例子是 thalidomide。S-(－)-Thalidomide 在体内代谢转化为 L-N-邻苯二甲酰谷氨酰胺和 L-N-邻苯二甲酰谷氨酸，它们对 SWS 大鼠和 Natal 大鼠都有胚胎毒性和致畸性。R-(＋)-Thalidomide 在体内代谢转化为 D-N-邻苯二甲酰谷氨酰胺和 D-N-邻苯二甲酰谷氨酸，它们对 SWS 大鼠和 Natal 大鼠都没有胚胎毒性和致畸性（Scheme 6-10）。如果把延长 hexobarbital 导致的睡眠作用看作是催眠效果的适当的检测，那么外消旋 thalidomide、R-(＋)-thalidomide 和 S-(－)-thalidomide 的活性相当，长时间高剂量使用外消旋 thalidomide 便会产生神经毒性作用。这种作用存在于 S-(－)-thalidomide 而不是 R-(＋)-thalidomide。当然，尚待收集数据说明 R-(＋)-thalidomide 确实是有用的催眠药。

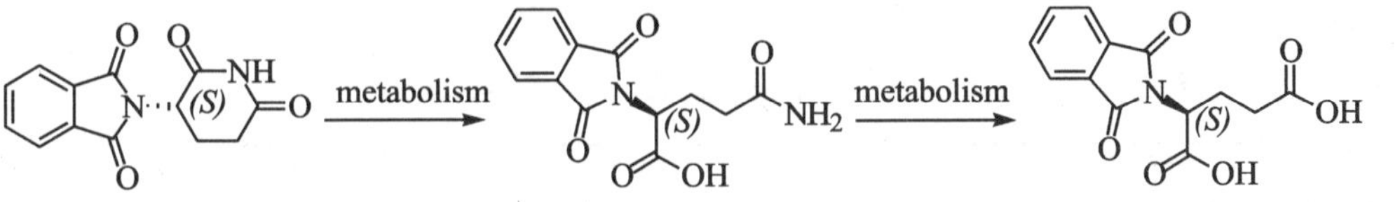

S-(-)-thalidomide　L-N-phtaloylglutamine　L-N-phtaloylglutamic acid

Scheme 6-10　In vivo S-(－)-thalidomide is metabolized to L-N-phtaloylglutamine and L-N-phtaloylglutamic acid to exhibite both embryotonic and teratogenic

五、外消旋体和 eutomer 有相同的活性和毒性

Formula 6-30 给出了两种实验性麻醉镇痛剂。其中一种外消旋体与 eutomer 的活性比例是 2。另一种甲基取代类似物在大鼠皮下给药后的尾热照射试验中，外消旋体与 eutomer 的活性比例是 1。这可以解释为活性弱的 distomer 抑制了生物转化，并因此而使 eutomer 失活。如果在人体内也是这样，如果外消旋体和 eutomer 的毒性也相同，那就没有理由不使用外消旋体。

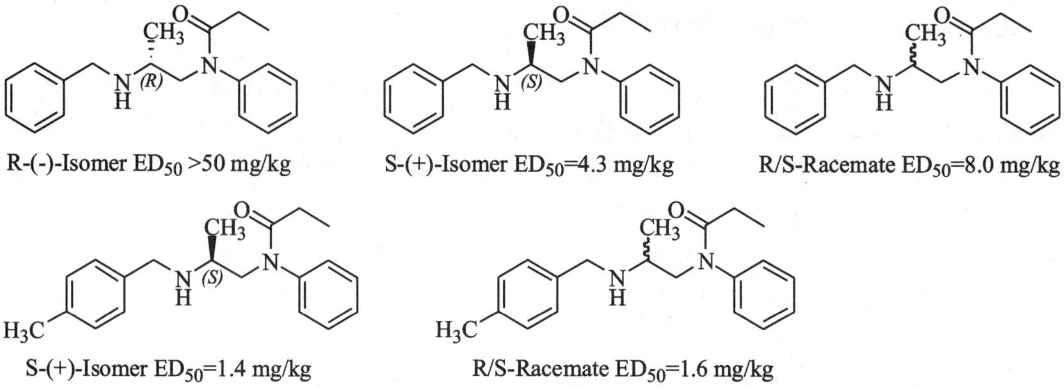

Formula 6-30 ED_{50} of nacotic analgesics

抗疟疾药 chloroquine diphosphate（Formula 6-31）代表了复杂一些的例子。给感染了 P. berghei 疟原虫的大鼠四天内口服 7.5 mg *D*-chloroquine diphosphate，50%大鼠被治愈。在相同剂量下外消旋 chloroquine diphosphate 和 *L*-chloroquine diphosphate 无治疗作用。50%的治愈率没有临床价值。当治愈率达到 70%～100%时，eutomer *D*-chloroquine diphosphate 和外消旋体的活性在差异消失。虽然在急性毒性实验中，distomer *L*-chloroquine diphosphate 和外消旋 chloroquine diphosphate 的毒性比 eutomer *D*-chloroquine diphosphate 大，但是在慢性毒性实验（四天）它们的毒性差异变小（Table 6-8）。延长治疗周期，它们的毒性差异实际上不再存在。当人感染了疟疾需要长时间治疗，而动物实验求出的数据又可以推论到人体，那么用 eutomer 代替外消旋体就不能提供明显的利益。

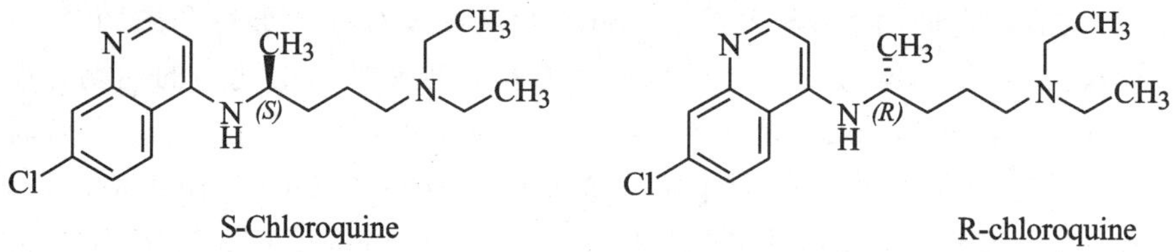

Formula 6-31 S-Chloroquine and R-chloroquine

Table 6-8 Activities of isomers of chloroquine

Item	Isomer	Doseage			
		7.5 mg/kg	10 mg/kg	20 mg/kg	25 mg/kg
Cure rate (%)	D-isomer	50	55	70	100
	L-isomer	5	−0.39	0	80
	Racemate	47	0.61	70	100

Table 6-9 Toxicities of isomers of chloroquine

	D-isomer/Racemate	Racemate/L-isomer	D-isomer/L-isomer
Acute toxicity rate	1.4	1.3	1.8
Chronic toxicity rate	1.2	1.1	1.3

六、外消旋体的活性高于对映异构体对

外消旋 isothipendyl、D-isothipendyl 和 L-isothipendy（Formula 6-32）在体外豚鼠回肠肌试验中显示相同的抗组胺活性。豚鼠口服外消旋 isothipendyl 产生的抗组胺作用是 D-isothipendyl 的 1.4 倍、是 L-isothipendy 的 2.5 倍。这种现象可能可以用药物动力学解释。例如可能是它们的吸收和生物利用度不同，以及 L-isothipendyL 抑制了 D-isothipendyl 的生物转化。

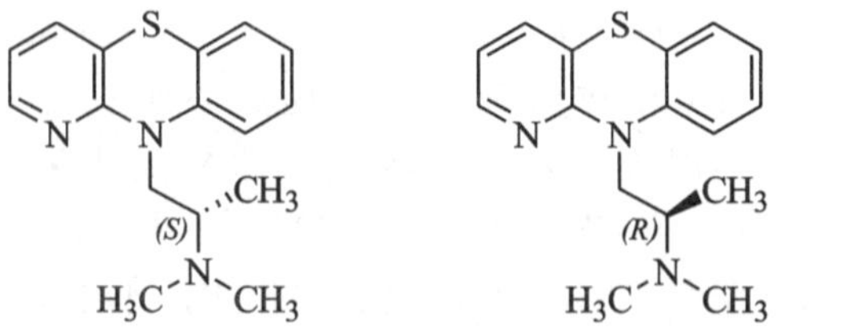

Formula 6-32　S-Isothipendyl and R-Isothipendyl

七、Distomer 经酶转化为 eutomer

许多抗炎药是苯基丙酸类衍生物。在体外 S-(＋)-异构体有抑制前列腺素合成的活性，而 R(－)-异构体无这种活性。对许多动物体内包括在人体内 S-(＋)-异构体和 R-(－)-异构体具有相同程度的抗炎作用。发现 R-(－)-异构体的体外和体内活性差异是由于 distomer R-(－)-异构体在体内被酶转化为 eutomer S-(＋)-异构体。一个极端的例子是 clidanac (Formula 6-33)。豚鼠口服给药后，在 3 小时内有 90% distomer R-(－)-clidanac 转化成 eutomer S-(＋)-clidanac。当以外消旋 clidanac 给药，1 小时内 eutomer S-(＋)-clidanac 占 90%。以 eutomer S-(＋)-clidanac 给药，只有 5%转化成 distomer R-(－)-clidanac，药物的主体基本未变。

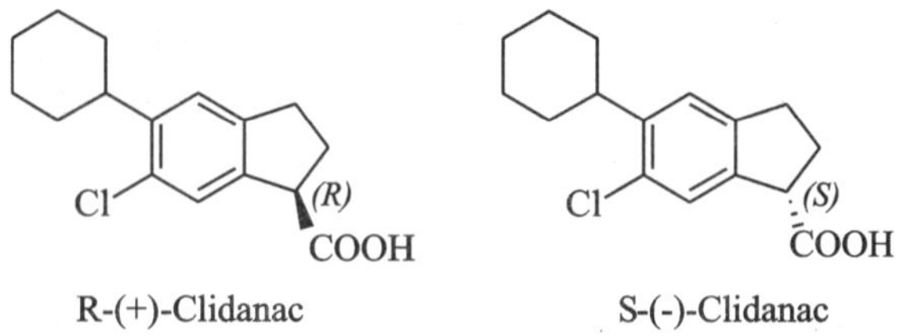

Formula 6-33　R-(＋)-Clidanac and S-(－)-Clidanac

八、Distomer 对抗 eutomer 的副作用

许多用于临床的利尿药都会因为尿酸盐潴留而导致血液尿酸水平上升。高尿酸血症不仅对心血管病来说是一个危险的因素，而且会导致肾病。外消旋 indacrinic acid 类似物在黑猩猩体内具有促尿酸的利尿作用（Formula 6-34）。Indacrynic acid 的利尿的作用来自 S(＋)-indacrynic acid。Indacrynic acid 的排尿酸作用来自 R(－)-indacrynic acid。这样一来，eutomer S(＋)-indacrynic acid 的尿酸盐潴留副作用便被 distomer R(－)-indacrynic acid 对抗。

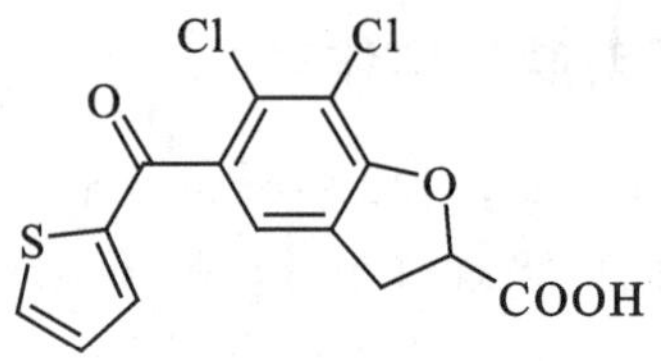

Formula 6-34　Indacrynic acid

与于其他β-肾上腺素激动素不同，dobutamine（Formula 6-35）在提高了心肌收缩力的剂量下不会增加心率。这是（R)-(＋)-dobutamine和（S)-(－)-dobutamine共同药理作用的结果。外消旋dobutamine的β-受体激动性质（提高心肌收缩力）主要来自（R)-(＋)-dobutamine，而（S)-(－)-受体激动性质（减慢心率）主要来自（S)-(－)-dobutamine。(R)-(＋)-dobutamine为选择性β_1-受体激动剂，增强心肌收缩，增加心排量和心脏指数，降低肺小动脉压，同时反射性降低SVR；其增快心率作用远小于异丙肾上腺素，而改善左心功能优于多巴胺。虽然（R)-(＋)-dobutamine还能轻度兴奋β_2-受体和α_1-受体，但常用剂量下周围动脉收缩作用极微弱。常用剂量下不明显增加心肌耗氧量。

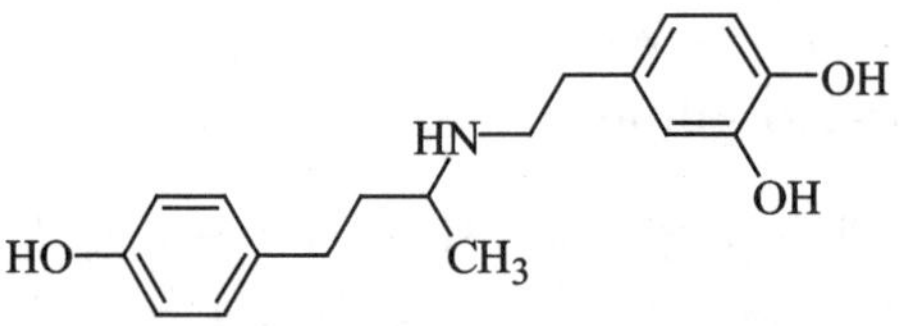

Formula 6-35　Dobutamine，(RS)-4-{2-[3-(4-Hydroxyphenyl)-1-methylpropylamino]ethyl}-pyrocatechol hydrochloride

九、药理学研究全貌比较复杂的场合

因药理学研究的全貌比较复杂，有时就很难从药理学数据判定到底是外消旋体更有效还是某种对映异构体更有效。在抗抑郁药oxaprotiline（Formula 6-36）对大鼠的作用中，药理数据表明在阻断去甲肾上腺素吸收和下调脑中β-肾上腺素受体方面S-(＋)-oxaprotiline与外消旋oxaprotiline有同等作用。R-(－)-Oxaprotiline在体外仅有用弱的活性，在体内无活性。R-(－)-Oxaprotiline的α_1-肾上腺素受体阻断作用比S-(＋)-oxaprotiline强。S-(＋)-Oxaprotiline与R-(－)-oxaprotiline在抗组胺和抗燥狂方面的性质实际相同。外消旋-oxaprotiline无抑制5-羟色胺吸收活性。在这种情况下，看来只有临床药理试验可以确定外消旋-oxaprotiline、S-(＋)-oxaprotiline和R-(－)-oxaprotiline到底哪个更适合治疗抑郁症。

从上面已经讲到的内容可以明确看到，外消旋体和两个对映异构体通常是三个不同的药理实体，在决定临床应用外消旋体还是对应异构体之前，需要对药理学、毒理学和临床毒理学进行广泛研究。若没有不对碳或不对称平面的药物的活性与手性药物相同或比手性药物高，那么研究过程中要做的工作会减少到大约1/3。例如大多数催眠镇痛都含有一个或多个不对称中心。Distomer和eutomer之间的活性差异通常很大。Fentanyl和sufentanyl属于已知最强的合成镇痛药。它们不含不对称中心（Formula 6-37）。

若没有不对称碳或不对称平面的药物的活性与手性药物相同而代谢性能又比手性药物好，那么研究过程中要做的工作也会减少到大约1/3。Prilocaine的手性碳被甲基取代，分

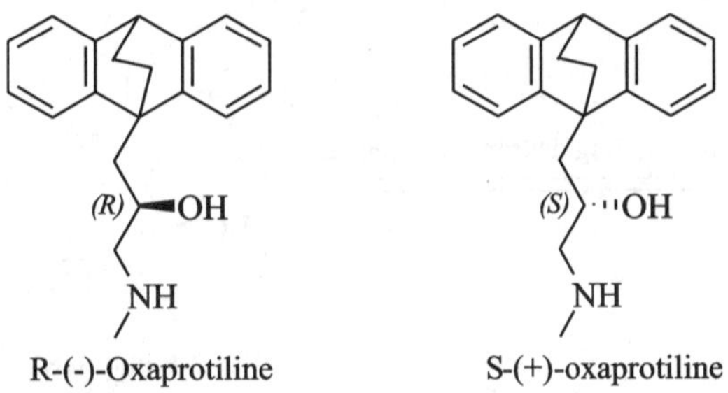

Formula 6-36　R-(－)-Oxaprotiline and S-(＋)-oxaprotiline

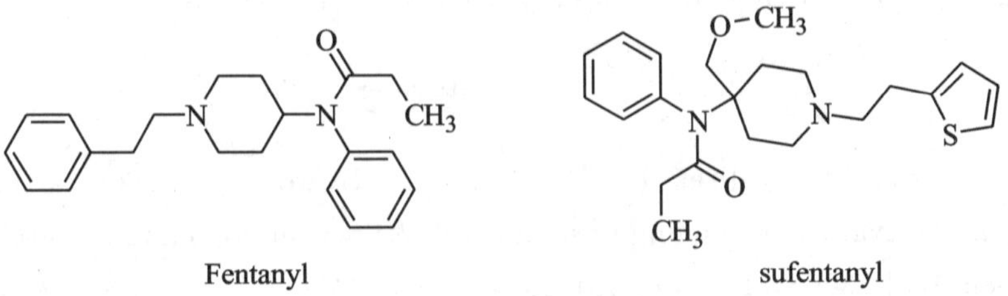

Formula 6-37　Fentanyl, N-phenyl-N-[1-(2-phenylethyl) piperidin-4-yl] propanamide and sufentanyl, N-[4-methoxymethyl-1-(2-thiophen-2-yl-ethyl)-piperidin-4-yl]-N-phenyl-propionamide

子的不对称性消失，得到 quatacaine（Scheme 6-11）。这样一来不仅局部麻醉作用和作用的持久性都有所提高，而且 quatacaine 不会经代谢产生可以引发了高铁血红蛋白血症的苯胺和对应的对位和邻位氨基苯酚。

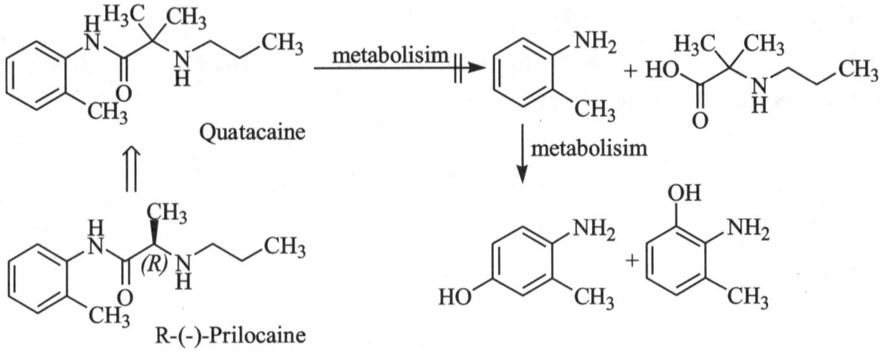

Scheme 6-11　The center of asymmetry in prilocain is abolished quatacain is obtained, the local anesthetic potency and the duration of action is raised, the toxic metabolites are not formed

大多数安定类药物都不含手性碳，那些含手性碳的安定药在治疗精神分裂症中也都没有明显优势。当然，对映异构体当然是研究作用机理和构效关系的重要工具。另一方面，引入手性碳可以改进药物。例如 isothipendyl 是将没有手性碳的 promethazine 引入手性碳得到的（Scheme 6-12）。引入手性碳后虽然抗组胺活性的增加有限，但是口服毒性和镇静作用显著减小。在 promethazine 上引入一个手性碳后，抗组胺活性增加 100%。因为两种对映异构体有相同的毒性和活性，所以手性碳对于抗组胺活性不必需、对毒性也不必需。

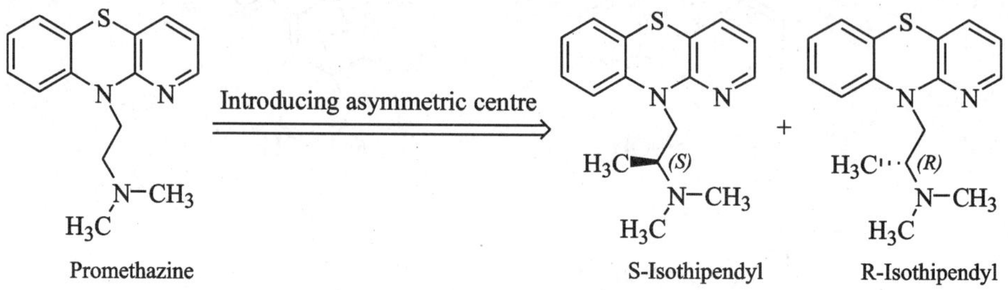

Scheme 6-12 Introducing an asymmetric center to promethazine isothipendyl is obtained, the ahtihistaminic potency is increased, oral toxicity and sedation are decreased

参考文献

1. Klusak V, Havlas Z, Rulisek L, Vondrasek J, Svatos A. Sexual attraction in the silkworm moth. Nature of binding of bombykol in pheromone binding protein an ab initio study. Chem Biol, 2003, 10 (4): 331-40
2. Kyrmizakis DE, Papadakis CE, Liolios AD, Karatzanis AD, Malandrakis S, Skoulakis CE, Bizakis JG, Velegrakis GA. Angiotensin-converting enzyme inhibitors and angiotensin II receptor antagonists. Arch Otolaryngol Head Neck Surg, 2004, 130 (12): 1416-9
3. Plante E, Gaudreau M, Lachance D, Drolet MC, Roussel E, Gauthier C, Lapointe E, Arsenault M, Couet J. Angiotensin-converting enzyme inhibitor captopril prevents volume overload cardiomyopathy in experimental chronic aortic valve regurgitation. Can J Physiol Pharmacol, 2004, 82 (3): 191-9
4. Hsu DZ, Liu MY. Bicuculline methiodide attenuates hepatic injury and decreases mortality in septic rats: role of cytokines. Shock, 2004, 22 (4): 347-50
5. Leggio L, Abenavoli L, Caputo F, Gasbarrini G, Addolorato G. Baclofen use in the treatment of alcohol delirium tremens. Arch Intern Med, 2005, 165 (5): 586- 587
6. Cleary L, Vandeputte C, Kelly JG, Docherty JR. Actions of R- and S-verapamil and nifedipine on rat vascular and intestinal smooth muscle. Auton Autacoid Pharmacol, 2004, 24 (3): 63-7
7. Handler J. Case studies in hypertension. Dihydropyridine/nondihydropyridine calcium channel blocker combination therapy. J Clin Hypertens(Greenwich), 2005, 7 (1): 50-3
8. Soares-Weiser K, Rathbone J. Calcium channel blockers for neuroleptic-induced tardive dyskinesia. Cochrane Database Syst Rev, 2004, (1): CD000206
9. Yamanturk-Celik P, Uresin Y, Tonyali H. Effects of nitrendipine on reference and working memory of rats in three-panel runway. Pharmacol Res, 2004, 50 (3): 367-70
10. Eisenhut M, Omari AA. Intrarectal quinine for treating Plasmodium falciparum malaria. Cochrane Database Syst Rev, 2005, (1): CD004009
11. Magana M, Magana ML, Alcantara A, Perez Martin MA. Histopathology of cutaneous amebiasis. Am J Dermatopathol, 2004, 26 (4): 280-4

12. Tietze LF, Rackelmann N, Muller I. Enantioselective total syntheses of the Ipecacuanha alkaloid emetine, the Alangium alkaloid tubulosine and a novel benzoquinolizidine alkaloid by using a domino process. Chemistry. 2004, 7, 10 (11): 2722-31
13. Liu H, Coupar IM, Irving HR. Effects of some antidepressant drugs on tryptaminergic responses of the rat jejunum. Pharmacology, 2003, 69 (2): 88-92
14. Hale AS. Pharmacological heterogeneity limits antidepressant study. BMJ, 2003 Aug 2, 327 (7409): 289
15. Gregoire N, Gualano V, Geneteau A, Millerioux L, Brault M, Mignot A, Roze JC. Population pharmacokinetics of ibuprofen enantiomers in very premature neonates. J Clin Pharmacol, 2004, 44 (10): 1114-24
16. Zlotos DP, Buller S, Stiefl N, Baumann K, Mohr K. Probing the pharmacophore for allosteric ligands of muscarinic M2 receptors: SAR and QSAR studies in a series of bisquaternary salts of caracurine V and related ring systems. J Med Chem, 2004, 47 (14): 3561-71
17. Van Bambeke F. Glycopeptides in clinical development: pharmacological profile and clinical perspectives. Curr Opin Pharmacol, 2004, 4 (5): 471-8
18. Opezzo JA, Hocht C, Taira C. A Pharmacokinetic profile of methyldopa in the brain of sinaortic-denervated rats. Pharmacol Res, 2003, 48 (1): 61-7
19. Pasero C, McCaffery M. Pain control: ketamine: low doses may provide relief for some painful conditions. Am J Nurs, 2005, 105 (4): 60-4
20. Argiriadou H, Himmelseher S, Papagiannopoulou P, Georgiou M, Kanakoudis F, Giala M, Kochs E. Improvement of pain treatment after major abdominal surgery by intravenous S+—ketamine. Anesth Analg, 2004, 98 (5): 1413-8
21. Karalezli N, Karalezli K, Iltar S, Cimen O, Aydogan N. Results of intravenous regional anaesthesia with distal forearm application. Acta Orthop Belg, 2004, 70 (5): 401-5
22. Laaksonen S, Remes K, Koskela K, Voipio-Pulkki L-M, Falck B. Thalidomide therapy and polyneuropathy in myeloma patients. Electromyogr Clin Neurophysiol, 2005, 45 (2): 75-86
23. Oduro AR, Anyorigiya T, Hodgson A, Ansah P, Anto F, Ansah NA, Atuguba F, Mumuni G, Amankwa J. A randomized comparative study of chloroquine, amodiaquine and sulphadoxine-pyrimethamine for the treatment of uncomplicated malaria in Ghana. Trop Med Int Health, 2005, 10 (3): 279-84
24. Nanas JN, Papazoglou P, Tsagalou EP, Ntalianis A, Tsolakis E, Terrovitis JV, Kanakakis J, Nanas SN, Alexopoulos GP, Anastasiou-Nana MI. Efficacy and safety of intermittent, long-term, concomitant dobutamine and levosimendan infusions in severe heart failure refractory to dobutamine alone. Am J Cardiol, 2005, 15, 95 (6): 768-71
25. Reynolds L, Rauck R, Webster L, DuPen S, Heinze E, Portenoy R, Katz N, Charapata S, Wallace M, Fisher DM. Relative analgesic potency of fentanyl and sufentanil during intermediate-term infusions in patients after long term opioid treatment for chronic pain Pain, 2004, 110 (1-2): 182-8

26. Narayanan MV, Zhang W, Stavrovskaya IG, Kristal BS, Friedlander RM. Promethazine: a novel application as a neuroprotectant that reduces ischemia mediated injury by inhibiting mitochondrial dysfunction. Clin Neurosurg, 2004, 51: 102-7

（赵　明）

第七章　药物的组合化学与高通量筛选

摘要　生物活性物质的组合化学合成与高通量筛选技术产生于20世纪80年代，现已成为药物化学研究的常规技术之一。本章以组合化学合成和高通量筛选两个主题分别加以论述。首先介绍了固相组合合成中使用的固相载体材料及连接基的结构、性质、使用特点，然后从阐述基本方法入手，结合实例分析，描述了平行合成的多针法、茶袋法、光控法，混分合成的一珠一物法、重复解析法与位置扫描法、编码法，以及正交合成等化学库构建方法。对于液相组合合成，除介绍多组分缩合反应在平行液相合成中的应用及索引库法之外，针对液相组合合成技术的发展主要集中在克服液相组合库分离纯化困难方面，着重叙述了可溶性载体、液-液相分离、固相试剂等技术的应用。接着对生物活性物质的高通量筛选系统做了整体介绍，并进一步描述了其核心的分析检测技术，如亲和闪烁检测法、均相时间分辨荧光法、荧光极化法和报告基因检测法。通过学习本章，使学生了解组合化学合成与高通量筛选技术的发展历史，明确其基本方法和原理，掌握其研究设计思路，关注其在药物化学研究领域的应用现状及其发展方向，并尽可能将所学应用于今后的科研工作中。

一、前　言

20世纪中期以来，发现先导化合物的手段，可以说得到了很大的丰富和发展。但是不论先导物来源于何种途径，归根结底，都要以针对某种疾病的特异的生物活性为指标，从众多的化合物里挑选出来。如何提高先导物的发现速度及彻底优化先导物，一直是药物化学家努力探索的重大课题之一。产生于20世纪80年代的组合化学（combinatorial chemistry）与高通量筛选（high throughput screening，HTS）技术，正好顺应了这一需求，在短短数年间得到迅速发展和应用，成为药物研究的一套常规技术，并且仍在不断提高和完善。

组合化学是一种新的合成策略，它突破了传统有机合成的模式，被誉为合成领域的一次“技术革命”。完成常规合成通常是在一个反应器中得到一个特定的纯化合物。而组合合成则是同时由多个反应器中产生多个化合物或它们的混合物，所有这些化合物共同构成化学库。这使得药物化学家可以在短时间内获得极大量的待筛选化合物。但是对化学库，尤其是大规模化学库进行快速的生物活性筛选和评价，却是常规筛选不能胜任的，而这正是高通量筛选的用武之地。组合化学合成与高通量筛选二者的有机结合，已经在先导物寻找和优化中表现出极大威力。2001年4月美国FDA批准噁唑烷酮类新型抗生素奈唑利得Linezolid（Zyvox）上市。这是第一个采用组合化学技术研发的新药，研发周期比传统方法缩短了约1/3。

药物化学研究的固有程序是，针对疾病的特异性靶标，设计出具有预期活性的分子结构；然后按照可行的合成路线将这些化合物逐一合成出来，并确证其结构；再进行生物活性评价和进一步优化。组合化学与高通量筛选的结合，使这一程序发生了变化。现在可以先设计并合成化合物库，然后直接进行生物活性筛选，再来确定从库中挑选出的少数活性化合物的结构，从而进一步设计合成其类似物库来进行优化。这一过程体现出了快速、有效、节约人力、物力的优势。在这一点上，传统药物化学可被描述为针对靶点，仔细地一次选择一粒子弹，然后进行大量的实验工作以提高该子弹命中靶心的能力；而组合化学则是向着靶点一次射出成百上千发子弹，然后取回射中靶点的那些子弹。

将各种分子设计手段用于化学库的设计，特别是计算机辅助设计及虚拟筛选，可以在缩小实际合成化学库规模的同时，提高活性分子的命中率和库分子的结构多样性。分子多样性是产生先导化合物的物质基础。组合化学提高先导物发现速度的基本点，并不只是化学库中可以含有极大数目的化合物，而主要在于库分子具有的极大的分子结构多样性。因此在设计库分子模板和选择构建块时，必须以产生尽可能高的分子多样性为前提之一。

大规模化学库的合成和生物活性筛选，必须借助于不同于常规手段的技术方法和仪器设备。这些技术的产生和应用，是有机药物化学、生物化学、分析化学、物理学、分子生物学、材料学、计算机科学等多学科综合发展的结果，体现出当代科学发展中学科交叉融合的特点。本章将从组合化学合成和高通量筛选两个方面，对这个领域中最具影响和目前应用最为广泛的技术方法，分别加以叙述。

二、组合化学合成概述

组合化学合成可以被定义为系统、反复地共价连接一系列不同结构的构建块，以产生多样性分子实体的巨大排列。构建块（building blocks）指的是参与反应，用以构成目标分子中局部结构的化合物。事实上，系统地装配构建块来创造出大规模化学库的方法，原本就是自然规律之一。比如人体通过数量有限的核苷酸、单糖、氨基酸等构建块创造出了难以计数的核酸、碳水化合物、肽及蛋白质分子。并且遵循自然进化法则，在漫长的生物进化过程中“筛选”出多种多样的活性分子。组合化学采用人工手段，不仅可模拟自然过程，而且可用于非天然化合物，极大地扩展了研究范围，极快地加速了研究进程。

组合化学合成的研究内容，包括设计化学库模板分子、确定组合合成策略、研究和优化组合合成方法、选择构建块、规定化学库容量、保证化学库再生、确定库分子的质量监控方法、实现自动化合成等。在确定合成策略和合成方法时，还必须同时考虑化学库的解析和译码问题，以确保简便快速地确认最终活性分子的结构。因此每一种组合合成方法的出现和发展，都包含着上述某（些）方面的突破。

组合化学库的规模大小，即库中含有的化合物数目多少，取决于投入构建块的次数和每次投入构建块的个数。理论上库规模将随着反应步数的增多，按构建块数目，以几何级数增加。若以 N 表示化学库规模，n 表示投入构建块的步骤数，若每步投入相同构建块数 b，则 $N=b^n$。若每步投入不同构建块数 a（第一步），b（第二步），c（第三步）……则 $N=abc$……若为多组分缩合反应，一步完成，投入构建块（即各组分）数 a，b，c……则 $N=abc$……

人们尝试用数学命名的方法来描述化合物库，在此简介由 Maehr 提出的命名方法[3]。Maehr 基于数学集合理论来定义库化合物。一个由 A、B 和 C 三部分构成的库分子，构建块 A、B 和 C 的数目分别为 a、b 和 c，则构建块的集合可表示如下：

$$A=\{A_1, A_2, \cdots, A_a\}$$
$$B=\{B_1, B_2, \cdots, B_b\}$$
$$C=\{C_1, C_2, \cdots, C_c\}$$

库分子可表示为（${}^aA^bB^cC$）。这是一个分子集合，其中所有成员混合成化学库。假设某化学库经历如下过程制备：

$$A+B\rightarrow AB$$
$$AB+C\rightarrow ABC$$

若库分子的数目为$^{c}(^{a}A^{b}BC)$，则相当于含 c 个亚库（即 c 个混合物），分别为（$^{a}A^{b}BC_1$），（$^{a}A^{b}BC_2$），（$^{a}A^{b}BC_3$），…，（$^{a}A^{b}BC_c$）。即每个亚库中只有 C 为确定结构，A 和 B 均为混合结构。

组合库的化学合成目前有两大策略，即固相合成和液相合成，两者各有其特点。固相合成有许多优点，最关键的一点是分离纯化简单，反应中可以加入过量的试剂和原料来促使反应完全，然后只需简单过滤和洗涤即可把多余的试剂、原料和副产物除去。但同时也有缺陷，就是首先要将起始反应物通过合适的连接反应与固相载体相连，合成过程中要保证此连接的稳定，合成结束后还要将产物从载体上裂解下来。因此反应条件受到限制，不可过于剧烈，以避免高聚物载体及其侧链的断裂。一克带有侧链的载体往往只能合成几毫克到几十毫克的产品，产物量较少，生产成本较高。另外，由于固相合成的非线性动力学行为，使某些类型的化学反应受到限制，不能用于固相合成。因此在进行固相合成时要花很多时间去优化反应条件。而在溶液中进行组合合成，其合成过程与一般有机合成无大的差异，反应类型较固相合成广泛，产品量较大，相对成本也较低。只不过组合合成得到的是混合物，其库分子的分离和解析较为困难。因此，采用一步反应，或收率很高的短序列反应，按理论配比投料，不需分离纯化，比较适合液相组合合成。另外，随着相分离技术和相分离试剂的发展，液相组合合成分离纯化的困难正在逐步被克服。

三、固相组合化学合成策略

组合化学起源于多肽库的固相合成，其技术建立在 Merrifield 固相多肽合成法的基础上。1963 年 Merrifield 发表了一项发明，并因此获得 1984 年诺贝尔化学奖。他采用氯甲基化的聚苯乙烯交联二乙烯苯为固相载体，成功合成了一个四肽序列分子。这一发明的影响是深远的。目前，不仅自动化的固相多肽合成早已成为常规手段，固相有机合成的范畴也扩展到包括了绝大多数有机化合物类型。固相组合合成需要有固相载体（solid support）、连接载体与反应分子的连接基以及相应的从载体上解离产物的方法。

1. 固相载体

用于组合合成的固相载体必须满足几个要求：① 是交联的高聚物材料。② 不溶于反应溶剂，但可被溶胀。③ 对所用反应试剂是惰性的，对反应条件是稳定的。④ 载体上要有合适的功能基，以便将底物连接到载体上，并可根据需要方便地全部或部分切下。

通常用作固相载体的树脂是球形珠，称为树脂珠。描述树脂常用的技术指标有载量、树脂珠大小和交联度。载量指的是单位质量的载体上可连接的底物分子数，通常用 mmol/g 表示，它直接与固相反应的产量有关。同等质量的载体，载量越大，产量越高。

树脂珠大小常用的两个尺寸是 100～200 目和 200～400 目，分别对应于树脂珠直径 75～150μm 和 35～75μm。树脂珠越小，其表面积/体积比值越大，反应动力学越快。但太小的树脂珠会造成过滤时间延长。经验表明，100～200 目的树脂珠可在反应动力学与流动性两者之间获得最佳平衡。由于每个树脂珠都是一个微反应器，不同大小的树脂珠会导致最终产物混合物的不均匀，给后面的筛选带来误差。因此树脂珠大小是否均匀对化学库的合成会产生很大影响。一定质量的树脂所含有的珠数可如下计算：

$$n = \frac{1}{(4/3)\pi(D/2)^3 d}$$

式中 n 为每克树脂含有的珠数，D 为树脂珠的平均直径（cm），d 为树脂密度（g/cm^3）。

交联度（degree of crosslinking）描绘的是长链多聚物链间交联的程度，如聚苯乙烯长链链间交联二乙烯苯的交联度通常为 1%～2%。交联度越高，机械强度越大，不溶解性也越强。但同时，溶胀性也越差，载量也越低。溶胀是凝胶树脂的基本特性，它反映出高聚物骨架的内在可变性，允许溶剂和试剂自由地扩散到树脂珠内部，从而最大程度地发挥其载体表面功能。通常用溶胀系数（swelling factor 即溶胀后与溶胀前的体积比）来表示树脂的溶胀能力。溶胀系数取决于浸泡树脂的溶剂、树脂表面的连接基、树脂本身的材质和交联度。

1）载体核心材料

将载体材料表面直接功能化形成的固相支持物，称为核树脂或零级树脂。在零级树脂表面功能基上再连接特定的连接基就成为一级树脂。而在一级树脂连接基末端再带上特殊的底物分子，如氨基酸，就构成了二级树脂。载体核心材料主要指零级树脂。

聚苯乙烯树脂　聚苯乙烯树脂（polystyrene resins）是由苯乙烯添加一定比例的二乙烯基苯聚合而成的凝胶状高聚物（PS-DVB）。在聚合过程中，二乙烯苯将聚苯乙烯链连接起来。通常加工成树脂珠。这是最早被 Merrifield 用于多肽固相合成，今天仍被广泛使用的固相载体。其分子结构见 Figure 7.1。

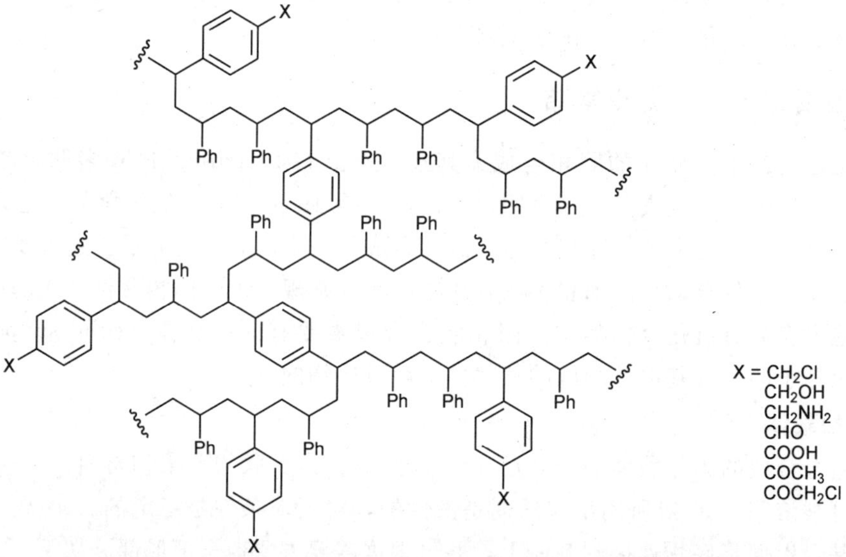

Figure 7.1　Intramolecular structure of functionalized polystyrene

在固相合成时要将反应物分子连接到高聚物载体上，事先需要在高聚物上带有化学官能团。这些官能团可以是聚合反应前单体的某一部分，形成高聚物时自然带入。由于受到单体品种和聚合反应条件的限制，此法产生的官能团种类较少。也可以对已形成的树脂珠进行化学修饰而引入官能团。后一种方法更具灵活性，因为它可以扩大引入高聚物的官能团的范围，同时减少了官能团被包埋在树脂珠内部难以接近的可能性。通常树脂被官能团化的程度为 0.5～1.2mmol/g。

最初 Merrifield 是在树脂上引入氯甲基，再连接氨基酸的羧基端的。所以氯甲基化聚苯乙烯树脂现被称为 Merrifield 树脂。经氯甲基的衍化，又产生出了多种官能团以供人们选择，如羟甲基化、氨甲基化、酰化等。在这些官能团上还可以接上更多变化的连接基，以使切除反应条件更为温和更具选择性。

聚苯乙烯树脂是疏水性的，在非极性有机溶剂中溶胀性较好，随着溶剂极性的增强，溶胀性明显降低。1%交联度的聚苯乙烯在二氯甲烷中溶胀，体积可达其干体积的5倍左右。0.5%交联度缺乏韧性和机械强度，而2%交联度又不能充分膨胀，故以1%左右为宜。必要时可以设计实验来摸索确定选择何种交联度最佳。

随着聚苯乙烯树脂被广泛用于固相有机合成，它的一些局限性也逐渐暴露出来。首先，聚苯乙烯树脂并不总是完全化学惰性的，尤其在使用高度亲电性试剂时，有明显的局限性。其次，在较高温度时聚苯乙烯树脂的热稳定性明显下降，限制其只能在反应条件低于130℃时使用。另外，由于聚苯乙烯的高度疏水性环境，使在树脂上生长的分子之间可能会发生"位点一位点"相互作用，比如在多肽合成中，就需要保持较低的上载量以减少相互作用。尽管树脂在二氯甲烷等溶剂中溶胀后可容纳多肽，但由于多肽的亲水性，与聚苯乙烯和溶剂的疏水性相对抗，多肽会因肽链内部或肽链与肽链之间的氢键、离子键相互作用发生折叠缠绕而不发生溶剂化，严重妨碍了生长中的多肽链暴露出末端。而像DMF等使多肽伸展的溶剂恰好对聚苯乙烯的膨胀不利。于是人们开始寻找并发现了新的高聚物载体，可与多肽在反应条件下同时伸展。近来还有人对PS-DVB树脂进行改性，用聚乙二醇或聚四氢呋喃代替DVB作为交联剂，以适应不同溶剂环境和有机反应类型。

聚酰胺树脂　基于使载体与在其上合成的多肽应具有相近极性的出发点，1975年Sheppard等设计出聚丙烯酰胺树脂（polyacrylamide resins）。以N，N-二甲基丙烯酰胺为骨架，以N，N′-双烯丙酰基乙二胺为交联分子，通过N-烯丙酰基-N′-Boc-氨丙酰基-己二胺的保护氨基达到官能团化（Figure 7.2）。这种树脂在极性溶剂中溶胀，而在极性较小的溶剂如二氯甲烷中膨胀很小。

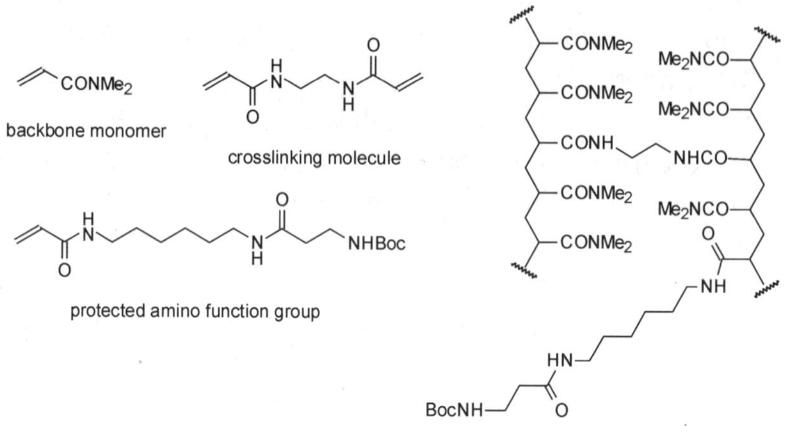

Figure 7.2　Structures of a polyamide resin and its monomers

后来又出现了多种不同的骨架单体、交联分子和功能化分子，以改进不同的性质特点。如以N-烯丙酰基-甲基甘氨酸甲酯为功能化分子，在极性及非极性溶剂中均表现出合适的溶胀性。或以更加亲脂性的N-烯丙酰基吡咯烷酮为骨架单体，可以在甲醇、乙醇、三氟乙醇、异丙醇、乙酸、水中溶胀，在二氯甲烷中也溶胀得很好。其他聚酰胺类树脂还有Core Q，PAP，SPAR等品种。

TentaGel 树脂　在很多对有机反应是良好溶媒的极性溶剂中，如甲醇、乙醇、乙醚甚至水等，疏水性的聚苯乙烯树脂溶胀程度很低，并且疏水性环境也排斥多数有机反应中出现的离子性中间体。因此为了能够产生与液相反应常用的溶剂极性相近的反应环境，人们在聚苯乙烯树脂核上嫁接其他成分以改善其性质。其中最为引人注目，被广泛使用的就是TentaGel 树脂，即在交联聚苯乙烯上通过醚键嫁接聚乙二醇长链。这种树脂最初是在已经被六聚乙二醇衍生化的交联聚苯乙烯上聚合环氧乙烷，来延长聚乙二醇链。改良的TentaGel 树脂一般连接大约 3ku 的聚乙二醇链，约为树脂珠重量的 70%～80%。另一种同类树脂 PEG-PS 与 TentaGel 不同的是，其聚乙二醇链是通过酰胺键连接在聚苯乙烯核上。TentaGel 树脂的聚乙二醇长链末端，可以变换不同功能基团如 NH_2、OH、SH、Br、COOH 等，以满足不同反应之需。TentaGel 树脂的结构见 Figure 7. 3a。

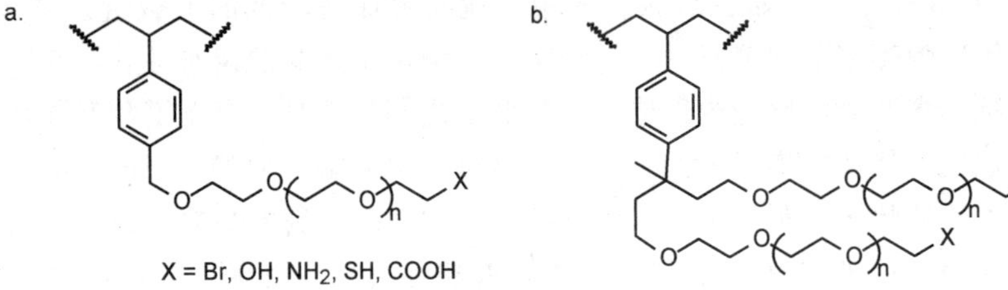

Figure 7. 3　Structures of TentaGel resin and ArgoGel resin

TentaGel 树脂的亲水性的聚乙二醇链在有机溶剂及水性溶剂中都有良好溶解性，很柔软，长链末端的官能团远离聚苯乙烯核，为反应分子提供了很好的反应环境。同时TentaGel 树脂又具有聚苯乙烯树脂的不溶性和非粘性，极易操作。但通常 TentaGel 树脂的上载量只有 0. 25 mmol/g，要低于聚苯乙烯树脂 0. 5～1. 2 mmol/g 的标准上载量。与TentaGel 树脂同类的 ArgoGel（Figure 7. 3b）树脂由于引入分枝，使上载量得以扩大。由于 TentaGel 树脂的 PEG 与聚苯乙烯是经醚键连接的，比较耐酸，但对氧化和光敏感，在长期储存中可生成过氧化物而分解。

其他固相载体材料　将玻璃硅片表面经氨丙基化处理后，用光敏保护基将表面氨基保护，可用作光控合成的固相载体。将纤维素（纸片或棉花）表面的羟基连接上末端为氨基的连接基，可用作组合肽库合成的固相载体。还有一些不常用的固体材料也被研究用于组合合成载体，如可控孔度玻璃球、磁性树脂珠等。近年出现的复合材料载体引起人们的兴趣。如以聚苯乙烯为非反应活性的树脂核，表面覆盖功能基化的硅球纳米颗粒外壳（Figure 7. 4），克服了当有大分子参与反应时，使用常规大孔树脂，大分子不易进入树脂孔洞的困难。

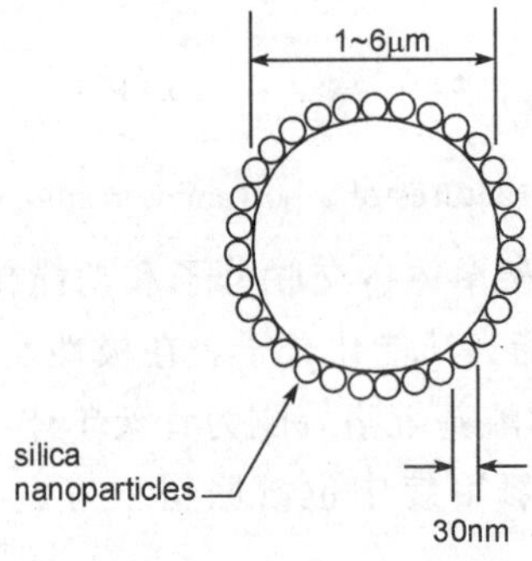

Figure 7. 4　Core-shell bead

2）带有连接基的固相载体

在固相合成中，人们更多地使用带有连接基（linker）的固相载体。连接基将载体核与待合成的化合物连接起来。习惯上常常用连接基的名称命名树脂，如“Wang 树脂”即指带有“Wang 连接基”的树脂。不同的树脂核可以带有相同或不同的连接基。不同的连接基①与载体核的连接方式不同，即通过形成不同类型的共价键相连；②留给待合成化合物的功能基不同；③从载体上裂解切落的方法和条件不同；④裂解后目标化合物分子上原连接部位保留的功能基不同。因此连接基的种类有很多，分类方法也有较大差异。若按照连接基上留给待合成化合物的功能基来分类，可有羟基化、氯化、溴化、氨基化、酰化、酯化连接基等多种类型。若按照从载体上裂解切落的方法来分类，又有酸敏、碱敏、光敏、氧化或还原脱除、安全拉手连接基等类型。若按照裂解后目标化合物分子上保留的功能基来分类，还有羧酸、酰胺、醇、胺、无痕迹等多种连接基。限于篇幅本章只介绍几种代表性的连接基（Table 7.1）。

酸敏连接基指的是通常在酸性条件下裂解脱除的连接基，其中最著名的是 Wang 树脂。将 Merrifield 树脂经醚键接上 Wang 连接基就成为 Wang 树脂（见 Figure 7.5）。最初 Wang 连接基是为合成多肽羧酸而设计的。羧酸底物通过与连接基的羟基成酯而上载到树脂上。合成完毕后可用 50％三氟乙酸水解酯键，羧酸产物即被切落下来。与 Merrifield 树脂相比，Wang 树脂具有较强的酸敏性，切除条件也较温和。用其他亲核试剂进攻酯键也可将产物切落下来。这使得 Wang 树脂不仅适用于羧酸类化合物，也适用于羧酸等价体的合成。

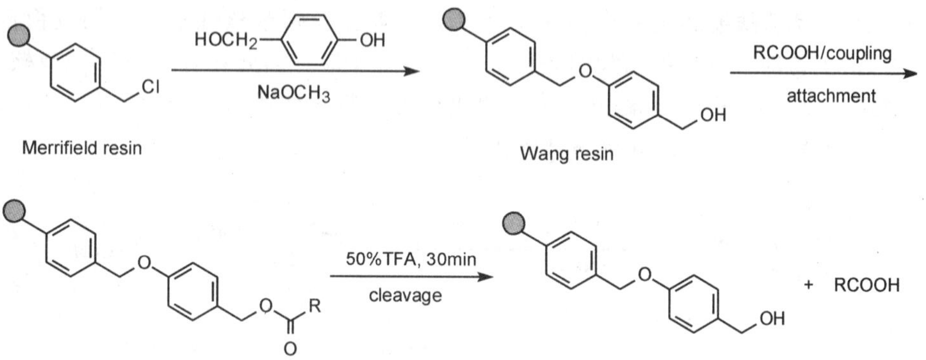

Figure 7.5　Preparation of, attachment to and cleavage from Wang resin

Wang 连接基可以与聚苯乙烯、聚丙烯酰胺、TentaGel 等多种树脂核相连，其末端的羟基也可进行等价变化。这类树脂被统称为 HMP 树脂（hydroxymethylphenoxy resin）。将 Wang 连接基稍加变化，在苯环上引入甲氧基，可以使酸裂解时形成的碳正离子稳定，成为对酸更加敏感的树脂，叫做 SASRIN 树脂（超酸敏树脂，super acid sensitive resin），通常的切落条件是 0.5％～1％ TFA。

1987 年 Rink 发明了一种连接基，有醇型和胺型两种形式，分别用于制备羧酸和酰胺。目前 Rink 树脂及其同型的 Knorr 树脂和 PAL 树脂，已成为合成酰胺及胺类化合物最重要的固相载体。这些树脂具有很高的酸敏性，1％TFA 即可裂解脱除。Rink 连接基与 Wang 连接基一样，通过醚键与树脂核相连。而 Knorr 连接基和 PAL 连接基均以酰胺键接于树脂核上。这些连接基的氨基通常以较为稳定的 Fmoc 保护的形式出现。使用前需先行脱除。

三苯甲基树脂的酸敏性极强，甚至用乙酸就可裂解切落。此连接基的功能化基团有多种形式，如 Cl、OH、NH_2 等，苯环上还可带有 2-Cl、4-CH_3 等取代基。这使得三苯甲基树脂可适应多种类型化合物合成之需。

在为数不多的碱敏连接基中，HMBA 树脂较具代表性。它可用多种试剂裂解，生成相应的不同类型的产物。溴乙酰基树脂与其类似。羟甲基芴基树脂用典型的保护基作连接基，胺类试剂可致其开裂，释出含氨基化合物。REM 树脂可经 Michael 加成将一级胺、二级胺与树脂相连，再经 Hoffmann 消除裂解出三级胺（Figure 7.6）。

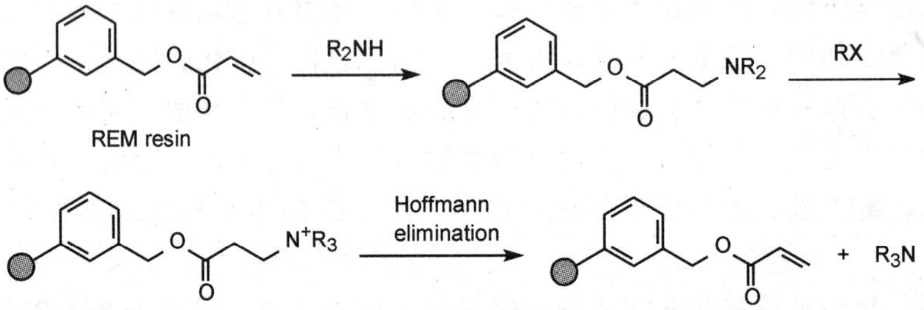

Figure 7.6　The Michael addition, alkylation on REM resin and Hoffmann elimination cleavage

光敏保护基不仅使玻片上的光控合成成为可能，将其作为连接基制成树脂，还提供了不同于酸、碱水解，而是用紫外光照射的裂解途径。另一类比较特殊的树脂带有安全拉手连接基（safety-catch linker）。此类连接基对库合成条件是稳定的，不会发生反应，但它在需要的时候可以通过一个简单的化学转化而活化，随后可以发生裂解反应将目标化合物从载体上切落下来。比如酰基磺酰胺类安全拉手连接基，在碱性及强亲核性条件下均较稳定，但其 N-甲基化的衍生物却可以在很温和的条件下发生裂解反应。因此在合成完毕后亲核裂解前，用重氮甲烷或溴乙氰对其进行 N-甲基化，活化后再行氨解切落（Figure 7.7）。脂肪性较芳香性安全拉手更具亲核性，因此更易被活化。

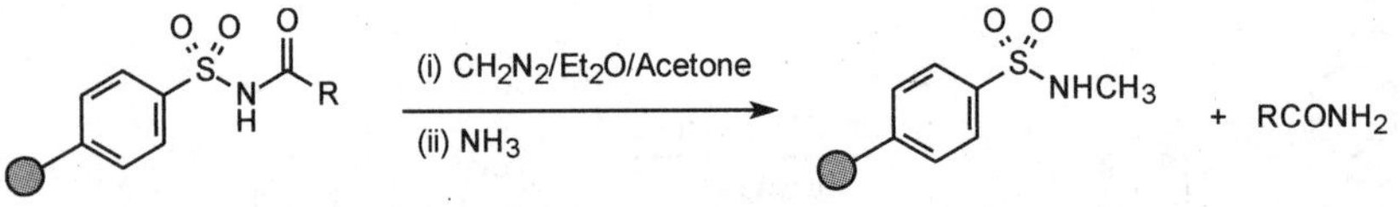

Figure 7.7　The activation and cleavage of safety-catch linker

近年来不断涌现出新的连接基，如用于立体选择性固相合成的立体化学可控型连接基，由于跟踪和分析固相反应进程及产物成分的分析型连接基，利用酶催化反应底物特异性的酶切型连接基，以及特殊用途的连接基等等，使连接基的发展呈现出多元化和专用化的趋势。

Table 7.1　Commonly used linkers

Names	Structures	Cleavage	Synthesized Compound Types
Wang resin	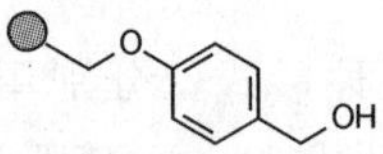	50% TFA，30 min	Acids/esters
SASRIN resin	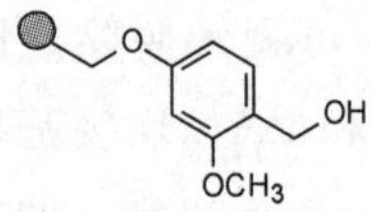	0.5%～1% TFA	Acids/esters

续 Table 7. 1

Names	Structures	Cleavage	Synthesized Compound Types
PAM resin	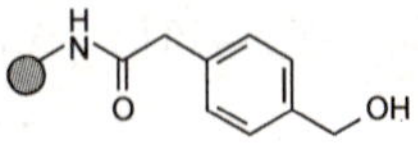	HF/trifluoromethanesulfonic acid	Acids/esters
Rink resin	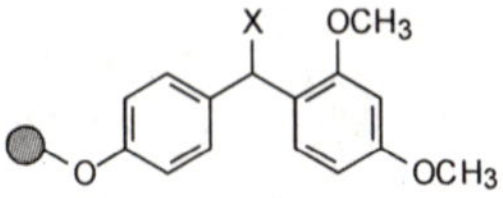	X=OH, 10% AcOH, 4h or 0.2% TFA, 3min X=NH_2, 50% TFA, 15 min	X=OH, Acids/esters X=NH_2, Amides/amines
MBHA resin	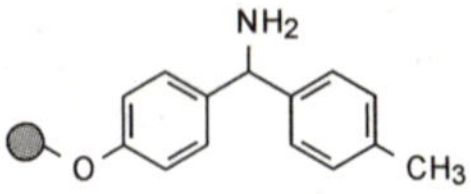	HF/trifluoromethanesulfonic acid	Amides/amines
Knorr resin	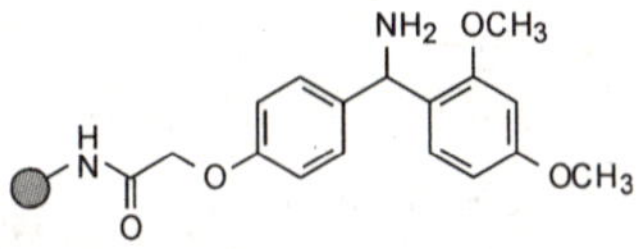	95% TFA, 30min	Amides/amines
PAL resin	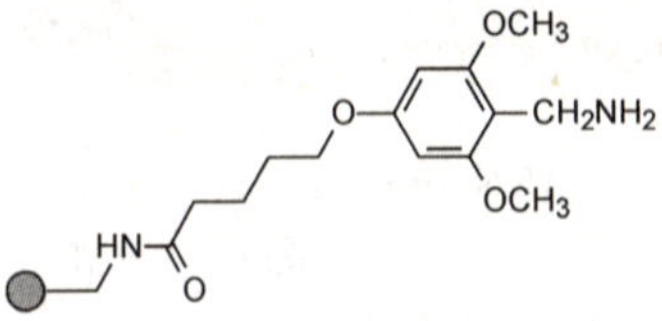	95% TFA, 30min	Amides/amines
Sieber resin	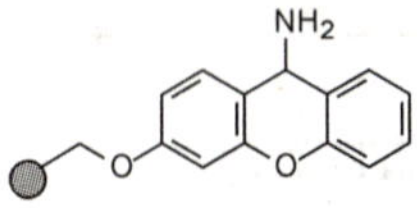	10% TFA	Amides
Trityl resin	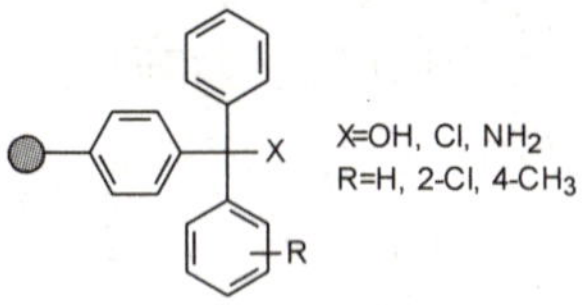	R=H, 5%, TFA, 1h R=2-Cl, 50% TFA, 5～20min	Alcohols/amines/acids/amides
1-Bromoethyl-3-nitrophenyl resin	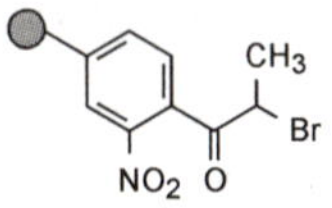	350nm UV light, 32h	Acids/phenols
ONB resin	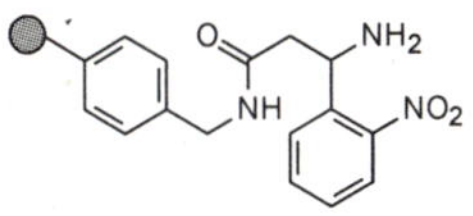	365nm UV light, 20h	Amides/amines
Photolabile resin	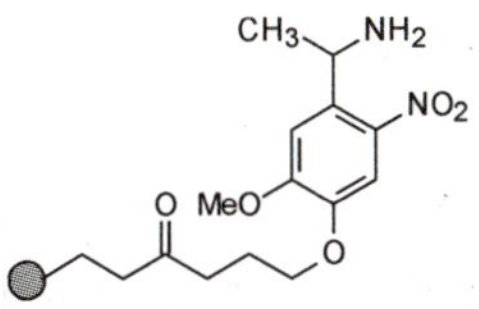	365nm UV light, 20h	Amides/amines

续 Table 7.1

Names	Structures	Cleavage	Synthesized Compound Types
HMBA resin	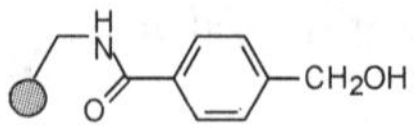	NH_3/NH_2NH_2/NEt_3/$NaBH_4$/NaOH	Amides/hydrazides/esters/alcohols/acids
Bromoacetyl resin	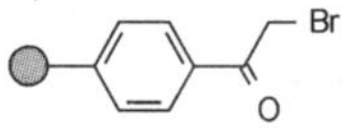	NaOH/NH_3/NH_2NH_2	Amides/hydrazides/esters/alcohols/acids
1-(9-Hydroxy methylfluoenyl) resin	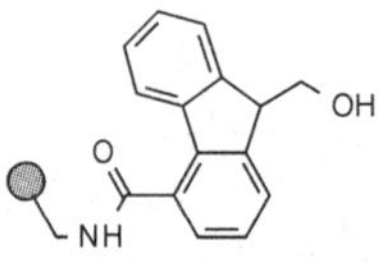	15% piperidine	Amines
REM resin	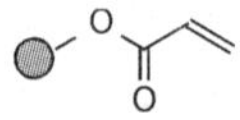	Hoffmann elimination	Tertiary amines
Aromatic safety-catch linker	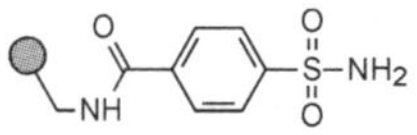	Activation：CH_2N_2 or $BrCH_2CN$ Cleavage：amines or alcohols or hydroxide	Amides/esters/acids
Aliphatic safety-catch linker	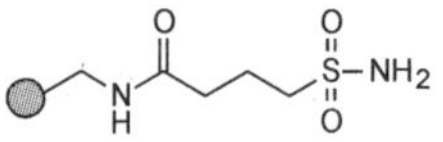	Activation：CH_2N_2 or $BrCH_2CN$ Cleavage：amines or alcohols or hydroxide	Amides/esters/acids

2. 化学库的固相合成方法及活性化合物的检出与结构确定

固相组合化学合成方法可大致归纳为两大类，即平行合成（parallel synthesis）和混分合成（split-mix synthesis）。平行合成是在数个反应器中同时进行相同合成反应，每一反应器中含不同的单一或混合反应物，生成单一或混合产物，所有反应器的产物共同构成化学库分子。这些库分子以单一产物或混合在一起的形式，平行地合成和筛选，故称平行法。为方便产物鉴定，人们更多地采用一个反应器含单一产物而非混合物的化学库平行合成方式。所以目前公认的平行法主要是指多个反应器平行进行单一合成单一筛选。由于可采用机械手进行平行合成，每天产物仍可达数千数万以上。平行合成的优点在于产物容易鉴定，筛选结果相对可靠；缺点是如不用机械手，人工合成产品数量受到限制。而且由于反应动力学的差异会导致不同产物产量不均。混分合成先用各反应器分别反应，再将所有产物合并均匀，然后再分成等量小份，继续进行下一步反应，如此重复直至完成，得到由多个混合物组成的亚库构成的化学库。此法库分子是以混合物形式合成和筛选，优点是产生的新化合物数量巨大，克服了反应动力学各异带来的产物不均；缺点是产物在某些场合下难于鉴定，并且由于是混合筛选，对某些模型，可能产生假阳性或假阴性结果。两种合成法的产品绝大多数可使用GC-MS和LC-MS进行鉴定。

1）平行合成

多针合成法　1984 年，澳大利亚墨尔本大学的 Geysen 等人首先建立了多针合成法（multipin synthesis），用于合成多肽。用表面嫁接了聚丙烯酸的聚乙烯小棒（直径 4mm，

长 40mm）代替常规树脂珠，并通过其羧基接上连接基β-丙氨酰-β-丙氨酰己二胺得到载体针（Figure 7.8）。此表面连接基既提高了流动性，也增强了末端官能团的反应性，还提供了适于连接多肽的氨基基团。

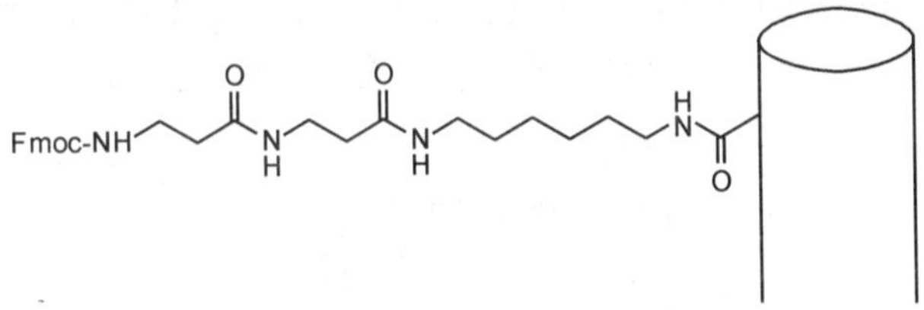

Figure 7.8 A linked pin

将 96 根载体针按 96 孔微滴板的位置和排列（8×12）固定在同一块板上。聚乙烯 96 孔微滴板常用于生化免疫研究中，也是高通量筛选的常规格式之一。此时被用作反应器。96 个孔中分别加入不同的氨基酸溶液，对每一个针进行独立的合成，其中相同的步骤，如洗涤和脱保护可以在一个公共的反应器中同时进行（Figure 7.9）。由于不同氨基酸进行缩合反应的反应速率不同，如具有较大空间位阻的缬氨酸、异亮氨酸就比甘氨酸、丙氨酸的反应速率低很多，可能造成不同针的产率有差异，最终库分子的含量不均匀。产物多肽既可切落于微滴板孔中，分析纯度，再进行抗体、受体、酶的结合实验，或进行功能性评价。也可仍挂在针上就进行生物活性测定，并可多次重复进行。

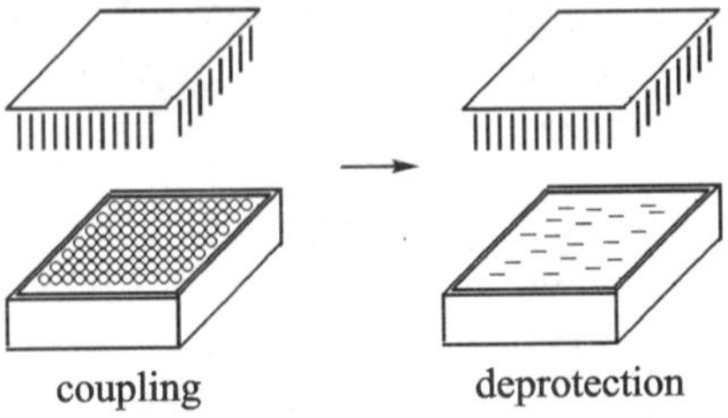

Figure 7.9 Multipin synthesis with parallel coupling and batch deprotection steps

为了找出口蹄疫病毒膜蛋白的抗原决定基，以制备口蹄疫疫苗，Geysen 小组首先采用多针合成系统对口蹄疫病毒膜蛋白（含 213 个氨基酸残基）的全部序列进行了碎片合成。他们认为可被抗体识别的抗原序列可长至 8 个氨基酸残基，平均长度为 6 个，最少必需 5 个。所以采用多肽标准固相合成方法，沿着完整氨基酸序列，依次进行了六肽片断的一位差（PEPSCAN）合成。从合成出的全部 208 个六肽中，经酶联免疫吸附实验（ELISA）确定出免疫原序列位于该蛋白的 146-151 残基处。

但是当免疫原蛋白的识别序列为未知，或抗原位点由空间结构上很接近的氨基酸残基构成，它们在一级结构上却是不连续的情况下，PEPSCAN 方法则不能确定抗原位点。此时需要制备由天然氨基酸构成的所有可能六肽（$20^6=64\ 000\ 000$ 个）。如果在每根针上制备一种六肽，将需要 6400 万根针来完成这一合成，这大大超出了现实工作的可能性。Geysen 提出“模拟抗原决定基”（mimotope）方案解决了这一问题。即在每一个载体针上制备六肽混合物，使其某一个位置的氨基酸是确定的，不确定的位置上则含有所有可能的氨基酸。Figure 7.10 简示整个过程。第一轮先制备含有 XXOOXX 形式的六肽混合物，其中 X 代表所有 20 种天然氨基酸，O 代表确定的残基。即此轮用 400 根载体针分别合成出 400 个混合物，每个混合物的3、4位是确定的氨基酸残基，400个针上各不相同；1、2和5、6位上各具有20种可能，因此每针上含有$20^4=1.6\times10^5$个六肽。400根针产生了所有可能的天然六肽。经筛选确定出活性最强的3、4位氨基酸残基（分别是L和E)。下一轮合成中制备含有序列分别为XOLEXX和XXLEOX的多肽，来研究位于两个已确定出的氨基酸两边的残基。接下来再重复合成和筛选过程，最终发现要找的序列。全部工作只需五六百针即告完成。

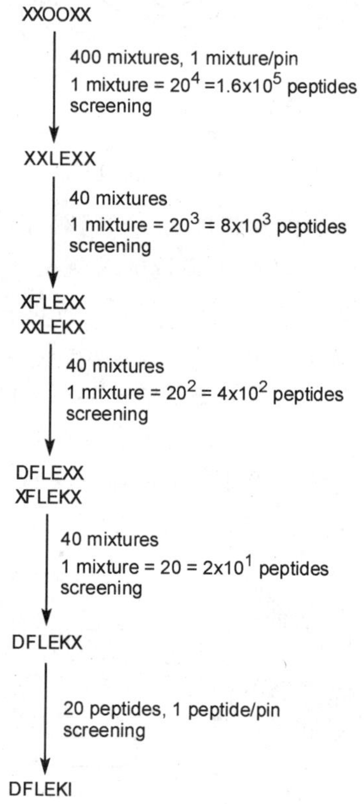

Figure 7.10 Execution of the mimotope strategy to elucidate an epitope without knowledge of the sequence of the immunogenic protein

十多年来，澳大利亚的Mimotopes公司已将多针同步合成系统商品化，形成了多个系列的可拆装的SynPhase^{TM}产品，载体针端由齿轮状到冠状，再到灯笼状，表面积和栽量不断增大。载体材质及连接基范围也在不断扩大，可以适应多种有机合成之需。多针合成法已成为组合化学的常规技术之一，Ellman等人合成苯二氮䓬库即是著名实例之一。

1992年，加利福尼亚大学伯克利分校的Ellman研究组发表了一篇颇具影响力的论文，文中描述了苯二氮䓬类化合物的固相合成方法，并据此用多针系统合成出含192个分子的苯二氮䓬类化合物库。这是首次以组合化学方式成功制备药物分子的尝试，开创了有机小分子化学库固相合成的先河。该研究以2种2-氨基二苯酮，12种氨基酸（转化为氨基酸酰氟）和8种烷化剂为构建块，设计了Figure 7.11所示的合成路线。首先将Fmoc保护的2-氨基二苯酮通过一个酸敏连接基（4-羟甲基）苯氧乙酸与载体针相联。将其脱保护后与Fmoc氨基酸偶联时，通常的偶联试剂不成功，只有将氨基酸酰氟在酸捕获剂4-甲基-2，6-二叔丁基吡啶的存在下才能形成酰胺。接下来的环合反应对各种取代基均很完全。烷基化时使用的碱5-苯甲基-2-噁唑啉酮锂化物的碱性强度足以使酰苯胺去质子化以完成烷基化，又不足以使分子上其他酰胺、氨基甲酸酯或其他酯类功能基脱去质子产生副反应。此法的总收率很高，绝大多数都在95%以上，并且未观察到氨基酸的消旋化。该研究组很快又扩大规模，由3种2-氨基二苯酮，35种氨基酸和16种烷化剂构建了含1680个分子的苯二氮䓬类化合物库。

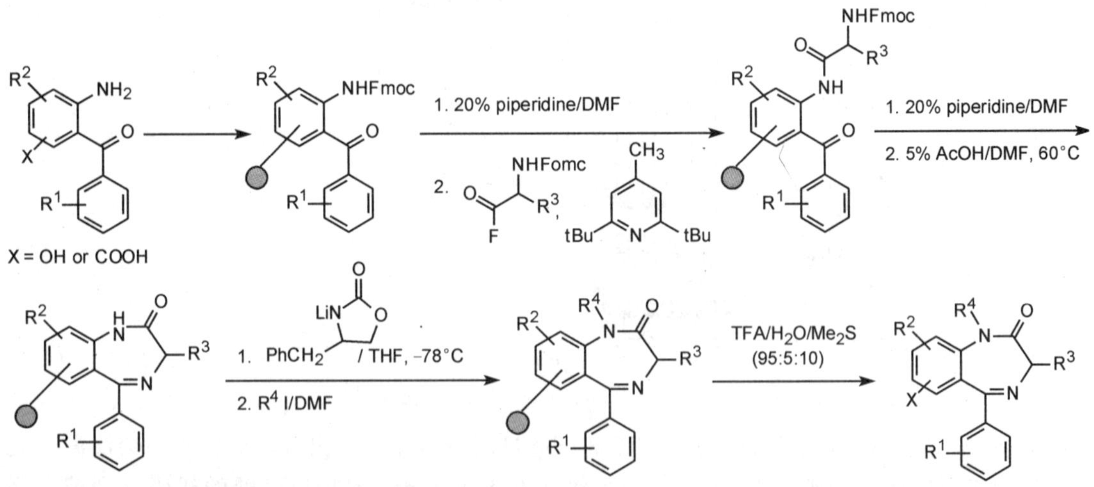

Figure 7.11　1，4-Benzodiazepine synthesis on solid support

应用此法进行大规模化学库合成时，虽然氨基酸和烷基化试剂充足，但2-氨基二苯酮却十分有限。该研究组又利用Stille偶联反应，建立了2-氨基二苯酮的固相合成方法。其中Bpoc（［2-（4-二苯基）异丙基］氧羰酰基）为酸敏的氨基保护基，用3%TFA/CH_2Cl_2经5分钟即可裂解。这样就可用方便易得的酰氯代替氨基二苯酮作为构建块，按Figure 7.12所示路线来合成。该组选用20种酰氯，35种氨基酸和16种烷化剂建立了含11200个分子的苯二氮䓬类化学库。后来，该研究组为了使裂解后与载体连接部位不留羟基或羧基，又引入了无痕迹的芳香硅醚连接基，进一步丰富了化学库的分子多样性。此例充分显示出在有机小分子库的合成中，方法学研究具有举足轻重的意义。

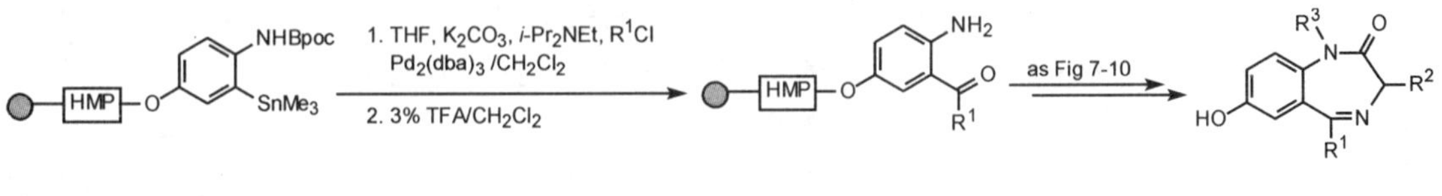

Figure 7.12　Modified 1，4-Benzodiazepine synthesis on solid support

几乎与此同时，Parke-Davis的一个研究组也在进行苯二氮䓬类和乙内酰脲类化学库的固相合成，并发明了一种简便的多针装置（Diversomer™，Figure 7.13）。其“针”为底端带有烧结多孔玻璃砂的玻璃管，管内可盛装约100 mg的树脂珠。多针（如8个，2排，每排4个）被装在固定块上，底端配置反应池块。可通过振动、电磁搅拌、超声等来实现搅拌。在玻璃管顶端加硅橡胶垫密封，可通过注射器加样。反应池块可以被加热来加速化学反应，玻璃管本身就成为回流冷凝器，管外夹层还可导入冷却剂。此装置可适应多种有机反应的需要。

茶袋合成法　1985年，Scripps研究所的Houghten等人提出了与多针体系类似的另一种方式—“茶叶袋法”（tea-bag method）。此法用聚丙烯做成网袋，装入树脂珠作为载体，

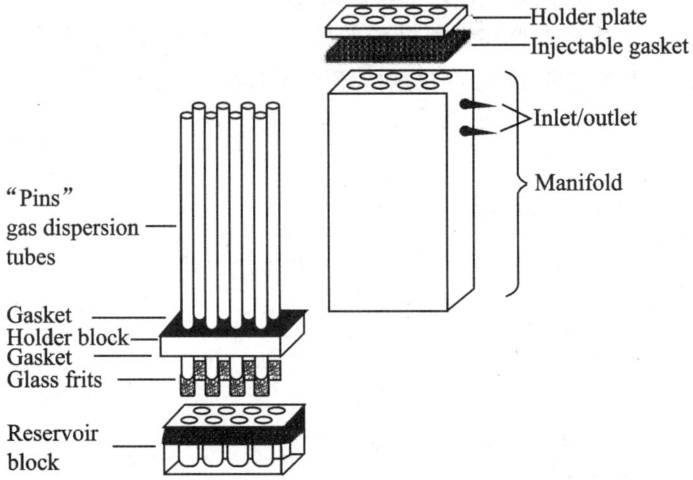

Figure 7.13 The apparatus Diversomer™

形似泡茶袋，故而得名。反应物分子和试剂可通过网袋微孔自由出入，而树脂不会泄漏。起初也是用于肽库固相合成（Figure 7.14）。将接有各种 Fmoc 保护氨基酸的树脂分别装入网袋中，每个袋中只有一种氨基酸树脂，需标示清楚。反应时可将多个小袋浸入同一反应器溶剂中，进行共同的步骤如脱保护和洗涤。接下来的缩合反应，依延续的氨基酸不同，将小袋根据需要分装入不同的容器中进行反应。如此循环，每个袋中产生一种多肽分子。此法各缩合步骤的反应条件（温度、时间、溶剂、活化氨基酸等）和缩合策略均可适时改变，因此很适合于方法学研究，也可在一定程度上弥补因不同氨基酸反应速率不同而造成的产物不均的缺陷。

Houghten 继发明化学库的茶袋法合成之后，在活性化合物的检出及结构确定方面也做出了重要贡献。

光定向合成法　1991 年，位于美国加州的 Affymax 公司的一个研究小组，在 Science 杂志上发表了一篇引人注目的文章[13]。文中介绍了一种新技术—超大规模非流动的多肽合成（very large scale immobilized peptide synthesis，VLSIPS）。因使用了不同于其他组合合成方法的特殊技术，即光敏性氨基保护基和半导体光刻技术，此法被称作光定向合成法（light-directed synthesis）。下面以多肽合成为例进行描述。

首先，光定向合成使用玻璃片作为载体材料（Figure 7.15）。用 3-（氨丙基）三乙氧基硅烷处理玻片表面使之氨丙基化，再与氨基己酸反应引入连接基。暴露于表面的氨基用光敏性的 Nvoc（［（nitroveratryl）oxy］carbonyl group，（硝基藜芦基）氧羰酰基）加以保护。氨基酸构建块也带有此保护基。Nvoc 在 365 nm 紫外光照射下即可脱去。

接着用光刻罩板覆盖载体玻片。光罩可根据需要镂空成各种形状，使玻片表面特定区域暴露出来。当紫外线照射在光罩上时，镂空区域的 Nvoc 保护基即被脱去，在此区域可行偶联反应接上 Nvoc 保护的氨基酸 A。然后换用另一光罩，在其他区域进行光照脱保护和偶联反应引入 B。Figure 7.16 描绘出两种四肽的光定向合成过程。使用合适的光罩和组合可在 1 cm^2 玻片上快速合成 100×100 种多肽。

从上述描述可以看出，光罩的镂空图案和使用顺序决定着合成策略及库产物的种类与位置。比如采用条形光罩和正交方式进行合成，由每轮 n 种构建块，经 $m\times n$ 步化学过程，可

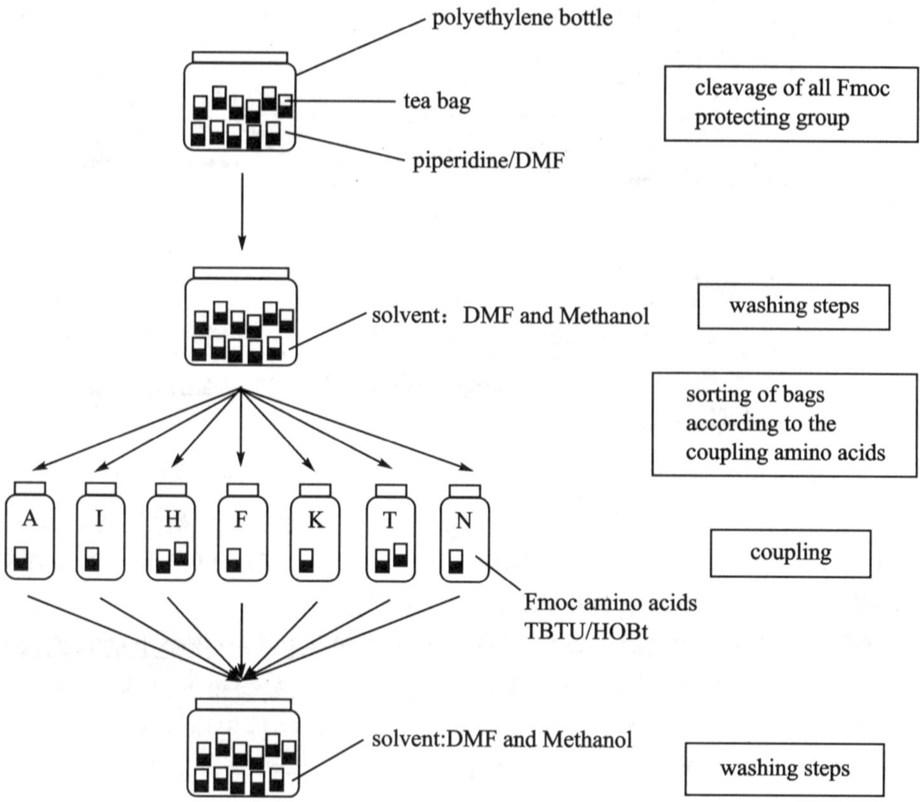

Figure 7.14 Schematic representation of tea bag method

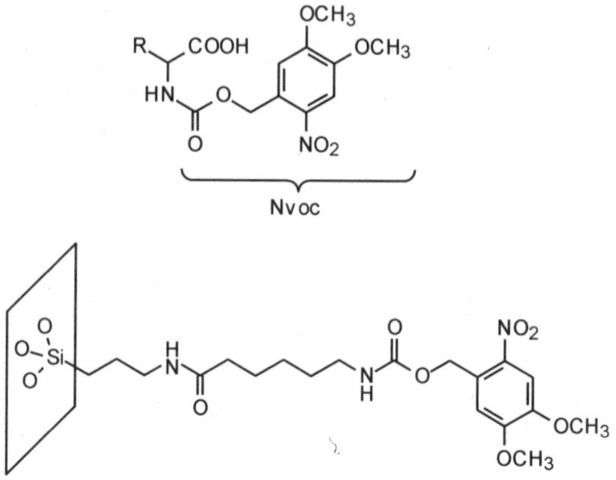

Figure 7.15 α-Amino acid building blocks protected with the Nvoc group and the surface linker for light-directed peptide synthesis

产生 n^m 个长度都是 m 的分子。Figure 7.17（a）表示一例二肽合成，即 $m=2$；分别用 A、B、C、D 和 E、F、G、H 各四种氨基酸为两轮偶联反应的构建块，即 $n=4$；条形光罩每次只能暴露 1/4 区域，完成一轮偶联需经历四步光脱保护和化学偶联反应，暴露区域由 A 向 D 依次移动，第二轮则沿垂直方向由 E 到 F 移动，即两轮共经历 $2\times4=8$ 步化学过程，最终产生 $4^2=16$ 个二肽分子。若采用二进制光罩进行合成，情况则完全不同。二进制光罩使

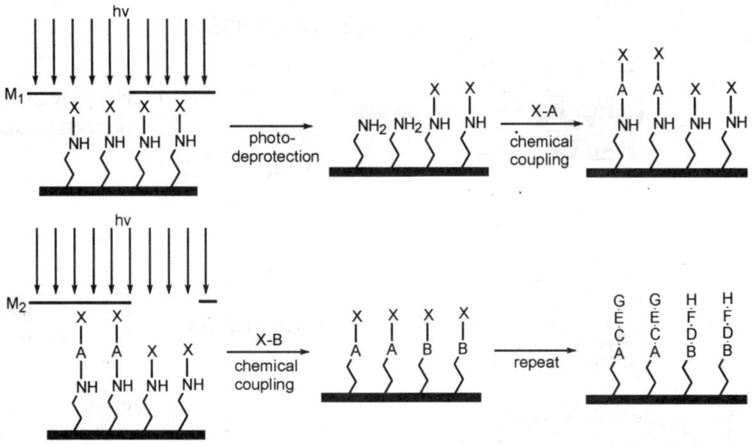

Figure 7.16 Concept of light-directed spatially addressable parallel synthesis

每一步化学反应都有一半表面参与，经 n 步化学反应，产生 2^n 个该序列各种长度的分子。Figure 7.17（b）表示以 A、B、C、D 为构建块，经 4 步反应，可产生 ABCD 序列的所有 $2^4=16$ 种可能，对于研究活性肽最小有效片断极为有利。

合成毕进行生物活性测试时，首先除去 N 端的光敏保护基及侧链上的其他保护基，再将玻片浸入荧光标记的抗体、酶或受体溶液中，然后在荧光显微镜下扫描，某种肽对特定生物靶点的亲和力可由相应区域的荧光密度来决定。由于每一特定序列占据一个特定空间区域，所以经荧光显色测出的活性化合物的结构，可由其所在位置得到确定。定位十分精确，在首次报道的合成中，玻璃载体上每个化合物占据的区域只有 50μm×50μm。

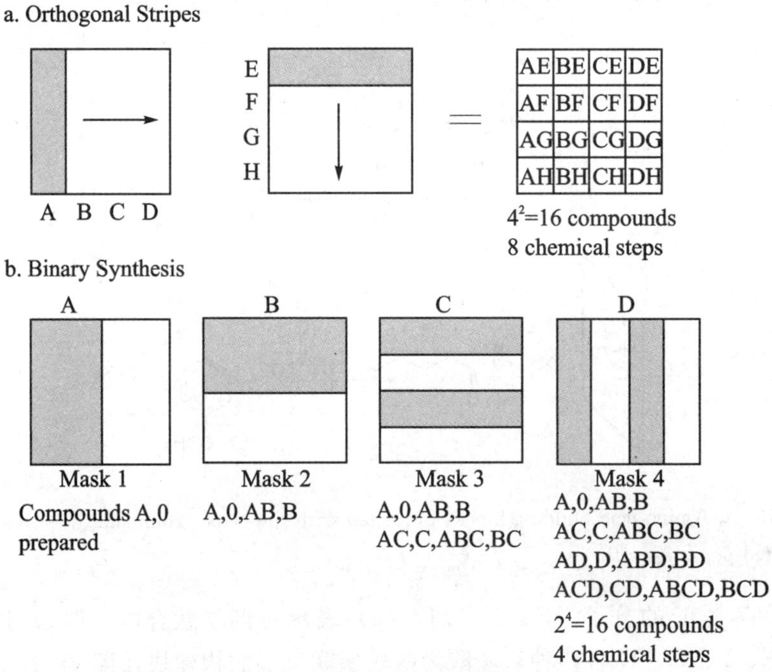

Figure 7.17 Light-directed synthesis strategies

光定向合成法还成功应用于寡核苷酸合成中。采用带有聚乙二醇支链的玻片作为载体，以增强亲水性（Figure 7.18）。以 MeNPOC（［（methylnitropiperonyl）oxy］carbonyl group，甲基硝基胡椒基）氧羰酰基）为光敏保护基。用保护的核苷酸 3′-（氰乙基）亚磷酰胺作为构建块（Figure 7.18），采用标准 DNA 固相合成方法进行光定向合成。

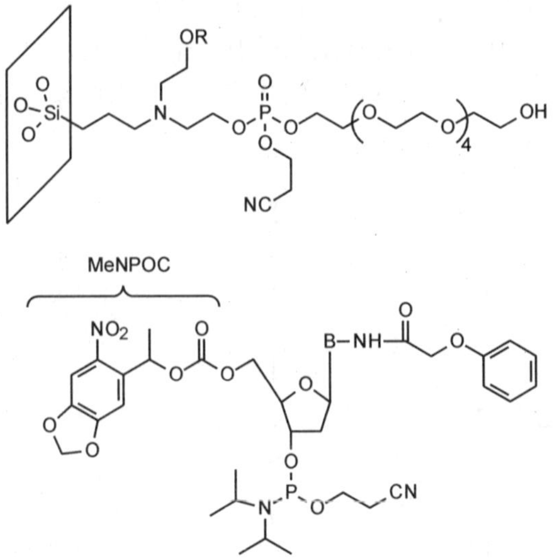

Figure 7.18　The surface linker for light-directed oligonucleotide synthesis and the N-protected nucleoside building blocks derivatized with the MeNPOC group

将光定向多肽合成与寡核苷酸合成加以比较会发现，仍以条形光罩为例（Figure 7.19），分别用 20 种天然氨基酸和 4 种核苷酸为构建块，当合成 9 个碱基长度的 DNA 时，其长度为四肽的一倍多，而经历的化学步骤少于四肽的一半，其库容量却高于肽库；若合成 16 聚核苷酸，只需经过 64 步反应，库容量可高达四十多亿，高于人类基因总数。可见，DNA 合成在此更为有力，可以在很小的芯片上合成出大量数目的长度不等的寡核苷酸作为 DNA 或 RNA 探针，用于科研及临床诊断。

	Peptides	Nucleic acids	
Building blocks (n)	20	4	4
Molecular length (m)	4	9	16
Library size (n^m)	160,000	262,144	4,294,967,296
Chemical steps (nxm)	80	36	64

Figure 7.19　Comparison of the library sizes that can be prepared from natural amino acids and nucleosides

2）混分合成

最早由 Furka 等于 1988 年提出的混分合成法（portioning-mixing or split-mix synthesis），充分体现了组合化学的高效率合成。以三肽合成为例叙述其原理如下（Figure 7.20）。根据第一步偶联反应的氨基酸构建块数目（此为 X、Y、Z 三种），将树脂珠分为三等份，分别与 X、Y、Z 进行偶联反应。然后将三份树脂混合，按第二步偶联反应的构建块数目（仍为 X、Y、Z 三种），将树脂珠再分为三等份，偶联反应后再混合。如此逐步继续，直到反应结束。最后得到多组混合物，称为亚库（sublibrary）。每步使用的构建块数目可以是不同的。此例中产生了三个亚库，各含有 9 个化合物。

混分合成具有如下特点。第一，高效性。可在短时间内产生数目巨大的化学库，库分子的数目以几何级数增长，为构建块数的 *n* 次方，*n* 为偶联步骤数。混分法自提出以来，一直作为化学库合成的主要策略之一沿用至今，特别对大规模化学库的合成，尤其有效。事实上，“combinatorial chemistry”这一名词就是 Furka 1988 年提出混分法时首次提出的。第二，库分子均匀性。可产生全部构建块的所有可能组合，并且以 1∶1 的摩尔比生成产物。因此克服了平行合成产物不均，导致生物活性不可比的缺陷。第三，一珠一物。虽然库及亚库是以混合物形式产生的，但每个树脂珠上只带有一个化合物。只要有合适的方法能将活性化合物按珠检出，就可避免库分子的分离、纯化和解析，因此又可体现平行合成的确定性。

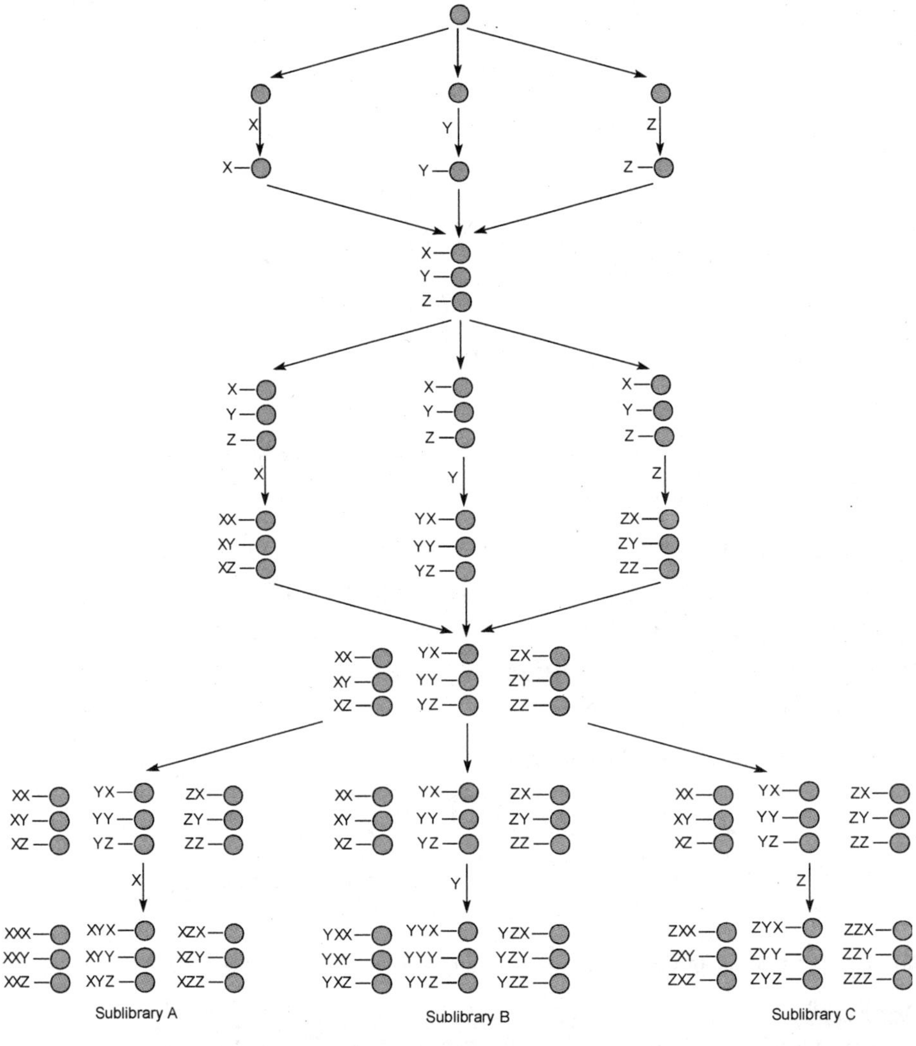

Figure 7.20 Scheme of the split-mix synthesis

对混分法产生的化学库进行活性筛选和解析，需要重复进行再合成和再筛选，仍以上述三肽库为例加以说明（Figure 7.21）。所得亚库 A、B 和 C 作为三个化合物分别测定生物活性，假定结果是 B 组活性最好。一般认为，活性最好的混合物中包含了活性最高的那一个化合物。因此首先可以认定该化合物的第三个氨基酸为 Y。接着为了从 B 组中找出这个化合物，就需要按 Figure 7.21（a）方式重新合成，使每个化合物的第三位均为 Y，而第二位是确定的 A、B 或 C。然后分别测定三组混合物的活性，从活性最好组（A 组）认定第二位氨基酸为 X。之后再按 Figure 7.21（b）方式再行合成，使每个化合物的第三位均为 Y，第二位均为 X，而第一位是确定的 A、B 或 C。分别测定三组的活性，从活性最好组（C 组）

认定第三位为 Z。由此解析出最具活性化合物为 YXZ。

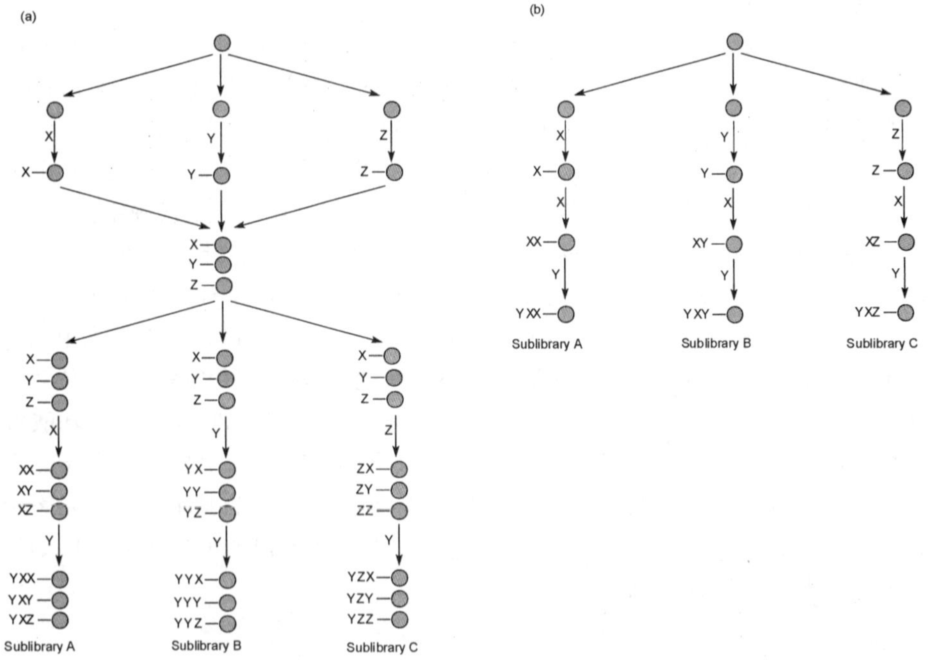

Figure 7.21　Scheme of the split-mix library deconvolution

从上述活性化合物解析过程可以发现，混分合成的化学库中活性分子的检出和结构确定还存在问题。其一，混合物的生物活性应该是其中所有化合物活性的累加，因此当活性最强与最差的化合物混合在一起时，或大量弱活性化合物的累加超过了强活性化合物时，活性最高的混合物中也许并未包括活性最高的化合物，这样就会造成漏筛。其二，重复合成和筛选造成很大麻烦，尤其当化学库较大和类似活性的化合物较多时，工作量很大。因此在实际应用中，人们对混分法进行了不断的技术改进，比如“一珠一物法”和“编码法”就极具影响。

一珠一物法　混分法产生“一珠一物”（one-bead one-compound）化学库，理论上具备单独测试单一化合物活性的可能，比如可将树脂珠放入单独反应池中进行切割和筛选。但是 Lam 等人巧妙地利用抗体识别的方法，对仍连在树脂珠上的化合物进行生物活性测试。当寡肽在树脂珠上合成完毕并脱去保护基后，如果能被特定的抗体识别，将形成反应珠-肽-抗体复合物。此复合物可被第二个带有荧光素或酶的抗体标记，此酶可催化染料分子的修饰反应。这样即可通过荧光素或染料的颜色将呈阳性反应的珠与非活性反应珠区分开来，在肉眼或低倍显微镜下就能辨认，用小镊子把有颜色的小珠仔细捡出，洗去相连的受体分子，用微量多肽测序仪测出活性多肽的序列。含有百万个反应珠的库，可在一个下午筛选完毕。洗脱后反应珠还可用于多个靶点的筛选。Lam 等用 19 种氨基酸制备了包含所有五肽的化学库，把可溶性受体分子（β-内啡肽单抗和抗生物素蛋白链菌素）偶联到碱性磷酸酶或荧光素上，寻找针对 β-内啡肽的单抗配基，得到 6 个活性珠，其中最强的序列 YGGFQ 与天然配基 YGGFL 具有几乎相同的亲和力。

Lam 的方法简单快捷，具有较高的可操作性和有效性，但也有局限性。首先，此法要求生物靶分子溶在溶液中，这对许多抗体和酶是可行的，但对于那些通常只有与细胞膜相连时才表现天然活性状态的生物靶点则很难实行。其次，树脂珠的存在是否影响库分子与生物大分子的结合，尚无一般规律可循。因此在采用直接测试珠上分子的活性前，应设计合理的实验先对此法的有效性进行检验。

重复解析法与位置扫描法 曾经发明“茶袋法”的 Houghten 于 1991 年在 Nature 杂志上发表了又一项著名工作，提出了肽库活性序列的重复解析方案（iterative deconvolution）。以 20 种天然氨基酸混分法合成六肽为例（Figure 7.22（a））。O 表示确定的氨基酸，可位于序列中任一位置。第一轮先确定两个位置，进行合成，产生 400 个亚库，每个亚库含有 160000 个多肽，筛选后挑出 O_1 和 O_2。第二轮往后，每轮合成 20 个亚库，依次确定出 O_3、O_4、O_5 和 O_6。此方案与 Geysen 的 mimotope 方案有异曲同工之妙（见多针合成法）。

紧接着 Houghten 又提出了位置扫描方案（positional scanning），即库分子结构中如果有 m 个可变位置，每个位置又有 n 种变化，则需合成 $m\times n$ 个亚库，每个亚库中均有一个位置是确定不变的结构。对每个亚库分别筛选，找出活性最强的亚库以确定每个位置的最佳结构，将这些最佳结构组合起来就可找到活性最强的化合物。仍以 20 种天然氨基酸混分法合成六肽为例（Figure 7.22（b））。同时合成相同的六个库，每个库中各有一个彼此不同的位置是确定的，这样每个库都包含 20 个亚库，即共需要合成 120 个亚库，每个亚库中都含有 $20^5=3200000$ 个六肽。最后将六个库中分别确定出的活性最强的 O_1、O_2、O_3、O_4、O_5 和 O_6 组合在一起就找到了活性序列。

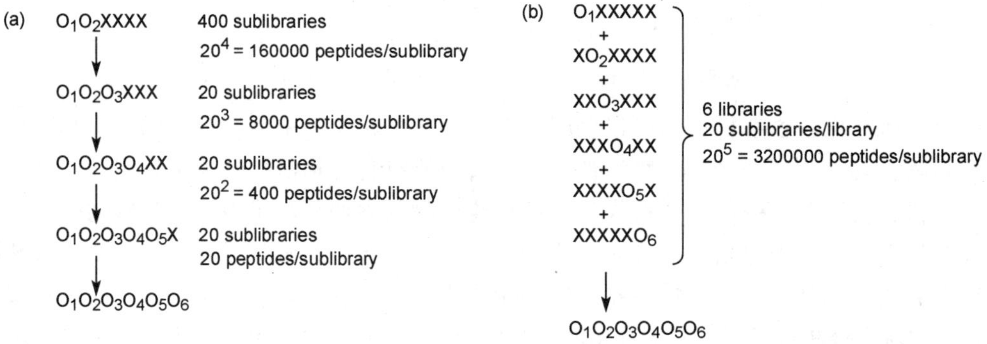

Figure 7.22 Comparison of iterative deconvolution and positional scanning approaches

重复解析法需要进行先后系列合成，比较费时。位置扫描法虽不需系列合成，但为了保证在需要的位置引入确定的结构，并且要等量，必需事先对混分策略进行周密设计。另外，某一位置的最佳结构可能不止一个，这时就要对所有组合进行单独合成和验证。位置扫描法的设计思想在液相组合合成的“索引”库中也被采用（见后叙）。

还有一种值得一提的方案叫作“缺失合成法”（deletion synthesis），此法恰与位置扫描法互补。即库分子结构中如果有 m 个可变位置，每个位置又有 n 种变化，则需合成 $m\times n$ 个亚库，每个亚库中均有一个位置是缺失了某一种变化的结构。对每个亚库分别筛选，找出活性最弱的亚库，该亚库中缺失的那个结构，就是该位置的活性最强结构，将各个位置的最强结构组合起来就可找到活性最佳的化合物。

编码法 组合化学于药物研究之意义，在于从庞大混合集群中快速筛选出所需库分子并对其结构进行鉴定。对于库分子含量很低的大规模化学库，有时凭特定空间位置和合成记录，或重复解析手段，已不能达到大规模快速合成和筛选的目的。于是编码确定结构的方法应运而生，并得到迅速发展和应用，出现了化学编码、射频编码、同位素编码、激光条形码编码、荧光团编码等多种方式，目前以化学编码和射频编码为主导。

化学编码法（chemical encoding）即设计结构容易确定并易于合成的化合物（编码子），赋予其准确的唯一的目标库分子的结构信息，在目标库分子合成的同时，在同一树脂珠上同步合成编码子。合成结束后，目标库分子从树脂上切下进行筛选，编码子仍留在树脂上。然后对筛选出的活性分子的编码子进行结构分析，确定出活性分子的结构。因此编码法是否成功，受到以下几个条件制约。第一，由于编码子与目标库分子是在树脂珠上交替平行地合成，因此两者使用的化学反应必须相互兼容。第二，编码子和目标分子与树脂的连接应采取正交方式，即分别采用碱敏、酸敏、光敏或其他连接基，以使目标分子被切下的同时，编码子不受影响，反之亦然。这样可避免编码子对活性筛选或目标分子对结构分析的干扰。第三，编码子应以低浓度存在，以免过多占据树脂上官能团。第四，编码子应能经光谱或色谱技术快速定出结构，否则编码法的优势就无从体现了。

最早提出编码法的 Brenner 和 Lerner1992 年发明用寡核苷酸作为编码子进行肽库合成，将 20 种天然氨基酸分别用一定长度序列的寡核苷酸编码。最终编码的核苷酸序列经 PCR 扩增后，用 DNA 测序仪即可读码。由于氨基酸测序仪也是很好的译码工具，1993 年 Kerr 和 Nikolaiev 分别发表了用多肽为编码子的研究。选用 Leu、Phe、Gly、Ala 等不需侧链保护，Edman 测序时信号强，重现性好的氨基酸组成一定长度的序列。这两类编码子都具备微量测序准确的特点，但因不能耐受剧烈反应条件，且合成中需反复进行保护与脱保护，在有机小分子库的合成中应用受到限制。

惰性的卤代芳基烷基醚类化合物在这方面具有明显优势，作为非序列性编码子被更多使用。从 Figure 7.23 (a) 结构式可见，通过烷基链长度 n 的变化，以及芳烃上卤素取代基的种类、数目和位置的不同，可以产生至少 40 个这样的编码子。以二元方式（即编码子的存在与否）进行编码，这些编码子理论上具备 2^{40} 约 10^{12} 容量的编码能力。编码子切落后转化为四甲基硅醚衍生物，可用电子捕获气相色谱（ECGC）或电子捕获毛细管电泳（ECCE）分离检测，灵敏度在 10^{-15} mol 水平，故只需使用极微量的编码子。编码子与树脂的连接方式有两种。一种是通过邻硝基苄基系列的光敏连接基（Figure 7.23 (b)），与树脂表面氨基连接，经光解切落；另一种是通过儿茶酚醚类连接基（Figure 7.23 (c)），先将编码子做成 3-甲氧基-4-羟基醚苯甲酰基偶氮甲烷，其在加热时可转化为反应活性很高的酰基卡宾，可与树脂表面苯环直接反应而接到树脂上。切落时可通过硝酸铵铈氧化或很剧烈的强酸性水解使邻苯二酚的醚键断裂。这种连接使编码子和目标库分子能以一种独特的交叉方式与树脂相连 (Figure 7.23 (d))，即编码子经氧化裂解，而目标库分子经光解切落。

Figure 7.24 以氨基酸 X、Y、Z 合成二肽为例，描绘二元编码混分合成方式，T 为编码子。每步合成的每个构建块都由特异编码子编码，这样通过分析编码子在 ECGC 出峰与否及其峰位（保留时间），即可确定被编码分子的序列。例如 Ohlmeyer 的研究小组合成酰基哌啶库（Figure 7.25）时，选用的构建块是：第一步，4 个氨基醇和 3 个氨基酸；第二步，31 个氨基酸；第三步，31 个碳酰氯或磺酰氯。根据编码容量的要求选择了 13 个在 ECGC 上出峰时间不同的编码子，依出峰先后分别表示为 T_1、T_2……T_{13}，分成三组 T_1—T_3、T_4—T_8、T_9—T_{13}，分别给三步反应编码。在 ECGC 中有编码子峰出现的记为 1，没出现记为 0。第一组的三个编码子做二元编码共可以编成 $2^3=8$ 个码（000，001，010，011，100，101，110，111）。只出现 T_2 峰记为 010，同时出现 T_1、T_3 峰记为 101，依此类推。扣除无峰出现的编码 000，正好可以编码 7 个构建块分子。第二组和第三组各有 5 个编码子，分别可编码 $2^5-1=31$ 个分子。因此编码容量决定着选用编码子的数目。

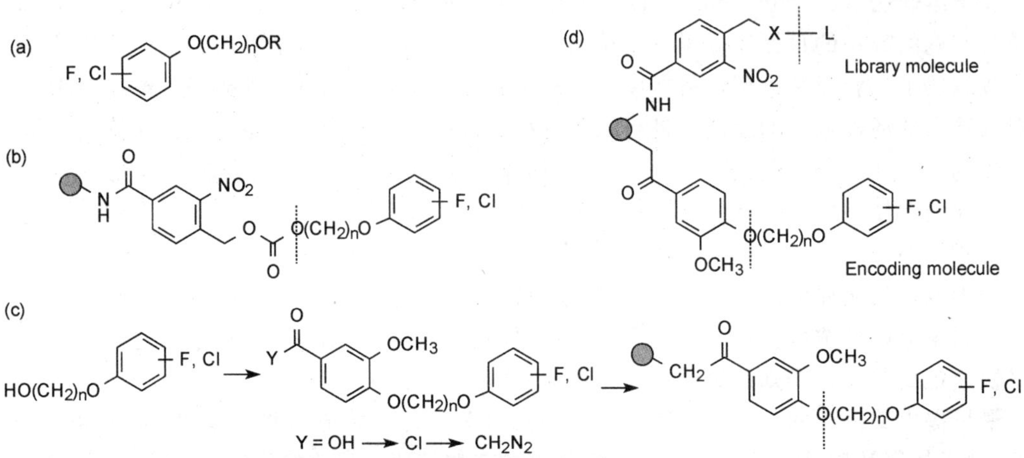

Figure 7. 23 Haloaromatic alkyl ether tagging molecules and attachment strategies. The R group is tetramethylsilyl ether, which is attached before ECGC analysis.

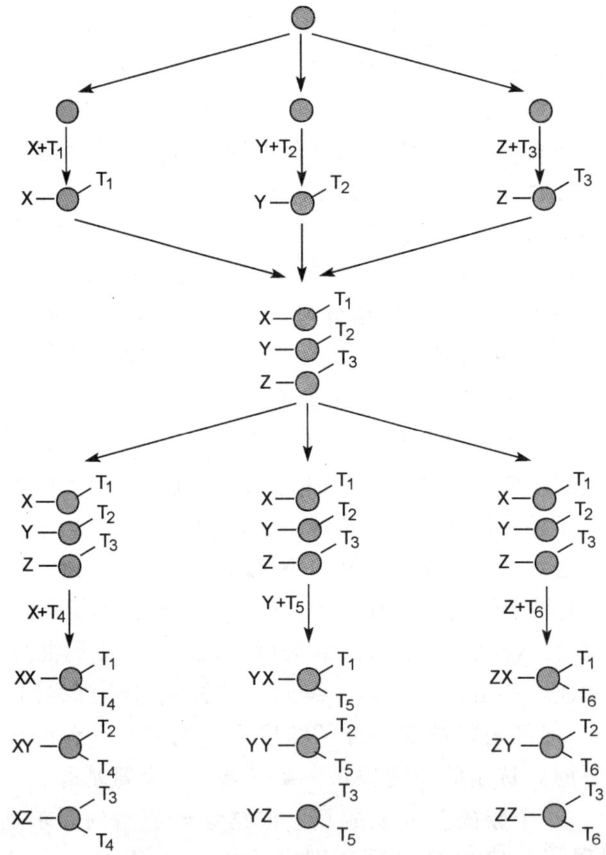

Figure 7. 24 Split-mix synthesis encoded with multiple tagging molecules

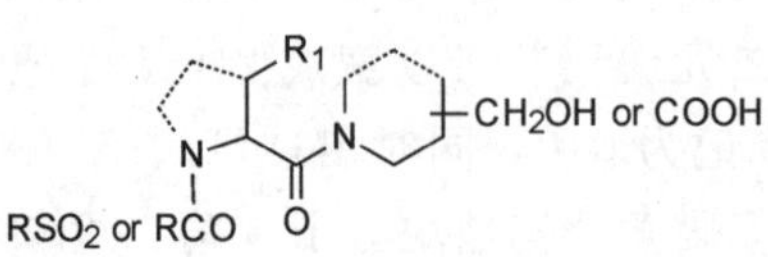

Figure 7. 25 Acylpiperidine library

除上述化学编码法以外，目前广为应用的另一种编码方式是射频编码法（radiofrequency encoding），它避免了化学编码子与目标分子合成中可能存在的化学不兼容性，及固相生物活性测定时编码子的干扰，并且可以使合成的库中每个化合物的量达到毫克级。其基本原理是采用可在一定距离内接收、储存和发射无线电信号的微电子记忆芯片，对所有构建块和反应步骤均预设不同频率作为编码，在引入特定构建块时将其编码信号存入相应芯片，最终通过读出芯片上存储的编码信号即可确定目标分子的结构。射频编码组合化学集中了微电子记忆（microelectronic memory）、微反应器（micro reactor）、定向排列（directed sorting）和现代固相有机合成等多方面优势。微电子记忆装置即射频编码子（Rf tags）是由玻璃包围的、单个或多个半导体芯片（8×1×1 mm），可以在 75～150 mm 距离内瞬时接收、储存和发射多个射频信号。有两种较具代表性的带射频编码子的微反应器：MicroKan™ 和 MicroTube™。MicroKan 由带有微孔的惰性聚合物容器（18×7 mm），和置于其中的 Rf tag 和一些树脂组成。微孔的大小可让溶剂和反应试剂进出，但树脂珠不能通过。MicroTube 是惰性聚合物小管（15×6 mm），表面接枝合适的合成载体，内部装有 Rf tag。定向排列是针对随机的混分策略而言，在“混合”时不必将全部微反应器混合，而是根据需要在不同步骤对不同微反应器进行混合和裂分，这是更为灵活的一种方式。编码过程在“分”开进行反应时完成，Rf tag 可精确示踪微反应器所经历的合成步骤。Nicolaou 和 Xiao 据此设计了射频编码合成仪并成功应用于组合合成。

由于微反应器的玻璃外壳对几乎所有化学反应呈惰性，并且还可耐受很宽范围的反应温度，化学反应不会影响微芯片上的信息，RF 编码也不影响固相载体上合成的分子，所以 RF 编码过程与合成过程完全正交。另外，RF 编码速度快，编码能力大，每一步中可以储存多种类型的信息，编码和译码过程简单，只需一台无线电射频仪即可。而且化学反应器和反应范围可多种多样，每一个合成化合物的数量范围较广（从微摩尔到数克）。这些都使 RF 编码较化学编码具有优势，在化学领域、生物领域和药学领域具有推广价值。

3）正交库法

1995 年 Déprez 等发明了一种新的库合成方法—正交库法（orthogonal libraries），即同一个库按不同的组合方式合成两次，保证每个化合物在两组库中与不同的类似物组合，所有化合物呈正交矩阵排列。这样在确定活性化合物结构时，不需要反复解析及合成，只要根据活性化合物在矩阵中的坐标，即可找到活性最好的化合物，其过程可用如下实例说明[21]。

Déprez 等在合成一个三肽库时，每个位置均采用 25 种氨基酸，其中包括 23 个 D-氨基酸和 2 个非手性氨基酸，合成得到含 $25^3=15625$ 种三肽分子的库。此库按不同组合方式分别以 A 库和 B 库合成。预先将这 25 种氨基酸按矩阵排列方式每 5 个分为一组（见 Table 7.2），原则是同一组中包含的氨基酸结构差异尽可能较大，以避免同一亚库中含有结构类似化合物，造成活性累加。通常每组中含有一个亲水性、一个芳香性、一个带电性、一个小侧链和一个非天然的氨基酸。A 库横向分作 A1、A2、A3、A4 和 A5 五组，B 库纵向分作 B1、B2、B3、B4 和 B5 五组，B 组和 A 组正交。

然后分别合成 A 库和 B 库。Figure 7.26 描述了 A 库的合成方式，即以组为单位进行合成。首先将固相载体分作 5 份，分别与 A1-A5 五组氨基酸偶联，形成了 5 个混合物，每个混合物中含有 5 种分子，共有 25 种载体连接的一肽。然后将每个混合物都分作 5 份，分别与 A1-A5 五组氨基酸偶联，这样共产生 25 个混合物，每个含有 25 种分子，共产生 625 种载体连接的二肽。在连接第三个氨基酸时同样将每个混合物又都分作 5 份，分别与 A1-A5

五组氨基酸偶联，这样共产生 125 个混合物，每个含有 125 种分子，共产生 15625 种载体连接的三肽。经 HF 水解开裂后就得到了由 125 个亚库构成的 A 库。B 库也依同样方式构成。A 库中的每个亚库和 B 库中的任一亚库正交，即两个亚库只含有一个共同的化合物。

Table 7.2 The 25 amino acids were partitioned into five groups of five amino acids, each named A1-A5 for library A and B1-B5 for library B

Groups	A1	A2	A3	A4	A5
B1	D-Leucine	D-Proline	D-Serine	(4-nitro)-D-phenylalanine	D-Isoglutamic acid
B2	D-Arginine	D-Isoleucine	Glycine	D-Threonine	D-Isoglutamine
B3	D-Glutamine	D-Tyrosine	D-Valine	D-ε-Nicotinoyl-lysine	D-Histidine
B4	D-Tryptophane	D-Asparagine	D-Glutamic acid	D-Methionine sulfoxide	D-Alanine
B5	Isonipecotic acid	D-Lysine	D-Tetrahydro-isoquinoleic acid (D-Tic)	D-Aspartic acid	D-Phenylalanine

接下来分别筛选 A 库和 B 库，找出各自活性最高的亚库，A 亚库与 B 亚库的正交点即为活性最高的化合物。比如上例以抗利尿激素-2 受体放射标记，测配体结合抑制活性。在 25 μg/mL 浓度时，A 库的结果是：活性最高的亚库是 A3-A2-A4，92%抑制率；活性次高的三个亚库分别是：A3-A2-A2 (76%)，A3-A1-A4 (73%)，A3-A2-A5 (73%)。B 库用同样的方法筛选后，结果是：B4-B3-B1 (73%)，B5-B3-B1 (69%)，B5-B5-B1 (59%)。这种选择可以产生 12 (4×3) 种抑制剂。为了缩小范围，降低测试亚库的浓度为 7.5 μg/mL。此时 A 库中仅有 A3-A2-A4 保持活性（31%抑制率），B 库中有两个亚库保持活性：B5-B3-B1 (37%) 和 B4-B3-B1 (31%)。确定亚库 A3-A2-A4 和 B5-B3-B1 共同含有的三肽的方法如下，从矩阵分组表中（Table 7.2）找出 A3 和 B5 的交点是 D-Tic，A2 和 B3 的交点是 D-Tyr，A4 和 B1 的交点是 (4-nitro)-D-Phe，因此可知亚库 A3-A2-A4 和 B5-B3-B1 中活性最高的化合物是 H-D-Tic-D-Tyr-(4-nitro)-D-Phe-OH，亚库 A3-A2-A4 和 B4-B3-B1 共同含有的三聚体是 H-D-Glu-D-Tyr-(4-nitro)-D-Phe-OH。将两者单独合成并测活性发现，前者是强抑制剂（IC_{50} = 63 nM），而后者无活性。说明 B_4-B_3-B_1 亚库中含有某种副产物使该亚库呈现活性。

上述正交库法可在溶解状态下测定活性；不限于多肽或其他序列聚合物；对产生多样性的化学策略无限制；对已有的库经正交排列后也可应用；化学库一经合成后不需进一步的分析；另外，一个亚库的阳性活性需经正交亚库的阳性活性来确证。用此可用于区别假阳性结果，但不能完全避免因假阴性而导致真正的活性化合物被漏筛。

四、液相组合化学合成策略

组合化学发展早期，在固相多肽合成基础上发展起来的固相组合合成一直占据着主导地位。这说明固相合成有其突出的优点。其最大优点是可以采用过量的反应试剂使反应进行完

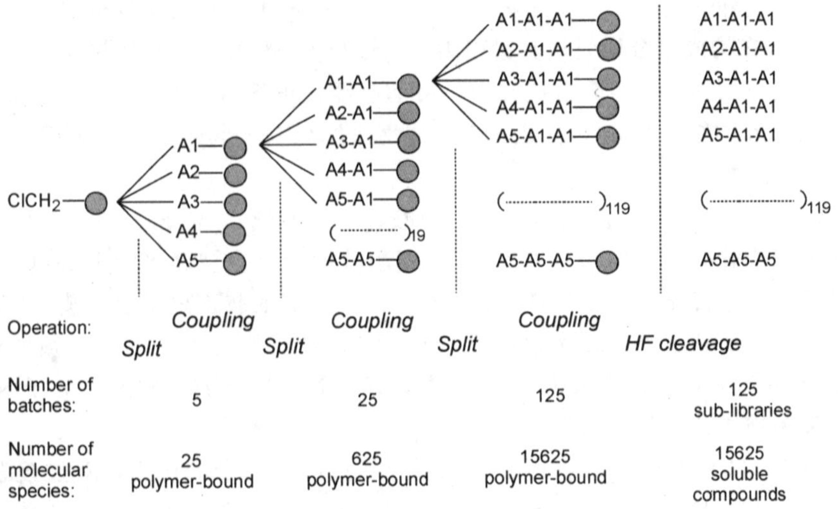

Figure 7.26 Synthetic strategy of the library A

全，并通过过滤和洗涤等简单操作而完成分离纯化过程。由于产物易于提纯，因此更适合于多步反应，例如多肽及寡聚物的合成。另外，固相合成操作上的简单化，有利于自动化，提高合成效率，固相合成因此得到快速发展。但是，固相组合合成也存在一些不足。(1) 溶涨的固相载体毕竟与纯液相反应不同，使某些在液相中进行得很好的反应在固相中并不理想，甚至不能进行；(2) 固相合成的方法、工艺路线、反应条件都受到了载体本身物化性质的限制，例如反应温度的选择；(3) 在固相合成中，载体与底物的连接与解离，这多出来的两步增加了反应的难度，因为连接基团对反应试剂的敏感性是化学家们在合成路线设计时必须考虑的一个问题。另外比较麻烦的是在最后的产物与树脂的解离步骤中，大量解离剂的加入给产物提纯带来一定的困难。(4) 固相反应的原位跟踪、分析技术远不如液相丰富，对大多数反应目前较难找到合适的跟踪和检测反应过程的方法；(5) 较难进行大产量合成。相对于固相，人们对液相组合合成的研究起步较晚，Ugi 多组分缩合反应可以说是它的萌芽，在近几年中得到了很大发展。固相合成在两相界面间完成化学反应，而液相组合合成是指产生化学库的各个反应步骤都在均相液体介质中完成。虽不如固相合成操作起来简单明了，但液相合成亦有其明显的优点。(1) 与传统的有机合成接轨，不受反应类型限制，已有的反应均可用于液相组合合成，有成熟的合成路线与工艺，合成方法也较为成熟，其应用范围广泛；(2) 可以进行库分子的单个或混合物合成，反应过程中能对产物进行分析测定和跟踪，传统方法如 TLC、HPLC、LC-MS 等都可方便使用。(3) 不需要设计和合成连接分子；(4) 大多数反应，不需切割可以直接得到产物；(5) 它没有树脂载量的影响，理论上合成量不受限制。相对于固相来说，液相组合合成更适合于步骤少或一步反应（如多组分缩合反应）、结构多样性小分子化合物库的合成，这对药物化学家来说尤其有用。

液相组合化学要解决的两个关键问题是如何实现快速分离纯化目标化合物库和设计合适的便于确定活性化合物结构的合成策略。下面先对多组分缩合反应加以叙述，然后针对这两个问题介绍几种较成熟的液相组合合成方法。

1. 多组分缩合反应

与通常的两原料反应不同，多组分缩合反应（multi-component condensation reactions,

MCR's）是指由三种（或以上）反应物，经一罐反应生成由所有反应物构成的单一产物的化学反应。MCR's在构成组合库时极具吸引力，所以虽然MCR's中的多数早已被发现，但引起重视并被广泛应用却是在组合合成当中。目前已经发现的MCR's从三组分到七组分已有多种，其中以Ugi四组分反应为代表的基于异腈的MCR's是最重要、应用也最为广泛的一类。

20世纪50年代末，Ugi发现以异腈、羧酸、醛（或酮）、伯胺为原料，可一步缩合生成α-氨酰基酰胺类化合物（Figure 7.27）。此四组分缩合反应被命名为Ugi-4CR反应。Ugi反应中，羰基化合物首先和氨基化合物在酸性介质中形成亚胺正离子或亚胺（I），然后异氰基碳对亚胺正离子的碳原子进行亲核进攻，形成另一种亚胺正离子（II）。羧酸根作为亲核试剂与II发生亲核反应形成亚胺化合物（III）。若III中$R^2=H$，则发生分子内亲核重排，形成α-氨酰基酰胺类化合物（IV）。

Ugi提出并证实许多其他的负离子，也可充当羧酸负离子的作用，对过渡态II进行亲核进攻，如OH^-、SeH^-、$HS_2O_3^-$、N_3^-、NCO^-、NCS^-等，分别生成α-氨酰基酰胺类、1，5-二取代四氮唑类和乙内酰脲类等化合物类型。所以用不同结构的负离子或亲核性足够强的其他亲核性试剂代替羧酸根离子，将导致全新骨架缩合产物的出现。若以1-环己烯基异腈为异腈组分，则反应后可进一步转化成吡咯类、苯二氮䓬类。若一个原料同时拥有两个功能基，则可合成许多杂环化合物，如哌嗪-2-酰胺类，十四元环肽生物碱类，β-内酰胺类，并可高立体有择地合成1，1′-亚氨二羧酸衍生物。事实上，Ugi反应的四种组分可进行大量变化，在原型反应基础上发展出多种变型，产生大量分子多样性。

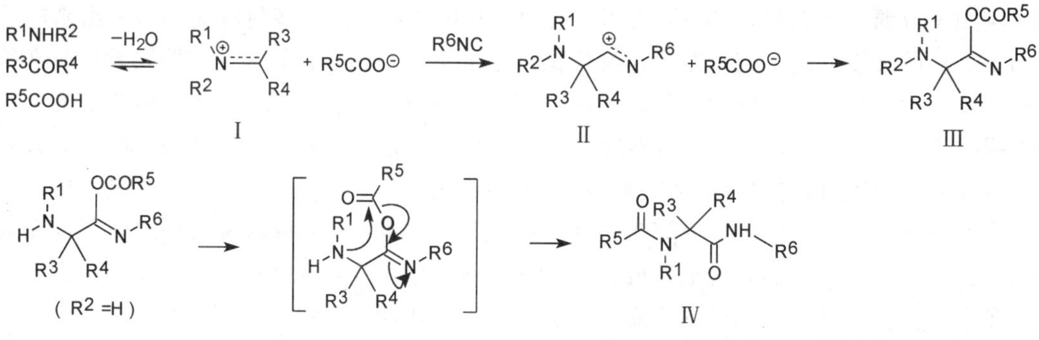

Figure 7.27 Ugi four-componenet condensation reaction

在合成一些稍大分子时，一步Ugi反应有时并不能达到目的。比如在多肽合成中，Ugi反应仅限于三肽以下分子的合成。但是在对生物活性大分子进行修饰时，常常需要合成相当于四肽或以上的较大的分子，如拟肽、肽核酸等等。这时可以重复进行两步或多步Ugi反应，或将Ugi反应与其他反应交叉进行，即通过多级反应来扩展Ugi反应的应用范围，使其产物包括了各种杂环化合物、多肽、拟肽、肽核酸及其他。

1993年，Ugi等人首先运用了“多组分反应的联合”这一概念，将7种不同的原料放在一起，同时进行Ugi反应和Asinger反应，得到单一的含7种组分的产物。这一“联合”使得可进行MCR's的原料范围扩大了。紧接着，他们以两个Ugi反应的联合进行了HIV蛋白酶抑制剂的合成。虽然只有四种伯胺、四种醛、四种异腈的组合，这一联合反应的产物数理论上却高达8256种。所以“联合”也使得产物分子多样性得到提高。之后几种其他MCR's的联合也获得成功，包括Ugi反应和Passerini反应的联合、Ugi反应和Gewald反应的联合等。MCR's的联合与多级反应有所不同。多级反应是分步进行的。而联合反应虽然从反应机理上有先后步骤，但操作时却是一罐反应，十分简便。联合反应使反应产物的结构范围十分广泛，可适应多种合成之需，产生极大分子多样性。这无疑构成了十分令人鼓舞的新的研究范畴，也成为大规模分子库组合化学合成方法的一个探索领域。

在Ugi反应中，异腈（即异氰化物）具有举足轻重的作用。包括其他基于异腈的MCR's在内，关键的因素是异氰基。异氰基中的碳原子为二价，同时具有亲电性和亲核性。绝大多数异氰化物反应伴随C(II)→C(IV)的变化。由于异氰化物多为液体，具有高挥发性、恶臭、毒性及不稳定性，使其合成和储存受到限制。目前国际市场出售的异氰化物只有二十多种，限制了更大的基团变化性，成为Ugi反应发展的瓶颈之一。异腈的制备一般是从伯胺开始，经甲酰化、脱水，至少两步才能完成。因不同结构的伯胺反应活性相差很大，造成不同的异腈合成起来有难有易。所以，摸索各种异腈合成的反应条件，快速提供组合合成所需构件块，对将来大规模合成十分必要。同时，不常见异腈的合成并用于Ugi反应，还可能出现新的产物结构。

Ugi反应具有反应条件温和（一般室温反应），产物单一，反应进行程度高，后处理简便，大部分原料丰富易得，可迅速组建许多不同骨架的系列化合物等特点，很适合在组合合成尤其是液相组合合成中应用。基于Ugi反应的液相组合合成法实质上为“一孔一化合物”方法，往每个反应器中加入不同的四组分组合，可获得不同取代基的母体衍生物。但若反应进行不完全，则存在产物纯化问题。

另外，四组分之任一组分都可很方便地与树脂相连，反应产物也很容易从树脂上脱下。反应本身程序简单，条件温和，便于自动操作，也很适于进行固相合成。因此，Ugi反应在组合化学领域正受到日益广泛的重视和应用，为建立中等规模分子库合成方法提供了很好的基础。

2. 化学库的液相合成及分离纯化方法

液相组合合成中常用的可以方便地确定活性化合物的合成策略远没有固相合成中的多，常用的只有平行合成和索引库法两种。液相组合合成中的分离纯化方法，有些源自传统有机合成，如水—有机溶剂相萃取、色谱分离纯化；另一些则借鉴了固相合成，如可溶性载体、固相载体捕获剂等；还有在液相组合合成中发展的独特的新方法，如氟标记。下面对较成熟的方法加以叙述。

1）平行液相合成

最早采用的液相组合合成方法就是平行合成策略，即在众多反应器中同时并行地进行多个相似的反应，如在96孔板中可方便地合成96个类似物，然后经简单纯化后分别测定活性。Figure 7.28将传统合成过程与平行合成进行了比较。从反应物A到终产物D的传统合成，通常包括一个多步过程。产物在筛选之前要进行纯化和结构表征。筛选后以其生物活性为指导，设计合成下一个化合物再筛选，通过重复此过程来优化。而平行合成可以是一个底物S与多个反应物R^1, R^2, R^3, …, R^n反应，通常为一步或两步可靠、微量反应，产生含有n个单一产物SR^1, SR^2, SR^3, …, SR^n的化合物库。该化合物库通常不需纯化（或用固相分离试剂进行纯化），只作最少表征如薄层色谱和质谱，以确定产物生成，获得反应进行的程度和产物的浓度，就可进行高通量筛选。对发现的活性化合物，再用传统方法大量重新合成、纯化、表征和筛选。证实生物活性后，则可用作新一轮平行合成类似物的模板，再行优化。因此，平行合成与传统的先导化合物优化方法十分相似，但是速度快得多，且包括了更多的化合物。

单个化合物的平行液相合成，很容易确定有效化合物的结构，避免了混合物库的活性解析过程。而且方法比较简单，已可以用自动合成仪进行，在先导物的优化中被广泛使用。然而混合物库的合成和筛选，对发现先导物更为有效，但实现这一点的前提是要有库解析的可行策略。

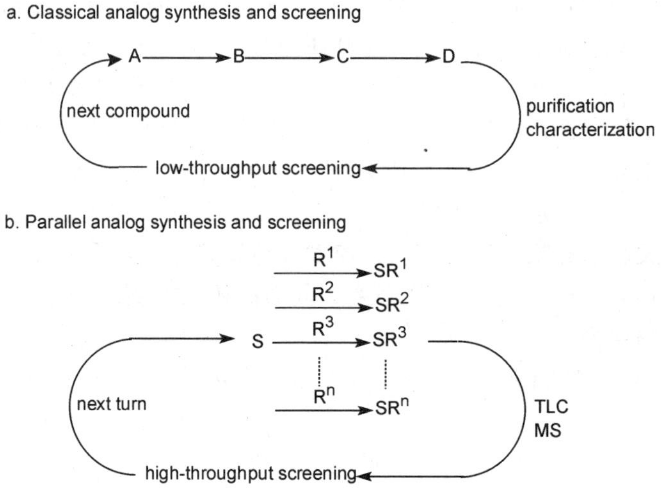

Figure 7.28 Comparison of synthesis of classical and parallel analogs

2）索引库法

索引库法（indexed library）的设计思想源于前述“位置扫描法”。首先以库分子 A_mB_n 的合成来介绍索引组合库策略。其中构建块 A 有 m 种，B 有 n 种，共需合成 $m+n$ 个亚库，m 个为 A 系列，n 个为 B 系列，即通过两个系列对化合物库合成了两次。A 系列每个亚库中分别含有单一的 A 构建块 A_1、A_2…A_m，与 B_1-B_n 的混合物反应，分别生成 $A_1B_{1\text{-}n}$、$A_2B_{1\text{-}n}$…$A_mB_{1\text{-}n}$ 等共 m 个亚库，每个亚库中均含有 n 个分子。与此类似，B 系列每个亚库中分别含有单一的 B 构建块 B_1、B_2…B_n，与 A_1-A_m 的混合物反应，分别生成 $A_{1\text{-}m}B_1$、$A_{1\text{-}m}B_2$…$A_{1\text{-}m}B_m$ 等共 n 个亚库，每个亚库中均含有 m 个分子。再分别测定这两个系列所有亚库的活性，从中找出活性最好的化合物。假如 A 系列中 $A_4B_{1\text{-}n}$ 亚库的活性最好，B 系列中 $A_{1\text{-}m}B_7$ 亚库的活性最好，这两个亚库的公共化合物是 A_4B_7，那么活性最好化合物的结构就应该是由 A_4 和 B_7 反应得到的化合物 A_4B_7。该方法是液相组合合成中确定活性化合物结构的最有效方法之一。举例说明。Smith 等人用 40 种醇和胺，与 40 种酰氯反应，构建含 1600 个酯和酰胺的化学库（Figure 7.29）。A 系列的 40 个反应池中，每个池确定一个醇或胺，都与 40 个酰氯反应产生可能的 40 种酯或酰胺。B 系列的 40 个反应池中，每个池确定一个酰氯，都与 40 个醇和胺反应产生可能的 40 种酯或酰胺。化合物库可针对不同靶点进行多次筛选。经筛选后由系列 A 找出对活性贡献最大的醇或胺，由系列 B 找出对活性贡献最大的酰氯，两者形成的酯或酰胺即为活性最好的化合物。

对由类似物组成的化合物库进行活性筛选时，普遍有过高评价化合物活性的倾向，这是由一系列较弱活性化合物的活性叠加造成的。索引库法应用中同样存在这个问题。因此在确定了活性结构后，还需将其单独合成并验证活性。如果在每个系列中确定出 2 个活性亚库，交叉的结果将产生 4 个活性化合物，就需分别合成并验证这 4 个化合物。如果每个系列都确定出 3 个或以上的活性亚库，重复合成和验证的工作量就比较大了。可采用前述“正交库法”的方法，通过降低筛选化合物的浓度，减少活性亚库的检出量，降低重复合成的工作量。

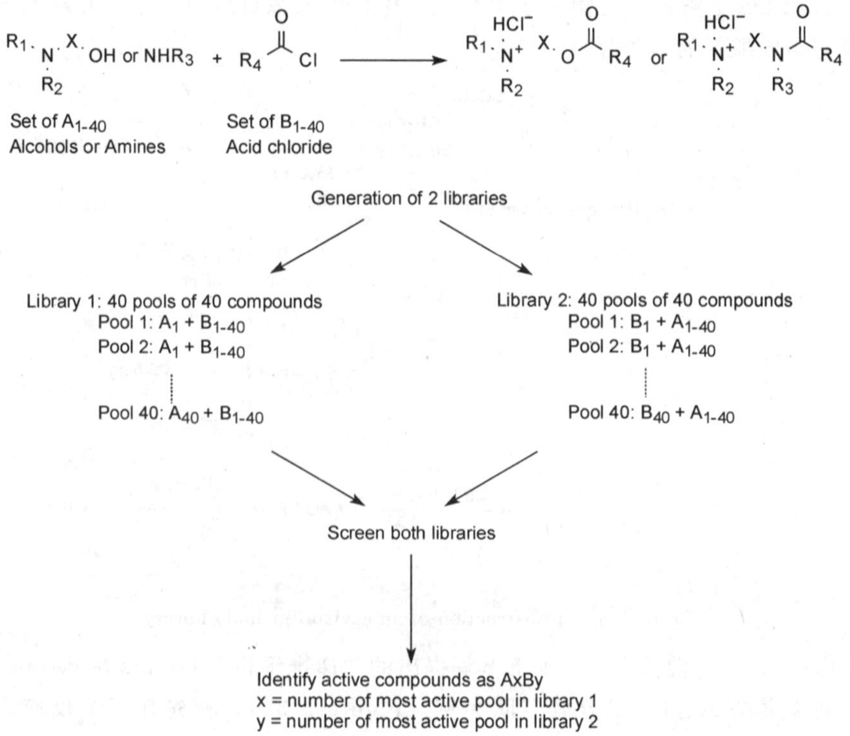

Figure 7.29 Solution-phase synthesis of two sets of compounds, which composed an indexed library

3）可溶性载体

为充分发展液相合成的优点而克服其难以分离纯化的弱点，将固相合成简单过滤的方式应用到液相合成中来，可溶性载体技术成为一种极为重要的手段。

与具有交联结构的固相载体不同，可溶性载体通常为线性的均一聚合物。它们在某些溶剂中可以溶解，而在另一些溶剂中又可结晶析出。至今已出现了具有不同溶解性的多种可溶性载体[25]，如聚苯乙烯、聚乙烯胺、聚丙烯酸、聚乙二醇、纤维素等等。其中在组合合成中应用最多的是聚乙二醇及其单甲醚（MeO-PEG，Figure 7.30）。

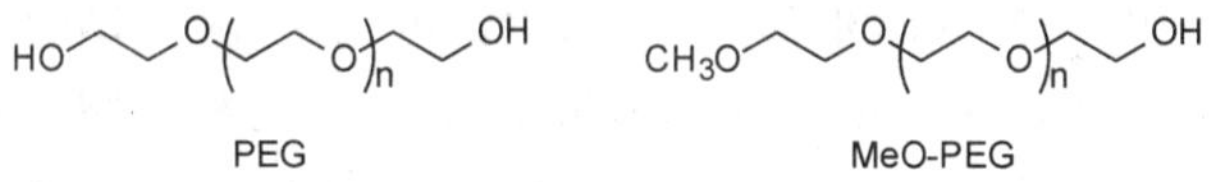

Figure 7.30 Structures of PEG and MeO-PEG

PEG 由环氧乙烷聚合形成，其一端甲醚化后，可在^{13}C和^{1}H NMR 中显示特征峰，有利于跟踪反应，故常用 MeO-PEG。其另一端可有多种功能基变换，以满足上载不同底物之需。MeO-PEG 的分子量一般在 2000～20000，为固体，在此范围其上载量为 0.1～1 mmol/g。若分子量过大，上载量降低；若分子量过小，室温下为液体，达不到过滤分离之目的。MeO-PEG 具有螺旋结构，有很好的结晶倾向。MeO-PEG 可溶于水及多种有机溶剂，如 THF、CH_2Cl_2、C_2H_5OH、DMF 等，不溶于己烷、乙醚、叔丁基甲基醚等。因此反应完毕，向其二氯甲烷溶液中加入乙醚可以将其沉淀出来，与未反应的原料和副产物分离。例如 Han 等[26]按平行合成模式在 MeO-PEG 上构建了芳基磺酰胺库（Figure 7.31），历经三步反应，每步中间体都可以将其沉淀出来得到纯化，并用^{1}H NMR检测，最后用稀碱水解就可将产物从MeO-PEG上解离。在第一步上载反应中，令人惊奇地只发生了OH与异氰酸酯的反应，而没有与磺酰氯的竞争反应。

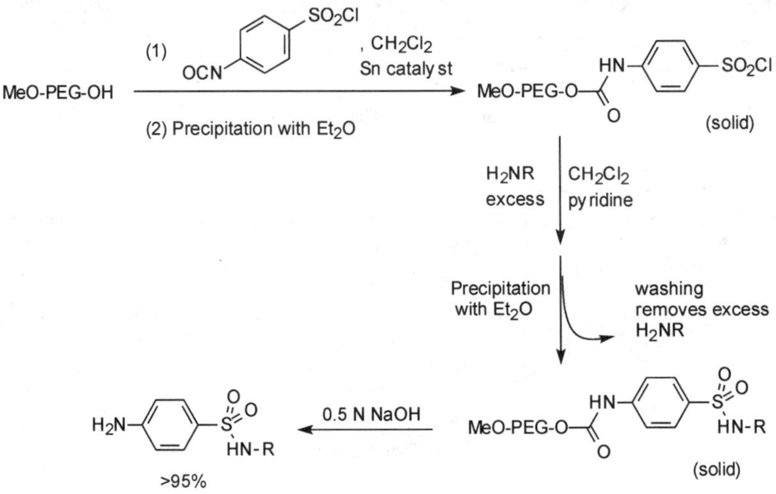

Figure 7.31 Construction of an arylsulfonamide library

MeO-PEG也可用于混分合成，如Erb等提出的"递推解析"（recursive deconvolution）方案中，以三种氨基酸A、B、C合成三肽为例（Figure 7.32）。首先在三个反应容器中分别将MeO-PEG 5000溶于二氯甲烷，并分别将第一个氨基酸偶联上去。经乙醚沉淀、过滤后，再溶于二氯甲烷，并从每一个容器中取一小部分溶液（如三分之一），标为P(1)，含有MeO-PEG-N_1（N_1代表第一个残基）。然后合并，再均分，再行第二轮偶联。偶联并纯化之后同样取部分溶液标为P(2)，如此重复直到完成。最终的三个亚库经筛选后，进行活性化合物解析时（Figure 7.33），不必从头合成，可取预留样品往下进行，方便快捷。

PEG是水溶性聚合物，在析晶过程中，如果有无机盐存在，就会包裹在聚合物中难以除去。另外，PEG在低温下不溶于THF，不适于一些低温反应。非交联的聚苯乙烯（NCPS）在这些方面要优于PEG。NCPS可溶于多种普通有机溶剂中，包括THF、二氯甲烷、氯仿和乙酸乙酯，甚至在−78℃低温下也可溶解，但是却不溶于水和甲醇中，因此可用水和甲醇作结晶试剂。由于NCPS可溶于$CDCl_3$中，可直接进行NMR分析。

多价寡聚载体（multivalent oligomeric supports，又称树枝状载体）是又一种用于液相组合合成的可溶性载体，具有分枝状寡聚结构，各个枝端可上载反应底物。树枝状载体具有两个最基本的性质。一是可溶于相当一部分溶媒，以使反应在液相进行。二是载体分子较大，可应用一些基于分子大小进行分离的手段，如体积排阻色谱或超滤法，对其连接的化合物进行纯化。首先将反应物A上载到载体上（Figure 7.34），然后将载有反应物的载体与其他小分子杂质分离。接着再进行反应和纯化，最终将产物从载体上解离。常用的树枝状载体有PEG接臂及聚酰胺接臂等几种（Figure 7.35）。不同接臂结构和聚合链长度决定了载体的分子大小和溶解性。分子越大越易于分离，但溶解性会降低，应选择一个合适度。PEG接臂的载体在多种溶剂中有较好溶解性。枝端功能基借鉴了固相载体的连接基，可根据需要选择。

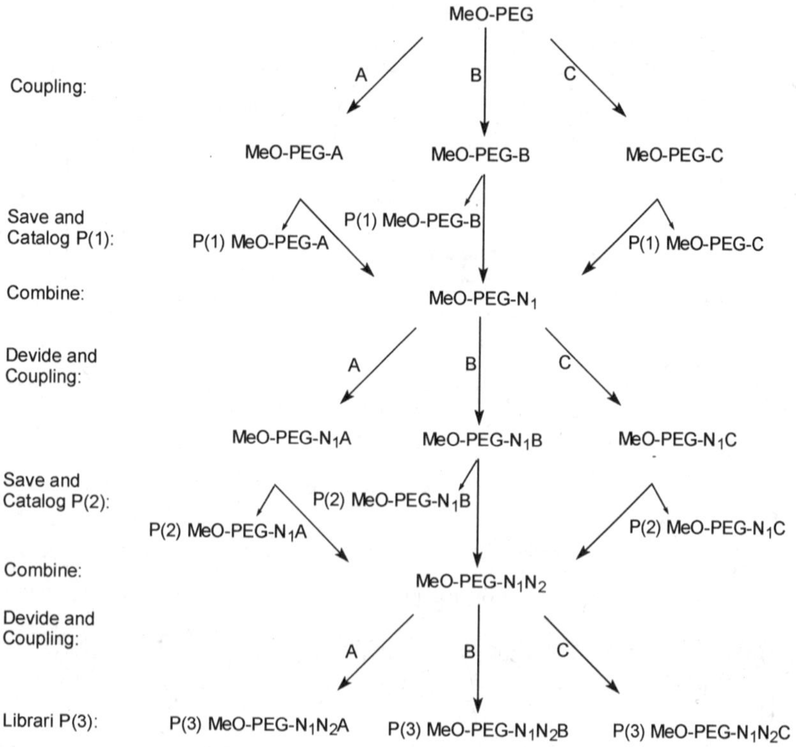

Figure 7.32 Depiction of the split synthesis of tripeptides composed of three amino acids

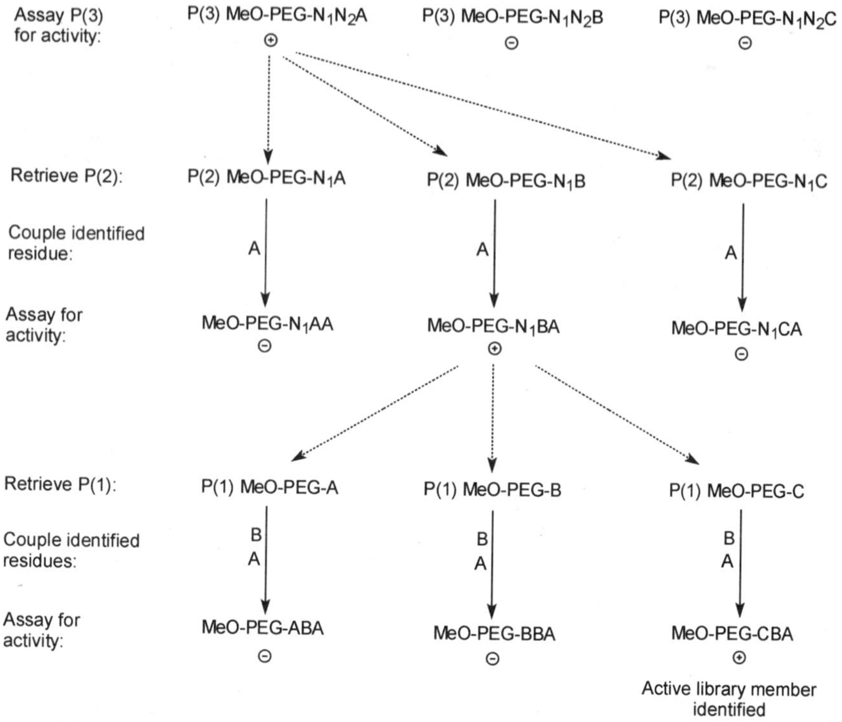

Figure 7.33 Recursive deconvolution pathway for identifying the active member

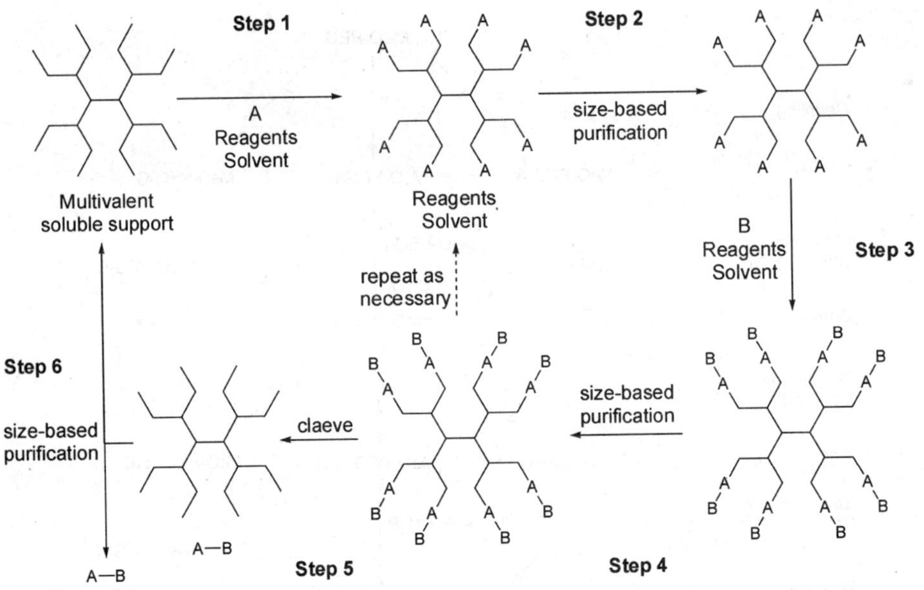

Figure 7.34 Schematic representation of organic synthesis on the multivalent oligomeric supports

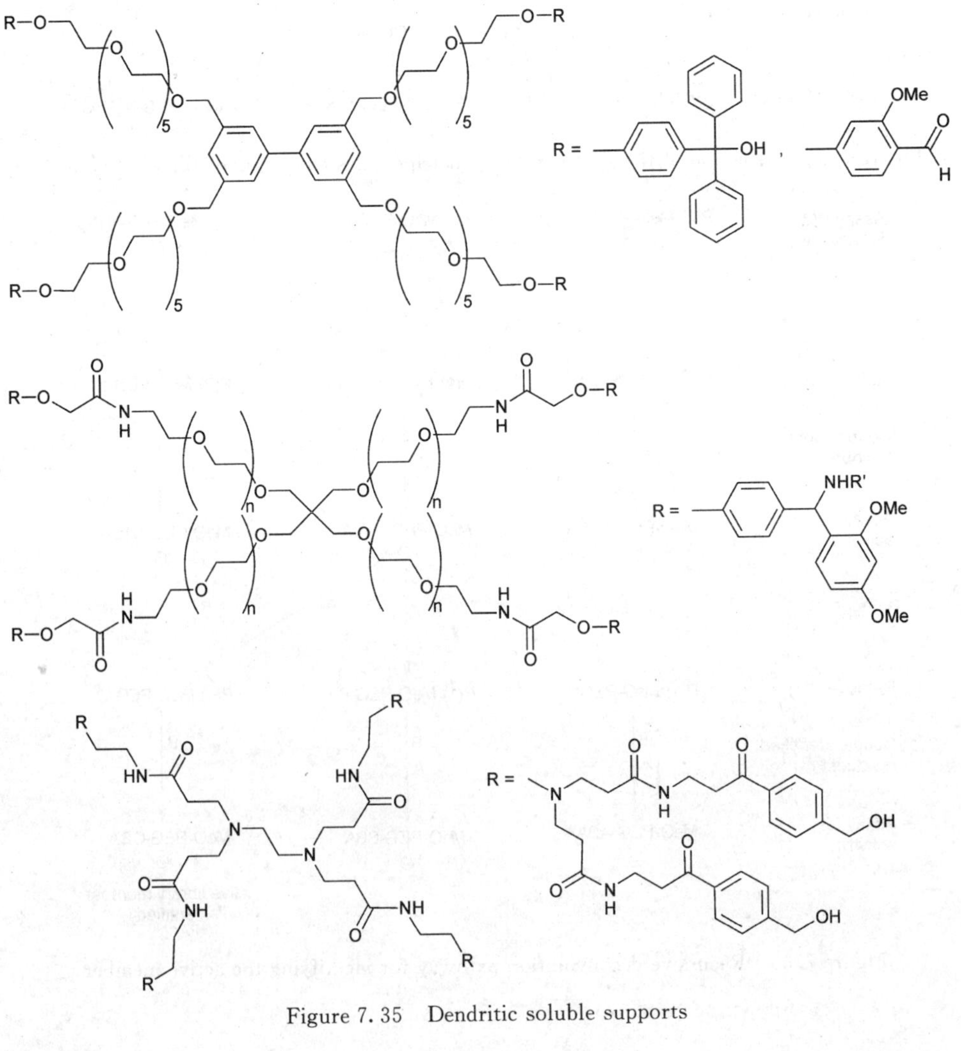

Figure 7.35 Dendritic soluble supports

使用可溶性载体进行液相合成，因上载量的限制，合成规模较传统有机合成要小，也受到载体溶解性的一定限制，但毕竟在相当程度上融合了固相合成和液相合成的优点，在组合化学中有良好的应用前景。

4）液—液相分离

利用反应试剂、中间体、目的物等的一些特殊物理化学性质，如酸碱性、溶解性等，实现不同化合物的液—液相分离，是传统有机合成中常用的手段，也被组合合成采用。同时，根据组合合成的特点和需要，也出现了新试剂和新方法，如氟合成法。

酸碱萃取　利用酸碱性差异，实现水—有机相萃取，可将过量的酸、碱性试剂除去，或将生成的酸、碱性产物纯化，十分简便易行，在某些情况下也很有效。例如用平行合成法合成三酰胺分子库（Figure 7.36），在每一步反应完成后，通过简单的酸碱溶液洗涤可以分别除去未反应的胺和酸，得到平均纯度为95%的目标产物。

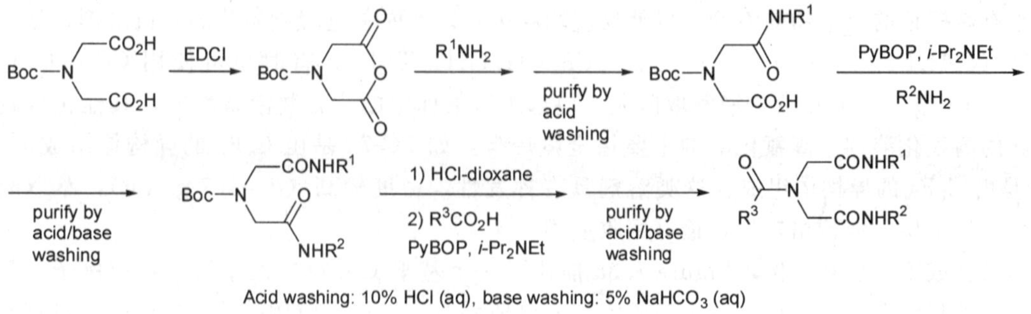

Figure 7.36　Schematic illustration of the synthesis and purification of a triamide library

氟合成法　由Curran等利用有机氟化合物不同于其他化合物的特性而发展的氟合成（fluorous synthesis）技术开辟了液—液萃取的新领域。氟原子的可极化性较低，因此全氟有机化合物分子之间的范德华作用力很弱，所以全氟有机化合物和其他大多数有机溶剂及水是不相溶的，但它们可以溶解其他全氟有机化合物。因此，如果使用一些特殊的多氟有机分子，作为标记物，使其在组合合成开始就结合到反应物上，这样在每步反应后就可以通过有机溶剂和全氟溶剂之间的液—液萃取进行分离纯化，必要时还可进行水—有机溶剂—全氟溶剂之间的三相萃取，故此法亦称为三相萃取法或氟标记法。Figure 7.37描述了方法实施的全过程。首先用多氟标记物对一个或多个反应底物进行氟标记，然后在合适溶剂中完成液相合成反应，TLC跟踪反应过程，形成的多氟产物可溶于全氟溶剂中，经有机溶剂—全氟溶剂、水—全氟溶剂或水—有机溶剂—全氟溶剂的液相萃取，可与过量反应试剂和其他副产物分离。全氟溶剂相中的多氟产物脱去氟标记后，目的产物经液相萃取进入有机相，留在全氟溶剂相中的氟标记试剂还可重复使用。这里存在一个标记物的上载与脱除问题。也可以改变方式，将标记物与催化剂、反应试剂或不构成最终产物结构的其他反应物相接，形成的多氟化合物可循环使用，不需脱除。

常用的多氟标记物为多氟烃的卤代硅烷、锡烷类，通过形成硅醚键或锡醚键与有机分子相连。其全氟烃部分属于最稳定的有机结构之一，保证其在液相合成过程中是惰性的。选用什么样的多氟标记物，要依被标记分子的大小和所用的全氟溶剂而定，即标记物要有足够大的氟容量，将被标记分子带入全氟溶剂中。比如Br-Si$(CH_2CH_2C_6F_{13})_3$可使分子量在200以下的有机分子溶于全氟溶剂，但它的氟容量不足以将分子量在300～500的有机分子带入

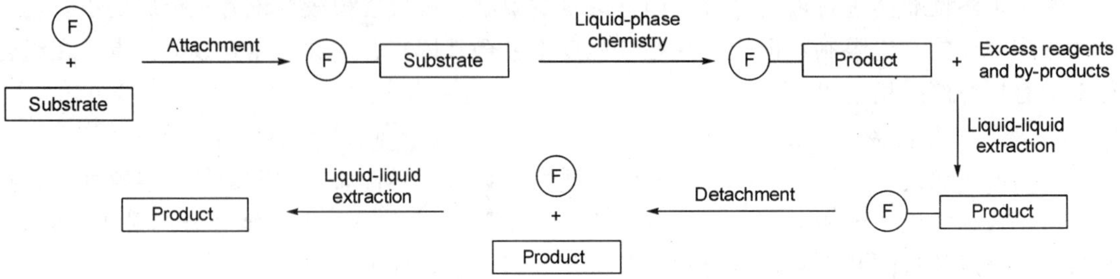

Figure 7.37 Schematic illustration of fluorous synthesis

全氟溶剂中，这时就要选用 Br-Si$(CH_2CH_2C_{10}F_{21})_3$，或将氟烃部分碳链缩短，也能提高氟容量。

氟合成的溶剂选择也很重要。在反应阶段，要选用既能溶解反应物和反应试剂，也能溶解带有氟标记的反应物的溶剂，以使反应均相进行。此时首选轻度氟化的有机溶剂，如三氟化苄（$C_6H_5CF_3$，BTF）、三氟乙醇（CF_3CH_2OH，TFE），有时也可使用 $CClF_2CCl_2F$，THF，Et_2O 等。而在液—液萃取阶段，应选用对氟标记的化合物溶解性好，其他化合物不溶解的高氟化溶剂。高氟化溶剂主要指全氟烃类，如 FC-72 是由 C_6F_{14} 的异构体组成，FC-84 是由 C_7F_{16} 的异构体组成。这类溶剂具有挥发性，密度较高（d=1.7 g/mL），萃取时通常位于最下层。但价格较贵，最好回收使用。

氟合成不乏成功实例，Figure 7.38 描述了一个基于 Ugi 反应的平行氟合成例子。氟合成法为液相组合合成提供了一个简便实用的分离手段，虽然要应用一些特殊的含氟试剂，其发展前景依然被人们看好。

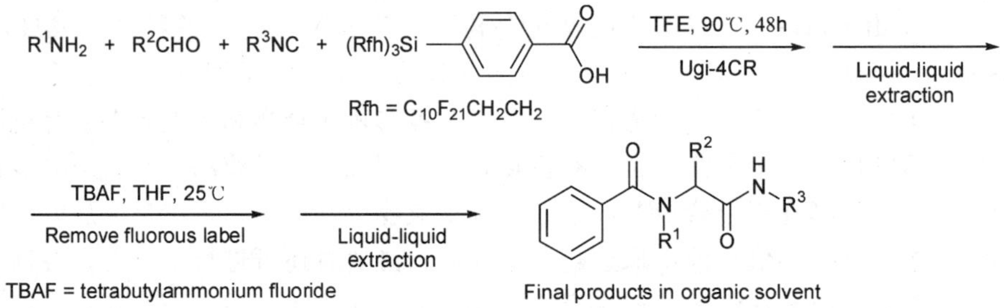

Figure 7.38 A fluorous Ugi reaction

5）应用固相试剂

在有机合成中常常使用多于等摩尔的试剂来推进反应完成，但过量的反应试剂带来分离纯化问题。使用连接于载体的固相试剂来清除过量反应物及副产物，或捕获产物，可使分离纯化问题变得像固相合成一样简单。

Figure 7.39 描述了使用固相试剂除去过量原料的过程，底物 B 和过量的试剂 A 反应生成产物 A—B，过量的 A 可用一种能与 A 反应的固相试剂结合，过滤除去。如果 A 是一个亲电试剂，则需用亲核固相试剂，两者形成共价结合，反之亦然。副产物也可同法除去。比如可用氨基树脂除去异氰酸酯、酰卤等。还可通过成盐作用，形成离子键而非共价键，用阳离子交换树脂或羧基树脂除去反应产物中的胺和金属离子等，用阴离子交换树脂除去反应物中的酸性物质。还可以同时使用两种树脂以同时除去产物中过量的亲电和亲核试剂。近年来，已发展了许多官能团化的树脂用来除去反应产物中的亲电、亲核试剂及阴、阳离子型物质。常见的捕获树脂见 Table 7.3。

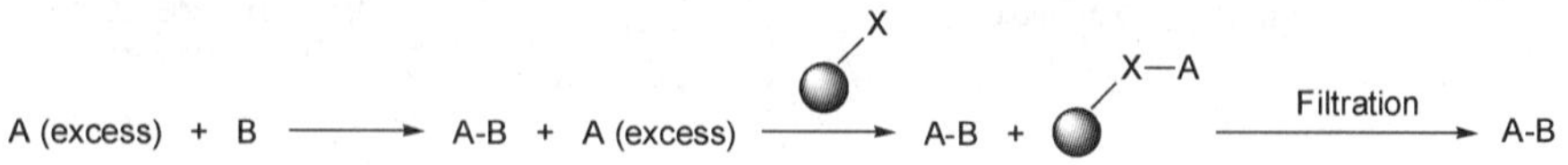

Figure 7.39 Removing unreacted starting materials with solid-supported reagents

Table 7.3 The common solid-scavengers for removing excess starting materials

Solid-scavengers	Removed compounds
—CH_2NH_2	RCOCl, RSO_2Cl, RNCO, RNCS, H^+
—NCO	RNH_2, $RNHNH_2$
—NCS	RNH_2, $RNHNH_2$
—SH	RX, RCHO
—$NHCONH_2$	RX
—SO_2NHNH_2	RCHO, RCOR′
—CHO	$RNHNH_2$, NH_2OR, NH_2RSH, NH_2ROH
—COCl	RNH_2, RR′NH
Basic ion-exchange resins	RCOOH
Acid ion-exchange resins	RNH_2

除了可用固相试剂清除杂质外，也可用其捕获产物，将产物从反应混合物中分离出来，好比钓鱼一样（fishing out）。Figure 7.40 描述了使用固相试剂捕获产物的过程，底物 B 和过量的试剂 A 反应生成产物 A—B，与过量的 A、未反应的 B、副产物 C 等混合在一起，可用一种能与产物 A—B 反应的固相试剂结合产物，过滤后再将产物解离下来。或者在解离之前还可进一步固相转化，达到固、液相合成的融合。例如在他莫昔芬类似物库的合成中，烯双硼酸酯经 Suzuki 反应得到单和双烃基化产物，可以用连接在 Rink 树脂上的芳基碘化物，经另一个 Suzuki 反应，将单烃基化产物捕获到树枝上（Figure 7.41）。

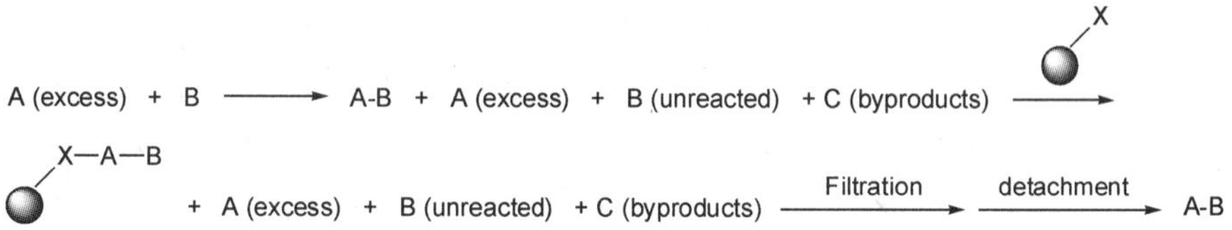

Figure 7.40 Product capture with solid-supported reagents

连接在高分子聚合物上的试剂还可直接作为反应物参与反应（Figure 7.42）。固载化的 B 与 A 反应后得到产物 C 和过量的固载化 B，后者可简单过滤除去，将产物 C 留在溶液中。

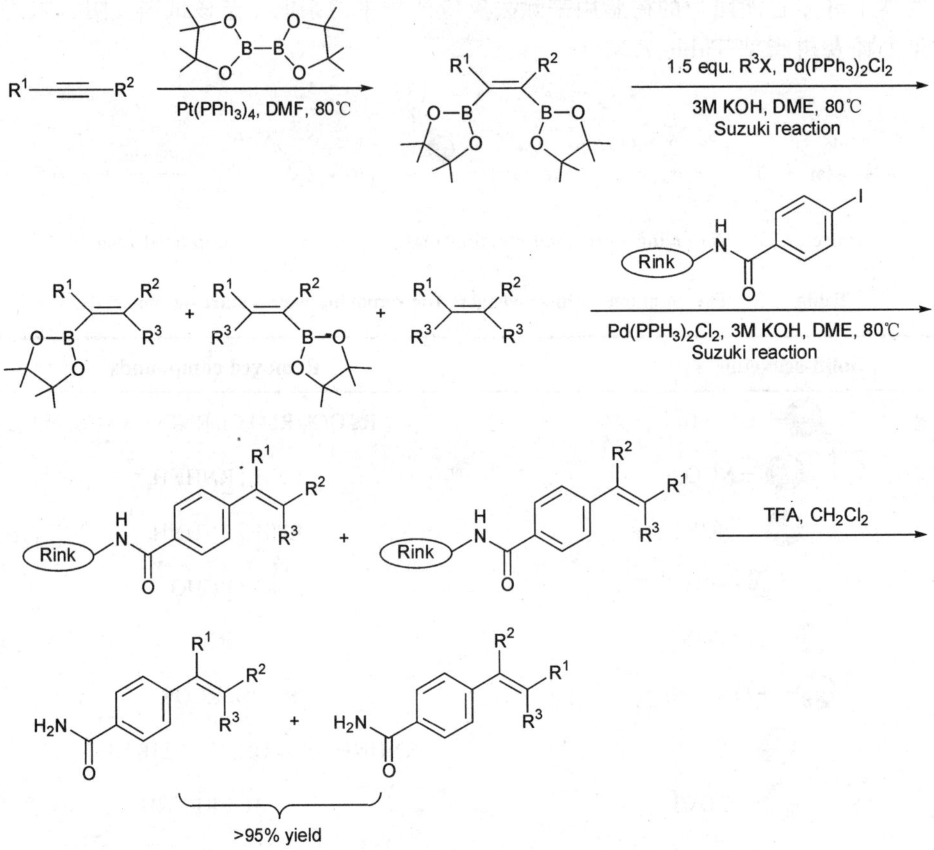

Figure 7.41 The synthesis of tetrasubstituted ethylenes using resin capture

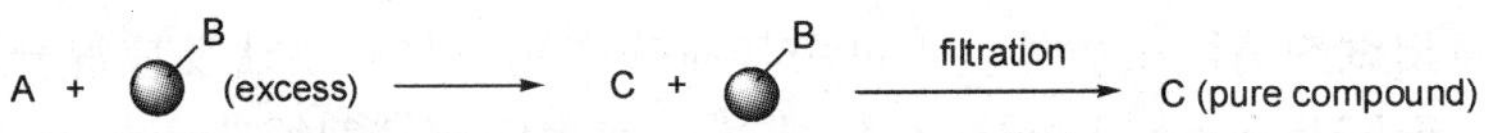

Figure 7.42 Solution-phase synthesis with solid-supported reagents

五、生物活性物质的高通量筛选

传统的药物筛选方法是采用药理学的手段，通过体内、体外的多种实验模型，逐个评价样品的药理活性。通常需要消耗大量样品，使用大量实验动物，要求实验人员具有较熟练的操作技能，劳动强度大，筛选样品量有限，不能适应大量样品的同时筛选。

高通量药物筛选技术是20世纪80年代后期发展起来的一种用于寻找生物活性物质的高新技术，是运用自动化的筛选系统在短时间内、在特定的筛选模型上完成数以千、万计样品的活性测试。日筛选能力至少在一万次以上。高通量药物筛选具有快速、高灵敏度、高特异性等特点，受到大多数国际药物研究机构的极大重视和广泛采用，并因此得到快速发展，在短短几年内就成为新药发现过程中的主要技术手段之一，不仅用于分析化合物的药理活性，还涉及药代动力学性质、不良反应等的检测分析。目前随着检测技术的快速发展，已经出现了样品更加微量化、速度更快、灵敏度更高、通量更高（达10万次/天）的超高通量筛选。

1. 高通量筛选系统

高通量筛选，又称大规模群集筛选，是在传统的筛选技术基础上，应用先进的分子生物学、细胞生物学、计算机技术、自动化控制等高新技术，建立的一套更适合于大规模筛选的技术体系。它以分子水平和细胞水平的实验方法为基础，以微孔板作为样品载体，以自动化操作系统执行实验过程，以灵敏快速的检测仪器采集实验数据，以计算机对实验数据进行分析处理，在同一时间内对数以千、万计的样品进行检测，并以相应的数据库支持整个技术体系。主要包括5个子系统：大规模的样品库系统；高特异性的筛选模型系统；自动化的操作系统；高度灵敏的检测系统和高效率的数据处理系统。

1）样品库

样品是高通量药物筛选的物质基础，建立大规模的样品库、化合物库系统，及其数据库管理系统，是进行高通量筛选的前提条件。库中样品可以是生物样品、人工合成样品、天然产物中提取的活性部位或单体化合物。样品可来源于常规化学合成的纯化合物、组合合成的化合物库、微生物次生代谢产物、植物、动物体内活性成分、海洋生物等多种途径。库中化合物样品的数量和质量是衡量样品库的两个指标。样品的数量是指不同化合物的数目，样品的质量主要是由化合物结构的多样性决定的。库中样品数量越多，化合物结构多样性越丰富，筛选的前景越好。样品置于微孔板中进行筛选，样品溶液在1～250 μL之间，因此每次筛选仅需微量样品。同时，高通量药物筛选体系需要相应的数据库支持，保证高通量药物筛选过程中的样品信息、活性数据等得到良好管理和应用，常用的数据库有“样品数据库”、“筛选样品生物活性数据库”等等，不尽相同。

2）筛选模型

高通量筛选常用的筛选模型都是体外分子水平和细胞水平的。分子水平生化检测的靶点目前主要集中在酶、受体、蛋白质与蛋白质的相互作用等。细胞水平的检测主要包括离子通道、基因、细胞反应等方面。可选择多靶点，进行高度特异性的筛选，甚至直接在生物芯片、基因芯片上进行。由同一化合物不同模型，及同一模型不同化合物筛选的活性数据，可提供极有价值的构效关系信息。常规筛选模型必须具备微型化（100 μL微孔板模型）和自动化（避免洗涤、过滤、离心等步骤），才可能应用于高通量筛选。

生物化学模型　分子水平的生化筛选模型针对的靶点以酶、受体、蛋白质与蛋白质相互作用为主，也包括离子通道和核酸。通过观察样品分子与靶点分子之间的相互结合和作用，直接研究药物作用机制，但不能解决有关细胞渗透、代谢、细胞内结合等问题。

以酶为作用靶的高通量筛选方法，绝大多数是直接检测酶活性。具体方法根据酶的不同而不同，主要有基于放射性的方法和基于比色、荧光的方法两大类。多是将底物标记，测定标记产物的生成。也有将酶标记，测定被特异结合的酶。典型的酶检测法有三个步骤。①将待测化合物与酶在合适的缓冲液中培养。②加入底物，启动酶反应。③终止反应，测定反应产物的水平或底物的消耗。测定方法有许多，如荧光偏振、闪烁平板、亲和闪烁检测法、均相分辨荧光等。

以受体为作用靶的高通量筛选方法，包括检测功能反应、第二信使生成和标记配体与受体相互作用等不同类型。检测功能反应的优点是易于区分激动剂和拮抗剂。以细胞表面受体为作用靶的高通量筛选中应用最广的是放射性配体结合的方法。传统基于过滤的方法繁琐、通量低，而一些多通道自动化细胞采集和闪烁计数设备的引入，使非分离操作得以实现，从而能大大提高检测通量。其过程大致为将受体和放射性标记配体、待测化合物和所有必要的辅助因子一起加到合适的缓冲溶液中，充分培养使结合反应达到平衡，过滤，干燥，保留在过滤器上的结合配体可采用闪烁计数法测定。蛋白与蛋白相互作用的检测也可通过标记其中一种或两种蛋白质并应用合适的检测技术测定其结合程度而完成。

细胞模型　基于细胞的高通量筛选，着眼于细胞整体的某些功能。在作用靶点不明确的情况下，细胞检测法可能是初筛的最佳方法。与生化检测法相比，细胞检测法也能更有效地鉴别作用于多靶点的化合物。在细胞模型中，无法通过细胞膜的分子将被记录为无活性，而细胞毒化合物能立即出结果。由于受试化合物能被细胞所代谢，样品可能转变为活性或非活性的代谢物。所以细胞模型筛选出的活性化合物具有蛋白结合率低、能通过细胞膜和无细胞毒的特性。但是由此得到的活性化合物，还需要进行大量的其他研究以确定其作用的分子靶点。要使细胞模型保持长期稳定和有效，需解决的问题比生化检测法复杂得多。而且，细胞检测法通常比生化检测法也昂贵得多。

细胞功能的筛选模型和筛选方法有很多，包括报告基因检测法、原型瞬时转化检测法、细胞增殖检测法、细胞生理检测法、黑色素细胞色素转运检测法、酵母检测法以及（非）特异性检测、药物毒副反应检测、药物代谢分析等。方法涉及放射性、报告基因、酶联免疫吸附（ELISA）、比色、荧光等多种。

3）自动化操作系统

自动化操作系统主要是指实验室自动化工作站，俗称药物筛选机器人，是由计算机控制的全自动实验室操作设备。操作系统采用微孔板作为反应容器，具有固定的分布格式(format)，不同的微孔板通过条形码加以标记。操作系统通过光电阅读器对特定的微孔板上的特定位置进行操作，并将操作结果及相关数据存储在计算机内。操作系统利用计算机通过操作软件控制整个实验过程。操作系统的基本功能是可以自动连续地完成实验的基本操作，如加样：即向每个反应单位（微孔板中的每一个孔）中加入各种不同成分、不同浓度、不同容积的溶液；稀释：加入一定容积的样品或试剂溶液后，再加入一定的溶媒；转移：完成试剂或样品的位置变化；混合：将加入的不同溶液进行混合，混合的方式有震荡，也可以用加样器反复吹吸混合；洗板：用适当的溶液清洗实验用的微孔板，或洗除不需要的反应液；温孵：让反应体系在一定的温度条件下保持一定的时间，使之完成反应过程，自动化工作站可以严格控制温孵的温度和时间；检测：自动化工作站一般都可以与某一种或多种检测仪器连接，在实验操作完成后，可以自动进行必要的检测并自动采集储存数据，完成整个实验过程。工作者可根据主要筛选模型类型、筛选规模等需要来选购不同的部分整合成为一个完整的操作系统。自动化操作系统的工作能力取决于系统的组成部分，根据需要可配置加样、冲洗、温孵、离心等设备以进行相应的工作。除了实验步骤的需要以外，自动化的加样方式是决定筛选速度的重要因素。目前主要有单孔、8 孔、96 孔、384 孔等几种方式（864 孔和 1536 孔板尚未广泛使用）。单孔一般用于对照样品以及复筛中零散样品的转移。96 孔、384 孔在酶活性检测以及需同时开始、同时终止反应的筛选模型中是必需的。

4）检测技术

快速灵敏的检测仪器采集实验数据是高通量药物筛选的特点之一，由于筛选实验是在微量条件下完成的，因此就需要高灵敏度的检测仪器。目前，用于高通量药物筛选的检测仪器种类很多，其最大的特点是可以对各种不同规格微孔板中的样品直接进行测定，如同位素放射活性的测定、化学发光测定、生物发光测定、可见光及紫外光比色、荧光测定以及电化学测定等等。高通量筛选技术的发展，很大程度上取决于检测手段的进步。

比如放射性同位素广泛用于受体结合测定、细胞毒性、细胞增殖实验、药物代谢示踪以及基因分析中。在传统的放射活性检测中，产物或是结合的配体必须利用凝胶、离心、吸附或过滤等方法从放射性底物或未结合的配体中分离出来，并必须经过洗涤步骤。这些程序不适用于高通量筛选，并会产生大量的放射性废料。液闪计数由于采用了双光电倍增管及时间分辨偶合回路（time resolved coincidence circuit）技术，有效地降低了背景信号的干扰，使测定灵敏度提高，同位素用量减少。在 96 孔板的分析检测中，背景信号可控制在 10 cpm 左右。亲近闪烁分析是一种新的液闪分析法。该方法通过亲和结合，将放射配基结合到具有受体的闪烁球上，从而产生光子，减少了放射配体标记分析中的游离配基与结合配基的分离过程，使得放射配基分析可以以全自动化的方式进行，在更大程度上适应于高通量药物筛选。

为了使传统的分光光度法适应高通量药物筛选，许多公司都生产了具备计算机接口并能对多孔板进行同时检测的分光光度计。检测数据以不同文件格式输出，可用随机软件或通用数据处理软件进行处理。方便、快速、准确、自动化程度高。分光光度法高灵敏仪器同自动化操作系统的连接，使得基于紫外、可见光谱的模型种类可应用于高通量药物筛选。

化学发光检测法的化学发光指生色物质在酶促作用下，反应物在转变为产物时，化学能以光子的形式释放出来。化学发光根据发光的形式和种类分为辉光型和闪光型发光两种。辉光型化学发光时间较长且稳定。而以发光蛋白、ATP、荧光素酶等为底物的发光反应则是闪光型发光反应，其发光时间较短。由于时间分辨及偶合回路技术的使用，对于背景的去除更为有效，使得化学发光的检测灵敏度达到 0.1pg 数量级。在单孔多点喷射技术中，用于检测化学发光的光导纤维末端带有一喷头，用来加入反应性底物。反应性底物从 100 个小孔喷出，使反应性底物加入孔中后即可均匀混合。发光反应同时启动后，可立即进行测定，对于闪光性化学发光的测定更为有利。

荧光信号具有非常灵敏、易于检测、适于微量化、对环境和人体不造成污染等特点，目前大多数均相检测方法都是建立在荧光标记技术基础上的。荧光检测法主要包括：(1) 荧光强度检测法，依据荧光强度的变化进行检测，如荧光生成检测法和荧光淬灭弛豫检测法，反应后荧光强度增加，荧光淬灭检测法荧光强度减弱；(2) 荧光偏振检测法，利用偏振信号与分子大小成正比的原理进行检测；(3) 荧光共振能量转移检测法，利用荧光共振能量从供体分子转移至受体分子来进行检测；(4) 荧光聚焦显微技术；(5) 荧光成像分析；(6) 荧光报告系统，如绿色荧光蛋白。新型激发荧光检测仪在传统仪器的基础上，用连续的激发光谱和测定光谱取代固定光谱，使模型的建立更具备灵活性。多种微孔板的信号采集和处理模式使之更适用于高通量药物筛选中。后面 5.2. 部分将详细叙述几种主要技术原理。

5) 数据管理

实验数据的分析处理系统是高通量筛选的必备条件。由于高通量药物筛选在短时间内对数以万计的样品进行多模型筛选，产生巨大数据量。对这些数据的采集、储存、分析、处理，必须依靠计算机完成。一般条件下，目前高通量筛选使用的检测仪器，基本上都实现了数据采集的自动化，检测完毕，实验结果就自动储存在计算机中。数据的分析和处理是专业性很强的工作，要求工作人员不仅具有本专业的基础知识，还需要有较好的数学基础和计算机应用能力。在专业知识的指导下，利用计算机的相关软件，才能够准确快速完成数据的分析和处理工作。高通量筛选数据库管理系统主要承担 4 个方面的功能。① 样品库的管理功能：对进行高通量药物筛选的化合物样品的各种理化性质进行存储管理。对每一个新入库的化合物进行新颖性分析，排除结构雷同的化合物，避免不必要的筛选。由于高度反应性基团增加了假阳性出现的几率，样品库对新入库的化合物进行反应基团检测以去除这类化合物。② 生物活性信息的管理功能：生物活性库存储每一化合物经过不同模型检测后的结果，并根据多个模型的检测结果对化合物的生物活性进行综合评价。③ 对高通量药物筛选的服务功能：高通量药物筛选的工作量大，自动化程度高，也涉及许多繁琐的工作。高通量药物筛选数据库管理系统对与药物筛选相关的业务往来通讯、档案管理以及各种样品标签的打印进行管理，使高通量药物筛选的各个环节程序化、标准化。④ 药物设计与药物发现功能：高通量药物筛选产生大量的化合物结构信息，随着筛选的进行，生物活性信息也将大幅度提高。高通量药物筛选数据库管理系统通过对同一模型不同的呈现阳性反应的化合物结构进行分析，找出其构效关系，从而为药物设计提供参考。

总之，不论是对大量样品的随机筛选以发现新的活性结构，还是对基于已知作用靶点或药物作用机制的大量样品，进行定向筛选以优化先导结构，高通量药物筛选均以其微量、快速、高灵敏度、高特异性等特点而具有强大优势。下面介绍高通量筛选的关键检测技术。

2. 高通量筛选的分析检测技术

快速、高灵敏度的检测技术是高通量药物筛选的关键技术之一。在高通量药物筛选中，检测系统一般采用液闪计数器、化学发光检测计数器、宽谱带分光光度仪、荧光光度仪等[31]。检测仪器灵敏度的不断提高，即使对微量样品的检测，也可得到很好的检测效果。

1）亲近闪烁检测法

虽然高通量筛选的发展趋势是寻求非放射性的检测方法，但由于同位素标记技术的成熟，和放射性活性分析方法具有灵敏度高，特异性强的突出特点，放射性活性分析方法在高通量筛选中仍具独特优势，是主要检测方法之一。传统的同位素标记实验方法在检测时必须将结合的和未结合的标记物质分离。为了减少实验步骤，降低同位素和其他试剂的用量，发射活性计数方法出现了新的技术。

亲近闪烁检测法（scintillation proximity assay，SPA）是一种新的液闪分析法。SPA 的原理基于放射性核素衰变时，释放出携带能量的微粒，如^{3}H释放β粒子、^{125}I释放 Auger 电子，平均能量分别为 6000eV 和 35000eV，在水中有很短的光距（分别为 1.5μm 和 1～17.6μm）。^{14}C、^{35}S和^{33}P的能量微粒传播距离则分别为 58、66 和 126μm。当这些粒子与适当的闪烁分子相撞时，其能量被转化为光能，导致闪烁分子发光并被闪烁计数仪检测到。如果闪烁分子不能与衰变的核充分靠近，在能量粒子到达闪烁分子之前被水溶液吸收，则不发生能量转化，粒子的能量就被消散在介质中而不能被检测。人们将闪烁剂（如无机物硅化钇 YSi 等）结合在直径约 5μm 的多聚乙烯甲苯微球上（Figure 7.43），并将生物靶点分子也固定在微球上，使悬浮于水介质中。闪烁剂与靶点分子的距离完全适于能量粒子的光距。当介质中的放射性配体能与微球上固定的靶分子结合时会发光，不能结合的游离于溶液中的配体则不发光，因而可免去传统检测方法中繁琐费时的分离步骤，使得放射配基分析可以以全自动化的方式进行，在更大程度上适应于高通量药物筛选。发光的闪烁信号可被检测，发光量与放射性配体结合量成比例。

SPA 技术的最大优点是省去了分离步骤，可采用高通量筛选的典型的“混合与检测”模式进行自动化操作。SPA 大幅减少了放射性废料，也无需特殊的设备和处理步骤。SPA 方法的限制是需要通过一定的方法把受体固定在微球上。目前可由商业途径购得连有各种生物靶点及闪烁剂的 SPA 微球。这些微球可用移液管加样于微孔板。SPA 微球表面覆盖一层多羟基膜，一方面降低疏水性微球表面的非特异性作用，另一方面提供功能基与捕获分子共

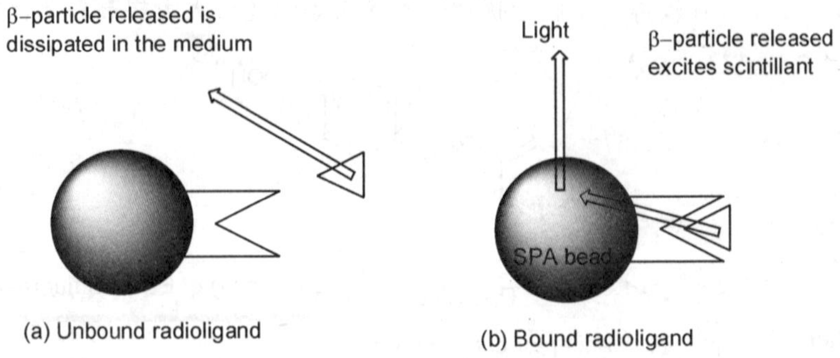

Figure 7.43 Principles of scintillation proximity assay (SPA) technology. (a) The path length of decay for the β-particle released by the isotope is not close enough to the SPA bead and the energy is dissipated in the aqueous medium resulting in little or no detection. (b) When the radioligand is bound to the SPA bead (through a specific capture molecule) the β-particle released is capable of exciting the scintillant contained within the bead and detectable light is emitted

价连接。

SPA 检测也可在闪烁微板表面进行，即闪烁板技术。FlashPlate™是在聚苯乙烯微孔板的孔内表面覆盖闪烁剂，ScinitstripPlate™和 Cytostar-T™是用复合了闪烁剂的塑料制成微孔板，后者专为细胞功能检测法而设计。闪烁板的作用就像载体，可吸附靶点分子，检测反应完毕可进行洗板和干燥，将溶液中的干扰物排除，再经微孔板闪烁计数器进行闪烁读数。

SPA 微球法中用于标记配体的同位素，理想的是^{3}H 和^{125}I，因为它们在水中有合适的光距。其他生物学中常用的同位素，如^{14}C、^{35}S、^{32}P 和^{33}P 等，因光距太长，溶液中未结合的配体也可与微球表面的闪烁剂发生能量转化而被检测到，因而不适用。个别成功使用^{33}P（光距～126μm）的实验，需采用特殊手段，如离心克服此干扰。而在 SPA 微孔板技术中，因无溶液体系的干扰，不仅可使用常见的各种同位素，有色化合物也可方便地除去。闪烁板技术提供了一个适用范围广泛的高通量筛选操作平台，包括活细胞检测、功能检测、受体结合检测、放射受体检测、酶检测、放射免疫检测等。

2）均相时间分辨荧光检测法

由于比色法和发光检测法在成本、安全性、废弃物处理等方面均大大优于放射化学方法，而又具有相当的检测灵敏度，使得这些技术在高通量筛选领域快速发展。荧光检测法具有灵敏度高、方法简便的优点，在高通量药物筛选中被广泛应用。荧光检测法的技术关键在于荧光物质（指示剂）的标记和读出。目前在高通量筛选中应用的荧光技术包括均相时间分辨荧光分析法、荧光共振能量转移分析法、时间分辨荧光共振能量转移分析法、荧光极化分析法等。

从传统的酶活性荧光检测法中发展的，用于高通量筛选的早期技术之一是共振能量转移（resonance energy transfer，RET）。以 HIV 蛋白酶抑制剂的筛选为例（Figure 7.44）。首先合成一个该酶的多肽底物，在其氨基端连接荧光团供体 EDANS，羧基端连接发色团受体 DABCYL。在这个完整的多肽分子内由 EDANS 向 DABCYL 的能量转移，导致 EDANS 荧光的淬灭。经 HIV 蛋白酶将此底物肽裂解后，产生 EDANS-四肽，其荧光可达游离荧光团水平。当受试样品具有 HIV 蛋白酶抑制活性时，荧光水平就会下降。此法的严重缺陷是很多有机物和天然产物也可淬灭 EDANS 荧光，造成假阳性结果。而将荧光共振能量转移和均相时间分辨相结合，可有效解决本底干扰和荧光淬灭等问题，大大提高检测灵敏度。

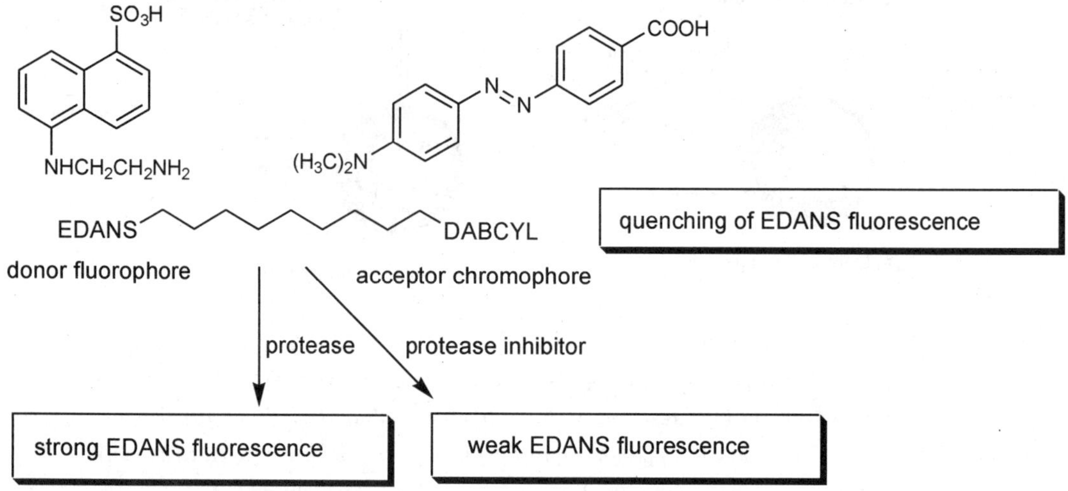

Figure 7.44 Resonance energy transfer assay of HIV protease inhibitor

普通荧光分析法是利用激发波长与发射波长的变化，进行选择性测量。而时间分辨荧光法则引入了第三个参数：荧光寿命。由于不同物质产生荧光的寿命不同，可在激发和检测之间延缓一段时间，达到分别检测的目的。时间分辨荧光法示踪剂不是普通的荧光素，而是镧系元素如铕（Eu）、钐（Sm）、铽（Tb）、镝（Dy）等的螯合物。一般自然本底荧光衰减时间为 1～10 ns，而 Eu^{3+} 、Sm^{3+} 、Tb^{3+} 的衰减时间分别为 1020、148 和 50ms 。待本底荧光衰减后所测荧光即为纯 Eu^{3+} 、Sm^{3+} 、Tb^{3+} 荧光。

两个荧光团之间的荧光共振能量转移（fluorescence resonance energy transfer，FRET）理论是均相模式的理论基础。Figure 7.45 描述了 FRET 的原理。FRET 是发生在供体分子和受体分子之间的无辐射能量转移。能量转移效率是供体与受体间距离的函数，与距离的六次方成反比。当供体与受体靠近时，如连接于同一配体时，发生能量转移，这是 HTRF 得以实现的基础。在此镧系元素螯合物是能量供体，有机探针是能量受体。供体分子经激发产生荧光，通过荧光共振将能量转移给受体分子，后者再发射另一波长的、强度大大增强的荧光。由于此发射荧光具有远长于本底荧光（主要由溶剂、溶质及微粒发出的散射光引起）的半衰期（前者为微秒级，后者为毫微秒级），通过时间分辨技术，在本底荧光完全衰减后再检测受体分子的荧光信号，就可以将需要的信号从本底干扰中分离出来。

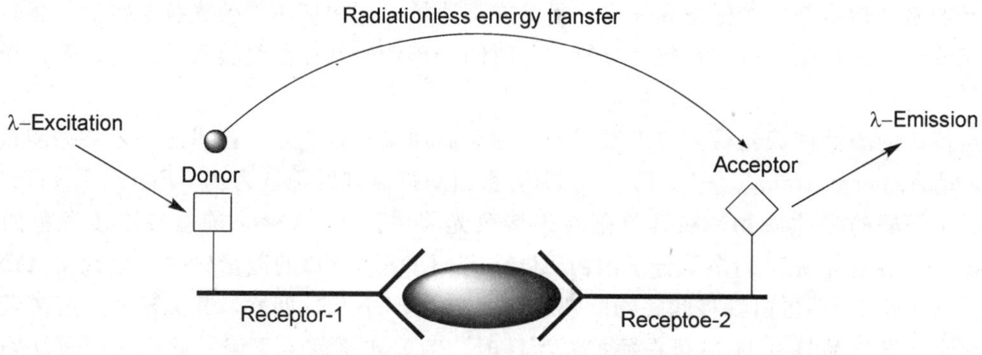

Figure 7.45 Principles of fluorescence resonance energy transfer

均相时间分辨荧光法（homogenous time-resolved fluorescence，HTRF）正是利用了镧系稀土元素螯合物的特殊荧光性质，用其作为荧光供体。当其与受体之间距离小于100Å，且供体发射光谱与受体激发光谱有重叠时，即发生FRET。这项技术也被称为时间分辨荧光共振能量转移（TR-FRET）或镧系螯合物激发（LANCE™）技术。在众多的镧系元素中，铕（Eu^{3+}）是应用最广泛的一种，它常作为抗体的标记物用在固相免疫检测中。但是Eu^{3+}的荧光强度较弱，本身并不是一个很好的荧光标记物。为便于测定，Eu^{3+}必须先形成能产生荧光的螯合物。这个螯合物必须具备两个特征：第一，螯合物分子能够吸收激发能，并将能量传递给Eu^{3+}；第二，螯合物分子要保证Eu^{3+}发出的荧光不会淬灭。Eu^{3+}的穴状螯合物，通常用Eu(K)表示，就符合上述特征。这种螯合物是Jean ML教授发现的，并因此于1987年获得了诺贝尔奖。Eu(K)的分子量约为1000 Da，在合成过程中形成牢固的复合物，它不仅能够增强Eu^{3+}的荧光强度，不干扰荧光发射，而且容易与生物大分子结合。镧系元素螯合物与生物大分子结合时，标记试剂采用异硫氰酸官能团的双功能螯合剂，原则上任何具有一定相对分子质量和含有氨基的化合物都能被Eu^{3+}、Sm^{3+}、Tb^{3+}和Dy^{3+}标记。为了利用简便的凝胶过滤法把游离的镧系元素螯合物与标记的蛋白分离，蛋白的分子量应不低于5000 Da。

荧光受体分子也要满足特定的条件：第一，受体分子必须具有适当的能级，这样Eu(K)和受体分子间才能发生有效的能量转移；第二，在受体分子的荧光发射波长附近，Eu(K)不产生明显的信号，不产生干扰；第三，受体分子的结构应保证其荧光不被淬灭，同时量子效率高、信号强。通常选择修饰过的别藻蓝蛋白（XL665）作为受体，XL665是一种从红藻中得到的藻胆蛋白（105 kDa），它不仅具有上述特征，而且在能量转移中会放大信号，所以Eu(K)和XL665之间发生能量转移后产生的荧光信号比单独从Eu(K)发出的荧光信号强。其他荧光受体还有Cy5(APC-抗生物素链菌素)、四甲基罗丹明、黄嘌呤或荧光素等。

激发波长为337 nm时，Eu(K)吸收激发能并通过荧光共振将能量转移到XL665，然后在665 nm处发出长半衰期的荧光信号。Eu(K)和XL665间能量转移的效率与两者之间的距离有关，距离缩短，效率增加。当相距9 nm时，效率为50%；相距7.5 nm时，为75%。7.5 nm的距离与大多数涉及生物过程的分子相互作用相匹配。

HTRF检测中大分子的标记方法随筛选类型的不同而异，分为直接标记、间接标记和半直接标记3种类型。直接标记就是使大分子与Eu(K)和XL665直接共价键合。间接标记是通过间接的相互作用，比如生物素和抗生蛋白链菌素间的相互作用或者抗体结合作用，使大分子通过第二分子与Eu(K)和XL665键合。半直接标记将直接标记和间接标记结合使用，是HTRF最常用的标记方法。

HTRF的应用越来越广泛，包括临床免疫检测、DNA杂交检测、受体检测、细胞毒素检测等，还可以研究分子间的相互作用，包括分别用Eu(K)和XL665标记的大分子的结合和解离，以及酶促反应等。例如对表皮生长因子（EGF）与其受体（EGFR）的结合进行研究。与细胞膜键合的EGFR是从人A431肿瘤细胞中经过标准程序采用匀浆离心法分离制得的。在HTRF检测中，采用半直接标记产生信号，其中EGF用Eu(K)直接标记，表示为EGF-K；而EGFR采用间接标记，先在其非配体结合位点结合一个单克隆抗体，再在此抗-EGFR抗体上标记XL665。在37℃培养30～45 min，完成配体与受体的结合，产生荧光信号。又如第一个用于高通量筛选的HTRF检测，是研究Ⅰ型单纯性疱疹病毒的蛋白酶抑制剂。将底物肽的一端用生物素标记，另一端用XL665标记。另外用Eu(K)标记抗白蛋白链菌素。在加入或不加入待测样品的情况下，将酶和 XL665 标记-生物素化的底物一起培养，加入 Eu(K)标记的抗白蛋白链菌素，用双波长时间分辨荧光检测仪进行检测。如果酶将底物肽裂解，则无荧光信号。如果酶受到抑制，不裂解底物肽，那么通过生物素与抗白蛋白链菌素的结合将实现 Eu(K)和 XL665 之间的能量转移，荧光信号可被检出。通过比较荧光强度可评价酶抑制剂的活性强弱。

HTRF 方法稳定性好，安全性高，既具有传统荧光方法的优点，又利用时间延迟解决了本底干扰问题。利用 Eu(K)的独特性质防止了的荧光猝灭，提高了灵敏度。通过时间分辨和波长分辨与游离的 Eu(K)和 XL665 产生的荧光信号区别开，不必分离处理，易于自动化操作。通过测定 665/620 比值，消除有色化合物干扰，扩大了适用范围。就高通量筛选而言，HTRF 是真正意义上的均相检测模式。其局限性在于荧光供体和受体的选择范围有限。

3）荧光极化检测法

荧光化合物受到平面极化激发光照射后，荧光发色团吸收能量被激发，然后激发态衰减，发射荧光。荧光物质被偏振光激发后，发射的也是偏振光。荧光分子倾向于吸收位于特定平面即吸收偶极的光线，当发色团的吸收偶极与极化激发光平面平行时产生最大吸收。荧光发射也同样，在平行于其发射偶极的平面内可检测到最大荧光强度。在荧光寿命期内，如果用极化滤波器分别测定与激发平面平行和与激发平面垂直的方向的荧光发射强度（表示为 $I_{\parallel}$ 和 $I_{\perp}$，Figure 7.46），通常 $I_{\parallel}$ 比 $I_{\perp}$ 要高。荧光极化值 P 定义为：

$$P = (I_{\parallel} - I_{\perp})/(I_{\parallel} + I_{\perp})$$

荧光总强度 I 与 $I_{\parallel}$ 和 $I_{\perp}$ 存在以下关系：

$$I = I_{\parallel} + 2I_{\perp}$$

P 值的理论范围为 0～0.5，即 0～500mP（所有的 FP 酶标仪都是以 mP 为单位，1 个荧光极化值＝1000mP）。在溶液中如果荧光分子能够极快速地旋转，使 $I_{\parallel}$ 与 $I_{\perp}$ 趋于相等，则 P 值趋于零。因此荧光极化值的大小取决于溶液中荧光分子旋转的速度。而荧光分子旋转的速度是随着溶液的温度、粘度及荧光分子的大小而变化的。当温度升高或粘度降低时，旋转速度均加快。在固定温度和粘度下，荧光分子旋转的速度取决于分子的体积。分子体积越大，旋转速度越慢，荧光极化值越高。因此通过荧光极化值的变化就可反映出分子结合过程中分子体积或分子量的变化，反映出分子结合程度的高低。实际测量中，所能观察到的小分子的最小 P 值为 40～80 mP，由大分子得到的最大 P 值为 100～300mP。P 值作为一个比值有很好的重现性。FP 检测不同于其他的方法，后者的测定效果往往取决于信噪比值的大小，而在 FP 检测中，重要的则是 ΔP（P_{max}～P_{min}）。一般认为 $\Delta P>100$ mP 时，效果较好。若 $\Delta P>150$ mP，就是一个非常高效的检测系统。

荧光极化测定法（fluoresence polarization，FP）就是基于观察溶液中荧光标记的大分子的荧光极化值。常用的荧光标记物为荧光素衍生物及其他一些市售商品。FP 检测法可分为三类。第一类，一个带有荧光基团的小分子结合到大分子上，生成更大的荧光复合物，从而获得 FP 信号。例如在配体—受体结合实验中，可通过荧光标记配体的结合前后的极化值的变化，来计算竞争性结合常数。此类方法可用于蛋白质-DNA、抗原-抗体、DNA-DNA、DNA-RNA、蛋白质-蛋白质间的相互作用及受体-配体结合实验。第二类，将一个带荧光基团的大分子剪切成较小的荧光分子，从而引起 FP 信号的消减。如在酶抑制剂实验中，可通过荧光标记底物的极化值变化，计算抑制常数。此类方法常用于核酸酶、解旋酶、蛋白酶的活性检测。第三类，间接检测法，即荧光分子与抗体偶联使 FP 信号变化。荧光极化法以前多用于检测免疫反应，现借助荧光极化微孔板读取器，已成为高通量筛选荧光检测方法的常规技术之一。此法只需单一荧光标记物，不需分离，均相测定。FP 检测由于测定结果是一个比值，外界干扰、荧光强度及有色化合物均不会影响检测结果。

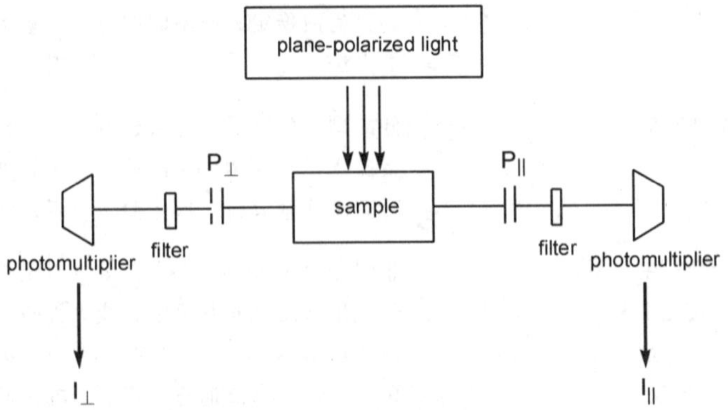

Figure 7.46 Spectrofluorimeter configuration for measurement of fluorescence polarization

4）报告基因检测法

报告基因检测法（reporter gene assay）是高通量筛选最常用的细胞检测法。对细胞功能进行研究，不可避免地要研究基因的表达和调控。基因的表达产物非常复杂，难以对其定量和定性。而要在细胞生长周期的任意点了解细胞的基因表达产物更是非常困难。报告基因（reporter gene）是一种特别的基因，它所编码的蛋白质或酶的活性，可简便精确地定量测定。如果把某靶基因的表达调控序列与某种报告基因相连，转入细胞内，在调控序列控制下与靶基因同时表达，利用报告基因的表达产物，通过简单地检测酶活性的变化，就可以反映该靶基因表达和调控的情况。这是一种可行的、间接测定基因调控的方法。

分子及细胞生物学上的一个中心问题是，顺式作用的 DNA 序列与反式作用的因子如何协同控制真核基因的表达。这些相互作用是由转录因子或转录因子复合物特异结合到增强子或启动子元件上介导的。这些元件即通常我们所说的调控序列，它一般位于转录起始位点的上游。构建针对靶基因表达的药物筛选模型首先要确定构建模型所需要的调控序列。然后报告基因在其载体质粒中与调控序列相连，先让质粒在大肠杆菌中进行增殖，再提取质粒，转染入感兴趣的真核细胞中进行表达。在转染后的适当时间内，检测报告基因编码的蛋白质或酶的活性。通常检测这些产物需要破坏细胞，但也可以通过原位杂交或细胞培养物上清液来检测，甚至活细胞通过流式细胞仪进行检测。理想的检测方法应该是灵敏、简单、安全、经济、快速和重现性好，包括比色法、荧光法、生物发光法、化学发光法、酶联免疫法、原位染色法及流式细胞仪法。

报告基因必须具备以下几个条件：(1) 已被克隆并已测定全序列；(2) 表达产物在受体细胞中不存在，即无背景；在被转染的细胞中无相似的内源性表达产物，即细胞内其他的基因产物不会干扰报告基因产物的检测；(3) 该基因的表达必须不改变受体细胞的生理活动；(4) 其表达产物的定量检测应该快速、简便、灵敏度高而且重现性好。为便于分析启动子活性的大小，报告基因分子的分析结果还应具有很宽的线性范围。(5) 报告产物在培养和检测期间应有足够的稳定性。

Table 7.4 Reporter genes

报告基因	体外分析	体内分析	优　点	缺　点
氯霉素乙酰基转移酶基因（CAT）	荧光或免疫分析	不常用	在哺乳动物中内源性活性极小；蛋白稳定；有不同的分析方法	CATmRNA 的 $t_{1/2}$ 短；工作量大，费时；灵敏度相对较低；线性范围较窄
人生长激素基因（hGH）	放射免疫分析	不常用	分泌型报告分子，直接检测蛋白水平；可在 96 孔板进行高流通量分析；操作简单	放射性分析需 ^{125}I 标记；灵敏度相对较低；费用昂贵；线性范围较窄
分泌型碱性磷酸酶基因（SEAP）	比色分析；生物发光或化学发光（发光剂或闪烁计数仪）	不常用	非同位素；分泌型报告分子；化学发光非常灵敏且线性范围较宽；有利于在 96 孔板上进行高流通量分析	对于表达低水平胎盘型碱性磷酸酶的细胞不合适；对于影响靶细胞分泌功能的实验设计不合适
绿色荧光蛋白基因（GFP）	不常用	荧光（紫外光箱，荧光显微镜或 FACS 分析）	报告活细胞内的基因表达和基因定位；荧光发射无种属依赖性；荧光是该蛋白的内在属性；不需求附加基因产物、底物或辅助因子；荧光信号对光漂白具有高抗性；在细菌及真核细胞中 GFP 表达无明显毒性作用	对于某些应用来说信号强度可能太弱
β-葡糖醛酸酶基因（β-GUS）	比色分析；荧光或化学发光（发光剂或闪烁计数仪）	X-Gluc 为底物进行组织化学染色	非同位素；GUS 蛋白很稳定；化学发光非常灵敏且线性范围较宽	最灵敏的分析需要荧光计或发光计（闪烁计数仪可以代替）
萤火虫荧光素酶基因（luc）	生物发光（发光剂或闪烁计数仪）	活细胞内以荧光素酯为底物进行生物发光分析	非同位素；灵敏性好，线性范围宽；在哺乳动物中内源性活性极小；相对廉价	蛋白半寿期短；分析需要发光计或闪烁计数仪，常规分析重复性差
β-半乳糖苷酶基因（β-gal）	比色分析；荧光或化学发光（发光剂或闪烁计数仪）	荧光素-2-β-半乳糖吡喃糖苷（FDG）在活细胞内进行生物发光分析；X-gal 组织化学染色	非同位素；对不同用途有多种分析方法；化学发光分析非常灵敏，并具有较宽的线性范围；适合作为校正其他报告分子的内对照	分析需要荧光计或发光计；许多细胞类型具有内源性 β-半乳糖苷酶活性

选择何种报告基因系统应根据研究的目的、内容及首选的检测方法。目前已有的报告基因的种类很多，根据对其表达产物的分析方法的不同，可以分为体外报告基因和体内报告基因。前者的分析需要在含有报告分子的细胞或组织的裂解液，或（对于分泌型的报告分子）被转染细胞的培养液中进行报告分子的定量。比较典型的包括氯霉素乙酰基转移酶基因

（chloramphenicol acetyltransferase，CAT）、人生长激素基因（hGH）及分泌型碱性磷酸酶（SEAP）基因等。体内报告基因的分析可以在活的细胞或组织（如转基因动物）中，或在已经过组织化学固定的细胞或组织中进行，较典型如绿色荧光蛋白（GFP）基因或称为水母素基因。而β-半乳糖苷酶（β-gal）基因、β-葡糖醛酸酶（β-GUS）基因和萤火虫荧光素酶（luciferase，luc）基因既可以进行体外分析也可以进行体内分析。各报告基因系统的详细特点见 Table 7.4[32]。每一报告基因及其相应的分析系统都各具特色及局限性，在选择时应加以考虑。其中分泌型报告分子由于可直接分泌到介质中，不必终止培养过程，细胞膜也不必解离就可定量蛋白。目前使用最普遍的报告物是萤火虫荧光素酶、β-半乳糖苷酶和氯霉素乙酰基转移酶。而分泌型碱性磷酸酶因检测环节少，绿色荧光蛋白因可直接测定荧光，也普遍获得好评。

参考文献

1. (a) Golebiowski A, Klopfenstein SR, Portlock DE. Lead compounds discovered from libraries. Curr Opin Chem Biol, 2001, 5: 273-284. (b) Golebiowski A, Klopfenstein SR, Portlock DE. Lead compounds discovered from libraries: Part 2. Curr Opin Chem Biol, 2003, 7: 308-325
2. (a) Gallop MA, Barrett RW, Dower WJ, Fodor SPA, Gordon EM. Applications of combinatorial technologies to drug discovery. Background and peptide combinatorial libraries. J Med Chem, 1994, 37: 1233-1251. (b) Gordon EM, Barrett RW, Dower WJ, Fodor SPA, Gallop MA. Applications of combinatorial technologies to drug discovery. Combinatorial organic synthesis, library screening strategies, and future directions. J Med Chem, 1994, 37: 1385-1401
3. Maehr H. Combinatorial chemistry in drug research from a new vantage point. Bioorg Med Chem, 1997, 5: 473-491
4. Merrifield RB. Solid phase peptide synthesis. I. The synthesis of a tetrapeptide. J Am Chem Soc, 1963, 85: 2149-2154
5. (a) Labadie JW. Polymeric supports for solid phase synthesis. Curr Opin Chem Biol, 1998, 2: 346-352. (b) Walsh D, Wu D, Chang YT. Understanding the effects of the polymer support on reaction rates and kinetics: knowledge toward efficient synthetic design. Curr Opin Chem Biol, 2003, 7: 353-361
6. Rana S, Dubuc J, Bradley M, White P. The synthesis of the cyclic antibacterial peptide Kawaguchipeptin B on 11 different DVB. Tetrahedron Lett, 2000, 41: 5135-5139
7. Seliger H, Hinz M, Gura S, Nitzan B, Margel S. Solid-supported oligonucleotide systems for special biomedical applications. Nucleosides & Nucleotides, 1999, 18: 1305-1307
8. (a) Eggenweiler HM. Linkers for solid-phase synthesis of small molecules: coupling and cleavage techniques. Drug Development Today, 1998, 3: 552-560. (b) Wills AJ, Balasubramanian, S. Recent developments in linker design and application. Curr Opin Chem Biol, 2003, 7: 346-352. (c) Reents R, Jeyaraj DA, Waldmann H. Enzymatically cleavable linker groups in polymer-supported synthesis. Drug Development Today, 2002,

7：71-76
9. (a) Geysen HM, Meloen RH, Barteling SJ. Use of peptide synthesis to probe viral antigens for epitopes to a resolution of a single amino acid. Proc Natl Acad Sci USA, 1984, 81：3998-4002. (b) Geysen HM, Barteling SJ, Meloen, RH. Small peptides induce antibodies with a sequence and structural requirement for binding antigen comparable to antibodies raised against the native protein. Proc Natl Acad Sci USA, 1985, 82：178-182. (c) Geysen HM, Rodda SJ, Mason TJ. A priori delineation of a peptide which mimics a discontinuous antigenic determinant. Mol Immunol, 1986, 23：709-715
10. (a) Bunin BA, Ellman JAA general and expedient method for the solid-phase synthesis of 1, 4-benzodiazepine derivatives. J Am Chem Soc, 1992, 114：10997-10998. (b) Bunin BA, Plunkett MJ, Ellman JA. The combinatorial synthesis and chemical and biological evaluation of a 1, 4-benzodiazepine library. Proc Natl Acad Sci USA, 1994, 91：4708-4712. (c) Plunkett, MJ, Ellman, JA. Solid-phase synthesis of structurally diverse 1, 4-benzodiazepine derivatives using the Stille coupling reaction. J Am Chem Soc, 1995, 117：3306-3307
11. DeWitt SH, Kiely JS, Stankovic CJ, Schroeder MC Cody, DMR, Pavia, MR. "Diversomers"：an approach to nonpeptide, nonoligomeric chemical diversity. Proc Natl Acad Sci, USA 1993, 90：6909-6913
12. Houghten RA. General method for the rapid solid-phase synthesis of large numbers of peptides：specificity of antigen-antibody interaction at the level of individual amino acids. Proc Natl Acad Sci, USA 1985, 82：5131-5135
13. Fodor SPA, Read JL, Pirrung MC, Stryer L-Lu, A. T, Solas, D. Light-directed, spatially addressable parallel chemical synthesis. Science, 1991, 251：767-773
14. Furka Á. Combinatorial chemistry：20 years on.... Drug Development Today, 2002, 7：1-4
15. Lam KS, Salmon SE, Hersch EM, Hruby VJ, Kazmierski WM, Knapp RJ. A new type of synthetic peptide library for identifying ligand-binding activity. Nature (London), 1991, 354：82-84
16. Houghten RA, Pinilla C, Blondelle SE, Appel JR, Dooley CT, Cuervo JH. Generation and use of synthetic peptide combinatorial libraries for basic research and drug discovery. Nature, 1991, 354：84-86
17. Dooley CT, Houghten RA. The use of positional scanning synthetic peptide combinatorial libraries for the rapid determination of opioid receptor ligands. Life Sci, 1993, 52：1509-1517
18. (a) Boger DL, Chai WY, Jin, Q. Multistep convergent solution-phase combinatorial synthesis and deletion synthesis deconvolution. J Am Chem Soc, 1998, 120：7220-7225. (b) Boger DL, Lee. JK, Goldberg J Jin, Q. Two comparisons of the performance of positional scanning and deletion synthesis for the identification of active constituents in mixture combinatorial libraries. J Org Chem, 2000, 65：1467-1474

19. (a) Czarnik AW. Encoding methods for combinatorial chemistry. Curr Opin Chem Biol, 1997, 1, 60-66. (b) Barnes C, Balasubramanian S. Recent developments in the encoding and deconvolution of combinatorial libraries. Curr Opin Chem Biol, 2000, 4: 346-350. (c) Ede NJ, Wu, Z. Beyond Rf tagging. Curr Opin Chem Biol, 2003, 7: 374-379
20. Nicolaou KC, Xiao, XY, Parandoosh Z, Senyei A, Nova MP. Radiofrequency encoded combinatorial chemistry. Angew Chem Int Ed Engl, 1995, 34: 2289-2291
21. Déprez B, Williard X, Bourel L, Coste H, Hyafil F, Tartar A. Orthogonal combinatorial chemical libraries. J Am Chem Soc, 1995, 117: 5404-5406
22. (a) Dömling A. Isocyanide based multi component reactions in combinatorial chemistry. Combinatorial Chemistry & High Throughput Screening, 1998, 1: 1-22. (b) Dömling A-Ugi I. Multicomponent reactions with isocyanides . Angew Chem Int Ed Engl, 2000, 39: 3168-3210. (c) Dömling, A. Recent advances in isocyanide-based multicomponent chemistry. Curr Opin Chem Biol, 2002, 6: 306-313
23. (a) Xu P, Lin W, Zou X. Synthesis of a Peptidomimetic HCMV Protease Inhibitor Library. Synthesis (Stuttgart), 2002, June (8): 1017-1026. (b) Xu P, Zhang T, Wang W, Zou X, Zhang X, Fu Y. Synthesis of PNA Monomers and Dimers by Ugi Reaction. Synthesis (Stuttgart), 2003, June (8): 1171-1176
24. Smith PW, Lai JYQ, Whittington AR, Cox B, Houston JG, Stylli CH, Banks MN, Tiller PR. Synthesis and biological evaluation of a library containing potentially 1600 amides / esters. A strategy for rapid compound generation and screening. Bioorg Med Chem Lett, 1994, 4: 2821-2824
25. (a) Gravert DJ, Janda KD. Organic synthesis on soluble polymer supports: liquid-phase methodologies. Chem. Rev. 1997, 97: 489-509. (b) Sun CM. Recent advances in liquid-phase combinatorial chemistry. Comb. Chem. High T. Scr. 1999, 2: 299-318. (c) Toy PH, Tanda KD. Soluble polymer-supported organic synthesis. Accoun. Chem Res, 2000, 33: 546-554
26. Han H, Wolfe MM, Brenner S, Janda KD. Liquid-phase combinatorial synthesis. Proc Natl Acad. Sci, USA 1995, 92: 6419-6423
27. Erb E, Janda KD, Brenner, S. Recursive deconvolution of combinatorial chemical libraries. Proc Natl Acad Sci, USA 1994, 91: 11422-11426
28. Studer A, Hadida S, Ferritto R, Kim SY, Jeger P, Wipf P, Curran DP. Fluorous synthesis: a fluorous-phase strategy for improving separation efficiency in organic synthesis. Science, 1997, 275: 823-826
29. (a) Parlow JJ, Devraj RV, South MS. Solution-phase chemical library synthesis using polymer-assisted purification techniques. Curr Opin Chem Biol, 1999, 3: 320-336. (b) Thompson, LA. Recent applications of polymer-supported reagents and scavengers in combinatorial, parallel, or multistep synthesis. Curr Opin Chem Biol, 2000, 4: 324-337
30. (a) Wölcke J, Ullmann D. Miniaturized HTS technologies-uHTS. Drug Development, Today 2001, 6: 637-646. (b) Sundberg SA. High throughput and ultra high throughput screening: solution and cell based approaches. Curr Opin Biotech, 2000, 11: 47-53. (c)

Battersby BJ, Trau M. Novel miniaturized systems in high-throughput screening. Trends Biotech, 2002, 20: 167-173

31. (a) Burbaum JJ, Sigalt NH. New technologies for high-throughput screening. Curr Opin Chem Biol, 1997, 1: 72-78. (b) Sittampalam GS, Kahl SD Janzen, WP. High-throughput screening: advances in assay technologies. Curr Opin Chem Biol, 1997, 1: 384-391. (c) Cook ND. Scintillation proximity assay: a versatile high-throughput screening technology. Drug Development Today, 1996, 1: 287-294. (d) James R. Lundblad, Megan Laurance, and Richard H. Goodman. Fluorescence Polarization Analysis of Protein-DNA and Protein-Protein Interactions. Mol Endochro, 1996, 10: 607-612

32. 孙哲，吕秋军. 基于检测报告基因的药物筛选方法研究进展. 中国药学杂志，2000，35 (8)：507-510

（徐　萍）

Subject Index

ab initio	160
7-ACA	84～86，89，93，99
Accuracy	152
7-ACDA	94，95
ACE	50，54，56，57
acetoxyquinuclidine	212
acetylcholine	23，211～215
acetycholinesterase	212，218
acosamine	44
acridine	19
actinomycins	38
ADME	152
adiphenine	23
adrenaline	26
adriamycin	37，43
3-AG	103
6-AG	103
agonist	124
L-AHBA	103，105，110，111
alchemy2000	155
aldosterone	206，208
AMBER	155
amikacin	101-113
6β-Amidinopenicillanic acid	65
amidoximes	69
amidrazones	69
amino acids	205～208，211
4-aminoacridine	19
aminocephalosporanic acid	60，83
aminocrotonic acid	211
aminosalicylic acid	208
amphetamine	208，211
amphotericin-B	20，21
ampicillin	61，86，98，113，116，117，119
anadol	26

angiotensin I 47
anesthetics 16
angiotensin II 47
antagonist 125
anthracycline 37
antiarrhythmic agent 183
anticlinal 216
anticoagulant 208
antiminth 82
antiplanar 216
antipyrine 1
6-APA 84, 118
arachidonic acid (AA) 36
arecoline 216, 217
argoGel resin 238
arotinoid 27
aspirin 33, 35, 36
ascorbic acid 205～208
atropine 1
autodock 156

baclofen 176
banminth 80, 81
barbital 19
benzimidazole anthelmintic agents 79
benzylsuccinic acid 51, 52
beomycin 109
bradykinin potentiating peptide (BPP) 48
bromoacetyl resin 242
building block 234
butikacin 109
butirosin 101, 102, 105

caffeine 1
captopril 46, 53, 55, 58, 59
carbadox 81
carboxypeptidase A 51, 52
catalyst 156
cefaclor 83, 91, 96～100
cefamandole 86

cefatriazine	87
cefazolin	89
cefoxitin	86
cefuroxime	86
cephaloglycin	86，87，98
cerius2	155
chemical encoding	253
chemical sructure	157
combantrin compuesto	82
combinatorial chemistry	233
computer aided drug design	152
cephalexin	86，87，89-91，96-98
cephaloridin	86，87
cephalosporin	84，86，95
cephalothin	85～87，113
CHARMm	155
chimera	156
chlorhexidine	20
chloroguine	134
chlorprothixene	24，25
chromomycin A	38
cimetidine	2，147
cocaine	1
colicins	22
cokmbantrin	82
concord	156
conformation	27，158
corina	156
CT	3
cyclobarbital	25
cyclooxygenase (COX)	36
cyclopropane	16
cyclosporin A	189
daunorubicin	41，42，46
daunorubicinol	42
daunomycin	38～41
daunomycinone	39，40，43，45
daunosamine	39，40，44
decamethonium	24

degree of crosslinking 236
deletion synthesis 252
4-demethoxydaunorubicin 46
4-demethoxy-2，3-dimethoxydoxorubicin 46
4-demethoxydoxorubicin 46
4-demethoxy-4′-epidoxorubicin 46
7-deoxydaunomycinone 40
4′-deoxydoxorubicin 45，46
delPhi 156
dextropropoxyphene 26
DHBAA 27
dibekacin 101，109
dibucaine 135
diethylstilbestrol 24
dichloroisoproterenol 2
dimercaprol 29
diphenhydramine 23
discovery Studio Modeling 155
distamycin A 38
DNA 4-7
DNA 芯片 10
DOCK 156
dopamine 27
doxorubicin 37，42～46
drug-like 164

electrostatic attraction 51
enalapril 2
enkephalin 142
enzyme interactions 51
4′-epideoxydoxorubicin 45，46
epinephrine 127
empirical force field 159
estradiol 24
1-N-ethylsisomicin 109

famotidin 147
fentichlor 20
filter 164
fluorescence polarization 276

fluorescence resonance energy transfer	274
fluorous synthesis	265
fluroxene	16
force field	161
fujita	77, 78
GALAXY	155
Gaussian	155
Gentamicin	101, 106, 107, 109
Glycoside salicin	35
Gramicidin A	22, 23
GROMOS	156
halluoinogenes	211
halothane	16
hansch	77-79, 167
hexachlorophene	20
n-hexylresorcinol	20
histamine	127, 143
hIV-1 protease	182
hMBA resin	242
homogenous time-resolved fluorescence	275
homology	171
hydrophilicity	15
hydrophobic poket	51
1-(9-Hydroxymethylfluoenyl) resin	242
2-imidazolidone	73
imidazoline	71, 75
indexed library	260
insight II	155
ionophore antibiotic	22
isoxalylpenicillin	61
iterative deconvolution	252
kanamycin	101～103, 106, 108, 109, 112, 113
knorr	239
lead compound	33
levopropoxyphene	26

light-directed synthesis 246
linker 239
lividomycin 109
local minima 158
luteinizing hormone-releasing hormone 149

mebendazole 82
mecillinam 60
meO-PEG 261
merrifield resin 239
methanesulfonamide 184
methicillin 61, 84
methoxyflurane 16
mimotope 243
mitomycin C 38, 39
4'-Modifieddoxorubicin 37
MOE 155
molecular mechanics 160
mOPAC 155
morantel 77-81
morphine 1, 26, 27, 140
multi-component condensation reactions 257
multipin synthesis 242
multivalent oligomeric support 262

neomycin 101
netilmicin 109
nitrocaine 30
nitrocefin 96
nitrogen mustard 131
norfloxacin 29

oNB resin 241
one-bead one-compound 251
orthogonal libraries 255
oxantel 77, 79, 82

PAGE 3
PAL resin 241
PAM resin 241

parallel synthesis 242
paromomycin 109
partition coefficient 16～17
penicillin 2, 99, 114, 130
pGE_2 36
pGG_2 36
pGH_2 36
pharmaceutical phase 28
pharmacodynamic phase 28
pharmacokinetic phase 28
poharmacophore 163
phenacetin 1
phenoxymethylpenicillin 113
photolabile resin 241
pivampicillin 113-116, 118, 119
poivmecillinam 59, 60, 63, 65, 70
polyacrylamide resin 237
polystyrene resin 236
positional scanning 252
potential energy 158
prilocaine 25
procaine 30
pynantel 73, 74, 76, 77, 79-82

QSAR 2, 78, 164
2D-QSAR 164
3D-QSAR 168
Quanta 155
Quatacaine 25
Queuine 190
Quinine 1
8-Quinolinol 17
2,3-Quinoxalinedithiol 50

radiofrequency encoding 255
ranitidine 2, 147
rapid elimilation of swill (REOS) 178
rasmol 156
receptor 122
rEM resin 240

renine-angiotensine system 47
retinoic acid 27
rhodomycin B 38, 40
ribostamycin 101, 102, 109
RNA 4, 5
reporter gene assay 277
resonance energy transfer 273
rink resin 241
rubidomycin 41

safety-catch linker 240
salicylic acid 33, 35, 36, 39
SAR 4, 74, 79
saralasin 49
SASRIN resin 240
scintillation proximity assay 272
severe acute respiratory syndrome 179
sieber resin 241
snake venom 46
similarity 176
sisomicin 109
SMILES 157
software 155
solid support 235
somatostatin 149
split-mix synthesis 242, 249
streptomyces 101
sulfadiazine 18
sulfaguanidine 18
sulfamerazine 18
sulfamethoxazole 18
sulfamethoxydiazine 18
sulfamonomethoxine 18
sulfametopyrazine 18
sulfonamides 17
swelling factor 236
sybyl 155
system size 152

TDP 76

tetrahydropyrimidine 71, 74
thiabendazole 72, 79, 80
time scale 153
thiopental 16
2-thiophenemethanethiol 73
2-(2-thiophenemethylthio) imidazolline 72
tobramycin 106, 107, 109
trichloroethylene 16
TXA_2 36
tea-bag method 245
tentaGel resin 238

Unity 156

valinomycin 21
VMD 156
verdamicin 109
trans-vinylene 74
vitual screening 177

Wang resin 239
Woodward intermediate 62